百病新治丛书

# 小儿脾胃病新治

主　　编　张葆青　潘月丽

副主编　张桂菊　周　朋　吴金勇

编　　委　梁学超　宋惠霄　贾广媛
　　　　　丁彩红　李　斌　赵西斌

编审顾问　隗继武

中医古籍出版社

图书在版编目（CIP）数据

小儿脾胃病新治/张葆青，潘月丽主编．－北京：中医古籍出版社，2015.5
（百病新治丛书）
ISBN 978-7-5152-0781-0

Ⅰ.①小… Ⅱ.①张…②潘… Ⅲ.①小儿疾病－脾胃病－诊疗
Ⅳ.①R725.7

中国版本图书馆 CIP 数据核字（2015）第 017666 号

**百病新治丛书**

**小儿脾胃病新治**

张葆青　潘月丽　主编

责任编辑　焦浩英
封面设计　陈　娟
出版发行　中医古籍出版社
社　　址　北京东直门内南小街 16 号（100700）
印　　刷　北京金信诺印刷有限公司
开　　本　880mm×1230mm　1/32
印　　张　15
字　　数　400 千字
版　　次　2015 年 5 月第 1 版　2015 年 5 月第 1 次印刷
印　　数　0001～2000 册
书　　号　ISBN 978-7-5152-0781-0
定　　价　36.00 元

# 前　言

　　小儿为"纯阳之体"，生长发育迅速，全赖脾胃"后天之本"的滋养，对水谷精微的需求相对较大，脾胃负担较重。而小儿生理特点为"脾常不足"，脾胃之体成而未全，脾胃之气全而未壮；加之神识未开，饮食不知自节，家长常有喂养不当，如《素问·痹论》中说"饮食自倍，肠胃乃伤"。稍有不慎即易引起脾胃受损、肠胃不和、使腐熟、运化、泌别、传导功能失健或失司，发为呕吐、泄泻、厌食、积滞、疳证、腹痛等病证。究其病因多为过食生冷肥甘、饥饱不调、饮食不洁等损伤脾胃，严重者可影响小儿的生长发育。因此，自古，脾系疾病的防治就受到儿科医家的重视。

　　千百年来，中医学在治疗小儿脾系疾病方面积累了丰富的经验，在防治方面有许多独特之处。总体来讲，治疗原则为根据轻重缓急，或消或补、或攻补兼施，以恢复脾胃受纳运化功能，增强小儿体质为目的。治疗方法内外合治、灵活多样。既有中药、中成药等口服，亦可外治包括贴剂、推拿与针灸疗法，并有很多民间验方效果甚佳。

　　随着时代的变迁，生活环境与方式的巨大变革，食品工业化的进程加快，小儿脾胃病常见病种与古代已不相同，现代中医儿科名家在继承古代医家的贡献基础上，结合多年临床实践，总结出很多治疗小儿脾胃病的宝贵经验，丰富了小儿脾胃病证治，提高了疗效。

　　我们查阅大量古代与现代文献，总结三十余年治疗小儿脾胃病的经验与科研成果，编写了《小儿脾胃病新治》一书。

本书详细介绍了七种小儿常见脾胃疾病的中西医诊断、辨证和治疗方法，包括功能性腹痛、反流性食管炎、胃炎、厌食、便秘、腹泻、疳证，以及中医儿科名老中医的经典理论和常用中西药物、预防调护等。本书内容丰富，资料翔实，诊治规范，实用性强，既适于中西医儿科专业医师、基层全科医师、医学院校师生阅读参考，亦可作为脾胃病患儿家长求医问药和日常保健的参考书，具有较高的学术价值和临床实用价值。

如发现不足和错误之处，敬请同道及读者不吝指正。

编者

2015 年 3 月

# 目 录

# 儿童功能性腹痛

## 第一章 概 述

功能性腹痛（functional abdominal pain，FAP）是儿科临床诊疗工作中的常见疾病，据统计，功能性腹痛患儿约占腹痛患儿总数的50%～70%，在大于2岁的年长儿中，这种比例更高。患有功能性腹痛的患儿及其家长往往因就诊后不能查找出明确器质性病因而更为担忧，这种担忧往往又在一定程度上加重了病情。以往，医学界普遍认为功能性腹痛属于心理疾病范畴，但随着研究的深入，目前，功能性腹痛已归为独立的临床疾病，并日益受到重视。

我们祖国医学对于腹痛的记载始于《黄帝内经》时期，《素问·气交变大论》言"岁土太过，雨湿流行，肾水受邪，民病腹痛。"从而确立了其病名，并描述了腹痛的病因病机。后世在此基础上逐步深入，在症候、辨证、治疗等各个方面进行了完善。《古今医统·腹痛》还特别提出"小儿腹痛之病，诚为急切……无故啼哭不已或夜间啼哭之甚，多是腹痛之故，大都不外寒热二因。"说明不能用语言清晰表达个人感受的婴幼儿在出现腹痛时，多以无故哭闹为主要表现，其病因可大体分为寒热两类。中医学所论述的腹痛，主要是以功能性腹痛为主。

### 一、概念

功能性腹痛，是指以胸骨下、脐旁及耻骨以上部位发生疼痛为主要表现的功能性胃肠病，其中以脐周疼痛最为常见。腹痛的发生与胃肠道器质性病变无明显联系，且不能用生化异常来解释，具有反复发作性和长期持续性的特点。

## 二、发病人群

功能性腹痛可见于任何年龄、任何种族，多发生于儿童，流行病学研究报道：该病在 4 至 18 岁儿童中的发病率为 0.5% ~ 7.5%，其中以学龄前儿童最为多见，女孩发病率高于男孩。这种腹痛虽一般不影响儿童的生长发育，但是却降低了患儿的生活质量，严重者还会伴有恶心、呕吐、头疼等多种多样的不适，从而影响患儿的正常生活。

## 三、儿童功能性腹痛与罗马Ⅲ诊断标准

罗马Ⅲ诊断标准源于 20 世纪 50 年代，最初由 Apley 和 Naish 将儿童慢性、反复发作性腹痛定义为再发性腹痛，其中，多数病例即为功能性。1999 年通过的罗马Ⅱ诊断标准则提出了对功能性胃肠病以症状为基础的诊断标准，并按部位对其进行分类。经过 2 次修订之后，2006 年罗马委员会新制定出罗马Ⅲ诊断标准，标准更加完善，其中关于儿科的诊断内容也进行了补充，根据不同年龄段建立了 2 个儿科标准，将因功能性病因引起的再发性腹痛归类为儿童和青少年功能性胃肠病 H2（腹痛相关性功能性胃肠病）。

# 第二章　病因与发病机制

## 第一节　现代医学对儿童功能性腹痛病因及发病机制的认识

### 一、病因

功能性腹痛的患儿往往没有特别的组织结构及生化学病因，这种反复性发作的腹部疼痛是一种具有个人特色的，以知觉、认知能

力及情感为基础的自我感觉。因此，现代医学将儿童功能性腹痛的病因归为以下几个因素

1. 体质因素：部分患儿先天体质较为虚弱或敏感，多于站立过久或食用鱼虾蛋奶等易引发过敏的食物后出现腹痛。

2. 饮食因素：儿童时期消化吸收功能尚不完善，若食用过多瓜果、冷饮等生冷食物，肉蛋海鲜等不易消化食物或进食过量也会导致腹痛。

3. 心理因素：有些儿童的心理较为敏感脆弱，即具有易感人格的儿童，在紧张与压抑（如面临考试、与身边同龄人关系紧张或受到老师父母批评之类的情况）时可出现腹痛。当然，这种情况下出现的腹痛并不排除部分儿童为逃避其不愿面对的事物时所作出的反应，其实身体并无疼痛感。

4. 内脏感觉高敏：即患儿内脏痛阈值较正常同龄儿偏低，对疼痛刺激敏感性过高，易出现腹痛。

5. 胃肠动力功能失调：儿童在面对不愉快的事情或精神紧张时身体内源性阿片类物质（13 - 内啡肽）活性增高，使胃排空时间延长，小肠大肠蠕动减弱，肛门括约肌张力提高，可导致排便受阻，进而出现腹痛。

6. 其他：如自主神经功能失调等因素。

## 二、发病机制

1. 腹痛产生的结构及生化基础

腹痛可分为皮肤肌肉疼痛、腹膜壁层的疼痛和内脏疼痛。传导腹痛的结构基础，主要有痛觉感受器、神经纤维及相应的中枢神经系统。腹腔内与痛觉有关的受体可分为以下几类

（1）空腔脏器壁内受体：也称张力受体，位于肌层以及黏膜肌层和黏膜下层之间，主要感受牵拉、张力和肌肉收缩力所造成的疼痛感受。

（2）浆膜、腹膜壁层和腹内实质器官包膜内的受体及系膜受体：前者位于浆膜、腹膜壁层和腹内实质器官包膜内，后者分布于

肠系膜及系膜血管。二者均主要感受拉伸、扭曲等机械刺激所造成的感觉改变。

（3）黏膜受体：分布于胃肠道黏膜，主要感受化学物质（如胃酸、肠液等）的刺激所造成的痛觉感受。

人体内的这些痛觉受体的功能并不是局限的，往往一种感受器既能感受机械刺激也能感受化学刺激。因此，当我们感觉到疼痛时，常常是由多种刺激因素综合作用而产生的。另外，从腹部器官到大脑皮层，腹痛信息传导神经元共分为 3 级。Ⅰ级神经元将疼痛从腹部器官传达到脊髓，Ⅱ级神经元联通脊髓和脑干，Ⅲ级神经元连接脑干和皮层。

能够引起腹部疼痛的物理因素主要有牵拉力、张力、扭转力、肌肉收缩力等等。而研究表明，可刺激受体引起疼痛反应的化学物质则主要产生于肌体存在组织坏死、炎性反应、缺血或缺氧等情况时。这时人体可释放出一些激素类或体液物质，如缓激肽、P 物质、5 - 羟色胺、组胺、前列腺素等，这些化学物质能够激活人体的痛觉受体，也可能激发局部平滑肌的收缩而引起疼痛。

2. 儿童功能性腹痛的发病机制

疼痛是由神经感觉末梢受到刺激后传导至神经中枢所产生的一种个人主观感觉，即是由神经传导至大脑的一种电信号。因此，儿童功能性腹痛即是由腹部痛觉受体受到某种刺激后，经传入神经传导至中枢神经系统而产生的疼痛感觉。传导刺激的传入神经的分布，影响着腹痛的定位。传导后产生的疼痛体验受到情感中枢很大的影响，而感觉到的这种疼痛又能进一步引起高级中枢神经系统的神经活动增加，使疼痛更为持久或强烈。根据 Melzack 等学者提出的"阀门"学说，这种腹部疼痛的感受主要受 3 个方面的影响：（1）局部刺激的强度是否超过受体的阈值；（2）脊髓内刺激和抑制因素的相互作用；（3）中枢神经系统大脑皮层内部的某些因素。

# 第二节　中医学对儿童功能性腹痛病因及病机的认识

## 一、中医古籍对腹痛病因病机的认识

《内经·举痛论》云："寒邪客于肠胃之间，膜原之下，血不得散，小络急引，故痛。"《诸病源候论·腹痛病诸侯》提到："腹痛者，因脏腑虚，寒冷之气，客于肠胃膜原之间，结聚不散，正气与邪气交争，相击故痛。"又有"久腹痛者，脏腑虚而有寒，连滞不歇，发作有时，发则肠鸣而腹绞痛，谓之寒中。是冷搏于阴经，令阳气不足，阴气有余也。"《医学入门》记载："大腹痛多食积外邪，脐腹痛多积热痰火，小腹痛多瘀血及痰与溺涩。"《本草崇原》曰："风木之邪，伤其中土，致脾络不能从经脉而外行，则腹痛。"对于小儿腹痛的病因病机，古籍中亦有论述，如《诸病源候论·小儿杂病诸候三·腹痛》提出："小儿腹痛，多由冷热不调，冷热之气与脏腑相击，故痛也。"《幼科发挥·积痛》认为："小儿腹痛，属食积者多。"

## 二、病因

中医学中对于功能性腹痛病因的记载，主要可以总结为以下几个方面

### 1. 外邪侵袭

外界风、寒、暑、湿邪气均可侵袭人体而引起腹痛，特别是小儿脏腑娇嫩、形气未充，加之缺乏自我保护意识，若调护不当，更易感受外邪引起腹痛。

### 2. 饮食积滞

进食过量，食滞胃脘，运化无力；过食生冷，中阳受损或恣食肥甘厚味，助湿生热，损伤脾胃；食用不洁食物，郁积肠胃均可引起腹痛。小儿脾常不足，饮食不知自节，尤易因伤食而出现腹痛。

3. 情志失调

情志不遂或因外界压力、紧张而郁郁寡欢可导致肝失调达，气血运行不畅，进一步影响脾胃，产生腹痛。

4. 阳气亏虚

素体脾阳虚衰不能温阳，或因寒湿内停日久损伤脾阳均可引起腹痛。

### 三、病机

腹痛的病机可简单归纳为"不通则痛"、"不荣则痛"，上述病因可导致腹部脏腑功能受损，气血运行失常，脉络痹阻或失荣而出现疼痛。腹痛之病位主要在肝、脾、六腑及足三阴、足少阳、手足阳明、冲脉、带脉、任脉等经脉。肝脏喜调达而恶抑郁、脾脏喜运恶滞、六腑以通为用且满而不能实，经脉必须通畅充盈，故若脏腑功能失调，气机不畅，经脉滞涩或津液不足，失于濡养均可产生腹痛。腹痛的病理性质有寒热虚实之分。寒性腹痛往往为感受寒邪、过食生冷或阳气素亏引起，寒则温养失职，且寒主收引，寒凝至气血不畅而腹痛；热性腹痛常由饮食不节化生湿热，结聚于内而成。热结于胃肠使气机壅滞、津液不足，故传导失职而腹痛；腹痛之实证者，为邪气郁滞于内，究其病因通常为寒热外邪、食积、气滞等所致，其病情急、变化快；虚证腹痛因中虚濡养不足而痛，以脏腑虚弱为本，起病及变化均较缓慢。在临床诊疗中，这四种情况往往相互错杂且可以相互转换，需全面综合分析。小儿具有脏腑娇嫩、形气未充的生理特性和"易寒易热、易虚易实"的病理特点，故更易因上述原因出现腹痛，且以食积腹痛较多为特色。

# 第三章　临床表现

功能性腹痛多发于 5～14 岁的儿童，尤以学龄期多见，发病高峰在 10～12 岁，且女孩发病多于男孩，男女发病比为 1：1.5。腹痛以季节交替时多见，其次为夏季，可能与夏季小儿食凉饮冷，饮食不规律及气候变化影响植物神经功能有关。

腹痛范围弥散而不明确，以脐周疼痛为主，亦可见于剑突下、左上腹或无固定范围。性质多为隐痛、钝痛或胀痛，少数呈痉挛性疼痛或针扎样刺痛。疼痛呈持续性或基本持续性，每次持续时间大多为数分钟至数十分钟。常反复不定时发作，发作多无规律可言，可1天1~2次，或2~3天1次，也有每周、每月发作1~2次，或数月发作1次者，两次腹痛之间并无联系，有孤立性症状发作特征。疼痛程度可轻可重，一般为轻到中度，表现为突然停止玩耍、坐下，较大患儿可自诉腹部不适，一般不影响生活、学习及生长发育，很少出现夜间痛醒，严重者可表现为烦躁不安，哭闹不止，甚至影响正常活动；但分散患儿注意力可减轻疼痛症状，诱导其关注疾病，则感觉腹痛加重。80%的患儿可不经处理自行缓解，疼痛过后饮食、玩耍如常。本病病程较长，多为数月至数年。

多数患儿无明确诱因，与生理活动如饮食、排便、月经等无关或仅偶尔有关，但与社会心理因素如情绪紧张、压抑、焦虑、不愿上学、家庭不和及饮食不当，受凉有一定关系，尤其在女孩中，可能与青春期发育、学习负担过重等有关。此类患儿常有性格内向、忧郁、敏感、胆小、易激动，常常情绪紧张、焦虑、不愿与他人分享，在学校学习认真，被老师认为是安静、易管理的学生。

患儿腹痛发作时一般无其他伴随症状，少数可伴有消化系统及植物神经功能紊乱（副交感神经兴奋）症状，如食欲不振、恶心、呕吐、腹胀、烦躁、面红、心慌、头痛、头晕、多汗，严重者可见面色苍白，喜欢俯卧位，纳差，夜间咬牙。

疼痛发作时腹部触诊腹软，无腹肌紧张，无明显、固定压痛，少数患儿可有脐周压痛，局部喜揉按，患儿可出现"闭眼征"，即进行腹部触诊时患儿以闭上双眼显示疼痛，且听诊肠鸣音无改变。

各种辅助检查如血常规、血沉、C反应蛋白、大便常规及潜血、胃镜、肝功能及肝胆胰脾B超等未见无异常。功能性腹痛患儿通常有胃肠疾病或功能性疾病的家族史。

# 第四章　西医诊断与中医辨证

## 第一节　西医诊断

### 一、西医诊断标准

根据2006年罗马委员会新制定的罗马Ⅲ诊断标准，儿童功能性腹痛的诊断必须包括以下各条

（1）发作性或持续性腹痛；

（2）未达到其他功能性胃肠病（FGID）的标准；

（3）无可以解释患者症状的炎性、解剖、代谢异常或肿瘤方面的证据。

可以至少1次/周，至少持续2个月才能诊断。

以下情况支持儿童功能性腹痛的诊断

腹痛的部位多位于脐周或上腹部近腹中线，性质为隐痛、钝痛或胀痛，少数呈痉挛性或针刺性疼痛，每次持续时间很少超过1小时，疼痛程度可轻可重，一般不影响生活、学习、生长发育，很少夜间痛醒，疼痛与生理事件（如进食、排便或月经）无关或仅偶尔有关，腹痛间歇期饮食、玩耍如常，多数患儿不经处理可自行缓解，发作次数频繁（＞1次/周）。同时结合伴随症状、心理素质、家庭和社会环境。

儿童功能性腹痛一般不影响患儿的生长、发育、营养状况，因此其身高、体重基本正常，但部分患儿呈神经质型，表现为心动过速，血压轻度升高，手心多汗，四肢发凉，瞳孔较大，面色苍白等，提示患儿自主神经功能不稳定。腹部触诊时腹软，无腹肌紧张及反跳痛，触痛部位弥散而不固定或无明确压痛点；听诊肠鸣音正常。

　　辅助检查：血常规、血沉、肝功能，尿常规、尿培养，粪便常规、虫卵及潜血等各项检查均无异常，同时这些检查可用于鉴别诊断，应作为必要的初筛检查。进一步检查主要基于不正常的常规实验室检查结果及临床检查所提供的线索，必要时可做氢呼吸试验、粪便 α1-抗胰蛋白酶、纤维胃镜、消化道钡餐造影、腹部及盆腔超声和脑电图等检查。

　　此外，部分功能性腹痛患儿的亲属也具有功能性或胃肠道疾病。值得一提的是长期随诊对于诊断功能性腹痛及修正诊断具有很大帮助。

## 二、诊断思维过程

　　由于目前缺乏对于功能性腹痛诊断的标准，临床诊断主要依赖于详细询问病史，全面、反复的体格检查，必要的辅助检查及长期随诊。

### （一）病史

　　1. 现病史

　　（1）腹痛的部位。

　　（2）腹痛的性质：是持续性隐痛、钝痛，还是间断性绞痛。有无牵涉痛、放射痛。

　　（3）腹痛的发生有无规律，每次发作持续及间隔时间。

　　（4）发作有无诱因，如进食、平卧、剧烈活动、月经。在何种情况下腹痛减轻或加重，如体位改变、排便、禁食等。

　　（5）发病以来腹痛情况有无改变。

　　（6）伴随症状：是否伴有恶心、呕吐、腹泻，有无排便习惯改变。有无发热、盗汗、体重减轻。

　　2. 既往史

　　（1）有无腹部手术、外伤史。如有，需详细了解其情况及腹痛的发生和手术、外伤的关系。

　　（2）有无结核病史。

（3）出生时情况及患儿母亲怀孕早期有无呕吐症状。

3. 家族史

患儿亲属有无胃肠疾病或功能性疾病。

4. 其他情况

患儿情绪、性格及学习情况，家庭和睦与否。

### （二）体格检查

1. 一般情况：有无急性、慢性病容或病态，身高、体重等生长发育情况是否良好。

2. 头部、胸部及脊柱、四肢常规检查。

3. 腹部

（1）视诊：是否膨隆或凹陷，有无手术、外伤瘢痕。

（2）触诊：腹部是否柔软，有无腹肌紧张、板状腹；有无压痛、反跳痛，注意其部位、范围。有无肿块及索条状痉挛的肠管。

（3）听诊：肠鸣音有无异常。

（4）扣诊：有无移动性浊音、液波震颤。

（5）直肠指诊：有无肿块，指套拔出后检视有无粘液或血液沾污。女孩注意子宫及附件。

### （三）辅助检查

1. 实验室检查

（1）三大常规、血沉、尿培养、大便潜血及虫卵检验等作为常规检查项目，借以确定有无贫血、泌尿系感染及肠寄生虫等。粪便镜检寄生虫卵具有重要意义，高度怀疑者应做集卵法检测。粪便潜血试验亦不容忽视，因在消化性溃疡患儿有时可呈阳性结果。

（2）血生化、肝肾功能检查。

（3）怀疑肿瘤时，应查癌指标检测，如 CEA 等。

2. 影像学检查

（1）腹部及盆腔 B 超：了解实质器官，如肝、胆、胰、脾情况。观察腹腔有无肿物、囊肿。对疑有胆石症、肝或胰腺疾病、腹内肿物及脓肿者有重要诊断价值。

（2）CT：必要时进一步做 CT 验证 B 超结果。

（3）纤维胃镜：可直视食管、胃、十二指肠球部黏膜并能进行黏膜活检及幽门螺旋杆菌检查。其临床诊断价值及阳性率优于消化道钡餐造影，特别是有警戒症状时应作此检查。

（4）全消化道造影：消化道钡餐造影虽受较多因素影响，但对于无内镜检查条件或不愿接受内镜检查者仍不失为有意义的检查方法。同时可以了解有无肠道梗阻、狭窄、淤张、畸形、肿物压迫、胃下垂、盲肠移位、肠管憩室等。

（5）脑电图：可为腹型癫痫提供可靠的诊断依据，如有可疑指征者应作此项检查。

（四）长期随诊

长期观察随诊对于诊断和纠正诊断具有重要意义。

# 第二节　中医辨证

## 一、辨证要点

（一）辨气、血、虫、食

1. 腹痛属气滞者，有情志失调病史，疼痛随情志变化，遇喜则缓，遇怒则剧，疼痛性质为胀痛，时轻时重，时作时止，痛无定处，攻冲作痛，气聚则痛而见形，气散则痛而无迹，常伴胸胁不适。

2. 腹痛属血瘀者，有跌扑损伤手术史，腹部刺痛，痛无休止，痛有定处，按之痛剧，经常夜间加重，伴局部满硬。

3. 腹痛属虫积者，有大便排虫史，或镜检有虫卵，脐周疼痛，时作时止，或腹部按之有条索状物或团块，轻柔可散，伴嗜食异物，形体消瘦，夜间磨牙，面部白斑。

4. 腹痛属食积者，有乳食不节史，见脘腹胀满疼痛，嗳腐吞酸，嗳气频作，嗳后少舒，呕吐酸腐，不欲乳食，腹泻，吐泻后痛减。

## （二）辨寒、热、虚、实

1. 疼痛阵作，痛处有热感，得寒痛减，兼有口渴引饮，大便秘结，小便黄赤，舌红苔黄少津，脉洪大而数，指纹紫者属热。

2. 腹痛拘急，坚满急痛，暴痛而无间歇，得热痛减，遇冷痛剧，兼有口不渴，下利清谷，小便清利，舌淡苔白滑润，脉迟或紧，指纹淡者属寒。

3. 急性腹痛多属实证，其痛拒按，饱而痛甚，兼有胀满，呕逆，脉大有力。

4. 慢性腹痛多为虚证，其痛喜按，痛势绵绵，饥则痛作，兼有乏力、倦怠，脉弱无力。

## （三）辨腹痛部位

脐以上大腹痛者多为脾胃病证，脐以下小腹痛者多为膀胱病证，胁腹、少腹痛多属肝经病证，脐周疼痛多为大小肠病证。

## （四）证候转化

腹痛证候，往往相互转化，相互兼夹。如寒痛缠绵发作，可以郁而化热，热痛日久不愈，治疗不当，可以转为虚寒，成为寒热错杂证；气滞影响血脉流通可以导致血瘀，血瘀可使气机不畅导致气滞；虫积可兼食滞，食滞有利于肠虫的寄生；素体脾虚不运，复因饮食不节，食滞中阻，可成虚中夹实之证。

## 二、辨证分型

### （一）腹部中寒

有外感寒邪或饮食生冷病史，致使寒凝气滞，经络不畅，气血不行，不通则痛。表现为腹部拘急冷痛或肠鸣切痛，痛势剧烈，呈发作性，痛处喜温，得热痛减，遇寒痛甚，肠鸣辘辘，矢气后痛减，痛甚者面色苍白，手足不温，冷汗出，弯腰抱腹，唇色紫暗，口淡不渴，小便清长，大便清稀，舌淡红，脉沉弦紧，指纹红。患儿以往有类似发作病史。

### （二）乳食积滞

有伤乳伤食，乳食不节史。过食油腻厚味、辛辣香燥，致食积胃肠，气机壅塞，不通则痛。表现为脘腹胀满，疼痛拒按，不思乳食，嗳腐吞酸，或腹痛欲泻，泻后痛减，粪便秽臭，或大便秘结，或呕吐，吐物酸馊，舌淡红，苔厚腻，脉象沉滑，指纹紫滞。

### （三）胃肠结热

热结胃肠，气机壅滞或积滞日久化热，热灼津液，燥热闭结，气机不利，不通则痛。表现为腹部胀满，疼痛拒按，大便秘结，烦渴引饮，烦躁不安，或神昏谵语，潮热汗出，手足心热，小便短赤，唇舌鲜红，舌苔黄燥，脉滑数或沉实有力，指纹紫滞。

### （四）脾胃虚寒

素体脾阳虚弱，阳气不振，温煦失职，阴寒内盛，不荣则痛。表现为腹痛病程较长，反复发作，隐痛绵绵，时作时止，痛处喜温喜按，面白少华，精神倦怠，气短乏力，纳食减少，或食后腹胀，大便稀薄，形寒肢冷，唇舌淡白，脉沉缓，指纹淡红。

### （五）肝郁气滞

小儿娇宠过度，恣意发怒或郁郁寡欢，紧张焦虑，致使肝旺克脾，脾失健运或肝失调达，肝气郁结，气机不利，不通则痛。此类患儿多脾气暴躁或情志抑郁，表现为胀痛，痛无定处，攻窜作痛，或痛引少腹，或痛窜两胁，时作时止，随情志变化，得嗳气或矢气则舒，胸胁不舒，舌质红，苔薄白，脉弦，指纹青。

**（六）瘀血内停**

多有外伤、手术史。表现为腹痛经久不愈，痛有定处，痛如针刺，疼痛拒按，或腹部癥块，肚腹硬胀，青筋显露，舌质紫黯或有瘀点、瘀斑，脉涩，指纹紫滞。

# 第五章　鉴别诊断与类证鉴别

## 一、腹痛鉴别诊断要点

虽然功能性腹痛已列为单独一个疾病，但在临床上腹痛大多时候仍然只是作为病人所表现出来的一个常见症状，而引起腹痛的疾病很多，除腹部原发或继发性引起的脏器疾病外，腹腔以外的疾病和全身性疾病亦可引起腹部疼痛。腹痛的性质和程度，除受病变性质和刺激程度的影响，也有神经和心理方面的影响。由于病因较多，病机复杂，这就要求医生必须通过详细询问病史，仔细查体并结合实验室检查来进行腹痛的鉴别诊断。总的来说，引起腹痛的原因分功能性和器质性，故在诊断功能性腹痛时要注意从以下几个方面与功能性疾病和器质性疾病进行鉴别。

1. 功能性腹痛特点

（1）腹痛部位：功能性腹痛的疼痛部位弥散而不固定，主要位于脐周或脐上腹正中线，呈非放射性疼痛，如偏离腹中线则多为器质性 RAP。

（2）腹痛性质：多数表现为隐痛或钝痛，偶尔出现锐痛或绞痛，少数痉挛性腹痛。

（3）腹痛程度：功能性疼痛程度或轻或重，一般为轻到中度，患者可以耐受。在儿童可表现为突然停止玩耍，坐下或卧下，手捂腹部，诉说不适，严重者可表现为烦躁不安，哭闹不止，较大患儿可自诉腹部疼痛不适。

（4）腹痛发作时间：一天之中的任何时间均可发作，或清醒时或睡前，因其疼痛程度大多较轻，很少出现患者夜间痛醒的情况。

（5）腹痛发生频率：发作 1 次或几次（大于 1 次/周），至少持续 2 个月。

（6）其他特点：发作呈持续性或基本持续性，持续时间为几分钟或几小时不等，在发作间歇期患儿饮食、活动多表现正常，未有明显变化。

（7）腹痛的发生与进食、排便、月经等生理事件无关或仅偶尔有关。

（8）少数患儿呈神经质型，表现为自主神经功能不稳定，如出现心动过速，血压轻度升高，手心多汗，四肢发凉，瞳孔较大，面色苍白等。

2. 腹痛伴随症状

（1）腹痛伴发热、寒战：常提示有炎性反应、脓肿、组织坏死、结缔组织病的存在，如腹膜炎、阑尾炎、腹腔脓肿、系统性红斑狼疮等。

（2）腹痛伴呕吐：常提示食管或胃部病变，如胃炎等。也可能系反射性呕吐，如慢性肝病、胆系疾病。

（3）腹痛伴腹泻：常提示肠道病变，消化道吸收障碍、肠道炎症、寄生虫病、溃疡或肿瘤，如慢性肠炎、肠易激综合征、肠结核（可能腹泻与便秘交替）、慢性血吸虫病或其他肠道寄生虫感染。

（4）腹痛伴脓血便：常提示慢性痢疾，非特异性溃疡性结肠炎或血吸虫病。

（5）腹痛伴便血：常提示下消化道疾病，如肠结核、结肠憩室、结肠息肉或内痔等。

（6）腹痛伴血尿：可能为泌尿系疾病所致，如：泌尿系结石，肿瘤等。

（7）RAP 发作时可伴有自主神经症状，如呕吐、面色苍白、出汗、心悸、头痛等。还可伴食欲不振、腹泻、便秘及再发性呕吐、发作后嗜睡等。

3. 实验室及影像学检查

比较经济的排除诊断方法，主要包括三大常规、血沉、血生化、C反应蛋白及大便潜血，血常规和二便常规是常规检查项目，以确定患者有无贫血、泌尿系感染及肠道寄生虫等。由于卫生条件的改善，寄生虫感染率降低，大便寄生虫检查近年阳性率低下，对于高度怀疑者应行集卵法检测。患儿若有消化性溃疡，则大便隐血试验可呈阳性。白细胞升高、ESR增快应该怀疑器质性疾病的可能。影像学检查主要包括X线检查、CT、MRI、超声、放射性核素、血管造影、各种内镜（胃镜、小肠镜、结肠镜、胶囊内镜、超声内镜等），必要时内镜下取活检标本，均有助于诊断与鉴别诊断。

## 二、FAP 的鉴别诊断

### （一）与功能性疾病相鉴别

FAP一般需与功能性消化不良、肠易激综合征等功能性疾病鉴别，已来月经的女性青少年亦应注意排除痛经。

1. 功能性消化不良（FD）

腹痛部位主要位于腹上区，故上腹痛为常见症状，部分患者除上腹痛外，还可表现为上腹灼热感、早饱等，伴或不伴有其他上腹部症状，如腹胀、嗳气、恶心、呕吐等。上腹痛多无规律性，在部分患者上腹痛与进食有关，表现为餐后饱痛，或表现为餐后 0.5 ~ 3.0 小时之间腹痛持续存在，亦有患者表现为饥饿痛，进食后可缓解。病程要 >3 个月。此外，不少患者有饮食，精神等诱发因素。

2. 肠易激综合征（IBS）

几乎所有肠易激综合征患者都有不同程度的腹痛。肠易激综合征腹痛则多位于腹下区，少数可发生于其他部位，腹痛部位不定，以下腹和左下腹多见。表现为排便前腹痛、便后或排气后缓解的特点。除腹痛外，另一主要临床表现为排便习惯和粪便性状的改变。临床常分为以下三型：（1）便秘型：伴有周期性便秘与较频繁的正常大便交替，大便经常有白色粘液，疼痛呈绞榨样，阵发性发作，或持续性隐痛，排便后可缓解。进食常会促发症状，也可以出现腹胀、恶心、消化不良和烧心等症状。（2）腹泻型：特别是在进食刚开始，或结束时出现突发性腹泻，大便多成糊状，也可为成形软便或水样便，多加有粘液。夜间腹泻很少，常有疼痛、腹胀和直肠紧迫感，也可出现大便失禁等情况。（3）腹泻便秘交替型。

### 3. 痛经

表现为女性青少年经期或行经前后，周期性发生下腹部冷痛、灼痛、胀痛、刺痛、隐痛、绞痛、坠痛、痉挛性疼痛或撕裂性疼痛，疼痛延至骶腰背部，甚至涉及大腿及足部，同时伴有全身症状：乳房胀痛、胸闷烦躁、悲伤易怒、心惊失眠、头痛头晕、恶心呕吐、胃痛腹泻、肛门坠胀、倦怠乏力、面色苍白、四肢冰凉、冷汗淋漓、虚脱昏厥等症状。因为痛经具有的特殊人群及伴随症状，故容易与功能性腹痛鉴别。

### （二）与器质性疾病相鉴别

除与功能性疾病鉴别外，FAP还应与器质性疾病所致腹痛相鉴别，主要包括以下方面

#### 1. 腹腔内脏器疾病

（1）胃、十二指肠疾病：急、慢性胃炎，胃或十二指肠溃疡，胃扭转等，在小儿以炎性反应和溃疡多见。此外，还有十二指肠淤滞、先天性狭窄、重复畸形等少见疾病。近年来国内外学者对小儿幽门螺杆菌（Hp）与RAP的关系均有研究，国内研究认为Hp感染与RAP相关，国外报道Hp感染的RAP发病率与对照组比较，未见明显统计学差异。

（2）肠道疾病：包括各种感染性肠炎，炎性反应性肠病（如溃疡性结肠炎、克罗恩病），肠梗阻（肠旋转不良、腹股沟斜疝、肠套叠）和阑尾炎等。

（3）肝、胆、胰腺疾病：肝炎、胆囊炎、胆道感染、胰腺炎性反应、胆道蛔虫、胆总管囊肿、环状胰腺等。

（4）脾脏疾病：脾囊肿、脾扭转等。

（5）泌尿生殖系统疾病：泌尿道感染、肾盂积水、尿路梗阻、尿结石、肿瘤等。

（6）其他：肠系膜淋巴结增生、炎性反应、乳糖不耐受，消化道变态反应等。

2. 全身或腹外疾病：肺炎、软骨膜炎（肋尖病）、心包炎、糖尿病、酮症酸中毒、尿毒症、过敏性紫癜、荨麻疹、偏头痛、卟啉病等。除腹痛外，以上疾病均有自己的特征性临床表现，结合实验室检查，临床上能比较容易进行鉴别。

### 三、临床上引起小儿腹痛的常见器质性病变

1. 小儿胃及十二指肠炎症或溃疡　表现为反复脐周或脐上腹痛，多为灼痛，亦可为钝痛、胀痛等。同时伴恶心、呕吐、反酸、厌食等，部分患儿还可表现为慢性腹泻。疼痛具有周期性和节律性，进食后缓解。因小儿胃肠疾病症状不典型，因此对有不良饮食习惯、反复腹痛的患儿要及早检查胃镜或幽门螺旋杆菌检查，有助于诊断。

2. 蛔虫病　常见腹痛位于脐周，疼痛不剧烈，时间不固定，喜按揉；有时还可出现精神烦躁或萎靡、磨牙、易惊等。成虫寄生于肠道，大多无症状；或有食欲不振、多食易饥、异食癖（喜食煤渣、土块等）。蛔虫大量寄生时，常造成小儿营养不良，影响生长发育。对怀疑蛔虫感染者可进行大便常规或集卵法检查，血中嗜酸性粒细胞增高亦有助于诊断。

3. 局限性肠炎　是一种肠道特发性、慢性非特异性炎症。1973 年世界卫生组织将本病称为克罗恩病。病变可发生在消化道任何部位，以回肠末端和邻近结肠最常见。故腹痛主要位于右下腹或脐周，间歇性发作，呈痉挛性疼痛，常常餐后加重，便后或排气后缓解。但此病的全身表现较多且较明显，主要为发热和营养障

碍，故当患儿出现不明原因间歇性低热或中度热，生长发育与同龄儿相比停滞，又伴有腹痛、腹泻或便秘、呕吐等症状时，应怀疑本病。

4. 慢性便秘　疼痛多位于下腹部，呈痉挛性疼痛，但疼痛并非便秘的主要表现，其主要表现为直肠排便不全、排便困难、排便间隔时间长、便量少及粪便干。病情较重时有腹部不适，食欲减退，有时腹痛较重，腹部可触及粪块，直肠指检能发现直肠内的粪块，故不难鉴别。

5. 儿童慢性肠套叠　患儿可表现为腹部阵发性绞痛，腹痛时上腹或脐周可触及腊肠型肿块。该病发作间歇期较婴儿为长，一般呕吐少见，病后几天才可出现便血，或者在肛门指诊时指套上有少许血迹。患儿年龄越大，发病过程越缓慢，多数是不完全性肠梗阻，肠坏死发生也比较晚。腹部 B 超可容易诊断该病，对怀疑本病者早期在未排出血便前应作直肠指诊。

6. 过敏性紫癜　有一部分患者可出现以脐周、下腹或全腹部阵发性绞痛或持续性钝痛为主要表现，同时可伴有恶心、呕吐、呕血或便血甚至血水样便的消化道症状，临床称腹型。以下几点有助于本病诊断：（1）可见皮肤紫癜；（2）腹痛位置不固定；（3）腹肌紧张明显且有压痛；（4）腹痛的主诉与体征不一致；（5）大便潜血试验（＋）。需要提高警惕的是本病有时可诱发肠套叠。

7. 慢性阑尾炎　小儿阑尾炎常不典型，无明显的转移性右下腹痛，而仅表现为脐周，因此在临床上慢性阑尾炎经常被误诊为 FAP，结果导致延误病情，错失治疗时机，最后造成穿孔，尤其在 4 岁以下儿童多见。但该病在阑尾部位可有局限性压痛，且压痛经常存在，部位也比较固定。X 线钡剂灌肠透视检查可进行诊断。

8. 婴幼儿及儿童期先天性肠旋转不良　轻度扭转常表现为脐周间歇性出现阵发性腹痛及频繁呕吐，可随体位改变而自行缓解，此时应考虑到肠旋转不良的可能。由于病史不典型，需借助 X 线钡剂灌肠及胃肠透视确诊。

目前临床上对于腹痛的描述主要依赖于儿童对自身症状的表达

能力和其父母报告的主要症状，但儿童有时会因害怕治疗或表达能力欠缺而误说病情，父母也常常凭自己主观臆想来判断孩子症状，常常导致采集病史不准确。对于临床医生来说，面对腹痛病人不但要尽快明确病因，同时也应该使患儿避免过多的、不必要的检查，节约医疗资源，减轻病人负担。通过对临床资料、文献的分析，以下几点可以作为医生诊断时的参考：（1）发病年龄越小，器质性病变越多见。这是因为患儿越小，其受环境、情志等影响越少，甚至没有，而功能性腹痛的病因是个多重因素累积的结果，所以如果出现腹痛，大多为器质性疾病引起。（2）如果出现消化道出血，体重减轻，生长速度下降，剧烈呕吐，慢性严重腹泻，不明原因发热，持续右上或右下腹痛，有明确胃肠病家族史等警戒症状者，应考虑器质性病变。（3）功能性腹痛腹痛部位多在脐周或脐上腹正中线，疼痛性质多为隐痛或钝痛，少数为痉挛性疼痛，疼痛时间多数不超过 1 小时，多数患儿可自行缓解，缓解期间吃、玩正常，不影响生长发育。（4）部分病例呈神经质型，如伴有心动过速，血压轻度升高，手心多汗，四肢发凉，面色苍白等植物神经功能不稳定症状。腹部触诊腹痛部位常不固定或无明确触痛点。（5）经济的排除诊断方法，血生化、三大常规、大便潜血、虫卵、血沉、肝功、尿培养可用于鉴别诊断，如白细胞升高、ESR 增快、粪潜血阳性等，应怀疑有器质性疾病。（6）纤维胃镜检查可直视食管、胃及十二指肠球部黏膜并能进行黏膜活检及幽门螺杆菌检查。其临床诊断价值及阳性率优于消化道钡餐造影，由于腹痛存在器质性病变，对有警戒症状的患儿应提高警惕，可以作此检查。（7）腹部及盆腔超声对功能性腹痛的阳性检出率较低，但对疑有胆石症，肝或胰腺疾病，腹内肿物及脓肿者等器质性疾病有重要诊断价值，可作为鉴别诊断的筛选检查。（8）钡剂检查：其影响因素较多，但对于无内镜检查条件或不愿接受内镜检查者仍不失为有意义的检查方法。（9）脑电图检查：对怀疑为腹型癫痫，有可疑指征者应作此检查。

#### 四、中医类证鉴别

本病属中医腹痛范畴，临床上常与以下疾病相鉴别

1. 胃痛　胃居腹中，与肠相连，腹痛与胃痛从大范围看均为腹部的疼痛，二者常相伴出现，故有"心腹痛"的说法（这里的心指的就是胃），因此二者需要鉴别。就疼痛部位而言，胃痛在上腹胃脘部，位置相对较高；腹痛在胃脘以下，耻骨毛际以上的部位，位置相对较低。而且胃痛常伴脘闷，嗳气，泛酸等胃失和降，胃气上逆之症；而腹痛常伴有腹胀，矢气，大便性状改变等腹疾症状。

2. 内科其他疾病中的腹痛　腹痛常作为疾病的一个常见症状出现在许多内科疾病中，但是其临床表现仍以该病的特征为主。如痢疾虽有腹痛，但仍以里急后重，下痢赤白脓血为特征；积聚虽有腹痛，但以腹中有包块为特征，而腹痛则以腹痛为特征，鉴别不难。但若这些内科疾病以腹痛为首发症状时，仍应注意鉴别，必要时应作有关检查。

3. 外科腹痛　外科腹痛多在腹痛过程中伴有发热、寒战等其他症候，体格检查多有异常，往往疼痛剧烈，痛处固定，压痛明显，伴有腹肌紧张和反跳痛，血象常明显升高，经内科正确治疗，疗效不显，甚至逐渐加重者，多为外科腹痛。而内科腹痛则往往疼痛不甚剧烈，压痛不明显，痛无定处，腹部柔软，血象多无明显升高，经内科正确治疗，病情可逐渐好转。

4. 妇科腹痛　妇科腹痛多位于小腹，与经、带、胎、产有关，常由痛经、流产、异位妊娠、输卵管破裂等经、带、胎、产的异常引起。若疑为妇科腹痛，应及时进行妇科检查，以明确鉴别诊断。

# 第六章　治　疗

小儿功能性腹痛属祖国医学"腹痛"、"气腹痛"范畴，故中

医治疗多从论治腹痛入手，其常见病因有外感、伤食、正虚、情志内伤，《诸病源候论·小儿杂病诸候》称："小儿腹痛，多由冷热不调，冷热之气与脏腑相击，故痛也，其热而痛者，则面赤，或壮热、四肢烦、手足心热是也。冷而痛者，面色或青或白，甚者乃至面黑唇口爪皆青是也。"又如《古今医流·腹痛》说："小儿腹痛之病诚为急切，凡初生二三个月及一周之内，多有腹痛之患，无故啼哭不止或夜间啼哭之甚，多由腹痛之故，大都不外寒热之因。"其病位在脾及六腑；主要病机为脏腑经脉气机郁滞不通，气血运行受阻或气血不足，失于温养而发生腹痛。盖小儿脾胃虚弱，经脉未盛，易为内外因素干扰，经脉受邪，侵袭肠胃，或乳食所伤，中阳不振，脉络瘀滞，均可引起脉络失调，凝滞不通而腹痛。古人以"六腑以通为用"、"通则不痛"、"痛随利减"，《医学正传》说："夫通则不痛，理也"。故治疗腹痛以"六腑通、气血活"为治疗原则。"但通之之法，各有不同，调血以和气，通也；上逆者，使之下行，中结者，使之旁达，亦通也；虚者助之使通，寒者温之使通，无非通之之法也，若必以下泄为通，则妄矣。"

中医腹痛根据病因不同一般分为以下几种

1. 寒凝腹痛：常因外感寒邪，或饮食生冷之物所致，以腹部拘急疼痛，肠鸣切痛，得温则缓，遇冷痛甚为特点。

2. 食积腹痛：起病前有伤乳伤食史，以脘腹胀满、疼痛拒按、不思乳食为要点。

3. 实热腹痛：因患儿嗜食辛辣之物，平常偶有便秘，或因高热、肺炎病后所致，以腹痛胀满拒按、便秘为特点。

4. 血瘀腹痛：常因久病、失治误治或外伤、手术、症瘕等导致气滞血瘀而成，以腹痛有定处或痛如针刺，拒按或有包块为特点。

5. 气滞腹痛：常因情志不畅，肝郁气滞引起，表现为疼痛时轻时重，部位不定，胸胁不舒、嗳气、气胀，排气后痛减。

6. 虚寒腹痛：因患儿素体阳虚，中阳不足，或病程中消导、攻伐太过，气血不足，失于温养，脏腑拘急所致，以起病缓慢，腹痛绵绵，喜按喜温，病程较长，反复发作，面黄肌瘦为特点。

7. 痧胀腹痛：常在夏季闷热时表现为卒然腹中绞痛，欲吐不吐，欲泻不泻，烦闷不安，面色苍白，手足厥冷等。

8. 虫积腹痛：病史中有睡中龂齿，大便时下虫，或粪便镜检有虫卵，以绕脐周痛、时作时止为特点。

功能性腹痛多见于以上前六种，治疗多分别选温中散寒，柔肝理脾，宽中理气，消积导滞，缓急止痛等。但临床上的腹痛患儿往往可能几种病因夹杂在一起，故在治疗时需仔细辩证论治。

## 第一节　中医经典治疗经验

早在张仲景所著《金匮要略》中，就记载有治疗腹痛的经典方子：脾胃虚寒证用大建中汤，阴阳两虚证用小建中汤，胃肠热结证用大承气汤，寒实内结证用下瘀血汤。另温中补虚、驱寒止痛用当归生姜羊肉汤，补中缓急用黄芪建中汤，祛寒回阳、峻逐阴邪用乌头赤石脂丸，安蛔止痛用乌梅丸。《医宗金鉴·幼科心法要决》中对腹痛门证治分为食痛用香砂平胃散，寒痛用理中汤，虫痛用钱氏安虫汤和内食外寒痛用藿香和中汤加减治疗。对于功能性腹痛的治疗，现代医家分别从不同角度出发，针对腹痛的病因病机，或化裁古方，或自拟新方，辨证论治，取得了很好的疗效。

### 一、传统经典治法

1. 寒凝腹痛

治法：温里散寒，理气止痛

方药：良附丸合正气天香散

方中高良姜、干姜、紫苏温中散寒，乌药、香附、陈皮理气止痛。若腹中雷鸣切痛，胸胁逆满，呕吐，为寒气上逆者，用附子粳米汤温中降逆；若腹中冷痛，周身疼痛，内外皆寒者，用乌头桂枝汤温里散寒；若少腹拘急冷痛，寒滞肝脉者，用暖肝煎暖肝散寒；若腹痛拘急，大便不通，寒实积聚者，用大黄附子汤以泻寒积；若脐中痛不可忍，喜温喜按者，为肾阳不足，寒邪内侵，用通脉四逆汤温通肾阳。

2. 实热腹痛

治法：通腑泄热，行气导滞。

方药：大承气汤。

方中大黄苦寒泄热，攻下燥屎；芒硝咸寒润燥，软坚散结；厚朴、枳实破气导滞，消痞除满，四味相合，有峻下热结之功。本方适宜热结肠中，或热偏盛者。若燥结不甚，大便溏滞不爽，苔黄腻，湿象较显者，可去芒硝，加栀子、黄芩、黄柏苦寒清热燥湿；若少阳阳明合病，两胁胀痛，大便秘结者，可用大柴胡汤；若兼食积者，可加莱菔子、山楂以消食导滞；病程迁延者，可加桃仁、赤芍以活血化瘀。

3. 食积腹痛

治法：消食导滞

方药：枳实导滞丸

方中大黄、枳实、神曲消食导滞，黄芩、黄连、泽泻清热化湿，白术、茯苓健脾和胃。尚可加木香、莱菔子、槟榔以助消食理气之力。若食滞较轻，脘腹胀闷者，可用保和丸消食化滞。若食积较重，也可用枳实导滞丸合保和丸化裁。

4. 血瘀腹痛

治法：活血化瘀，理气止痛

方药：少腹逐瘀汤

方中当归、川芎、赤芍等养血活血，蒲黄、五灵脂、没药、延胡索化瘀止痛，小茴香、肉桂、干姜温经止痛。若瘀热互结者，可去肉桂、干姜，加丹参、赤芍、丹皮等化瘀清热；若腹痛气滞明显者，加香附、柴胡以行气解郁；若腹部术后作痛，可加泽兰、红花、三棱、莪术，并合用四逆散以增破气化瘀之力；若跌仆损伤作痛，可加丹参、王不留行，或吞服三七粉、云南白药以活血化瘀；若少腹胀满刺痛，大便色黑，属下焦蓄血者，可用桃核承气汤活血化瘀，通腑泄热。

5. 气滞腹痛

治法：疏肝解郁，行气止痛

方药：柴胡疏肝散

方中用柴胡疏肝解郁为君药。香附理气疏肝，助柴胡以解肝郁；川芎行气活血而止痛，助柴胡以解开经之郁滞，二药相合，增其行气止痛之功，为臣药。陈皮、枳壳理气行滞；芍药、甘草养血柔肝，缓急止痛，为佐药。甘草兼调诸药，亦为使药之用。诸药相合，共奏疏肝行气，活血止痛之功。使肝气条达，血脉通畅，营卫自和，痛止而寒热亦除。本方是四逆散去枳实，加香附、陈皮、枳壳、川芎而成，虽由四逆散加味，而且各药用量已变，尤其是减甘草用量，使其疏肝解郁，行气止痛之力大增。

6. 虚寒腹痛

治法：温中补虚，缓急止痛

方药：小建中汤

方中桂枝、饴糖、生姜、大枣温中补虚，芍药、甘草缓急止痛。尚可加黄芪、茯苓、人参、白术等助益气健脾之力，加吴茱萸、干姜、川椒、乌药等助散寒理气之功；若产后或失血后，证见血虚者，可加当归养血止痛；食少，饭后腹胀者，可加谷麦芽、鸡内金健胃消食；大便溏薄者，可加芡实、山药健脾止泻；若寒偏重，症见形寒肢冷，肠鸣便稀，手足不温者，则用附子理中汤温中散寒止痛；腰酸膝软，夜尿增多者，加补骨脂、肉桂温补肾阳；若腹中大寒痛，呕吐肢冷者可用大建中汤温中散寒。

## 二、现代医家治疗经验

1. 温中散寒法

医家认为本病多因小儿腠理疏松，脐腹易为风冷寒气所侵，或因过食生冷，寒伤中阳，寒邪结于肠间，寒凝气滞脉络不通，气血壅阻不行，故腹痛拘急。故治宜温中散寒，行气止痛。方药多选辛散温热之品，以温经散寒，行气止痛。

桂枝 5g，干姜 5g，党参 10g，柴胡 6g，吴茱萸 5g，红糖少许，以上共研粉，口服，1日1剂，分3次服用。1剂即可，最多3剂。

桂枝辛散性温，可温经通脉，散寒止痛；干姜辛散性热，温散中焦寒邪，具有健运脾胃功能。两药合用，温中散寒止痛止呕。柴胡性味苦平，其性升浮，入脾胃，可升举清阳之气；吴茱萸性温散寒，与干姜同用，增强温中止呕的作用，治中焦虚寒，脘腹冷痛；因小儿"脾常不足"，故加用党参补中益气，佐以红糖温中健脾。

2. 温中行气法

此类患儿多为中焦虚寒，或病程长久，导致气血不足，失于温养，脏腑拘急而痛。治疗多选温中补虚之药，以和里缓急。对病程长久兼有血瘀者，加活血药以活血行滞。

小茴香散　包括小茴香、丹参、木香、砂仁、白芍、乌药、党参、槟榔、沉香、蒲黄、五灵脂、甘草等，以行气活血导滞、温中散寒止痛为治则，治疗寒凝腹痛。

小建中汤　由白芍、桂枝、炙甘草、生姜、大枣、胡椒、饴糖组成，水煎温服。温中补虚、和里缓急。方中重用甘温质润之饴糖为君，温补中焦，缓急止痛。臣以辛温之桂枝温阳气，祛寒邪；酸甘之白芍养营阴，缓肝急，止腹痛。佐以生姜温胃散寒，大枣补脾益气。炙甘草益气和中，调和诸药，是为佐使之用。加辛热之胡椒，以助散寒。其中饴糖配桂枝，辛甘化阳，温中焦而补脾虚；芍药配甘草，酸甘化阴，缓肝急而止腹痛。

3. 补中益气法

有医家认为气盛则脾胃运化旺，气血生化有源，则经脉得以温养，因而腹痛自除，方选补中益气汤加减，由炒黄芪、延胡索、升麻、白芍加减组成。

四君子汤加味，药用党参、白术、茯苓、钩藤、胡芦巴、木香、川楝子、小茴香、橘核、玉竹、甘草、朱砂（少许），诸药共为细末备用，主治气滞、寒凝、虫积及脾胃虚弱腹痛，尤其是受寒或饮食不当或原因不明而热象不显之腹痛有良效。

4. 攻下法

药用大黄、制附子（先煎）、细辛、柴胡、枳实、炙甘草、白芍加减，治疗急性寒积腹痛；由牵牛子、大黄等量组成，攻坚导滞、荡涤肠胃，治食积腹痛。

5. 活血法

有医家治疗一脐腹痛，辨证寒邪入侵，水停膈下，气血阻滞，不通而痛，治以养血活血、运脾行水、温阳行气法，药用白芍、茯苓、丹参、白术、泽泻、枳实、当归、川芎、肉桂，服 2 剂而显效。

### 三、经典方药

1. 茴香橘核丸加减

药物组成：川楝子 10g，橘核 10g，荔枝核 10g，乌药 10g，小茴香 6g，香附 8g，木香 8g，延胡索 20g，柴胡 10g，白芍药 30g，半夏 10g，陈皮 10g，茯苓 20g，白术 10g，炙甘草 6g。病久加蒲黄、五灵脂；寒甚加肉桂、杜仲、续断。水煎服，每日 1 剂。

主治：寒邪凝滞肝脉，气机不畅所致腹痛。

治疗原则：温肾暖肝，疏肝理气，行气止痛。

方中川楝子清肝热，行气止痛，防止温药之香燥太过；橘核理气散结止痛；荔枝核行气散寒止痛；橘核、荔枝核相配一偏入气分一偏入血分，为治寒疝腹痛要药；乌药温肾散寒，行气止痛；小茴香散寒止痛，理气和中；香附疏肝理气止痛；木香行气止痛；延胡索活血行气止痛；川楝子、延胡索疏肝理气止痛；柴胡疏肝解郁理气；白芍药柔肝止痛；柴胡、白芍药相配敛肝阴而疏肝气，起到养肝阴，调肝用的作用；半夏燥湿化痰，散结；陈皮理气健脾；茯苓健脾利湿，白术补气健脾，燥湿利水；甘草缓急止痛，调和诸药。"百病皆因痰作祟"，故用二陈汤治痰以疏肝理气。白芍药、炙甘草相配为芍药甘草汤。《医学启源》谓："白芍药补中焦之药，炙甘草为辅，治腹中痛，如夏月腹痛少加黄芩。若恶寒腹痛，加肉桂一分，白芍药二分，炙甘草一分半，此仲景神品药也"，可见白芍药与炙甘草配伍之妙。诸药相伍，温肾暖肝以治其本，行气止痛以治其标，辅以疏肝解郁，健脾化痰，以促五脏阴平阳秘。在此基础上，依据不同兼症，可配温中散寒，健脾益胃，消食导滞，活血化瘀之品，药对病机，故获良效。注意此方所治腹痛多因寒凝肝脉，脾虚肝郁所致。

2. 异功散加减（加味健脾散）

药物组成：党参、白术、茯苓、陈皮、山药、厚朴、砂仁、枳壳、元胡、高良姜，兼食积加内金、神曲消食导滞。

主治：感受寒邪，乳食积滞，腹胀虚冷所致腹痛。

治疗原则：健脾温中，理气止痛。

病理机制为气机郁滞，血流不畅，脉络不通，不通则痛。方中以党参、白术、茯苓、山药健脾益气，陈皮、厚朴、砂仁、枳壳、元胡理气止痛，高良姜温中止痛，全方合用具有补脾益气，温中祛寒，理气止痛之功效。现代药理研究表明：枳壳能缓解小肠痉挛，使胃肠收缩节律增加而且有力。厚朴对肠道痉挛有一定缓解作用，而元胡具有镇痛作用，延胡索乙素无论对痉挛性还是非痉挛性疼痛均有效，且对钝痛作用优于锐痛。

3. 芍药甘草汤加减

药物组成：芍药（酒炒）15g，甘草、炮姜各6g，大黄8g，木香10g。每日1剂，水煎分两次服。

方中芍药酸苦微寒，入肝脾经，具有柔肝缓急安脾止痛之功，甘草甘温，健脾益气，缓急止痛，两药相伍，酸甘化阴，调整肝脾，柔筋止痛。现代药理研究表明，芍药、甘草中的成分有镇静解热抗炎、松弛平滑肌的作用，二药合用能使这些作用显著加强。再配以大黄活血化瘀，清肠通便，改善肠道黏膜的血液循环，对于便秘者效果尤佳。干姜温中散寒，止痛消胀；木香疏肝理气，和胃止痛，加强行气功能。诸药寒温并用，达到通而不痛的目的。在药物治疗的同时建议患儿调节食物，勿过饥过饱，勿贪凉饮冷，养成良好的进食和排便习惯，并进行适当的心理疏导。

4. 四磨汤

中医学中因脾胃气滞、脾失健运、引疏失泄以及脾胃气虚、运化无力所致的腹痛，方中枳壳行气消积，善泻胃实以开坚散结，行淤滞而调气机，消胀满，通便秘；木香行气止痛，醒脾开胃，疏肝理气，消积导滞；乌药理气止痛；槟榔杀虫破积，消食积，利肠道。故四味药联用能增加胃肠蠕动，促进消化液分泌，快速排除肠胃积滞，全面调理消化机能，使患儿腹痛、腹胀、呕吐、便秘等症状减轻甚至消失。现代药理研究表明：乌药、木香具有持续温和的促进肠道蠕动和收缩作用；枳壳可促进胃肠节律运动，改善肠道血液循环；槟榔具有拟胆碱作用，能促进胃肠上皮分泌，加强胆囊收缩，促进胆汁排泄。

5. 四逆散

"四逆散"出自《伤寒论·辨少阴病脉证并治》："少阴病，四逆，其人或咳，或悸，或小便不利，或腹中痛，或泄利下重者，四逆散主之。"近代广泛用于肝脾失调，气机不利之胁痛、胃脘痛等证，如急慢性胆囊炎，胆结石，急慢性胃肠炎等。

方中白芍性凉味苦酸，可养血柔肝，缓急止痛。《纲目》谓"白芍药益脾，能于土中泻木"。炙甘草补中缓急，两药相伍，酸甘化阴，调整肝脾，柔筋止痛。《医学启源》谓"白芍药补中焦之药，炙甘草为辅，治腹中痛，如夏月腹痛少加黄芩，若恶寒腹痛，加肉桂一分，白芍药二分，炙甘草一分半，此仲景神品药也。"可见，白芍与炙甘草配伍之妙。柴胡能宣通阳气，祛散外邪，且能于土中疏理滞气，枳实能破气，消积、散痞。现代药理证明四逆散对自主神经功能有调节作用，对平滑肌及心血管作用与方中枳实有关。白芍、延胡索有明显解痉，镇痛，镇静作用，陈皮对肠痉挛有拮抗作用。诸药配伍应用，共奏理脾和中，疏肝解郁，升清降浊，缓急止痛之功。在此基础上，依据不同证型，配入温中散寒，消食导滞，补益脾胃之品，药对病机，故获良效。注意小儿腹痛多因脾虚肝郁所致，如元气壮实，有积滞者，用枳实，病已则去之，临床多用枳壳代之。

饮食积滞型　有暴饮暴食或过食肥甘厚味的病史，临床表现：腹部胀满疼痛，拒按纳差，嗳腐吞酸，时转矢气，泻后痛减，舌红苔厚腻，脉弦滑或舌苔黄厚。治以疏肝调气，消食导滞。药用：白芍9g，柴胡、枳实、焦山楂、焦神曲、炒麦芽、苍术、香附各6g，广皮9g，穿山甲、甘草各3g，食积化热者加黄连4g，竹茹6g以清胃热。

气滞血瘀型　多有情志抑郁或跌仆外伤史，临床表现：腹部胀闷疼痛，走窜不定，嗳气则舒，或痛处不移，拒按、舌苔薄白，或质黯有瘀点，脉弦，治以疏肝理气，活血化瘀。药用：柴胡、枳壳各6g，白芍9g，炙甘草、延胡索、川芎各6g，偏气滞者加川楝子、乌药、香附各5g，偏血瘀者加当归6g，五灵脂、蒲黄、红花各5g。

脾胃虚寒型　素体脾胃虚弱，食欲不振，临床表现：腹痛绵绵，时作时止，喜按喜热，食后作胀，大便稀溏，乏力、舌淡白，脉沉细，治以疏肝健脾，温里和中，药用：白芍、白术各9g，枳壳、炙甘草、桂枝、党参各6g，黄芪10g，若挟食积者，加麦芽、神曲、鸡内金各6g，以健脾消积。

中焦寒凝型　多有腹部受凉史，临床表现：腹部冷痛，拒按、得热痛减，遇寒则甚，舌苔薄白，脉沉紧。治以温里散寒，调气止痛。药用：白芍9g，枳壳、柴胡、炙甘草、当归各6g，木香、小茴香各3g，肉桂15g（研末冲服）。

煎煮方法：上述药物加水煎沸15min，滤出药液，再加水煎15min，两煎药液兑匀，分2次服，日1剂，10天为1疗程。除上述辨证分型治疗外，部分病例可兼见两型状者，可用两型药物加减治疗，并根据患儿年龄及临床症状不同加减药物及药量。

## 四、自拟方药

1. 自拟健脾止痛汤

组成：白芍15g，醋元胡10g，甘草5g，鸡内金10g，白术10g，太子参10g，香附10g，白芷5g。便秘者加火麻仁10g，莱菔子10g；便溏者加莲子10g，肉豆蔻10g。3～5岁每剂分5份，6～12岁每剂分4份，每次1份，3次/天，温服。

本病疼痛特征多时作时止，痛而无形。腹痛病因也较多。感受寒邪或过食生冷则气滞，经络不通，气血壅阻；乳食积滞，气机壅塞而腹部胀满；脏腑虚冷或病后体虚，中阳不足，脾不运化，气机失畅，血脉凝滞均可出现腹痛。且与现代儿童学习、生活节奏紧张，负担过重有关，情绪失调也可发生肝郁气滞。以上诸痛均可使脏腑气机升降失常，经脉凝滞不通，不通则痛。治疗以调畅气机，疏通经脉为主。脾胃为中土，是全身气机升降出入之枢纽，而其升降之正常与否，又需肝气之疏泄。故本方选白芍、元胡，养血柔肝，行气止痛为君药，白芍配甘草，加强治疗肝脾失和，脘腹挛急作痛之功。白术、太子参、鸡内金共奏消积导滞、益气健脾来调畅气机为臣药。香附善疏肝解郁，调理气机亦具行气止痛作用为佐药。白芷入胃经，为引经药。现代药理研究也表明，白芍对中枢神经系统具有镇静止痛作用，能抑制胃肠和子宫平滑肌痉挛而具有解痉作用；元胡内服具有显著镇痛作用，其镇痛效力相当于吗啡的40%，镇痛作用以粉剂和醋制较强；甘草缓解胃肠平滑肌痉挛；太子参增加消化液分泌，有助食物消化作用；白术具有预防胃溃疡、促进肠管运动之功；鸡内金增加胃液分泌量、酸度及消化力，加强胃运动，加快排空；香附能松弛肠道平滑肌，有镇痛、抗炎作用。

2. 自拟益脾安合剂

白芍 30g，甘草 10g，防风 10g，晒姜 6g，附片 6g，太子参 9g，延胡索 6g，草豆蔻 6g，乌药 6g。

益脾安合剂中寓附子理中汤、痛泻要方之功用。方中附子味辛性热，温肾暖脾，固先天促后天；重用白芍柔肝缓急、敛阴和营，其味酸微寒，入肝脾之血分，疏达气机；取辛润之效防风祛风解痉；配以干姜温中散寒，为治胃脘、腹脐痛之要药；太子参、甘草补脾缓急，调和诸药；草豆蔻辛香行气、温化寒湿；乌药辛温行气、宽中除胀、顺气止痛；延胡索味辛性温，能行血中气滞、气中血滞，为善治诸痛要药。诸药合用，温肾暖脾、柔肝实脾、调和营卫、疏达气机。全方温而不燥，伐而不疲，相得益彰，切中病机。

本方通过直肠给药，药液混合于直肠分泌液中，通过黏膜吸收后进入血液循环，从而对疾病产生治疗作用。直肠滴注给药不但避免了口服药物对胃黏膜的刺激及可能产生的胃肠道不良反应，给药方便，并且避免了药物被胃酸、消化液及肝脏的破坏，使血中药物保持较强的活性，防止或减少了药物对肝脏的不良反应。

3. 自拟缓急止痛汤

缓急止痛汤组成：当归、枳实、厚朴、陈皮、玄胡各 6～10g，白芍 10～20g。据年龄调整用量，寒积加肉桂、丁香、小茴香各 3～6g；痧胀加玉枢丹开水糖汁调服；食积加神曲、山楂、麦芽、鸡内金各 5～10g；虫积加雷丸、川楝子、使君子、乌梅各 5～10g；实热加大黄、芒硝各 5～10g；虚寒加党参、白术、干姜各 5～10g；血瘀加五灵脂、川芎、赤芍、人参、黄芪各 5～10g。煎药机上煎好装袋，每日 1 剂，分 3～4 次服，7 天为 1 疗程，治疗期间停用一切西药。

自拟缓急止痛汤乃四逆散加减而成，以理气缓急止痛为主，视其病因随证加减。方用当归、白芍养血活血止痛为要，配枳实、厚朴、玄胡行气止痛，陈皮理气健脾。现代药理研究认为，当归、白芍均有提高免疫功能的作用且芍药醇提物灌胃对小鼠网状内皮系统吞噬功能和腹腔巨噬细胞吞噬功能有显著的增强作用，从而提高小儿脾胃功能、减轻腹痛。枳实、厚朴对胃肠平滑肌呈双重作用，既能兴奋胃肠，使蠕动增强，又有降低肠平滑肌张力和解痉作用；玄胡索的镇痛效价为吗啡的 40%，用治诸腹痛。诸药协同有缓急止痛之功，且副作用小。

4. 自拟运脾理气汤

方药组成：苍术、白术、厚朴花、枳壳、木香各 6g，白芍 15g，甘草 5g，焦楂曲各 10g。大便秘结加生大黄 3g（后下），槟榔 6g；纳差加鸡内金 6g，炒麦芽 10g；呕吐加姜夏、陈皮各 6g；舌苔黄腻者加黄芩 6g，生苡仁 5g；腹痛喜按喜温者加炮姜、桂枝各 3g；精神烦躁加钩藤 10g（后下），决明子 6g，上药浓煎取汁 150ml，3～7 岁者分两次服，每日 1 次，7 岁以上者 1 日 1 剂，3～7 天为 1 疗程，共服 1～2 疗程。忌食生冷油炸辛辣肥甘之物。

江育仁教授认为：小儿"脾健不在补，贵在运"，且在运脾治疗中首推苍术。本品味微苦，气芳香而性温燥，功能醒脾助运，开郁宽中，疏化水湿，正合脾之习性。叶天士为"脾为柔脏，惟刚药可以宣阳驱浊"。故不必虑其辛烈刚燥，忧其伤阳之弊。本方君药苍术合白术，补运兼施，共奏运脾健脾之功；厚朴花、枳壳、木香理气化湿，导滞消痞；白芍养血敛阴柔肝止痛，炙甘草有解除平滑肌痉挛作用，焦楂曲消食开胃。诸药合用，运脾健脾，理气化湿，止痛开胃，使疼痛立即缓解，且控制复发，达到治疗目的。

5. 自拟柔肝理脾汤

基本方：钩藤6~9g，生白芍10~15g，炙甘草3~6g，青龙齿10~15g，广木香6~9g，延胡索6~9g，化橘红6~9g，川厚朴花6~9g，炒苍术10~15g，苏梗6~9g，佛手片6~9g。加减：纳食不香明显者加焦鸡内金6g，炒谷芽15g，炒麦芽15g；恶心欲呕者加姜半夏6g，炒竹茹9g，大便偏溏者加芡实12g，煨葛根10g；大便干结者加炒莱菔子12g，杏仁5g。水煎，每日1剂，分上下午2次温服。

从小儿功能性腹痛的临床表现看，本病属于中医儿科腹痛范畴。从脏腑辨证看，小儿病的病理特点之一是"肝常有余，脾常不足"，意思是说儿科病多表现为肝阳偏亢，脾胃虚弱。本病患儿腹痛反复，烦躁好动，精神紧张易诱发，舌质偏红，有肝阳偏亢、肝气不舒的征象。肝阳偏亢，气机不畅，脾土不足，脾失健运，水湿阻滞，更致肝脾不和，气滞不通，不通则痛。治疗当柔肝潜阳，理脾化湿，疏气止痛。柔肝理脾汤中钩藤、青龙齿平肝潜阳；生白芍柔肝养阴，合炙甘草缓急止痛；延胡索、佛手片疏肝理气止痛；广木香、苏梗宽中开郁行气；化橘红、川厚朴花、炒苍术醒脾助运、化湿和胃。诸药配合，共奏柔肝理脾之功。现代药理研究证实，延胡索具有较强的解痉镇痛作用，是止痛良药；白芍与甘草配对，在解痉镇痛方面有良好的协同作用；木香、苏梗、橘红、川厚朴花、苍术等可降低实验动物离体肠管的紧张性，对抗乙酰胆碱引起的肠道平滑肌痉挛。能增强胃肠运动，有利于肠运动恢复。缓解胃肠胀气所致的腹痛。

6. 自拟消食理气散

内金 10g，炒麦芽 15g，神曲 10g，焦楂 10g，元胡 10g，川楝子 10g，木香 10g，檀香 6g，砂仁 6g，白芍 10g，炒莱菔子 15g，炙甘草 3g，脾虚便溏者，去莱菔子，加党参、白术、干姜、肉桂；大便干燥者，加全瓜蒌、焦槟榔、连翘。

小儿由于脾常不足，加之饮食不节，嗜食零食或冷饮过多，易致功能性腹痛。多表现为以下两种类型，一是由于脾胃虚弱，过食生冷后，气滞血瘀型，另一种是由于饮食不节，食滞内停，肠胃积热，气机阻滞型。两型的基本治则均以消积导滞，理气止痛为法，基本方中内金、炒麦芽、神曲、焦楂消食导滞；元胡、川楝子、木香、檀香、砂仁、炒莱菔子理气止痛；白芍、甘草缓急止痛。脾虚型加入党参、白术、干姜、肉桂益气健脾、温中去寒；肠胃积热型加入全瓜蒌、焦槟榔，连翘清热下气通便。

# 第二节　名老中医治疗经验

## 一、江育仁

根据中医辨证理论，将小儿腹痛辨为以下证型：寒积腹痛，食积腹痛，虫积腹痛，实热腹痛，气滞腹痛，血瘀腹痛，痧胀腹痛，虚寒腹痛。如寒积腹痛以温中散寒、理气止痛为法，方选养脏散、正气天香散或当归四逆汤加吴茱萸生姜汤加减；实热腹痛以通腑泻热、行气止痛为法，方选大承气汤、增液承气汤、大柴胡汤加减等；气滞腹痛用四逆散加味、五磨饮子或导气汤，血瘀腹痛用少腹逐瘀汤、桃仁承气汤，痧胀腹痛用玉枢丹，虚寒腹痛用小建中汤合理中汤或香砂六君子汤加减。

## 二、徐小圃

徐氏认为小儿腹痛病因不外食积、寒邪、虚寒、木乘土、虫积等数种，每相互为因，而与脾胃怯弱的关系至为密切。徐氏辨治小

儿腹痛大法如下

1. 食积腹痛　主症为腹部胀痛拒按，畏食或呕吐，大便秽臭或秘结，舌苔厚腻，脉滑。治以和中消导。药用藿梗、半夏、橘皮、砂仁、蔻仁、鸡内金、建曲等。

2. 寒邪腹痛　主症为当脐作痛，欲得热按，面色苍白，舌白。治疗温中祛寒止痛。方用《金匮》大乌头煎为主，并结合李东垣《内外伤辨惑论》厚朴温中汤（厚朴、橘皮、炙甘草、草豆蔻、茯苓、木香、干姜）化裁。

3. 虚寒腹痛　主症为腹痛绵绵，喜暖喜按，神倦色㿠，脉迟软。治以温运脾阳。方用《局方》附子理中丸（附子、人参、干姜、甘草、白术）为主。

4. 木乘土腹痛　主症为面多青色，腹痛肠鸣，粪青如苔，寐中惊惕，脉弦。治以疏肝和中调气。药用煅瓦楞、煅石决明、橘核、钩藤、白术、香附等。

5. 虫积腹痛　主症为面色萎黄或有虫斑，寐中介齿，曾经吐蛔下蛔。治以安蛔止痛或驱虫。方取仲景乌梅丸及《局方》化虫丸（鹤虱、槟榔、苦楝皮、胡粉、枯矾、芜荑、使君子）为主。

大凡腹痛以寒淫居多，热淫居少。寒为阴邪主收引，其性凝滞，徐氏治疗寒证腹痛，宗《内经》"寒淫于内，治以甘热，佐以苦辛"之旨，以川乌辛热温中，驱寒定痛为治疗重点。

由于川乌具有良好的止痛功效，徐氏应用甚广，不仅用于寒证腹痛，对寒滞、虚寒、虫积等腹痛，也每每加用，可获捷效。按《太平惠民和剂局方》载有温白丸（川乌、柴胡、桔梗、吴茱萸、菖蒲、紫菀、黄连、干姜、肉桂、茯苓、蜀椒、人参、厚朴、皂荚、巴豆），该方以川乌为君，配伍诸药，共奏温中逐冷，疏泄破积之功，亦为治疗虚寒积滞腹痛之要方。

### 三、张珍玉

对于小儿功能性腹痛，方用异功散加减，药用人参、炒白术、茯苓、陈皮、炒白芍、香附、炒麦芽、焦山楂、砂仁、甘草，在补中基础上消食导滞，临床中常收奇效。

**四、时毓民**

自拟木茴散治疗小儿腹痛。

组成：木香、小茴香、陈皮各 6g，乌药、川楝子、延胡索、香附、槟榔各 9g，干姜、甘草各 3g。

主治：痉挛性肠绞痛，属气滞寒凝型，平时体质较好，突然腹痛，面色发青，肢冷甚或呕吐，舌质淡，苔薄白，脉弦。

方解：本方茴香温中散寒止痛；干姜加强温中散寒作用；木香、槟榔行胃肠之气而导滞；乌药、川楝子、延胡索理气止痛；香附、陈皮调理脾胃之气。综观全方多用行气之品以通利气机，则腹痛可除。

# 第三节　民间单方验方

1. 小茴香 6g，吴茱萸 3g，橘核、枳壳各 9g。治虚寒腹痛、疝气少腹痛。

2. 炒白芍 9g，肉桂、甘草各 3g，川椒 1～2g。治虚寒腹痛。

3. 丁香、川椒、干姜各等分，研末，每次 1g，开水送下，治虚寒腹痛。

4. 地苦胆（防己科青牛胆 Tinospora Sagitata（Oliv）Gagn）根块 3～6g，萝卜头 6～9g，煎用，治热结肠痛。

5. 青藤香 6g，制香附、枳壳各 9g，水煎服，治气滞腹痛。

6. 鸡屎藤（茜草科植物鸡屎藤 Paederia Scand－ens（lour.）merr.）或胃友（黄杨科植物野扇花 Sarcococca rusclifalia Stapf）或两面针各 10～30g，分别选其一种煎服，治各种腹痛。

7. 敷脐法：用淡豆豉、葱白、生姜各等量，加盐并捣烂后，置于脐周包扎治阴寒积滞腹痛。

8. 热熨法：用炒热食物或煮熟鸡蛋，以布包裹，从上腹到下腹，反复多次热熨肌肤表面；或用吴茱萸炒热，布包热敷腹部治风寒腹痛。

9. 灌肠法：（1）大青萝卜汁保留灌肠；（2）用冰硼散 1g，锡类散 0.3g，溶于 0.25% 的普鲁卡因液 40~50ml 内，保留灌肠，15次为一疗程，1~3 疗程后，腹痛可止。

## 第四节　中成药治疗

### 一、沙棘干乳剂

沙棘干乳剂系胡颓子科植物沙棘的干燥成熟果实的提取物，其性温、酸涩、健胃补脾、消食导滞、理气止痛。沙棘含大量的胡萝卜素，能够促进良好的新陈代谢的正常建立，促进损伤组织的修复。其不饱和脂肪酸含量很高，亦能促进组织的修复，消除有害的致病因子，增强保护因子的效能。其沙棘油的成分还有抗炎镇痛、化腐生肌作用。至于沙棘的作用机制尚待进一步研究。

### 二、四磨汤口服液

四磨汤口服液按古方四磨汤原方制成，枳壳行气消积，善泻胃实以开坚散结，行淤滞而调气机，消胀满，通便秘；木香行气止痛，醒脾开胃，疏肝理气，消积导滞；乌药理气止痛；槟榔杀虫破积，消食积，利肠道。故四味药联用能增加胃肠蠕动，促进消化液分泌，快速排除肠胃积滞，全面调理消化机能，使患儿腹痛、腹胀、呕吐、便秘等症状减轻甚至消失。现代药理研究表明：乌药、木香具有持续温和的促进肠道蠕动和收缩作用；枳壳可促进胃肠节律运动，改善肠道血液循环；槟榔具有拟胆碱作用，能促进胃肠上皮分泌，加强胆囊收缩，促进胆汁排泄。

### 三、腹痛安

（党参 10g，土茯苓 10g，焦山楂 10g，苍术 10g，莱菔子 6g，陈皮 6g，生大黄 3g，乌梅 10g，白芍 10g，桂枝 6g，饴糖 20g，制成颗粒冲剂，密封包装，每包 15g，含原药材 60% ~ 70% )，腹痛安以小建中汤为主化裁，其中饴糖、桂枝、白芍保留该方温中补虚、和里缓急之功效；又加茯苓、陈皮、苍术健脾益气燥湿；焦山楂、莱菔子、生大黄消食导滞；党参、乌梅增强白芍养血敛阴止痛作用。诸药合用，不仅能使腹痛得到缓解，还可通过健脾通阳、消食导滞、养血敛阴之功来控制复发。

**四、胃苏冲剂**

胃苏冲剂由紫苏梗、香附、陈皮、佛手等中药组成，以理气为主，具有疏通气机之效，诸药配合，加强行气、通降、止痛作用，具有理气消胀，疏经止痛之功效。西医认为功能性腹痛是由心理因素、植物神经功能失调、胃肠动力功能失调等多因素共同或单一的作用，使肠道暂时性缺血或副交感神经兴奋，而引起一过性肠壁肌肉痉挛，暂时阻断内容物通过，近端肠壁收缩进一步加强而引起腹痛并阵发性加剧。一般解痉药只能起到暂时缓解作用，治疗不彻底，容易反复。中医学认为：本病属脘腹中寒，乳食凝滞所致，治疗本着六腑以通为顺，经脉以流为畅的原则，行气止痛，使气机通畅，疼痛缓解。

# 第五节　外治法

祖国医学对于功能性腹痛的治疗除中药有很好的疗效外，在中医外治方面亦有很大优势，下面介绍一些常见外治法。

**一、穴位埋线**

先推拿后埋线，治疗 1 次/周。

1. 推拿　患者取坐位，医者位于其背后，用双手拇指于患者 T7 - L5 棘突两旁点按寻找阿是穴（痛点），并于局部触及条索状物后持续有力弹拨点压，每穴按压 1 ~ 3min。

2. 穴位埋线　选穴：肝俞（双）、脾俞（双）、大肠俞（双）、中脘、天枢、足三里（双）。操作：常规消毒后，用7号注射针针头作套管，28号2寸长的毫针剪去针尖作针芯，将0000号羊肠线1.5cm放入针头内，后接针芯，右手持针，刺入到所需深度。当出现针感后左手推针芯，同时右手退针管，将羊肠线埋植在穴位的皮下组织或肌层内，棉球按压针孔片刻后结束。

本病属于中医"腹痛"范畴，多为脾胃气滞、脾失健运、肝疏失泄以及脾胃气虚、运化无力所致，与肝、脾及大肠关系密切。从背俞穴的位置看，背俞穴与其相应的脏腑的位置相邻近，且与该脏腑在体表的投影相接近；从背俞穴的解剖形态学看，交感干、交-脊联系点的体表投影线与膀胱经背部俞穴大体重合，同一节段的躯体神经与支配内脏的交感神经受同一脊髓节段支配，因此脏腑有病多反应在背俞穴，按摩或针刺背俞穴可改善自主神经系统的动态平衡，通过脊髓背角中躯体内脏联系途径和自主神经、肾素-血管紧张素，调整内脏器官功能。故在背俞穴找到反应点，即可诊断或治疗相应脏腑组织疾病。取肝、脾、大肠俞为主穴，通过先按摩后埋线治疗以疏肝健脾，缓解肠肌痉挛，双向调节结肠的运动功能而止痛。中脘是腑会，主治一切腑病；天枢是大肠的募穴，合足三里共同疏理胃肠气机，解除胃肠痉挛。穴位埋线是经络理论与现代医学手段相结合的产物，它是通过线体对穴位产生持续有效的刺激作用，来达到治疗疾病的目的。羊肠线作一种异体蛋白，埋入穴位后，在体内软化、分解、液化吸收，对穴位产生的生理及生物化学刺激，这种刺激强度随着时间由强变弱，产生先泻后补的效果，从整体上对阴阳进行调节，恢复患者机体的"阴平阳秘"，化繁就简，正合本病之用，因此取得极佳疗效。同时，埋线疗法7天/次，简便易行，且减少患者就诊次数及时间，从而可减轻患者的心理负担，对本综合征的恢复具有良好的促进作用，值得在临床上推广应用。另外，在临床治疗的同时，积极疏导解郁，调畅情志，则更有利于患者的恢复和帮助患者树立战胜疾病的信心。

## 二、针灸疗法

1. **常正云**　用董氏奇穴之四花中穴、四花下穴、四花副穴、腑肠穴治疗 FAP，尤其是急性腹痛，疗效确切。刘氏采用针刺：足三里，中脘，天枢等治疗 FAP，疗效显著。

2. **魏贤辉**　针刺四缝穴，深约一分左右，一一点刺后挤出黄白色粘液，5 天针 1 次，3 次为 1 个疗程，一般治疗 1 个疗程获愈，尤对食积腹痛之气滞病变有疏通气机之效，故可止痛。

## 三、推拿疗法

采用运土和胃推拿手法，其选穴：补脾经，揉板门，揉外劳宫，揉一窝风，揉中脘，摩腹，揉脐，捏脊，按揉足三里，拿肚角。如有呕吐加推天柱骨；如有大便秘结加推下七节骨、揉龟尾；如有泄泻加板门推向横纹、推上七节骨；如有烦躁加清小天心；如有多汗加揉肾顶；如有口臭加清胃经。每日 1 次，10 日 1 疗程。

现代医学认为由于某种原因造成肠壁暂时性缺血或副交感神经兴奋而引起一过性肠壁肌肉痉挛，暂时阻断内容物通过，近端肠壁收缩进一步加强，而引起腹痛。其特点腹部柔软不胀，肠鸣音正常，没有明显压痛点，没有肿块可触及，即使肠痉挛时，虽然有时可触到肿物，但是多不固定，时隐时现。

中医学认为，小儿"脾常不足"，脏腑娇嫩，形气未充，饮食不能自调，容易形成胃肠功能紊乱。一旦外邪直中，凝结阻滞，使乳食凝滞，脾失健运，胃失和降，气机不利，不通则痛。因而选穴中补脾经，揉板门，捏脊，按揉足三里，意为补脾和中，健脾和胃。揉中脘，摩腹，揉脐，意为调达气机以助脾之运化。揉外劳宫，揉一窝风，拿肚角意为温中健脾，缓急止痛。

## 四、中药敷脐治疗

1. 白术、苍术、干姜、吴茱萸、枳实等份，研细末备用。使用时将药末以醋调匀敷于脐窝，每日 1 次，每次 6 ~ 8h，酌情使用

5～7天。功能性再发性腹痛的病因尚未完全明了，现代医学认为其与植物神经功能紊乱、胃肠动力功能失调、以及精神心理障碍有关，也有人认为痛阈值下降是本病的发病原因之一。中医学认为，本病属"腹痛"范畴，病机多属中焦虚寒、脾阳不振，致脏腑失于温养，脉络凝滞，腹痛反复发作。故治宜温里行气。方中白术、吴茱萸、枳实等不但具有镇痛、缓解胃肠平滑肌痉挛之功效，还可兴奋胃肠平滑肌，增强胃肠动力，从而减少腹痛的复发。

2. 腹痛安（炒麦芽、焦山楂、鸡内金、延胡索），加甘油、醋混合液4.5ml调糊，每天敷脐10～12h，本方消食化积、理气止痛。

3. 三棱、莪术、大黄、党参、黄芪按1∶1∶1.5∶1∶1比例组成，研细末备用，每次10～20g，每日2次，治腹胀、腹痛，效果明显。

4. 用白胡椒、艾绒、丁香各6g，分研细末，混合用，外敷神阙穴治疗小儿FAP，疗效显著。

5. 止痛灵贴剂（由丁香、吴茱萸、肉桂、徐长卿、白胡椒等组成，南京药科大学制），敷贴脐部，诸药合用温中散寒、缓急止痛。

6. 腹痛贴（藿香、白芷、紫苏叶、延胡索、厚朴等，烘干共研细末）敷脐治疗小儿腹痛，疗效显著。

7. 温贴灵（内含小茴香、丁香、肉桂、冰片）外敷中脘、神厥，配以经皮给药治疗仪治疗，取得了满意的疗效。

8. 麝香壮骨膏敷贴肚脐（神阙穴）治疗小儿腹痛，疗效显著。

## 五、耳穴压丸

取穴：主穴取胃、小肠、神门、交感。加减：中阳不振者加脾，饮食所伤者加脾、大肠；热结肠腑者加肝、大脑，大便干者加便秘点。操作方法：耳廓用75%酒精消毒后，将王不留行籽1粒贴在0.5cm的胶布中，贴在耳穴上，每日按压4次，每次100下，3天换1次，两耳交替，5次为1疗程，1疗程为半个月。

耳与人体的内脏和组织器官在生理上和病理上相关联，因此形成了人体各部在耳朵上存在着相应的对应点，刺激这些点，通过经络传导信息，就可以达到诊断和治疗疾病的目的，有学者采用耳穴压籽的方法对小儿功能性腹痛 475 例进行了治疗观察，结果总有效率 98.8%，治愈率 88%，取得满意的疗效，在类型上以热结肠腑型多见，饮食所伤型次之，中阳不振型最少，可能与小的病理生理特点有关，小儿为纯阳之体，又有易于发病、传变迅速的特点，故小儿感邪或伤食后极易化热，因此热结肠腑者为多。

**六、其他疗法**

1. 有医家采取腹部按摩，点揉按揉（天枢、中脘、下脘、神阙等），方法治疗小儿 FAP，疗效满意。
2. 取神阙穴拔火罐治疗小儿 FAP，疗效满意。

# 第六节　儿童 FAP 现代医学和前沿治疗

## 一、心理治疗

临床心理学认为，绝大多数的慢性疼痛都找不到明确的器质性原因，而是属于心理性的。疼痛既是一种与刺激相联系的感觉，同时也具有个体的主观意义，它的产生与消除都与注意力、情绪、动机以及以往经验等心理因素密切相关。从 Freud 提出的情绪以躯体症状的形式表达的"转换机制"到 Lipowski 提出的个体针对心理－社会刺激所作的反应的"躯体化机制"理论，都认为大多数查无实据的躯体症状比如功能性腹痛等是一种心身性疾病，通常与情绪障碍有密切关系。功能性腹痛患儿性格内向、忧郁，而且情绪过激、焦虑、紧张易怒，渴望爱护和追求完美。由于患儿人格上的缺陷而导致个体对内外界的任何刺激过于强烈，继而引起机体功能上的改变，从而导致心身疾病产生。学龄期儿童由于正处于心理功能形成的重要时期，其人格倾向也逐步形成。从刚入学校开始适应社会生活所面临的困难而导致的各种压力与挫折，由于社会不断高速发展的趋势下沉重的学习负担、来自望子成龙的父母和老师的过高期望以及无法处理好与老师、同学或集体的关系，人格个性的偏离更容易导致情绪不稳而激发某些躯体症状比如功能性腹痛。

近年来各系统疾病的研究进展，以及对疾病探讨从传统的生物－医学模式向生物－社会－心理模式的转化，改变了对儿童再发性腹痛的诊断和治疗模式。腹痛的发生是多种因素的综合，内脏敏感性不同可导致对疼痛感觉不同，社会心理压力可以影响疼痛的强度和性质，疼痛反应可以受应激状态、性格类型及家庭对患儿疾病关注程度的影响。因此，我们认为功能性再发性腹痛在应用药物治疗的同时，对患儿及家长进行一定的心理治疗极为重要。

患儿家庭和医师之间要建立良好的相互信任关系，创造轻松、自然的气氛，与患儿及其家长进行谈心，取得患儿及其家长的信任，建立良好的医患关系，解除患儿和家长的心理负担，耐心倾听病诉，了解患儿内心感受，及其家长的心理状态，研究患儿的心理状况，是否有焦虑、抑郁情况，了解患儿与父母、老师、同学的关系，必要时给予心理治疗。按照患儿的具体情况，给予感情上的安慰和支持，消除其紧张情绪；针对不同对象，尽可能用通俗易懂的语言将患儿的病情解释清楚，避免使用专业性过强的术语，使患儿或其家长了解病情及治疗方法，克服焦虑心理；设法去除不良环境因素。对个别情绪不稳定的患儿进行行为调整和放松训练，帮助患儿克服情绪障碍，鼓励其树立信心。为确保治疗成功，应对患儿进行持续监护，保证度过调整期。密切注意患儿症状、情绪和心理改变，有助于患儿积极配合治疗，鼓励患儿坚持正常生活学习，多运动，对已停学的儿童应鼓励其上学，加强与老师和同学的沟通，增加患儿战胜疾病的信心。

## 二、药物治疗

### （一）临床常用药物

1. 西沙比利：随着对胃肠道 5－HT 受体的深入研究，5－HT4 受体分布于整个胃肠道，参与调节胃肠感觉及动力。许多胃肠道 5－HT 受体激动剂和（或）拮抗剂可用于调节胃肠道功能。西沙比利是一种全胃肠促动力药，通过促进肌间神经丛释放乙酰胆碱而促进胃肠道功能，增强食管、胃、小肠和结肠的推进蠕动。对胃的作用主要有增加胃窦收缩、改善胃窦十二指肠协调运动、降低幽门时相性收缩频率、使胃电活动趋于正常，从而加速胃排空，改善临床症状。

2. 替加色罗：为选择性 5－HT 受体部分激动剂，在控制胃肠道动力和内脏感觉方面起重要作用。它通过作用于内在性及外在性信号传导通路调节胃肠动力及感觉功能，可促进餐后胃肠动力，抑制内脏传入反射，长期应用不易产生受体的耐受性。目前临床上主要用于便秘型肠易激综合征（IBS）患者，取得了明显的疗效。但临床上我们常可见到一些患者有反复发作的腹痛，却不符合便秘型肠易激综合征（IBS）的诊断标准，各项检查亦未发现有器质性病变，其原因可能与内脏痛觉敏感性增高、肠道扩张感觉不适的域值下降有关。另外，人体内弥散型伤害抑制系统（DNIC）也参加了肠道疼痛不适的感觉。因替加色罗可抑制内脏传入反射，有研究者将其用于治疗功能型腹痛的患者并观察疗效。发现替加色罗对功能性腹痛有较好的治疗效果，且停药后有后作用，疗效可维持一定的时间，其作用可能与 5－HT 受体部分激动剂可抑制假性情感反应，参与 DNIC 通路，提高内脏疼痛域有关。而且其安全性较好，在治疗过程中，仅有个别患者出现轻度腹泻，未予干预，腹泻后自行缓解，偶有出现轻度头痛，未见有其他严重副作用，未见有耐药发生。

3. 苯噻啶：是 5－HT2A 受体拮抗剂，可用于 FAP，特别是伴偏头痛患儿的治疗，起到减少腹痛天数和降低腹痛程度的效果，且患儿对其耐受良好，部分患儿可有困倦、头晕、食欲和体质量增加的不良反应。

4. 三环类抗抑郁药　小剂量三环类抗抑郁药可同时止痛和抗抑郁，已用于成人 FAP 的治疗，但在儿科尚缺乏严格对照的大样本疗效观察，抗惊厥均可阻断疼痛和抑郁间的恶性循环，对某些反复发作的患儿可能有效，也可作为 FAP 的治疗之一。更新型的如特异性作用于伤害感受、应激、神经元性炎性反应受体的药物正在研发中。药物治疗的同时，平常饮食增加食物中纤维素可能会减少腹痛发作频次和程度。

（二）微生态制剂辅助治疗

这可能是由于通过对腹痛患儿补充益生菌，可以迅速提高肠道内益生菌的数量，起生物拮抗、维持和调整肠道微生态平衡、促进肠绒毛上皮细胞增生、促进肠黏膜相关的免疫功能的发育、成熟和调节等作用达到减轻缓解功能性腹痛的目的。临床上，对于不明原因腹痛患儿，常被误认为是上消化道炎症及溃疡病，进行抗 Hp 治疗，这不仅造成抗生素滥用，容易产生消化道菌群失调及其它抗生素所致的不良反应，而且，由于抗生素及胃酸抑制剂的应用，影响患儿的食欲和消化功能，往往造成患儿腹痛、厌食及便秘等症状的加重。采用培菲康辅助治疗，不仅有助于改善患儿的食欲，改善便秘症状，促进胃肠道健康，而且，让患儿及其家长认为有药物治疗，起到暗示疗法与心理诱导的作用。同时，避免了临床上误以为上消化道炎症及溃疡病，而滥用抗生素和胃酸抑制剂。临床上，应用微生态制剂治疗的同时，还应与患儿建立随访，避免漏诊器质性疾病所致的 RAP。

（三）开塞露

功能性腹痛，多因脏器过度膨胀受到牵张或平滑肌发生痉挛所致，此症状于儿童多见，成人亦有发生，多认为与迷走神经亢进有关。Galler 认为，当身体内源性鸦片类物质（B–内腓肽）活性增高，兴奋了胃肠道平滑肌，使胃排空延长。小肠及大肠有平滑肌张力增高后，食糜通过延缓；回盲部及肛门括约肌张力提高后，肠内容物通过受阻；胆道平滑肌痉挛，oddi 括约肌收缩，胆囊及胆管压力增高，以上情况均可引起腹痛。中医认为六腑以通为顺，经脉以流为畅的原则，行气止通，使气机通畅，疼痛缓解，所谓"通则不痛"。开塞露通过刺激肠管蠕动，润滑肠壁，软化大便，促进直肠排便、排气，从而解除痉挛，降低肠管压力，使腹痛缓解或消失。

### 三、中西医结合治疗

方法一：予口服赛庚啶 4mg，谷维素 30mg，阿米替林 25mg，均每日 3 次（以上 3 种药小儿根据年龄适当减量）；同时嘱患者多参加体育锻炼、欣赏音乐、看电视等，转移注意力。

在上述西药治疗的基础上予小柴胡汤加减：柴胡 15g，黄芩 12g，半夏 9g，生姜 6g，西洋参 12g，大枣 5 枚，甘草 6g。情绪郁闷者加合欢花 12g，远志 15g，郁金 12g；心烦不眠者去生姜，加五味子 15g，酸枣仁 24g（小儿亦适当减量）。每日 1 剂，水煎分 2 次服，10 天为 1 个疗程。

FAPS 是以腹痛为主的功能性疾病，其成因可能与恐怖、失落、孤独以及焦虑、紧张等心理社会因素有关。各种心理社会因素的刺激，作为精神性应激原作用于人体后，通过兴奋交感–肾上腺髓质系统和下丘脑–脑垂体–肾上腺皮质系统以及刺激其他激素的分泌等一系列的神经内分泌反应，引起交感神经兴奋，儿茶酚胺和糖皮质激素分泌增多，对机体产生一定的防御性和保护性的作用。但是如果应激反应持续不断，交感神经活动过强，则引起各器官系统长期超负荷运转，必然陷入过度消耗状态，抵抗力下降，从而成为一些疾病发生和发展的基础。目前研究表明，FAPS 与内脏痛觉超敏有关，是由于肠传入神经元和中枢神经系统的生化改变，导致疼痛阈值降低而发生。中医认为 FAPS 是由于少阳枢机不利，气郁而不畅、久积而不解，而发为腹痛。在治疗上，用赛庚啶、阿米替林、谷维素等抗过敏、抗焦虑、稳定情绪治疗，在上述西药治疗的基础上，配用中药小柴胡汤以和解少阳、疏肝解郁、调达上下而达到止痛的目的，较单纯西药治疗止痛疗效有明显提高。

小柴胡汤源于东汉张仲景的《伤寒论》，有宣通内外、调达上下、疏通三焦之功，有和解少阳之郁、疏阳气之结等效。其治气郁，纵横捭阖，升降出入，无所不包。方中柴胡《神农本草经》中明确提出了其具有"主心腹肠胃中结气、饮食积聚、寒热邪气、推陈致新"的作用，可以和解少阳、疏肝解郁，具有镇静、安定、镇痛作用；黄芩可清里热，与柴胡相配用，具有明显的镇静作用；生姜、半夏可健胃止呕；西洋参对中枢神经系统具有镇静、促进神经生长、镇痛、解热的作用；甘草、大枣可扶正、调和营卫，起辅助治疗作用。小柴胡汤对下丘脑-垂体-肾上腺皮质系统呈现双向调节作用，故可有效地缓解功能性腹痛。

方法二：中医治疗予温中健脾止痛汤。药物组成：干姜6g，当归6g，白芍药6g，川芎6g，茯苓10g，炒白术10g，木香6g，川楝子6g，延胡索6g，甘草3g。恶心呕吐加半夏；便干，舌苔黄去干姜，加大黄；嗳腐吞酸去干姜，加吴茱萸、黄连。日1剂，水煎分2次服。5~10日为1个疗程，2~4岁小儿剂量减半。共治疗2~3个疗程。

西医治疗苯巴比妥片1~2mg/（kg·d），分2次给药；山莨菪碱片0.3~0.5mg/（kg·d），分2次服，连服3日停药。

中医学认为，小儿脏腑娇嫩，脾胃柔弱，经脉未盛，易为内外因素所干扰。多数患儿善食生冷瓜果，加之睡觉时易踢被露腹，内凉外寒，致使中阳不振，寒气凝滞，气机不畅，导致腹痛。治宜温中健脾止痛。温中健脾止痛汤方中干姜辛热，温中散寒；当归、白芍药、川芎行气活血，温通经脉；茯苓、炒白术健脾补中；木香、川楝子、延胡索行气止痛；甘草调和诸药。中阳振奋，脾气健运，气行血活，腹痛自止。

在治疗上从3个方面展开：一是从饮食上调理，进食要有规律，少食生冷食物，餐间加水果、饮温白开水有利消化吸收。二是采用中药温中健脾止痛，调理脏腑功能，纠正胃肠蠕动吸收功能，改善气血正常运转，着重于整体调节，恢复机体正常生理功能。三是对于有自主神经功能紊乱的患儿，给予苯比巴妥片、山莨菪碱片口服，可减轻疼痛，缓解症状。

方法三：在诊断明确的前提下，每位患儿同时采用以下 3 种方法。

1. 中药：乌药、青皮、枳壳、厚朴、木香各 5g，干姜、肉桂各 3g，白芍、川楝子、延胡索各 10g，甘草 5g。随症加减：恶心呕吐加姜半夏、藿香各 6g；厌食加神曲、麦芽各 10g，鸡内金 5g；便秘者加大黄、全瓜蒌 3g。便溏者加党参、炒白术 10g。每天 1 剂，水煎，分 3 次服。6 天为 1 个疗程。

2. 整脊疗法：（1）做好准备工作，患儿取俯卧位，用滑石粉润滑双手，在患儿背部轻轻揉按几遍，使肌肉松弛；（2）术者双手拇指伸直，指面向上，用拇指桡侧面分别紧靠患儿脊柱两侧，食、中指前按，与拇指相对用力将皮肤捏起，并轻轻提捻，从长强穴开始，边捏边向上慢慢推进至大椎穴，反复 5~6 次；（3）随后，术者左手掌放置患儿第 6 胸椎附近，右手掌放置左手背上，双前臂伸直，轻轻用力，可听到轻微胸椎弹响声为度；（4）这种整脊疗法每天治疗 1 次，也可隔日 1 次，6 次为 1 疗程。

3. 西医治疗：莫沙比利，每天 1 片，早餐前 15 分钟服用；复合维生素 B，每次 1 片，日 3 次；谷维素 0.5mg/（kg·d），日 3 次；山莨菪碱 0.3mg/（kg·d），日 3 次，三餐后服用，6 天为 1 个疗程。

有研究认为本病与儿童的胸椎小关节紊乱、植物神经发育不健全、内脏感觉高度敏感有关。同时，过食生冷、心理因素以及其它外因所致的胃肠动力功能失调也有一定关系。现代药理研究证明，乌药、木香、青皮、枳壳、厚朴均可降低实验动物离体肠管的紧张性，对抗乙酰胆碱引起的肠平滑肌痉挛，并能增强胃肠运动，有利于肠运动恢复，缓解胃肠气胀所致的腹痛；延胡索能提高痛阈，有显著的镇静、解痉镇痛作用，为止痛良药；甘草与白芍对解痉镇痛有协同作用。整脊疗法，是中医治疗小儿疳症、腹泻、腹痛等多种疾病的传统方法。早在晋代葛洪的《肘后备急方·治卒腹痛方》里就记载："拈取其脊骨皮，深取痛引之，从龟尾至顶乃止，未愈更为之"。后世医家经过不断的临床实践，逐渐发展成为捏脊疗法。本疗法通过捏、提、按摩等法作用于患儿背部的督脉、足太阳膀胱经。由于督脉总督诸阳，背部足太阳膀胱第一侧线分布区又为脏腑背俞穴所在，"迫藏近背"，与脏腑密切相关。整脊疗法是捏脊疗法和背部推拿按摩相结合的一种方法，根据临床观察表明：有振奋阳气、疏通经络、调整阴阳、促进气血运行、改善脏腑功能以及增强机体抗病能力等作用。同时，本方法有较好的矫正儿童的胸椎小关节紊乱和调节植物神经，降低内脏感觉高度敏感的作用。近年来的实验观察证实，捏脊疗法能提高患儿的血红蛋白、血浆蛋白、血清淀粉酶指数，加强小肠的吸收功能。莫沙比利，复合维生素 B，谷维素等，配合山莨菪碱能够有效营养和调节植物神经、缓解小肠平滑肌的痉挛，使失调的胃肠动力功能得到有效的调整。以上三种方法综合应用于同一患儿，可起到多层次、多靶点的治疗作用，故临床疗效显著，值得推广。

小儿功能性腹痛占小儿腹痛的 50%～70%，随着社会环境的改变及生活水平的提高，反复受凉及喜食生冷使本病的发病率升高，增大了患儿的痛苦和家长的焦虑。西医药对本病的治疗有一定的局限性，且副作用较大。中医药治疗本病有其独到之处，辨证论治，如寒者温之，实者通之等，可以达到"治本"的效果。而外敷，针灸，推拿按摩等是我国传统医学的特色疗法，其中尤外敷疗法近年来其发展突飞猛进，儿科病患有着服药难的特点，该法弥补了这一缺点，且治疗效果佳，深受广大患者的欢迎。中西医结合治疗是我国医学发展的趋势，该法对本病的治疗收到了取长补短的效果。中医药治疗小儿功能性腹痛的研究近几年发展迅速，但大多是治疗方法和临床疗效的研究，而对治疗的作用机制方面的研究则进展缓慢，相关的试验研究亦不足，使之缺乏说服力，故今后应加强中医药与现代科学的结合，应用现代科学的新技术，新方法更深层次地进行治疗作用机制及药物筛选的研究，可望探索出更好的治疗方法以取得最佳的治疗效果。

# 第七章　预防与康复

## 第一节　儿童功能性腹痛的预防

中医学自古就有"上工治未病"之说，且功能性腹痛并非器质性病变，是完全可以通过各种方法阻止其发生的。因此，在日常生活中对于儿童功能性腹痛的预防至关重要。

我们祖国医学在对待疾病时讲究"因人制宜、因地制宜、因时制宜"，所以对于儿童功能性腹痛的预防，也应根据儿童个人体质、地域、年龄段、季节等因素的不同而采取不同的方式。

对于体质虚弱或较为敏感的儿童，在生活中应注意加强体育锻炼、增加户外活动以提高身体素质。在家庭中，家长应适度给予孩子自主的机会，帮助孩子独立做一些力所能及的运动或劳动。

而对于易感人格的儿童，则应在日常教养中注意方式方法，适时进行心理疏导。这类儿童的家庭中往往存在父母对孩子要求过于严苛、家庭关系问题等情况，因此，父母首先要调整自己的心理状态，在生活中，减少对孩子过分的关注，降低过高的要求，遇事以平和的心态对待。平时注意观察孩子的性格及情绪，了解其生活、学习中的困扰，特别是其在父母管辖之外时的情况；在对孩子进行教育时，应选取适当的教育方法，以表扬鼓励为主，减少批评次数，尤其不要在进餐时责骂孩子。同时，在孩子出现心理问题后，应对其进行必要的心理疏导，帮助孩子解除心理障碍，鼓励并协助其建立健康积极的心理状态。而若家长之间存在关系问题，应注意妥善处理，不要影响到对于孩子的教养。

　　小儿饮食及冷暖不知自调，加之儿童时期脏腑娇嫩、形气未充，如饮食不节或感受外邪也会导致腹痛，因此，在生活中，父母应合理安排孩子的饮食搭配、进食量及服装添减。首先，儿童的日常饮食要营养均衡，其中粮食类食物占70%左右，其他果蔬蛋奶等副食占30%左右，选择果蔬时应以本地应季者为主。进食量则以九成饱为度，既不能进食过少，也不可暴饮暴食。儿童衣着的选择，则应根据气候环境的变化适时添减，室内室外因温度不同，也应有所不同。

　　另外，不同地区的儿童也有各自不同的特色，对待城市儿童应注意其心理状态，避免饮食积滞；而农村儿童则应注意预防外感，加强卫生习惯的养成，避免寄生虫的感染。

## 第二节　儿童功能性腹痛的康复

　　因为儿童功能性腹痛不易根治且易于复发，为使患儿尽快的恢复正常生活，减少甚至避免今后的复发，在初步控制症状后，患儿的康复就显得尤为重要。

### 一、健康教育

　　医师应首先对患儿家长进行教育，使父母对儿童功能性腹痛有一个正确的认识，对患儿的疾病既不要不闻不问也不要过度紧张，嘱其随时观察患儿情况（如腹痛发生的频率、诱因、严重程度等），并作记录，可建议父母作观察日记，以方便随诊时的临床观察及诊疗。并引导家长正确的教养孩子，培养孩子健康的心理状态及良好的生活习惯：如自信自立、不挑食、不暴饮暴食、饭前便后洗手、适时添减衣物等。如遇到对孩子要求过分严格的父母，应教育其减少对孩子过分的关注及过高的要求，尽量给孩子一个相对宽松的生活环境。在教育孩子时应学会使用科学的行为态度及语言技巧，以适应孩子的心理需求。

## 二、饮食及生活注意事项

在生活中，应鼓励儿童进行适量的户外活动，以运动类游戏为娱乐活动的主要内容，减少孩子以电视、电脑游戏为娱乐项目的时间。饮食上，避免摄入过多高蛋白类食物，如：海鲜类、肉类及蛋奶等等，尽量减少冷饮、冷食的摄入，应以五谷作为儿童饮食的主要组成部分，配合应季瓜果蔬菜。若患儿有大便困难病史，应令患儿多饮水，多运动，适当增加富含粗纤维的食物，还可以经常食用芝麻、蜂蜜等食物以保持大便通畅，避免便秘引起腹痛。

## 三、饮食疗法

药食同源，我们还可以针对患儿体质及腹痛致病因素采用一些简单易行的食疗方法促进患儿的病后康复。

1. 素体阳虚或外感风寒患儿食疗方

（1）红枣粳米粥：酌量选用优质大红枣，去核洗净，切开，与粳米同煮至粘稠，出锅前加少许生姜丝，温服，可根据口味选择适量加入红糖。

（2）扁豆山药粥：扁豆、山药适量，同洗净，山药切块，加粳米文火煮至粘稠，食用时加少许红糖，温服。

（3）生姜苏叶饮：生姜丝少许，苏叶 3g，葱白 1 段，加红糖同煮水，代茶饮，温服。（尤适宜有风寒感冒症状的腹痛患儿）。

（4）砂仁粥：砂仁或砂仁粉 3～5g，生姜切片，选 3～5 片，与粳米同煮粥至粘稠，可根据口味用香葱、油盐或红糖调味，温服。

2. 饮食积滞患儿食疗方

（1）山楂蜜饯：山楂 500g 洗净，去掉果核，放入砂锅内，加入适量水，煮至呈糊状时加入蜂蜜 250g。搅拌均匀后，再以小火稍煮片刻，收汁装瓶备用，根据需要随时食用。（对肉食积滞所致腹痛效果较好。）

（2）荸荠萝卜饮：生荸荠 20 个，白萝卜 250g 共同洗净榨汁，加热后温服，可根据口味加入适量冰糖或蜂蜜。

（3）陈皮龙眼苹果茶：陈皮 6g，龙眼 20g，苹果 1 个同洗净，苹果削去外皮，切成小方块或捣烂，一起放入保温杯中，注入沸水，约半小时后饮用。

3. 情志失调患儿食疗方

（1）香附萝卜饮：白萝卜适量洗净，切块，于沸水中煮熟捞出，晾晒半日。食用时加入香附 6g，蜂蜜少许用小火煮沸，调匀，温服。

### 三、按摩疗法

另外，为患儿家长介绍一种可帮助腹痛康复的简单按摩方法

家长先摩擦双手，把双手搓至温热，令患儿取仰卧位，暴露腹部皮肤。然后将手掌轻放在其脐周部位，以掌部或四指指腹着力，于脐周顺时针作环形摩动，摩至腹壁微红或腹部透热为度。此种疗法不涉及药物，比较温和安全，对于腹胀、大便秘结也有一定疗效。

儿童功能性腹痛病因复杂，范围广泛，且因为儿童对于自身情况缺乏正确的表述，给临床诊疗带来了很大的障碍。现代医学对于儿童功能性腹痛的研究还处于初级阶段，各种认识仍有待于完善，因此，中医中药无论在治疗还是预防方面与西医学相比都存在明显的优势，应深入研究，充分利用，以提高儿童的生活质量。

# 反流性食道炎

# 第一章 概 念

## 一、现代医学认识

反流性食管炎是胃和（或）十二指肠内容物反流入食管而引起的食管黏膜病变，内镜下表现为食管黏膜充血、水肿、糜烂，甚至溃疡等，临床主要表现为泛酸、烧心。以前，部分学者认为胃食管反流病（GERD）作为一种疾病谱，由非糜烂性反流病（NERD）、反流性食管炎（RE）、Barrett食管（BE）发展至食管腺癌，是同一个发病机制下呈逐渐加重的一种疾病的不同表现阶段。Pace等的研究结果支持这种观点，即NERD患者5年后发展到RE，10年后全部进展到RE甚至BE，认为NERD不会发展为RE的观点是绝对不全面的。该观点长期影响着对GERD病变发生、发展的认识。近年来美国学者Fass等摒弃GERD作为一种疾病谱的概念模式。认为NERD、RE和BE是三个相对独立的疾病，相互之间不会转化［3］。笔者认为，需要长期、大样本、规模性的研究来界定，对临床医生来讲，应侧重于如何治疗、减少复发。

因为正常情况下胃酸只存在于胃中，当反流入食管时灼烧或刺激食管而产生"烧心感"。常常发生于饭后，因为食管括约肌张力减弱或胃内压力高于食管而引起。胃内容物长期反复刺激食管黏膜，尤其是食臂下段黏膜而引起炎症，本病经常与慢性胃炎、消化性溃疡或食道裂孔疝等病并存，但也可单独存在。中医主要是根据症状来确定病名，该病可归入"反酸"、"嘈杂"、"胃脘痛"、"胸痹"、"噎膈"等病证范畴。在中医科研和临床中尚无统一、规范化的病名，1997年国家技术监督局发布的国家标准《中医临床诊疗术语·

疾病部》首次将本病称为"食管瘅"，但目前还未普遍应用。

## 二、中医历代医家对反流性食管炎的论述

反流性食管炎属于祖国医学的"反胃"、"吐酸"、"噎膈"等症范畴。《千金要方》云："其人胸满不能食而吐，吐止者为下之，故不能食，设言未止者，此为胃反。"《丹溪心法·翻胃》提出："翻胃大约有四：血虚、气虚、有热、有痰。"之说。《金匮要略·呕吐哕下利病脉证并治》篇云："胃反，吐而渴欲饮水。"戴思恭《证治要诀》云："凡气吐者，气冲胸痛，食已暴吐而渴，始当降气和中……"。元·朱丹溪《局方发挥》云："吐酸是吐出酸水如酢，平时津液随上升之气，郁积而成，郁积之久，湿中生热，故从火化，遂作酸味。"隋·巢元方《诸病源候论·噫醋候》中有："噫醋者，由上焦有停痰，脾胃有宿冷，故不能消谷，谷不消则胀满而气逆，所以好噫而吞酸。"他以停痰和脏气虚弱为因，致寒气客于脾胃之间，使得食谷不化，而致腹胀气逆。而刘完素在《素问玄机原病式·六气为病·吐酸》中认为："酸者，肝木之味也，由火盛制金，不能平木，则肝木自甚，故为酸也。如饮食热则易于酸矣，……。"又如"酒之味苦而性热，……烦渴呕吐，皆热证也，其必吐酸，为热明矣。"强调了本病是由于热邪落于胃经而导致的。有些学派认为是寒凉所致。而朱丹溪《丹溪心法·吞酸》"附录"一节中，则有他中肯的认识"吐酸……，平时津液，随上升之气，郁积而久，湿中生热，故以火化，遂作酸味，非热而何？其有郁积之久，不能自涌而出，伏于肺胃之间，咯不得上，咽不得下，肌表得风寒则内热愈郁，而酸吐刺心，肌表温暖，腠理开发，或得香热汤丸，津液得行，亦可暂解，非寒而何？……"。明·秦景明《病因脉治·外感吐酸水·内伤吐酸水》中则认为吐酸分外感和内伤两大类。外感"呕吐酸水之因，平时郁结，水饮不化，外被风寒所束，上升之气，郁而成积，积之既久，湿能生热，湿甚木荣，肝气太盛，遂成木火之化，停积于胃，遂成酸水浸淫之患矣。"李中梓《医宗必读》云："噎膈者，饥欲得食，但噎塞迎逆

于咽喉胸膈之间，在胃口之上，未能入胃，即带痰涎而去。"。巢元方《诸病源候论·否噎病诸候》云："此由阴阳不和，藏气不理，寒气填于胸膈，故气噎塞不通，而谓之气噎。令人喘悸，胸背痛也。""……由藏气冷而不理，津液涩少，而不能传行饮食，故饮食入则噎塞不通，故谓之食噎。胸内痛，不得喘息，食不下，是故噎也。"朱丹溪《脉因证治·噎膈》中"大概因血液俱耗，胃脘亦槁，在上近咽之下，水饮可行，食物难入，间或可食，人亦不多，名之曰噎。其槁在下，与胃为近，食虽可入，难尽入胃，良久复出，名之曰膈，亦名翻胃。"并提出了对后世影响极深的"润养津血，降火散结"的治疗法则。明张景岳《景岳全书·噎膈》一证，必以忧愁思虑，积劳积郁，或酒色过度损伤而成。盖忧思过度则气结，气结则施化不行；酒色过度则伤阴，阴伤则精血枯涸。气不行，则噎膈病于上；精血枯涸，则燥结病于下。且凡人之脏气，胃主受纳，脾主运化。……矧少年少见此证，而惟中衰耗伤者多有之，此其为虚为实，概可知矣。"此外，反流性食管炎也属中医学中"呕吐"的范畴。如《素问·举痛论》云："寒气客于肠胃，厥逆上去，故痛而呕也。"责之寒邪内扰，阳气不宣，于是痛呕交作。总之，本病的发生与饮食、情志等因素有关。如情志不畅，气郁伤肝，肝失疏泄，横逆犯胃，以致胃气上逆。饮食不节，损伤脾胃，胃失和降，气机阻滞，而疼痛。本病初见吐酸，胸膈灼痛等症。若食管反流日久，则病情加重，出现噎食、嗝征等症状。

### 三、发病率

有关本病患病率的报道多建立在症状调查的基础上。美国一项对医院工作人员的调查表明，7%的人每日有烧心，14%每周有，15%每月有。日本学者对 1700 例成人进行的调查结果，有烧心或反酸拟诊为 gerd 者占 10.3%。近年我国对北京、上海两市城乡 5000 例问卷调查结果，有 gerd 症状者，北京为 10.19%，上海 7.76%。每日、每周、每月有烧心者，分别为 2.5%、3.1%、7.0%，总计 12.6%。属消化系统常见病、多发病。

# 第二章　病因病机

## 一、西医的病因

### （一）生理性返流

24 小时食管 ph 监测发现，正常人群均有返流现象，但无任何症状，故称之为生理性返流。其特返流点是常发生在白天，而夜间罕见，餐时或餐后反流较多，反流总时间 <1 小时/24 小时。在下列情况下可返流以转变为病理性，返流甚至发展为反流性食管炎。

### （二）病理性返流的病因

1. 食管胃连接处解剖和生理抗反流屏障的破坏

食管胃连接处抗反流屏障亦称第一抗反流屏幕，其中最重要的结构是食管下端括约肌（lower esophageal sphincter，LES）。LES 是在食管与胃交界线之上 3～5cm 范围内的高压区。该处静息压约为 2.0～4.0kPa（15～30mmHg），构成一个压力屏障，起着防止胃内容物反流入食管的生理作用。正常人腹内压增加能通过迷走神经而引起 LES 收缩反射，使 LES 压成倍增加以防 GER。LES 压过低和腹内压增加时不能引起有力的 LES 收缩反应者，则可导致 GER。研究表明，LESD <0.8kPa 时，很容易发生反流，约有 17%～39% 的反流性食管炎者的 GER 与此有关。胆碱能和 β－肾上腺素能拟似药、α－肾上腺素能拮抗药、多巴安、安定、钙受体拮抗剂、吗啡及脂肪、酒精、咖啡因和吸烟等药物与食物因素均可影响 LES 功能，诱发 GER。此外，妊娠期、口服含黄体酮避孕药期和月经周期后期，血浆黄体酮水平增高，GER 的发生率也相应增加。吸烟虽然不是胃食管反流性疾病的主要危险因素，但它却能加重该病的症状。

2. 食管抗反流作用的破坏

食管以把食物由口送入胃为其主要功能。食管下端和胃之间的交界处常处于关闭状态的为贲门。交界处的黏膜，为鳞状上皮附着的是贲门；为柱状上皮附着的是贲门管，通常称为胃、食管前庭段。此段起括约肌的作用，有防止胃内容物反流的功能。它不仅允许食物进入胃，还防止胃内容物逆流到食管。据胃食管前庭段内的压力测定，它在静止状态时腔内压力高于其他食管段，有静止高压带之称。吞咽动作开始后一秒钟，此段腔内压力开始下降，当压力小 0.67kPa（5mmHg）时贲门就松弛，利于食物进入胃内。相反，当胃内压力升至 10.67kPa（80mmHg）时，贲门并不松弛，可防止胃内容物反流。防止胃内容物反流不是一个单一的机理，虽然食管前庭静止高压带能防止胃内容物的反流，但因低于胃内压力，所以仅是抗反流因素的一种。一般认为另外还有四种因素在不同程度上也起着抗反流的作用：①锐利的食管角，相当于防止向上返流的活瓣。②膈肌如一弹簧夹，有一定的弹性和张力。③胃食管前庭段的腹内段受膈食管膜的固定，呈萎陷状态，难以进入胸腔，因此胸腹压差越大，管壁靠得越拢，以防止反流。④贲门部黏膜皱襞略凸向胃腔，起防止反流活瓣的作用，因此以上因素的一种或几种发生障碍，都将会出现反流。炎症使得食管壁变得僵硬，从而导致食管清除酸的时间延缓，致使括约肌压力下降。日久发生恶性循环，于是更多的酸易于进入食管，使食管应激性增高，造成继发性痉挛。这个过程为：刺激、痉挛、炎症、再生、逐渐瘢痕、狭窄形成。

3. 食管酸廓清功能的障碍

正常食管酸廓清功能包括食管排空和唾液中和两部分。当酸性胃内容物反流时，只需 1~2 次（约 10~15 秒）食管继发性里里蠕动即可排空几乎所有的反流物。残留于食管黏膜陷窝内的少量酸液则可被唾液（正常人每小时约有 1000~1500ml，pH 为 6~8 的唾液经食管入胃）中和。食管酸廓清的功能在于减少食管黏膜浸泡于胃酸中的时限，故有防止反流食管炎的作用。研究发现大多数食管排空异常早发于食管炎，而由唾液分泌减少而发生食管炎者则罕见。夜间睡眠时唾液分泌几乎停止，食管继发性蠕动亦罕见有发生，夜间的食管酸廓清明显延迟，故夜间 GER 的危害更为严重。

4. 食管黏膜抗反流屏障功能的损害

食管黏膜抗反流的屏障功能由下列因素组成：①上皮前因素包括粘液层，黏膜表面的 $HCO_3^-$ 离子浓度；②上皮因素包括上皮细胞膜和细胞间的连接结构，以及上皮运输、细胞内缓冲液、细胞代谢等功能；③上皮后因素系指组织的内基础酸状态和血供情况。当上述防御屏障受损伤时，即使在正常反流情况下，亦可致食管炎。研究发现，食管上皮细胞增生和修复能力的消弱是反流性食管炎产生的重要原因之一。

5. 胃十二指肠功能失常

（1）胃排空异常：在反流性食管炎患者中胃排空延迟的发生率在 40% 以上，但两者的因果关系尚有争论。

（2）胃十二指肠反流异常：①在正常情况下，食管鳞状上皮细胞有角化表层，可以防止 H + 渗入黏膜，以保护食管黏膜面免受酸性反流物的损伤。当幽门括约肌张力和 LES 压同时低下时，胃液中的盐酸和胃蛋白酶，十二指肠液中的胆酸、胰液和溶血性卵磷脂等均可同时反流入食管，侵蚀食管上皮细胞的角化层，并使之变薄或脱落。反流物中的 H + 及胃蛋白酶则透过新生的鳞状上皮细胞层而深入食管组织，引起食管炎。具有化学性刺激作用的胃内容物反流人食管，引起食管黏膜产生炎症性改变。②正常情况下，食管下端与胃交界线之上 2~5 厘米范围内有增厚的环形肌，称食管下端括约肌，各种原因引起的食管下端括约肌功能失调使其不适当的弛缓或经常处于松弛状态都可导致胃食管反流。如食管下端括约肌发育不全，硬皮病患者食管下端括约肌破坏，原发性食管下端括约肌松弛症，食管裂孔疝尤其是滑动性食管裂孔疝，在膈下食管段和胃的贲门部滑人胸腔，使正常的食管胃交接锐角（His 角）变为钝角时，食管下端括约肌的防反流机制被坏而发生不同程度的食管反流。饮酒，吸烟亦能降低食管下端括约肌的张力。神经体液调节的失常也可导致食管下端括约肌功能减弱，插胃管、食管贲门手术，反复剧烈地呕吐，各种原因引起的腹内压增高，胃潴留或进高脂餐而致胃排空延迟等均可导致胃食管反流。反流物中的胃酸、胃蛋白酶或胆汁、胰液是损害食管黏膜的主要成分。

6. 裂孔疝

常见的是滑动疝。食管胃接合部随胃体向上移位进入胸腔。胃体的上升使膈脚分开，裂孔扩大。疝囊小时，随体位、用力及咳嗽而上下滑动。疝囊增大后不再滑动，改变了裂孔附近的正常解剖关系，造成食管胃接合部闭合不全。胃的疝入使食管进入胃的 His 角消失，膈食管膜被拉长，变薄，腹段食管上移，使接合部的闭合功能进一步恶化。裂孔疝的病人中半数以上发生反流性食管炎。

7. 外科手术后

扰乱食管裂孔正常解剖关系及影响食管胃接合部功能的手术均可在手术后发生反流性食管炎，如迷走神经切断术、食管下段肌层切开术、胃大部切除术等。术后长期插胃管，可使贲门不能完全关闭而引起食管炎，但病因解除后可以恢复。

8. 妊娠呕吐

因妊娠增加了腹内压力而发生的裂孔疝可以引起反流性食管炎，但分娩后可以恢复，无须任何治疗。呕吐及长期呃逆亦可使贲门口经常开放而发生反流性食管炎，去除病因后可以恢复正常。

9. 其他疾病

新生儿及婴幼儿在发育过程中，因有食管下括约肌功能不良而发生反流，随幼儿发育，大部分可减轻。尚有原发性食管下括约肌功能不良使关闭不全，及因器质性疾病如食管下段及贲门部肿瘤、硬皮病和各种造成幽门梗阻的，均能引起反流性食管炎。因此，反流性食管炎通常是反流的胆汁和胃酸共同作用于食管黏膜的结果，而在胆汁引起食管损伤前，必先存在幽门和 LES 功能失调；反流性食管炎者多伴有胃炎。滑动型食管裂孔疝因常致 LES 和幽门功能失调而易并发本病；十二指肠溃疡多伴以高胃酸分泌而易致胃窦痉挛与幽门功能障碍，故并发本病也较多。肥胖、大量腹水、妊娠后期、胃内压增高等因素均可诱发。

### (三) 西医的发病机制

正常生理情况下管状食管进入胃囊斜向右侧成一角度称 His 角，将胃底推向食管起到活瓣作用，机械地把防胃食管的反流。贲门部食管入口处的黏膜聚拢多及食管下的高压区亦均为防止反流的重要因素。这些正常解剖关系均起着防止胃食管反流的作用。破坏了防止胃食管反流机制，食管胃接合部闭合不全就会导致频繁反流。

造成胃食管反流的意见不一，一般认为胃食管反流病人的膈食管膜附着点较正常人低，腹内食管段很短或消失。使整个食管段经受低于大气压的负压，使食管腔扩大而发生反流。另一可能发生反流的机制是膈食管膜的张力增加，使食管远端经常受牵拉而开放。发生反流常在体重超常病人或过度用力或姿势不当时发生。例如肥胖病人中的膈食管膜部位有较多脂肪，减少了附着于食管腹段的长度。重吸烟及饮酒者有非特异性食管炎，使膈食管膜及远端食管有粘连，亦减少了腹段食管的长度。上述的假设均涉及膈食管膜的异常。

反流在一定程度上是生理性的，若并发食管炎则成为病理性。食管上皮长期暴露于反流的胃酸，是造成食管炎的原因。食管黏膜与胃酸接触持续的时间决定于反流的频率及每次反流持续的时间，并由食管对酸清除的速度而定。经 24h 连续监测食管内 pH 值，其正常值是 5.0~6.8，pH 值低于 4.0 被认为是存在反流，因为 pH1.8~3.8 时是蛋白酶最适当活动的上限。在直立位及清醒状态时，因为重力清除及吞咽动作以及碱性唾液的中和作用，正常人的反流不造成损害。频繁的反流，尤其在仰卧及深睡时，食管无活动，虽然反流少，但清除慢，没有重力帮助清除，亦没有唾液的中和作用，因而反流性食管炎的发生率就高。反流物的性质除食物外，胃液内含有酸、蛋白酶及粘液，加之胆盐、胰酶对食管黏膜极为敏感，均可发生食管炎或食管功能改变，或二者均有。综合以上诸因素，反流促进了食管炎的发生。慢性反流病人，溃疡的黏膜愈合后，新生上皮由食管胃接合部柱状上皮代替。贲门上端柱状上皮超过 3cm 时称之为 Barrett 食管或柱状上皮症。若持续有反流存在，在鳞柱状上皮交界处可出现溃疡，有发生腺癌的高度危险性。

### （四）中医的病因病机

中医认为，反流性食管炎的病因病机，总体上来说是本虚标实，以实证居多。病因主要有先天脾胃虚弱、情志不遂、饮食不节、劳逸不均、药物损伤，这些原因导致肺之宣肃、肝胆之疏泄和脾胃之运化失常及湿热内蕴。《素问·至真要大论》指出："少阳之胜，热客于胃，烦心心痛，目赤欲呕，呕酸善饥"；又说："诸逆冲上，皆属于火"，"诸呕吐酸，暴注下迫，皆属于热"。首先提出火、热是吐酸的主要病机。刘完素《素问玄机原病式》云："气逆冲上，火气炎上故也"，"酸者，肝木之味也，由火胜制金不能平木，则肝木自甚，故为酸也。是以肝热则口酸也。"同时还指出感寒初期为中酸，即俗称之醋心，病久则化为湿热。《临证备要·吞酸》："胃中泛酸，嘈杂有烧灼感，多因于肝气犯胃"；《四明心法·吞酸》亦云："凡为吞酸尽属肝木，曲直作酸也。河间主热，东垣主寒，毕竟东垣是言其因，河间言其化也。盖寒则阳气不舒，气不舒则郁而为热，热则酸也；然亦有不因寒而酸者，尽是本气郁甚，薰蒸湿土而成也，或吞或吐也。又有饮食太过，胃脘胀塞，脾气不运而酸者，是佛郁之极，湿热蒸变，如酒缸太热甚则有酸也。"明确指出了本病的病性、病机和病变脏腑。古代医家对吞酸、吐酸的论述极为丰富，但均是围绕寒热虚实、所及脏腑来论述，为临床治疗提供了依据。综上所述，病机主要是气机失调，湿热内蕴，胃失和降。

# 第三章　临床表现

## 一、症状

### （一）主要症状

胸骨后烧灼感或疼痛为本病的主要症状：根据迷走神经的分布，有时可放射至颈部、腭或耳部。常见的是放射到背部两侧肩胛间。烧灼感可经饮水或服制酸剂或含糖块刺激唾液分泌及食管原发蠕动而得到缓解。尤其在进食某些辛辣食物后最易发生，弯腰、用力或平卧时均可引起，直立位减轻，这是因采取直立姿势走动促进了食管清除的作用。体位性烧灼痛加重，高度提示为反流所致。胃酸缺乏者，烧灼感主要由胆汁反流所致，则服制酸剂的效果不著。烧灼感的严重程度不一定与病变的轻重一致。严重食管炎尤其在瘢痕形成者，可无或仅有轻微烧灼感。

### （二）胃、食管反流

每于餐后、身体前屈或夜间卧床睡觉时，有酸性液体或食物从胃、食管反流至咽部或口腔。此症状多在胸骨后烧灼感或烧灼痛发生前出现。

### （三）吞咽疼痛

因食物团刺激发炎的食管或食管痉挛引起。痉挛性疼痛与烧心的分布和放射部位相同。食团在食管炎区及部分狭窄或运动功能不协调区使食管急性扩张，发生第三收缩或痉挛。病人可感到食物或液体在食管上方停顿，要等待食团向下行或饮水冲下，食团停顿上方的扩张食管可产生十分严重的疼痛。痉挛性疼痛亦可由反流引起。

## （四）剑突处堵塞感或疼痛

咽下困难初期常可因食管炎引起继发性食管痉挛而出现间歇性咽下困难。后期则可由于食管瘢痕形成狭窄，烧灼感和烧灼痛逐渐减轻而为永久性咽下困难所替代，进食固体食物时可在剑突处引起堵塞感或疼痛。

## （五）反流引起的其他消化道症状

反胃胃酸或胆汁反流进入口腔后壁说明胃食管有反流。胃内容物可被吐出或咽下，在咽及口腔内留着一种酸味或苦味，造成口臭或味觉损害，受慢性刺激的口唇可能有烧灼感。进食、用力或体位改变后均可发生反胃。常伴有胃肠胀气、呃逆。夜间反流还可引起咳嗽、吸入性肺炎或发生窒息。

## （六）出血及贫血

严重食管炎者可出现食管黏膜糜烂而致出血，多为慢性少量出血。长期或大量出血均可导致缺铁性贫血。

## （七）其他症状

反流物通过环咽括约肌进入咽喉，可造成喉、气管误吸，发生炎性声带息肉，易感病人易激发哮喘。弥漫性食管炎或侵入性溃疡可发生吐血，慢性失血。少数穿透性溃疡可发生食管穿孔。

## 二、小儿的胃食管反流病特点

（1）出生后不久的小婴儿反复出现呕吐，表现为吐奶或喷射性呕吐，有的酷似幽门梗阻。但呕吐物多不含胆汁。出现喂养困难（如常因饥饿哭闹，但一喂食就烦躁）。年长儿的再发呕吐除外其他原因者。

（2）生长发育迟缓，由于长期呕吐摄入不足而致。

（3）反复不愈的呼吸道症状：反复发作的哮喘（多在夜间），

或气管炎、吸入性肺炎、肺不张、严重者可发生紫绀、窒息甚至死亡。

(4) 并发症表现：婴儿表现为哭闹、烦躁。年长儿胸骨后烧灼感和反酸是主要症状。多在餐后出现，卧位加重，服抗酸剂后减轻，亦可有胸骨后疼痛和胸闷及吞咽困难等。伴发食管炎或食管溃疡时可出现呕吐、黑便（或大便潜血阳性）、贫血。

# 第四章　诊断标准

## 一、症状诊断

胸骨后或剑突下烧灼性疼痛，多在进食辛酸、脂肪、酒类后出现。疼痛可放散至肩胛间区、胸骨两侧甚至两臂，服碱性药物后减轻。食后仰卧、躯干前屈或剧烈运动可有酸或苦味的胃内容物返流至食管上段甚至溢入口腔。并发食管黏膜水肿、管腔痉挛或疤痕狭窄时可出现吞咽困难。部分患者有食管贲门部或胃手术史。

## 二、分期

返流性食管炎按照病变程度可分为四期：①上皮细胞变性期：即化学刺激引起食管上皮细胞变性，表现为食管黏膜充血红肿；②溃疡形成期：食管黏膜破坏，出现浅表或深层溃疡，严重者发生食管周围炎以及食管穿孔引起纵隔炎；③硬化期：食管在修复和愈合过程中，食管壁增厚、变硬；④狭窄期：由于食管壁增厚以及纤维化瘢痕收缩，出现管壁缩窄或纵行性缩短，而且还可出现 Barrett食管，有恶变趋势。一般是由轻到重，但有时并非一定循着 1 - 4 期发展变化，有的患者可很快形成狭窄，有的发病多年而无明显进展，有的炎症很重但返流症状很轻，有的症状很明显但炎症很轻。如果发生肺部感染、咯血、消化道出血、深溃疡穿孔引发纵隔炎、继发性恶变等并发症，则可能致死。

### 三、实验室检查

#### （一）食管滴酸试验

食管滴酸实验（acid perfusion test）：患者取坐位，经鼻腔放置胃管。当管端达 30～35cm 时，先滴入生理盐水，每分钟约 10ml，历 15 分钟。如患者无特殊不适，换用 0.1N 盐酸，以同样滴速滴注 30 分钟，在滴酸过程中，出击胸骨后痛或烧灼感者为阳性反应，且多于滴酸的最初 15 分钟内出现。如重复二次均出现阳性反应，并可由滴入生理盐水缓解者，可判断有酸 GER，试验的敏感性和特异性约 80%。

#### （二）食管腔内 pH 测定

将一置于腔内的 pH 电极，逐渐拉入食管内，并置于 LES 之上主约 5cm 处。正常情况下，胃内 pH 甚低。此时嘱患者取仰卧位并作增加腹压力的动作，如闭口、捂鼻、深吸气或屈腿，并用力擤鼻涕 3～4 次。如食管内 pH 下降至 4 以下，说明有 GER 存在。亦可于胃腔内注入盐酸 300ml，注入盐酸 15 分钟后，分别嘱患者仰卧并作增加腹压动作。有 GER 者，则注入盐酸后食管腔内 pH 明显下降。近年来，24 小时食管 pH 监测已成为测定有无酸性 GER 的标准，测定包括食管内 pH＜4 的百分比、卧位和立位时 pH＜4 的百分比、pH＜4 的次数、pH＜4 持续 5 分钟以上的次数以及最长持续时间等指标。我国正常 24 小时食管 pH 监测 pH＜4 的时间在 6% 以下，持续 5 分钟以上的次数 ≤3 次，反流最长持续时间为 18 分钟。这些参数能帮助确定有无酸反流，并有助于阐明胸痛及肺部疾病与酸反流的关系。

#### （三）食管腔内压力测定

通常采用充满水的连续灌注导管系统测定食管腔内压力，以估计 LES 和食管的功能。测压时，先将压导管插入胃内，以 0.5～

1.0cm/min 的速度抽出导管，并测食管内压力。正常人静止时 LES 压力约 2~4kPa（15~30mmHg），或 LES 压力与胃腔内压力比值 > 1。当静止时 LES 压力 <0.8kPa（6mmHg），或两者比例 <1，则提示 LES 功能不全，或有 GER 存在。

### （四）胃 - 食管闪烁显像

此法可估计胃 - 食管的反流量。在患者腹部缚上充气腹带，空腹口服含有 300μCi99mTc - Sc 的酸化桔子汁溶液 300ml（内含桔子汁 150ml 和 0.1N HCL150ml），并再饮冷开水 15~30ml，以清除食管内残留试液，直立显像。正常人 10~15 分钟后胃以上部位无放射性存在。否则则表示有 GER 存在。此法的敏感性与特异性约 90%。

### （五）食管钡餐检查

黏膜正常，或可见黏膜皱襞不规则、紊乱、增粗，重者有食管狭窄。部分患者可见钡剂从胃返流至食管。食管吞钡 X 线检查较不敏感，假阴性较多。

### （六）纤维食管镜检查

可见齿状线模糊，食管下端黏膜充血、水肿、糜烂、出血及溃疡。黏膜活检见鳞状上皮细胞层次减少，基底细胞明显增生，乳头延伸上皮表面，伴有血管增生等。反流性食管炎（RE）的研究在我国起步较晚，内镜及病理诊断标准也存在混乱现象，致使论文结果无法相互比较，药物的疗效标准也不统一，难以综合。尽管分级标准在国际上尚未达成统一，但就目前状态，先制定我国的试行方案，仍是十分必要的。

1. 国际上 RE 的内镜诊断标准及其分级概况

在 1994 年以前，国际上部分采用 1978 年 SavaryMiller 的分类标准，将 RE 分为 4 级，Ⅰ级中又分为 2 个亚级，实际上等于 5 级，这一标准是在胃镜尚未发展完善的时期所制定，且显示的病情皆较晚，但其分级却是以病理变化的充血、糜烂、扩展方向、溃疡最终形成瘢痕挛缩、食管狭窄及修复形成的 Barrett 上皮的几个阶段为基础的。

日本食管炎研究会于 1973 年制定的分级分为色调变化型、糜烂溃疡型、隆起肥厚型，按此分级，大部分病例都处于糜烂溃疡型，而轻度的病理组织学变化与内镜分型时有不同。在经历了多年的内镜发展和完善之后，1994 年世界消化会议上提出了洛杉矶分类，基于可重复性强而成为具有普遍临床意义的分类，通称为洛杉矶分类（LA），共分 4 级，A 级长不超过 5mm；B 级至少 1 处 ＞ 5mm 且互不融合；C 级至少 1 处有 2 条破损且互相融合；D 级融合成全周的黏膜破损；而将有无溃疡、狭窄 Barrett 记在附记中；在这一分类中不采用糜烂、溃疡的病理学名词，而使用了黏膜破损（mucosalbreak）这一新的概念，认为糜烂、溃疡在肉眼下难以区分，但发红、充血与糜烂、溃疡在肉眼下应该能鉴别出来，尤其应用了 Lugol 液喷洒更易于鉴别，而长度 5mm 与 ＞5mm 者在病理和病情上有多大区别，肉眼识别能否将 5mm 与 6mm 分别的如此准确，有的发红是愈合的再生上皮，碘染变成浓褐色，而充血的发红却不着色，这种已近愈合的病变与正处于糜烂上皮有破损的病变两者是可以区别的，在洛杉矶分类中未能体现出来。

日本也提出了一系列 RE 分级标准，如 1973 年食管炎研究会指定了规约，1995 年大津又提出修改意见，直至 1996 年又重新修订了东京方案，他们仍沿用以病理改变充血、糜烂、溃疡、狭窄的 4 个阶段为基础，分出 5 级（见下表）。1 级的发红应是碘染后不着色，以此与再生上皮相区别，发红及白色这一级别是为了提高早期诊断和敏感性，附记内容与 LA 分级相同，不将再生上皮的发红列为黏膜破损及糜烂之中，而设 0 级是为了观察治疗效果，问题是在长度记载 5cm、5～10cm、＞10cm 是否能如此准确，黏膜发红、白色混浊也会受操作者的主观判断上有差别，因而会使重复性下降，而此分类中将糜烂、溃疡并列，忽视了糜烂与溃疡的病理学上程度的不同。

**表：食管炎的东京分类（1996 年）**

0 级　无食管炎所见

1 级　发红或白色混浊

2 级　糜烂溃疡在齿状线上 5cm 以内，无融合者

3 级　糜烂溃疡距齿状线 5cm～10cm，可见有融合者（但未及全周）

4 级　糜烂溃疡距齿状线超过 10cm，有融合（呈全周状）

2. 我国现在的分级标准

中华医学会消化内镜学会 1999 年 8 月在烟台专题研讨会上重新制定了 RE 的诊断及分级标准。这一标准在充分分析了国际标准的优缺点后，本着既要简单易于掌握，操作者的重复性高，避免受操作者主观因素影响和病情的纵横发展，且能与国际上标准相接轨，又要以病理学为基础而制定，同时也考虑到疗效评定积分的标准，可以说是一个比较全面的诊断标准。据国人习惯也可分为轻、中、重 3 级，尽管如此，仍然存在一些问题有待于将来解决。如内镜下对发红与糜烂不加以区分（按黏膜破损概念，这一矛盾如何解决），而病理组织分级诊断标准中却将此分出由轻度（Ⅰ）到中度（Ⅱ），如何区分上皮再生的发红与炎性发红，在分级中又如何决定孤立的一个溃疡的分级，这些在分级中也比较笼统，如何提高敏感性也有待于解决。

3. 根据 Savary 和 Miller 分组标准反流性食管炎的炎症病变可分为 4 级

Ⅰ度：轻度炎症。内镜见食管下段黏膜较正常稍红。活检镜检食管上皮的基底膜增生，表面细胞有脱落，近表面处有血管乳头，尚未形成真正的食管炎，不是反流造成的特征，不需抗反流治疗。

Ⅱ度：炎症较重，但无溃疡。内镜见黏膜明显发红，组织学见为血管化的上皮及其出血的小灶。

Ⅲ度：表面上皮继续脱落，发生表面溃疡（Ⅲa），溃疡广泛并融合（Ⅲb）。内镜很易确认，溃疡可进展为溃疡性食管炎。

Ⅳ度：食管狭窄。溃疡的深入发展累及食管周围组织及淋巴

结，导致食管壁增厚及水肿。在间歇期中发生食管瘢痕及纤维化收缩，造成食管狭窄，狭窄部常位于食管胃接合部上方 3～5cm 处。也可使食管短缩，使食管胃接合部提升入纵隔内。手术处。

　　总之，不存在矛盾和不解决矛盾就不会前进，希望国内同道既能遵循这一分类，也为这方面的研究提供更多的资料。内镜检查及活组织病理检查通过内镜及活组织病理检查，可以确定是否有反流性食管炎的病理改变，以及有无胆汁反流是否有反流性食管炎的病理的严重程度有重要价值。

# 第五章　鉴别诊断

## 一、西医鉴别诊断

### 1. 心绞痛

胃食管反流病是由胃和（或）十二指肠内容物反流入食管所引起的食管黏膜的炎症、糜烂、溃疡和纤维化等病变。发病高峰期年龄为 60～70 岁，平均年龄为 61 岁，主要症状有烧心、胸痛、吞咽困难、反胃等，严重者可因食管黏膜糜烂而出血，少数患者可出现咳嗽、哮喘等消化道以外的症状。食管的部位靠近心脏，食管炎性胸痛特点与心痛极为相似，容易混淆。据报道，有不少食管反流病患者被误诊为冠心病、心痛，长期按冠心病、心绞痛治疗无效。

　　两种疾病的鉴别要点是：食管炎性胸痛表现为胸骨后或胸骨下烧灼痛、刺痛，也可以为钝痛；其发作与进食、体力活动、体位如卧位和弯腰等有关，进食牛乳、饮水、制酸剂可缓解。而心绞痛多以胸闷短气或发作性心胸疼痛为主，常于劳累后发作，多无胸骨，在夜间发病，劳累后加重，进食后不能缓解，后烧灼感及吞咽困难。体位对病情影响小，服用扩血管药物，如消心痛、硝酸甘油等明显有效。反流性食管炎的检查方法很多。其中食管钡餐 X 线检查、内镜检查对诊断性检查有决定性意义。此外还有食管 24 小时

pH 测定、食管腔内压力测定、核素胃食管反流扫描、酸灌注试验等，心电图无异常，均有助诊断。但心绞痛的食管滴酸试验阴性，心电图示 ST－T 呈缺血性改变。

2. 胃溃疡

疼痛多位于胃脘部，常呈慢性、节律性、季节性与周期性发作，X 线钡餐及纤维胃镜检查在胃或十二指肠球部可见溃疡病变。而反流性食管炎食管钡餐检查黏膜正常，或可见黏膜皱襞不规则、紊乱、增粗，重者有食管狭窄。部分患者可见钡剂从胃返流至食管。食管吞钡 X 线检查较不敏感，假阴性较多。纤维食管镜检查可见齿状线模糊，食管下端黏膜充血、水肿、糜烂、出血及溃疡。黏膜活检见鳞状上皮细胞层次减少，基底细胞明显增生，乳头延伸上皮表面，伴有血管增生等。

3. 心绞痛

食管炎的肌性疼痛与心绞痛可单独存在，有时同时存在，均可用硝酸甘油等缓解，鉴别很困难。心源性疼痛常横向胸部放射，而食管性疼痛垂直放射。两种类型的疼痛均能被运动突然引起，但改变体位用力时可发生反流，而持续不用力的运动可造成心绞痛。而反流性食管炎食管钡餐检查黏膜正常，或可见黏膜皱襞不规则、紊乱、增粗，重者有食管狭窄。部分患者可见钡剂从胃返流至食管。食管吞钡 X 线检查较不敏感，假阴性较多。纤维食管镜检查可见齿状线模糊，食管下端黏膜充血、水肿、糜烂、出血及溃疡。黏膜活检见鳞状上皮细胞层次减少，基底细胞明显增生，乳头延伸上皮表面，伴有血管增生等。心绞痛的吞钡 X 线检查、黏膜活检无异常。

4. 癔症球

是指病人主诉喉部有异物感，不能起始吞咽，有堵塞感，诊断特点：（1）发病者多为 16～40 岁的青壮年，多见于年轻女性。（2）起病急，常有强烈的精神因素或痛苦情感体验等诱因。（3）可有精神症状、运动障碍、感觉障碍及植物神经功能障碍等临床症状多，体征少特征。（4）发病者大多受精神因素或暗示起病或使症状消失。(5)体格检查和化验检查常无异常发现。(6)有癔症特有性格,如高度情感性、暗示性,丰富的幻想,以自我为中心等。临床检查未见器质性病变。认为是胃部高位反流造成食管上部刺激所致。而反流性食管炎食管钡餐检查黏膜正常,或可见黏膜皱襞不规则、紊乱、增粗,重者有食管狭窄。部分患者可见钡剂从胃返流至食管。食管吞钡 X 线检查较不敏感,假阴性较多。纤维食管镜检查可见齿状线模糊,食管下端黏膜充血、水肿、糜烂、出血及溃疡。黏膜活检见鳞状上皮细胞层次减少,基底细胞明显增生,乳头延伸上皮表面,伴有血管增生等。心绞痛的吞钡 X 线检查、黏膜活检无异常。

5. 食管贲门失弛缓症

又称贲门痉挛、巨食管、是由食管神经肌肉功能障碍所致的疾病,其主要特征是食管缺乏蠕动,食管下端括约肌(LES)高压和对吞咽动作的松弛反应减弱。临床表现为咽下困难、食物反流和下端胸骨后不适或疼痛。本病为一种少见病(估计每 10 万人中仅约 1 人),可发生于任何年龄,但最常见于 20 ~ 39 岁的年龄组。儿童很少发病,男女发病大致相等,较多见于欧洲和北美。临床表现:咽下困难、疼痛、食物反流、体重减轻、出血和贫血、极度扩张的食管可压迫胸腔内器官而产生干咳、气急、紫绀和声音嘶哑。(1)其钡餐检查钡餐常难以通过贲门部而潴留于食管下端,并显示为 1 ~ 3cm 长的、对称的、黏膜纹政党的漏斗形狭窄,其上段食管呈现不同程度的扩张、拉长与弯曲,无蠕动波。如予热饮,舌下含服硝酸甘油片或吸入亚硝酸异戊酯,每见食管贲门弛缓;如予冷饮,则使贲门更难以松弛。潴留的食物残渣可在钡餐造影时呈现充盈缺损,故检查前应作食管引流与灌洗。(2)胸部平片:本病初期,胸片可无异常。随着食管扩张,可在后前位胸片见到纵隔右上边缘膨出。在食管高度扩张、伸延与弯曲时,可见纵隔增宽而超过心脏右缘,有时可被误诊为纵隔肿瘤。当食管内潴留大量食物和气体时,食管内可见液平。大部分病例可见胃泡消失。(3)乙酰甲胆碱(mecholyl)试验:正常人皮下注射乙酰甲胆碱 5 ~ 10mg 后,食管蠕动增加压力无显著增加。但在本病患者则注射后 1~2 分钟起，即可产生食管强力的收缩；食管内压力骤增，从而产生剧烈疼痛和呕吐，X 线征象更加明显（作此试验时应准备阿托品，以备反应剧烈时用）。食管极度扩张对此药不起反应，以致试验结果为阴性；胃癌累及食管臂肌间神经丛者以及某些弥漫性食管痉挛者，此试验也可为阳性。可见，该试验缺乏特异性。（4）内镜和细胞学检查：对本病的诊断帮助不大，与反流性食管炎不难鉴别。

6. 弥漫性食管痉挛

弥漫性食管痉挛是一种食管运动功能亢进的疾病，Osgood 于 1889 年首先报道。这种病例很少见，患者年龄大多在 50 岁以上。病程一般较短，病因尚不了解，临床表现易与贲门痉挛相混淆。病理检查见食管肌层肥厚，环状肌尤为显著，厚度可达 2cm，组织切片检查食管肌层无异常，神经节细胞数量未减少，有的病例显示慢性炎细胞浸润。迷走神经和食管壁内神经纤维脂肪变性。弥漫性食管痉挛的主要临床表现是胸痛发作及/或吞咽困难。疼痛部位在胸骨后方，程度严重者可放射到背部、肩部、上臂和颌部，与心绞痛相似，但发作时间可长达数小时，与体力活动无关，也不仅限于进食后发作，病人常在睡梦中痛醒。吞咽困难的特征是间歇性发作，但不进行性加重，有时伴有胸痛，常在进食后发作，情绪激动和冷的流质食物可加重吞咽困难。发作严重吞咽困难时，食物因梗塞在食管内，有时进食后诱发强烈呕吐，流质食物经鼻咽喷出。由于大多数病人仍能进食，可保持良好的营养状态。但如胸痛剧烈致病人不敢进食，即可出现消瘦。由于反复发作疼痛，多数病人情绪紧张，忧虑抑郁。（1）在症状不发作时进行食管钡餐造影，X 线检查可无异常发现，但在发作期则常显示食管壁增厚，但食管腔不明显扩大，中下段食管张力增高，正常食管蠕动中断，其下段出现同步强力收缩，致食管多处呈现节段性收缩。收缩段之间食管腔膨出，呈螺旋形，其形态类似"假性憩室"、"螺丝钉"或"山楂串"，并可见到钡餐向上方逆流，其距离可达数厘米。（2）食管测压检查是诊断弥漫性食管痉挛的重要方法。上段食管测压检查无异常征象，食管蠕动波到达中段或下段食管时中断，代之以非蠕动波的多处重复同步强力收缩，收缩历时长、波幅大，产生的压力可高达26.7kPa（200mmHg）。收缩可为自发性或于吞咽时诱发，而反流性食管炎食管钡餐检查黏膜正常，或可见黏膜皱襞不规则、紊乱、增粗，重者有食管狭窄。部分患者可见钡剂从胃返流至食管。食管吞钡X线检查较不敏感，假阴性较多。纤维食管镜检查可见齿状线模糊，食管下端黏膜充血、水肿、糜烂、出血及溃疡。黏膜活检见鳞状上皮细胞层次减少，基底细胞明显增生，乳头延伸上皮表面，伴有血管增生等，故不难鉴别。

7. 食管癌

最具特征性的早期症状：（1）吞咽时胸骨后出现烧灼感，或针刺样轻微疼痛。尤于进食粗糙过热或刺激性食物时为显著。这种疼痛经药物治疗可暂时缓解，不久又发生，哪此病程可长达数月甚至2～3年。有些机敏的病人可以精确地指出疼痛的部位。（2）食物通过缓慢或有滞留感，或有异物贴附在食管壁上的感觉。（3）轻度梗噎感，用林县农民用语为"压气"，意思是食物咽下时觉得有气体阻挡其顺利下行，此种症状时轻时重，直至演变为持续性。（4）少见的还有胸骨后闷胀，咽部干燥发紧等。

中晚期食管癌的典型症状是进行性吞咽困难，随着肿瘤破坏肌壁侵犯全周堵塞管腔，病变段食管丧失弹性而且形成不规则狭窄通道，发噎症状日益严重，由开始不能进普食，渐进而半流或流质饮食都难以下咽。虽然有时出现短暂的原因不明的吞咽改善情况，总的趋势梗噎是进行性加重的。伴随发噎症状是呕吐粘液，其实是唾液和食管分泌物因受阻不能入胃而反流，如发生呼吸道误吸可导致呛咳及肺炎。进食困难使病人处于慢性长期饥饿状态，必然伴有脱水及营养不良，体重明显下降，是预后不良的征兆。如食管病变段有溃疡、炎症或是肿瘤外侵则产生前胸后背持续隐痛。如疼痛剧烈并伴有发热应警惕肿瘤是否已经或行将穿孔。一般规律中病人得不到妥善治疗，情况将迅速恶化达到恶液体质。当肿瘤侵及相应器官并发生穿孔时，可以发生食管支气管瘘、纵膈脓肿、肺炎、肺脓肿及主动脉穿孔大出血，而导致死亡。一般中晚期病人的自然生存期约为 8 个月。其他晚期症状包括压迫喉反神经产生音哑，表浅转移淋巴结的肿大，骨转移引起疼痛，肝转移引起肝大、黄疸等。出现上述种种症状的病人都已失去根治的机会。

(1) X 线钡餐造影

在早期食管癌中不易显示病变，检查医师如果按常规办事，钡剂过稠过稀，大口喝钡，简单采取正侧位观察，均能导致漏诊。必须调好钡餐，令病人分次小口吞咽，多轴细致观察。早期的 X 线征象有：①黏膜皱褶增粗、迂曲或虚线状中断、或食管边缘发毛；②小充盈缺损，或较扁平或如息肉状，最小直径约 0.5cm；③小溃疡龛影，直径从 0.2 ~ 0.4cm；④局限性管壁发僵或有钡剂滞留。由于病变轻微，X 线钡餐检查在早期病例中的阳性率仅为 70% 左右。中晚期病例的征象明确，多见病变段管腔狭窄，充盈缺损、管壁蠕动消失、黏膜紊乱、溃疡龛影以及病变段食管周围的软组织影。腔内型的 X 线钡餐造影显示病变为巨大充盈缺损而该段管腔变宽。

(2) 食管脱落细胞学检查

方法简便，受检者痛苦小，假阳性率低，实践证明是在高发区进行大面积普查的最切实可行的方法，总的阳性检出率 90% 左右（食管癌 94.2%，贲癌 82.1%），假阳性率小于 1%，假阴性率 10% ±。有的作者采取分段多次拉网，藉以定位如距门齿 25cm 以上阳性时应行食管大部切除，颈部重建，25 ~ 35cm 之间阳性者作大部切除弓上食管并重建，35cm 以下时可在弓下切除重建。但此法有一定误差，尤其是病变位于上述定点之交界处时。

(3) 内腔镜检查

常用的诊断方法是内腔镜检查。从 70 年代纤维学镜逐步取代金属硬管镜以来，由于其可弯曲病人可取自由体位，照明好，视角广（且略有放大），故极大地提高了检查的安全性和精确度。纤维食管镜检查的适应证有：①早期病人无症状或症状轻微。X 线无肯定发现而脱落细胞学阳性时。②X 线所见与良性病变不易鉴别，如管壁对称、光滑的狭窄类似良性疤痕性狭窄或象平滑肌瘤的黏膜下壁病变。③已确诊的食管良性病变如憩室或贲门失弛症，症状有明显加重时。④已接受各种治疗的病人的随访，观察疗效。

纤维光学内镜检查也有禁忌证，包括：①恶病体质；②严重心血管病；③急性呼吸道感染。诸如驼背畸形食管静脉曲张等过去金属管的禁忌证在纤维光学镜检中已不复考虑。在早期食管癌中，纤维光学镜的检出率可达85.2%，镜下早期表现有：①局限性糜烂最多见占53%；②局部黏膜充血，其边界不太清楚占38.5%；③粗糙小颗粒占27.4%。其他较少见有小肿物占9.4%，小溃疡占6.8%，小斑块占6.8%。为提高纤维内镜的检出率，可在检查过程中合用活体染色法（甲苯胺蓝或Lugol磺液）。中晚期食管癌的镜下所见比较明确，易于辨认。表现为结节或菜花样肿物，食管黏膜充血水肿或苍白发僵，触之易出血，还可见溃疡，管腔狭窄。如食管病变位于胸上段或颈段，应于食管镜检查同时作纤维支气管镜检，以排除气管、支气管挤压或受侵。

（4）胸部CT

在诊治食管癌中的作用，各家的评价不同，有的认为CT对分期、切除可能的判断、预后的估计均有帮助。但也有认为此种检查没有什么作用，有作者报告、CT分期的准确率仅为60%。有意义的CT阳性所见简介如下：①气管、支气管可能受侵，CT可见气管、支气管受挤移位，其后壁受压凸向管腔，与食管之间的脂肪层消失不可辨认。②心包或主动脉可能受侵，心包及主动脉与病变段食管间脂肪平面消失而肿瘤部位上下端之脂肪层面尚存在时。或者食管病变与主动脉圆周交接之角度等于或大于90度。③纵隔及腹腔淋巴结转移，要求肿大淋巴结直径大于1cm。④肝转移，肝内出现低密度区。CT判断外侵纵隔器官时：侵及主动脉的灵敏度为88%，气管支气管的为98%，心包的为100%。CT判断淋巴结转移，食管周围淋巴结转移的灵敏度为60%，对腹腔淋巴结转移的灵敏度略高为76%，其特异性为93%。CT判断肝转移的灵敏度为78%，特异性为100%。客观地分析，CT所见不能鉴别正常体积的淋巴结有无转移，无法肯定肿大淋巴结是由于炎症或转移引起，更无法发现直径小于 1cm 的转移淋巴结。如上所述，对外侵及器官的判断准确性有限。因此不能单凭 CT 的"阳性发现"而放弃手术机会。

（5）食管超声内镜检查（EUS）

近年来食管超声内镜检查（EUS）逐渐应用于临床。但由于设备昂贵，在可以预见的将来还不会被广泛采用。内镜超声其发生系统通过充水囊而工作，正常情况下第一层黏膜是回声发生的，第二层黏膜肌层是暗区，第三层黏膜下有回声。此种新检查方法其优点：①可以精确测定病变在食管壁内浸润的深度，准确率达 90%。②可以测出壁外异常肿大的淋巴结，包括远离病变部位处的淋巴结，显示率达 70%。③迅速而容易地区别病变位于食管内还是在壁外。但也还有不足：①探测范围有限，仅能达到仪器主杆中心 4cm 远的地方，也就是离食管或胃近的区域。②中间不能存在干扰超声的结构。③当病变段狭窄严重探头通不过时，其下方食管旁的淋巴结就无法探测到。

（6）B 超检查

腹部能发现腹膜后淋巴结转移、肝转移等，有助于定期及确定手术适应证。尤其是贲门癌病人，当发现有增大之腹膜后胃后淋巴结时，探查往往可见肿大淋巴结之体积远较超声判断的为大，病情已达到不能根治切除的阶段。而反流性食管炎食管钡餐检查黏膜正常，或可见黏膜皱襞不规则、紊乱、增粗，重者有食管狭窄。部分患者可见钡剂从胃返流至食管。食管吞钡 X 线检查较不敏感，假阴性较多。纤维食管镜检查可见齿状线模糊，食管下端黏膜充血、水肿、糜烂、出血及溃疡。黏膜活检见鳞状上皮细胞层次减少，基底细胞明显增生，乳头延伸上皮表面，伴有血管增生等，故不难鉴别。

8. 其他原因引起的食管炎

通过病史和内镜下表现排除感染性食管炎、药物性食管炎等。感染性食管炎通常病变呈弥漫性，易累及食管近端，真菌感染时，食管形成白色假膜。药物性食管炎通常有服用某些药物的病史，如氯化钾，病变多位于食管狭窄处。

## 二、中医鉴别诊断

泛酸：

许多人因为泛酸到医院去就诊。他们往往带着这样的疑问：泛酸就是反流性食管炎吗？实际上，泛酸是多种疾病的临床表现，反流性食管炎仅仅是其中的一个。所谓泛酸，即胃内的酸性液体（即胃液）向上推开贲门，反流到食管，并进一步反流到口腔，引起病人嘴里边出现酸的感觉。通常情况下，胃内保持着比较强的酸性环境，pH 值一般在 1～2 之间。胃内的酸性液体对于杀灭外来的细菌、初步消化食物非常重要。由于食管下端与贲门连接处的括约肌比较规则的开放和关闭功能，胃液被限制在胃腔内，不断地与食物混合为食糜。食糜也会规则地经过胃的出口——幽门，进入小肠。

正常人可能因为饮食习惯、食物种类、性质、体位、情绪等改变，偶尔也出现泛酸，但程度较轻，一般不会引起注意。但是，如果泛酸发作频繁，口腔中酸味明显，并且伴有胸骨后或者胃部烧灼感、或者出现胸骨后或者上腹部疼痛等时，则肯定是病理情况了。食管、胃和十二指肠的许多疾病都可以出现泛酸症状。当然，反流性食管炎算是最为常见的原因之一了。

# 第六章　并发症

本病除可致食管狭窄、出血、溃疡等并发症外，反流的胃液尚可侵蚀咽部、声带和气管而引起慢性咽炎、慢性声带炎和气管炎，临床上称之 Delahunty 综合征。胃液反流和吸入呼吸道尚可致吸入性肺炎。近年来的研究已表明 GER 与部分反复发作的哮喘、咳嗽、夜间呼吸暂停、心绞痛样胸痛。

# 第七章　治　疗

## 第一节　西医治疗

### 一、内科治疗

目的是减轻反流及减少胃分泌物的刺激及腐蚀。

一般无主诉症状的滑动疝不需治疗。有轻度反流性食管炎症状或因年龄、合并其他疾病及不愿手术者可行内科治疗。对肥胖病人应减轻体重可减少腹内压及反流。避免持重、弯腰等动作，勿穿过紧衣裤。睡眠时抬高床头 15cm，睡前 6h 勿进食，忌烟酒，均可减轻食管反流的发作。

药物治疗方面可用制酸剂中和胃酸，降低胃蛋白酶的活性。对胃排空延长可用胃动力药物如多潘立酮（吗丁啉）等，H2 受体拮抗药或质子泵抑制药可减少胃酸及蛋白酶分泌。藻酸盐可漂浮在胃液表面，防止胃液反流。

#### （一）一般治疗

饮食宜少量多餐，不宜过饱；忌烟、酒、咖啡、巧克力、酸食和过多脂肪；避免餐后即平卧；卧时床头抬高 20～30cm，裤带不宜束得过紧，避免各种引起腹压过高状态。

#### （二）促进食管和胃的排空

1. 多巴胺拮抗剂

此类药物能促进食管、办的排空，增加 LES 的张力。此类药物包括甲氧氯普胺（metclopramide，胃复安）和多潘立酮（domp-eridone，吗丁啉），甲氧氯普铵（胃复安）：口服每次 5～10mg，一日 2 ~ 3 次，饭前服用。肌肉注射每次 10 ~ 20mg，一般每日每千克体重用药量不宜超过 0.5mg。多潘立酮（吗丁啉）：每次 10 ~ 20mg，一日 3 次，饭前服用。睡前和餐前服用。前者如剂量过大或长期服用，可导致锥体外系神经症状，故老年患者慎用；后者长期服用亦可致高催乳素血症，产生乳腺增生、泌乳和闭经等不良反应。

2. 西沙必利（cisapride）

通过肠肌丛节后神经能释放乙酰胆碱而促进食管、胃的蠕动和排空，从而减轻胃食管反流。10 ~ 20mg，每天 3 ~ 4 天，几无不良反应。

3. 拟胆碱能药

乌拉胆碱（bethanechol）能增加 LES 的张力，促进食管收缩，加快食管内酸性食物的排空以改善症状，每次 25mg，每天 3 ~ 4 次。本口能刺激胃酸分泌，长期服用要慎重。

（三）降低胃酸

1. 制酸剂

可中和胃酸，从而降低胃蛋白酶的活性，减少酸性胃内内容物对食管黏膜的损伤。碱性药物本身也还具有增加 LES 张力的作用。氢氧化铝凝胶 10 ~ 30ml 及氧化镁 0.3g，每日 3 ~ 4 次。藻朊酸泡沫剂（gariscon，alginate）含有藻朊酸、藻酸钠及制酸剂，能漂浮于胃内容物的表面，可阻止胃内容物的反流。

2. 组胺 $H_2$ 受体拮抗剂

甲氰咪胍（cimetidine）、呋硫硝胺（ranitidine）和法莫替丁（famotidine）等均可选用，其剂量分别为 200mg，3 ~ 4/d；150mg，2 次/d 和 30mg/d。疗程均为 6 ~ 8 周。本类药物能强烈抑制胃酸分泌而改善胃食管的酸反流。上述症状如不能改善时，可增加剂量至 2 ~ 3 倍。

3. 质子泵抑制剂

此类药物能阻断壁细胞的 $H^+ - K^+ - ATP$ 酶而美拉唑（omeprazole）和兰索拉唑（lansoprazole）已广泛使用于临床，前者 20mg/d，后者 30mg/d，即可改善其症状。

### （四）联合用药

促进食管、胃排空药和制酸剂联合应用有协同作用，能促进食管炎的愈合。亦可用多巴胺拮抗剂或西沙必利与组胺 $H_2$ 受体拮抗剂或质子泵抑制剂联合应用。

本病在用经好转而停药后，由于其 LES 张力未能得到根本改善，故约 80% 病例在 6 个月内复发。如在组胺 $H_2$ 受体拮抗剂、质子泵抑制剂或多巴胺拮抗抗日占任选一种维持用药，或有症状出击时及时用药，则可取得较好疗效。

## 二、手术治疗

目的是修补疝裂孔、抗反流纠正食管狭窄。

### （一）手术的适应证

①食管旁裂孔疝；②裂孔疝合并有反流性食管炎，症状反复发作经内科治疗无效；③反流性食管炎已出现严重并发症如反复呼吸道炎症、食溃疡、出血、瘢痕性狭窄；④巨大裂孔疝出现压迫或梗阻症状者。

食管旁裂孔疝可行疝的修补，同时应行抗反流手术，以免术后发生反流。解除食管狭窄的治疗先经扩张治疗，如无效者须手术治疗。

### （二）抗反流手术

目的是为了重建一项闭合机制。最有效的方法是恢复食管远端的腹内段及在食管胃间构成一瓣膜组织，使反流减少至正常水平及可以嗳气，以避免胃扩张，可经腹腔或胸腔手术，手术方法有 Nissen 胃底折叠术、Belsey Mark Ⅳ手术、Hill 手术、Collis – Belsey 手术等。

Nissen 胃底折叠术是将胃底折叠起单向活瓣防止反流。Belsey Mark Ⅳ手术是将食管后方的膈肌脚缝缩，以恢复食管胃的锐角和食管下端高压区。Hill 手术是折叠食管下端，并同时将修补处与膈肌的正中弓形韧带固定，以保持腹内食管的长度，使食管下括约肌段的腔内压升高，重新恢复括约肌的作用。反流性食管炎合并狭窄及引起食管短缩的病人多选择 Collis – Belsey 手术，是将食管胃角向下切开重新缝合成形新的食管胃角。

（三）预后

常用的 Nissen 胃底折叠术，Belsey 4 点手术及 Hill 手术，术后疗效满意。据报道，术后早期症状得以解除者，最低为 47%，但大都为 80% ~ 90%，完全失败者占 5%，其余得到改善，手术死亡率均在 1% 以下。为控制食管炎，做抗反流手术时不应做迷走神经切断术，否则会影响胃的排空。

# 第二节　中医治疗

## （一）中医分型及治疗

### 1. 肝气犯胃型

证候：泛酸、胸骨后及胃脘部烧灼不适，胀满作痛，脘痛连胁，嗳气频繁，吞咽不利，大便不畅，每因情志因素而疼痛发作，舌苔薄白，脉弦。

治法：疏肝理气。

方药：逍遥散加减，常用药为柴胡、当归、白芍、白术、茯苓、梅花、月季花、枳壳、佛手、郁金各 10g，甘草、薄荷各 5g。

中成药：可选用气滞胃痛颗粒，每次 10g，每日 2 次，开水冲饮；四逆散，每次 1 袋，每日 2 次口服，开水冲饮；柴胡疏肝丸，每次 9g，每日 2 次口服。

2. 肝胃郁热型

证候：胸骨后及胃脘部烧灼不适，疼痛，痛势急迫，烦燥易怒，泛酸嘈杂，口干口苦，舌红苔黄，脉弦或数。

治法：泄热和胃。

方药：丹栀逍遥散加减，常用药为丹皮、山栀子、黄连、黄芩、柴胡、当归、白芍、白术、茯苓、栀子、郁金各10g，甘草、薄荷各5g。

中成药：可选用左金丸，每次9g，每日2次口服；三九胃泰颗粒，每次1袋，每日2次口服，温开水冲服；丹栀逍遥丸，每次9g，每日2次口服。

3. 瘀血停滞型

证候：为胸骨后及胃脘部烧灼不适、疼痛，痛有定处而拒按，痛为针刺或刀割，舌质紫暗，脉涩。

治法：活血化瘀，理气止痛。

方药：桃红四物汤加减，常用药为桃仁、柴胡、当归、川芎、白芍、生地、三七、元胡、蒲黄、枳壳各10g，红花、甘草各5g。

中成药：可选用云南白药胶囊，每次2粒，每日3次口服；三七片，每次3粒，每日3次口服；元胡止痛片，每次5粒，每日3次口服；中华跌打丸，每次1丸，每日2次口服。

4. 脾胃虚寒型

证候：胸骨后及胃脘部烧灼不适，疼痛隐隐，吐清水，喜暖喜按，纳食减少，神疲乏力，甚者手足不温，大便溏薄，舌质淡，脉软弱。

治法：温中健脾。

方药：理中汤加减，常用药为党参、白术、陈皮、茯苓、法夏、黄芪各10g，炙甘草、干姜、小茴香、丁香、吴茱萸各5g。

中成药：可选用暖胃舒乐片，每次4片，每日3次口服；小建中颗粒，每次1袋，每日2次口服，温开水冲饮；黄芪精颗粒，每次10g，每日2次，温开水冲饮。

5. 脾胃阴虚型

证候：胸骨后及胃脘部烧灼不适，疼痛隐隐，口干咽燥，或口渴，大便干燥，舌红少津，脉多弦细。

治法：养阴益胃。

方药：沙参麦门冬汤加减，常用药为沙参、麦冬、天花粉、玉竹、桑叶、扁豆、黄精、石斛、天冬、郁金各 10g，甘草、竹叶各 5g。

中成药：可选用参麦胶囊，每次 3 粒，每日 3 次口服；生脉口服液，每次 1 支，每日 2 次口服；养胃舒颗粒，每次 1～2 袋，每日 2 次口服，开水冲服。

（二）针灸治疗

1. 体针疗法：取天突、内关、上院、胃俞、膈俞、足三里等穴，每次取 3～5 穴，寒者加灸，热者不留针。

2. 耳针疗法：主穴取食道、贲门、皮质下、交感；配穴取神门、枕、肝、胃。每次取 2～3 穴，强刺激，留针 20～30 分，每日或隔日 1 次。

# 第三节　名老中医治疗经验

## 一、朱生樑利用药对治疗反流性食管炎

善用各种药对治疗反流性食管炎

1. 桂枝、白芍

桂枝辛甘温，气薄升浮，散寒止痛，温经通阳，《本草正义》言其"芬芳馥郁，轻扬升散，味辛气温，立中州之阳气"。白芍酸甘，微寒，养血和营，缓急止痛，敛阴柔肝，《本草纲目》谓"白芍药益脾，能于土中泻木"。本病见木郁土虚、中阳失展之候时，取小建中汤意，白芍常倍于桂枝，两药合用，一气一血，一寒一热，一阴一阳，一收一散，开合相济，桂枝辛散通阳而不伤阴，白

芍酸敛益阴而不恋邪，共奏调和气血、柔肝理脾、振奋中阳之效。

2. 白芷、象贝

白芷辛温，其气味浓烈，芳香走窜，善燥湿排痰止痛，《本草经疏》谓其"香入脾，所以止呕吐"，《本草汇言》谓其"上行头目，下抵肠胃，中达肢体，遍通肌肤以至毛窍，而利泄邪气"。象贝苦寒，清热化痰，开郁散结，《本草正义》载其"最降痰气，善开郁结"。对于本病辨证属气郁痰阻，痰从热化者，常用白芷 3 ~ 6g，象贝 9g，以象贝降泄肺气，清化痰热，佐以小剂量白芷，取其善燥湿止痛而具通行走窜温散之力，助象贝疏郁散结，清火化痰，开痞止痛。

3. 半夏、生姜

半夏辛温有毒，燥湿化痰，降逆止呕，消痞散结。《药性论》谓"能消痰涎，开胃健脾，止呕吐，下肺气"，《医学启源》云其"大和胃气"。生姜辛温，其辛而行散，温而祛寒，被称为"呕家圣药"，有和中降逆、温胃止呕之功。《本草从新》言其"宣肺气而解郁调中，畅胃口而开痰下食。"将此两药伍用，取小半夏汤之意，肃肺和胃、化痰消食、开痞散结、下气止呕之效力益彰，对于RE 患者由于痰食阻滞，肺失宣肃，胃气上逆而出现的呕恶痰涎、胸膈部满闷、胃痞诸症获效甚捷，且生姜解半夏毒，为相须相畏之制。

4. 柴胡、枳壳

柴胡入于肝经，善疏肝解郁，又其气轻性善升发，助脾转输而升举清阳，《医学启源》谓其"治心下痞、胸膈中痛……引胃气上升"；枳壳主入脾胃、大肠经，长于下气宽中，除胀散满，善解阳明之邪以降浊。认为本病病机总属中焦升降悖乱，当升者不得升，当降者不得降，清气不升反陷，浊阴不降竟逆，常以两药伍用一上一下，一升一降，以助脾气升清，胃腑降浊，"高下相招，升降相因，而变作矣"，则气逆诸症自愈。

5. 蝉衣、玉蝴蝶和银花、玉蝴蝶

蝉衣甘寒清热，质轻上浮，宣散透发，长于疏散肺经风热，宣

肺疗哑止痒；银花长于清气分热，透营达气，解火毒，消痈散结，
"其气清芬，宣散和平，清热而不伤气，化毒而不伤阴"，为疗温
热火毒之佳品；玉蝴蝶苦甘寒，长于润肺化痰、清热利咽、疏肝和
胃。患者合并咽喉症状，因木火刑金或浊邪郁热上犯，轻者咽喉不
舒，咽痒，选用蝉衣、玉蝴蝶，取其清透宣散，润肺利咽；火毒较
盛者，咽喉肿痛，声音嘶哑，选用银花、玉蝴蝶，取其解毒散结、
清火肃肺、利咽开音之功效。

　　6. 川连、吴萸

　　黄连苦寒，能清热燥湿、泻火解毒，为治疗湿热、火郁、热毒
之要药。《本草正义》云："能降一切有余之火，而心肝脾肾之热，
胆胃大小肠之火，无不治之。"。吴萸辛苦热，有小毒，味辛能散，
苦而降泄，性温能通，《本草便读》谓"其性下气最速"，长于散
寒止痛，温中降逆。朱师以之配伍，即左金丸之意，取黄连苦寒泻
肝经横逆之火以和胃降逆；以辛热之吴萸疏肝解郁又降逆止呕，并
制黄连之苦寒。用于 RE 患者因肝郁化火，横逆犯胃，胃失和降而
出现的呕吐吞酸，嘈杂嗳气，胁肋胀痛，口苦之症，为相反相成之
制也。朱师习用川连、吴茱萸各 3g，药物轻灵流动，取法于
"和"，无过寒伤胃阳、过热劫胃阴之弊。诚如《本草纲目》所云：
"一冷一热，一阴一阳，寒因热用，热因寒用，主辅相佐，阴阳相
济，最得制方之妙，所以有成功而无偏胜之害也。"

　　7. 川芎、川朴

　　川芎味辛性温，辛散温通，芳香走窜，善于行散开郁，通行血
脉，《本草正义》谓其"上行头目，下调经水，中开郁结，血中气
药。……非第治血有功，治气亦有神验也"。川朴苦辛而温，苦温
芳香，则燥湿化浊；味辛行散，则行气宽胀、消积化滞。《本草汇
言》云："厚朴，宽中化滞，平胃气之药也。凡气滞于中，郁而不
散，食结于胃，羁而不行，或湿郁积而不去，湿痰聚而不清，用厚
朴可以燥湿，辛可以消痰，苦可以下气也。"本病的病变过程中，
由肝郁而气滞，木旺乘土，或饮食失节，脾胃受损，土虚木乘，致
脾失健运，胃失通降，纳化失司，食积于内，土雍木郁；进而气滞

而湿阻，气结而痰凝，痰湿内蕴；再后气滞血瘀，痰凝血瘀。终成气滞、食积、湿阻、痰凝、血瘀之病势。因此常以川芎伍川朴，活血行气，快膈畅中，除胀消满，燥湿化痰，通瘀祛积，气血同调，气畅血行，气、血、痰、食、湿诸邪消散于无形。用于本病出现胸膺部疼痛胀闷不舒，咽喉如有物梗，呕恶反胃，胃脘痞满疼痛诸症时，颇有效验。

### 8. 川芎、夜交藤

川芎辛温，辛则能行，温则能散，活血行气，为血中气药。《医学衷中参西录》云其"气香窜，性温，温窜相并，其力上升下降，外达内透，无所不至。其特长在能引人身清轻之气上至于脑。"夜交藤甘平，养心安神，祛风通络，《饮片新参》言其能"养肝肾，止虚汗，安神催眠"。导师认为 RE 病机在于脾胃升降失常，胃腑失和，而病久致脾胃损伤，水谷不化，气血生化乏源，脾不升清，血不上奉，心失所养，脑海失充。"心为五脏六腑之大主，神明出焉"，"脑为元神之腑"，故而出现夜不安眠，即"胃不和则卧不安"。针对此种病机，朱师以两药相合，川芎引清轻之气上达高巅，夜交藤养心血以奉君主之官，养血行血，通络祛风，宁心安神，有活血不伤血、补血不滞血之妙。

### 9. 煅瓦楞、乌贼骨

瓦楞子咸平，能消痰软坚，化瘀散结，煅用以制酸止痛。《日用本草》谓其"消痰之功最大"。药理研究示该药所含碳酸钙可以中和胃酸，抑制胃酸过多症。海螵蛸具有收敛止血生肌、制酸止痛之功效，本品主要成份亦为碳酸钙，亦可中和胃酸。现代研究表明 RE 是胃酸相关性疾病，过多的胃酸反流入食管引起食管炎症、糜烂甚至溃疡。导师中西合参，用该药对治疗酸反流性食管炎，两药相合，制酸止痛，修复黏膜损伤之效倍增。

### 10. 虎杖、大腹皮与桃仁、杏仁

病位在食管，而食管柔润，为"胃气所主"，功能应归六腑，能将食团传入胃中，"传化物而不藏也"。一旦肝火旺盛，乘袭于胃，胃腑失于和降，大肠失于传导或者年纪高迈，津枯血燥，致大

便秘结，滞而不行，浊邪食积上犯，食管传化失司则见泛酸、嘈杂、呕逆、反胃、腹胀诸症。大肠的传导功能是胃降浊功能的延续，大肠传导正常，大便按期而下，脏腑和合，则上症自痊。因而导师倡"清润降泻，行气导滞，通腑消积，畅下而通上"，习用虎杖、大腹皮与桃仁、杏仁两组对药。虎杖苦寒，能清利肝胆湿热，活血祛瘀，清肺化痰，泻下通便。《日华子本草》谓其"治心腹胀满。"大腹皮辛微温，味辛行气散滞，性温通行，既行脾胃之滞气，又行大肠之滞气，消除肠道积滞。《本草汇言》谓其"宽中利气之捷药……能疏通下泄，为畅达脏腑之剂"，《日华子本草》云其"下一切气，通大小肠，健脾开胃调中"。两药合用，清热降火，宽中导滞，泻下通便力宏。桃仁苦甘平，"苦以泄血滞，甘以生新血"，能活血通瘀，滑肠通便，《名医别录》谓其尚能"止咳逆上气"，且性平质润，可濡血燥而通润大便；杏仁苦微温，苦则降泄，功善肃肺，又质润多脂，有降气润肠之效。两药伍用，一濡血燥，一润津枯，肃肺通腑，助大肠传导，推陈致新，润降结合，则"变化出焉"。

11. 藿梗、苏梗

藿梗辛微温，善化湿止呕，《本草正义》谓其"清芳微温，善理中州湿浊痰涎，为醒脾快胃，振动清阳之妙品"，本品禀清和芳香之气，馨香而不猛烈，微温而不燥热，入脾胃以化湿醒脾，和中止呕。苏梗辛散温通，善于理气宽中，《药品化义》谓其"能使郁滞上下宣行，凡顺气之品唯此纯良、宽胸利膈，疏气而不迅下"。二药相合，一药长于化痰湿，一药长于理滞气，用于因脾胃不和，湿滞中焦，气郁痰阻而见胸部满闷，纳食不化，嗳气，反胃，呕吐等症，共奏宽胸利膈、行气畅中、芳化痰湿、醒脾快胃、降逆止呕之效。

12. 焦山楂、神曲

山楂酸甘，入肝经血分，散瘀血，除胀满，消食化滞，为消腥膻油腻、肉食积滞之要药。《本草求真》云："用此酸咸之味，以为消磨，俾食行而痰消，气破而泄化，谓之为健。"神曲味甘辛而温，辛而不甚散，甘而不甚壅，温而不甚燥，醒脾助运，导滞之力较胜，偏消谷食。《药品化义》云："炒香，香能舒脾，甘能和胃，以此平胃气，理中焦，治脾虚难运。"两药同用，相须配对，消食化积、破气散瘀、醒脾开胃之力大。朱师常以此药对用于 RE 患者见纳弱不振，食后胃脘痞满不舒，嗳气酸腐等症。朱师喜二药炒焦用，因其焦香，更善消导、敛其逆气、健运中州。

13. 香附、龙胆草

香附主入肝经气分，辛以行散郁滞之肝气，苦以疏泄横逆之肝气，甘以缓肝脉之急，被誉为"气病之总司"，善疏肝解郁，行气止痛。龙胆草大苦大寒，性沉降，清热燥湿，泻肝胆火，《本草化义》云其"专泻肝胆之火……凡属肝经热邪为患，用之神妙"。两药相合，清疏肝胆瘀郁之邪，降泻肝胆有余之火，朱师习以两药疗本病瘀热郁于肝胆，气火升腾，胆腑不降，胆液上逆所致的胆区胀痛不适，心烦喜呕，口干口苦诸症，能解郁除烦，疏利肝胆，清热泻火，则肝气得畅，肝火得熄，胆腑得降。朱师喜用香附，因其平和，如《本草正义》所云"此物虽含温和流动作用，而物质既坚，则虽善走亦能守，不燥不散，皆其特异之性，可频用而无流弊"；龙胆草用量宜小取 3g，以防苦寒败胃，否则"伐其生生之气，即使火气悉除，而人已惫矣"。

14. 旋覆梗、代赭石

旋覆梗苦辛咸，微温。苦降辛散，咸能软坚，温能宣通，主入肺胃二经，故能降肺气，消痰化饮，下气行水，又能降胃气，止呕噫。代赭石质重，性味苦寒，平肝潜阳，重镇降逆，《医学衷中参西录》谓其"善降逆气，除痰涎，止呕吐"。朱师常以旋覆梗 12g，代赭石 2g，一药宣通壅滞，下气消痰，一药平肝泻热，镇逆降气，两药配伍，相须为用，共奏降肺胃、镇肝逆、下气消痰之功，本药对适宜于痰气交阻，气逆不降，症见心下痞满，呃气频频，恶心呕吐，咽中有异物感的 RE 患者。

15. 珍珠母夏枯草

珍珠母咸寒，能平肝阳，清肝热，养肝阴，煅用制酸止痛；夏枯草苦辛寒，清肝火，散郁结，兼益肝阴。导师认为：肝为风木之脏，肝气易郁，肝火易升，肝阴易亏，肝阳易亢，RE 患者因情志抑郁，肝气郁结，久蕴化火，风火相煽，耗伤阴津，木旺乘土，脾胃升降失司，当升不升，当降不降，浊邪上逆，症见烧心、泛酸、夜间呛咳，胸骨后或剑突下烧灼感，胃脘灼痛，两肋胀痛，口干口苦，心烦易怒，舌质红苔黄，脉弦数。辨证属于肝胃郁热，朱师常用珍珠母 30g，夏枯草 12g，一药重镇平肝，清火制酸，一药辛以散结，苦寒泄热，两药皆养肝益阴，药证相符，应手而效，肝阳平，肝火清，肝气疏，肝阴充。本药对镇肝、平肝、清肝、泻肝、疏肝、养肝诸法悉具。朱师运用对药遵循"治病必求于本"的大法，在辨证论治的基础上，针对 RE 发病过程中产生的气、血、火、痰、食、湿诸病理产物及兼症，辨症求因，审因施对，药对或相须伍用，或相反相成，或相畏相制，从调整肺、肝胆脾胃、大肠等脏腑气血着眼，燮理脏腑升降，以复食管"传化"。

## 二、路广晁主任医师治疗反流性食管炎的经验总结

### 1. 木郁土壅、胃失和降为其基本病机

反流性食管炎大致属于中医学"吐酸"、"噎膈"、"胸痛"、"胃脘痛"等范畴，多因情志不遂，气郁伤肝，肝失疏泄，横逆犯胃，或饮食不节，或烟酒无度，损伤胃气，失于和降所致。路广晁教授通过多年的临床实践认为，反流性食管炎的基本病机为木郁土壅、胃失和降。盖胃为六腑之一，主受纳、腐熟水谷，其气以和降为顺，以通为用，且"胃为多气多血之所"，不宜郁滞。然其通降之性有赖肝气疏泄的正常。若忧思郁怒日久，损伤肝气，肝气疏泄不及，势必土失木疏，而致胃气壅滞；胃气壅滞，则或积滞内停，或痰从中生，皆可郁久化热为酸，随气上逆损伤食管膜络而发为本病。同时若素体脾胃亏虚，或饮食不节，或劳倦过度，伤及中气，则木失土荣，疏泄失常，亦可导致本病发生。故本病的基本病位虽在食管，属胃所主，但与肝、胆密切相关。临证虽有夹湿、夹热、夹痰、夹瘀的不同，但总以木郁土壅、胃失和降为基本病机。临床

上患者多以烧心、反酸、胸骨后疼痛不适为主要表现，且往往多伴有心烦易怒、胸胁胀痛或遇情志刺激加重等肝气不舒的症状，为这一认识提供了有力的实践依据。该病如日久不愈，反复发作，可因郁滞日久，蕴生痰热，气血失和而致瘀血内生，食管血络阻滞，出现"久病入络"之象。电子胃镜检查可见食管黏膜充血、水肿，甚至糜烂溃疡，后期可出现食管狭窄，Barrett食管等严重并发症。

2. 疏肝解郁、和中降逆为其治疗大法

针对该病木郁土壅的基本病机特点，提出本病治疗应以"疏肝解郁、和中降逆"为治本大法。辨证时必须抓住"气机郁滞"这一病机本质特征，重视肝、脾、胃三者关系，强调"以气相求、复运气机"，从而达到气机调畅，使郁逆自除，以恢复脏腑和谐的平秘状态。同时他指出辨证治疗时须重视本病的病机演变，如病之初期，病邪较轻浅，属气分，胃镜下食管黏膜多无明显异常，或仅见胃、十二指肠液反流征象，此时多为肝气郁滞，胃失和降，治疗以疏肝和胃、理气降逆为主；随着病情进一步发展则郁滞有酿湿化热倾向，胃镜下食管中下段黏膜可见条纹状、斑片状充血糜烂，此时多为肝胃郁热夹湿，治疗以疏肝泄热和胃为主，兼以祛湿；病之后期，郁滞益甚，痰浊瘀热交结为患，病较深，属血分，胃镜下食管黏膜可表现为溃疡，甚则管腔变窄，证属脾虚肝郁，痰瘀交阻，治以通络化痰，佐以健脾疏肝。总之，该病在病程中有夹热、夹湿、夹痰及夹瘀之变，应明辨之，同时牢牢把握"木壅郁土"这一贯穿本病始末的基本病机，治疗时不致本次不分，本末倒置。

3. 合理遣方选药是取效关键

本病总以肝胃气郁为本，湿热、痰浊、瘀血等实邪为标，惟其各有侧重而已。可依其症状所见，视孰轻孰重而灵活用之。立方选药时当注意：治肝宜疏宜柔，不宜独进辛散之品，以防止疏之太过而激发肝之阳气，而伤及肝阴，可选用四逆散为基本方，临证时可酌加佛手、香橼、合欢皮等偏于柔润的理气解郁之品，尤其合欢皮更具安神之效，对缓解患者焦虑情绪颇有裨益。治胃宜和宜降，切不可滥用破泄之剂，以防破气伤正，应处处照顾胃气冲和之性，可选半夏、竹茹、旋覆花、苏梗、砂仁、·莱菔子等。对夹湿夹热者，应遵循"化湿防辛燥，清热勿过寒"的原则，选配芦根、蒲公英、马齿苋之属，也可酌情选用黄连、黄芩等苦寒之剂，但应用时量不宜大；夹瘀者可选理血活血之物，慎用攻破，药选降香、桃仁、丹参、三七之属，避免应用乳香、没药、虫等败胃破瘀之品。另外，治疗中应遵循辨病施药，不论何种证型，均可酌加中和胃酸、护膜宁络之品，制酸可选黄连、吴茱萸、煅瓦楞、乌贼骨之属，护膜宁络可选加白及、藕节之类。

4. 病案举例

患者，女，38 岁，2006 年 8 月 20 日初诊。患者半年前因琐事与家人争吵后出现反酸、反食，餐后尤甚。近一月来反酸加重伴胸骨后灼热，吞咽不利，口干苦，心烦急躁，嗳气，脘痞，纳少，大便正常。舌质偏红，舌苔薄黄腻，脉弦细滑。胃镜检查示食管炎，食管下段黏膜斑片状充血，散在糜烂面，累及食管黏膜 1/3 周圈。病理检查示：食管黏膜慢性炎症改变。中医诊断：吐酸（肝胃郁热证）。治则：疏肝泄热，和胃降逆。方用路师自拟平逆汤加减：柴胡 12g，枳实 12g，白芍 18g，栀子 9g，旋覆花 12g，竹茹 12g，黄连 9g，吴茱萸 3g，合欢皮 30g，蒲公英 30g，佛手 12g，白及 20g。7 剂，水煎 400ml，晨起及晚间睡前温服，每日 1 剂，并嘱忌过饱，忌食辛辣油腻。复诊：药后诸症皆减，食纳渐增。原方续服 12 剂。三诊：泛酸、嗳气及胸骨后灼热感皆消失，舌淡红苔薄白，脉弦细。处方：柴胡 9g，枳壳 9g，白芍 15g，莲子心 6g，旋覆花 12g，竹茹 12g，黄连 9g，吴茱萸 3g，蒲公英 30g，佛手 12g。水煎服。2 周后患者复查胃镜显示正常食管黏膜相未见炎症改变。随访半年病情未复发。

## 三、赵荣莱诊治反流性食管炎经验

### 1. 独创"膈中积气"论治食管疾病

胃食管反流病属于胃肠道动力性疾病，主要表现为胃内容反流入食管所产生的一系列症状，如反酸、烧心、胸骨后不适或灼热疼痛，有的病人还伴有口中酸苦，咽堵不适异物感。长期的胃食管反流可引起较严重的食管炎、食管溃疡，患者十分痛苦，近20年来受到医学界的重视。中医学文献对反酸、烧心、胸闷、嗳气、噎塞等症早有认识，反流性食管炎患者多有反酸、烧心之症，酸乃肝味，随胃气上逆，经口而作。大多有吞咽时梗噎不顺的感觉，大多医家认为此症属于"梅核气"，但亦有医家将之列为"噎证"范畴。《诸病源候论》即言，气噎"此由阴阳不和，脏气不理，寒气填于胸膈，故气噎塞不通，而谓之气噎，令人喘悸，胸背痛也"。喻嘉言《医门法律》亦言："盖胸中如太空，其阳气所过，如离照当空，旷然无外。设地气以上，则窒塞有加，微则用薤白白酒，以通其阳；甚则用附子、干姜，以消其阴"。赵老师深得经典之道，结合自己的临床实践，对此病的病因病机、辨证论治独具见地。其早在上世纪90年代，就发现传统中医所讲的"气噎"、"食噎"、"梅核气"、"嗳气"等证，部分患者是由于食管功能失调、食管积气导致，首先提出"膈中积气"理论，亦可称为"食管积气"论。临床观察此类患者食管压力，发现许多患者食管下端括约肌松弛，压力过低，食管体正常蠕动明显减少，甚至缺乏正常蠕动。由于上述原因，胃内容物以及胃内气体上逆，积郁食管之中，从而引起类似于"梅核气"症状。赵老师认为，胃食管反流病但凡嗳气与胸闷、咽中不利并见者，与呃逆不同，其气积滞于膈上食管之中，而非积于胃中也。此时嗳出之气，由食管而出，而非出自胃中也。咽为食管上阜，食管下端紧接胃口，"食管为咽喉至胃之通道，处膈肺之分野，其为病多由胸阳失展，膈中积气。膈胃之气不利，胃气上逆，膈气不降"，故反酸烧心、口苦、胸满脘胀、咽堵食噎等皆由膈气不利所致。膈气不利之因常为痰气互结、食积停滞、饮邪停聚（常见患者背寒如掌大），或脾虚气滞、胃气上逆。

2. 透膈利气，斡旋升降为治首要

赵荣莱教授重视脾胃升降学说，认为"脾胃居于中焦，乃气机升降出入枢纽之地，脾主升清，脾气宜升宜运，胃气主降，不独降浊，胃气以和降为顺。脾胃水谷精气上奉于心肺，将营养物质象雾露一般灌溉四周而荣肌腠、实四肢，浊气下降，则能维神明、强骨髓。机体宜阴阳平衡，阳升阴降。脾胃内伤发病主要因于气机失调，升降失司，脾胃升降失常，纳运失司，清浊不分，相干于中而为病。故调和阴阳，去其偏盛，补其所需不足，使脾升胃降，气机调畅，乃治疗大法也"。调畅脾胃气机，是顺应阴阳的自然规律，调畅脾胃的目的是使脾之清阳上升，胃之浊气下降。赵荣莱教授早在 1993 年就率先提出了从脾胃升降理论开发胃动力中药的设想，在中医药界产生很大影响。临床研究和试验证明这一设想是正确的，目前许多治疗慢性胃病以及胃肠动力性疾病的中成药大多都是从这一思路出发研制而成。赵荣莱教授治疗包括反流性食管炎、胃食管反流病以调整脾胃升降为枢要，故"透膈利气"亦即舒展胸阳、通利膈气为治疗此病大法。若痰气互结，胸阳不展，常用方药：瓜蒌 15g，薤白 10g，枳壳 10g，桔梗 10g，丁香 2g，木香 10g，刀豆 10g，香附 10g，厚朴 10g，旋覆花 10g（包），乌药 10g，草豆蔻 10g，鸡内金 10g，炒莱菔子 10g。脾虚气滞方：苍术 10g，木香 10g，乌药 10g，厚朴 10g，干姜 3g，黄连 3g，佛手 10g，乌贼骨 15g，浙贝母 10g，娑罗子 10g，川芎 6g。上述方中常用浙贝母或川贝母，贝母不仅化痰，而且具有黏膜保护作用。常配以左金丸，吴茱萸、黄连用量视具体证候寒热各异，证偏寒者吴茱萸 5g，黄连 3g，偏热者黄连 3～6g，吴茱萸 2～3g。若寒凝气滞为主，尚可加大干姜用量至 5～6g，或加入吴茱萸 3～5g，寒甚者另加桂枝温阳散寒。如气郁日久，有化热之势，遵《黄帝内经》之言"火郁发之"，以少量薄荷（常用 3～5g）疏肝利气，透热外出。若兼湿浊内蕴，苔白腻不化，可酌加藿香 15g，佩兰 15g，厚朴 10g，白豆蔻 6g，苍术 15g，白术 15g 芳香化浊，调畅中焦。胃食管反流病或反流性食管炎咽堵异物感显著，尤其久治不愈者治疗十分棘手，赵老师常常在方中加入牛蒡子、马勃。《名医别录》谓牛蒡子"味辛且苦，既能降气下行，复能散风除热"。赵老师认为其辛苦性寒，入肺胃经，辛散苦泄，利咽膈兼通利二便。马勃首见于《名医别录》，归肺经，功效散肺经邪热，解毒利咽。赵老师认为肺胃咽膈之气相互为用，故以此二味相配利咽宣肺、升降脾胃以通利膈中积气，使膈气顺畅，肺咽自利。赵老师治疗胃食管反流病还非常重视保持患者大便通畅，腑气不通则中焦气滞不解，膈气则不利。若病人大便干燥，常加入润肠通便或缓下之品，如石斛 10～15g，玉竹 10～30g，牛蒡子 6～10g，瓜蒌 15～30g，焦槟榔 10g 等。对一些反流性食管炎胸痛明显者，则酌情加入活血化瘀止痛之品，如川芎、白及、三七粉等，白及一味尤为喜用，概因之药性粘稠，清润护膜，颇有良效。治疗反流性食管炎以调理脾胃升降为枢要，临床上有许多行之有效的药对，尤其对于那些久病、顽病或反复发作、一般理气药难以治愈的病例，常可提高临床效果。常用升降药对包括枳壳配桔梗、檀香配牛膝、杏仁配瓜蒌等，升中有降，降中有升，升降得宜。反流性食管炎久治不愈，往往气滞、血瘀、痰凝与阴虚虚实夹杂，则需在行气、活血、化痰解郁的基础上适当润燥。兼阴虚者，常用石斛、玉竹、麦门冬等药，兼血虚者，常用当归、白芍药之品。若患者咽干涩不利、口干、舌红少苔者，还可同时加入白芍药、鲜芦根以酸甘化阴，使润燥相合，刚柔相济。根据现代医学研究，反流性食管炎有酸反流所致者，亦有胆汁反流所致者，亦有二者混合导致者。赵老师认为无论何种原因健胃制酸之品必不可少，如乌贼骨、煅瓦楞子、煅龙骨、煅牡蛎。此外，还常选用鹅管石、娑罗子、威灵仙、川芎等宣通药物。鹅管石治胸膈痞满，《宣明论方》早有记载，有扩张食管之作用。娑罗子行气宽胸利膈，且能宣通心脉、宣通食管，对胸骨后疼痛用之甚验。威灵仙走而不守，宣通十二经络，历来用治骨鲠咽喉，实乃治疗食管疾病的良药。

3. 病案举例

例1：患者某，男，50 岁，2004 年 8 月 20 日初诊。主诉进食时胸骨后疼痛 2 年，伴胸脘胀闷，呃逆频频。当地医院胃镜示："反流性食管炎，慢性浅表性胃炎"。曾多方求医，服用西药"埃索美拉唑、奥美拉唑"以及多种中药无效，甚为痛苦，故而来京就医诊治。现症：进食时胸骨后疼痛 1 年，伴胸脘胀闷，呃逆频频，纳差，反酸，痰涎较多，舌暗苔白略厚，脉细滑。西医诊断：反流性食管炎、慢性浅表性胃炎；中医诊断：胸痛。辨证：脾胃气滞，痰气交阻。立法：宽胸利膈，化痰理气。方药：瓜蒌10g，薤白10g，郁金10g，檀香6g，乌药10g，川朴10g，川贝10g，玄胡索10g，姜半夏10g，龙葵10g，白英10g，竹茹10g。服上方7剂，诸症锐减，食欲渐增，体力增加。原方加白及10g，加强活血护膜止痛之功效，再服14剂，巩固疗效。随证加减，共服药1月余诸症基本消失，患者体重增长1.5kg，患者及其家人甚为欣喜。

例2：患者某，女，43岁，2005年9月12日初诊。主诉反酸烧心10余年，伴胸骨后灼热感，咽堵如有异物，饮食发噎，时有反食，稍微进食上症加剧，故而恐惧进食，日渐消瘦，平时大便干燥。就诊时见，面色白，舌质暗苔白，脉弦。胃镜示："反流性食管炎，慢性浅表性胃炎伴糜烂"。西医诊断：反流性食管炎，慢性胃炎。中医诊断：反酸。辨证：胸阳不振，膈气不利，胃气上逆。立法：宽胸利膈，理气和胃降逆。方药：瓜蒌10g，薤白10g，浙贝母10g，乌贼骨10g，丁香3g，柿蒂10g，吴茱萸3g，黄连3g，莱菔子10g，姜半夏10g，白及10g。服药7剂诸症著减，巩固治疗半月，诸症悉愈。

### 四、李佃田主任医师妙用古方治疗反流性食管炎

#### 1. 姜黄散与小承气汤加减

姜黄散出自《中医临证备要》，由姜黄、羌活、白术、甘草组成，小承气汤出自《伤寒论》，由大黄、厚朴、枳实组成。根据临床经验常选用姜黄、枳实、川朴和白术治疗反流性食管炎。该组方具有疏肝理气之功并兼止痛之力。临证如见胸脘闷痛或胀痛、刺痛，咽下困难，时有恶心，反酸嘈杂，嗳气，心烦易怒，喜叹息，纳食差，大便干燥，舌淡黯或紫红，苔黄或黄腻，脉沉弦等肝气犯胃者可依本方加味治疗。方中姜黄辛散温通，能活血行气止痛，为芳香健胃药，并降胃之浊气，枳实、厚朴辛行苦降，长于行气，白术补气健脾。诸药合用，使肝气条达，脾胃健运，气机通畅，升降

正常，共奏疏肝健脾，和胃降逆之功。

2. 香苏散

香苏散出自《太平惠民和剂局方》，由香附、紫苏各四两，炙甘草一两，陈皮二两组成，有理气解表之效，可用于治疗外感风寒、内有气滞、形寒身热、头痛无汗、胸脘痞满、不思饮食、舌苔薄白的患者。历代医家常以本方在根据患者病情加减药物，用来治疗四时瘟疫等症。笔者经临床实践，用本方治疗反流性食管炎也有良好的效果，临症如见胃脘胀满，嗳气频繁，泛酸呃逆，食欲不振，大便不畅，舌苔薄白，脉弦以本方为基本方加减治疗反流性食管炎疗效颇佳。香附辛能通行，苦能疏泄，微甘缓急，为疏肝行气之要药，紫苏、陈皮醒脾宽中，行气止痛，炙甘草益气补中，调和药性。本方有疏理气机、调畅中焦之效，其药性平和而不燥。

3. 小陷胸汤

此方出自《伤寒论》138条"小结胸病，正在心下，按之则痛，脉浮滑者，小陷胸汤主之。"因脾胃相通，肝胆相连，且脾胃肝胆同属于中焦，在五行中为相克关系，故如邪犯肝胆，郁而化热，肝胆之热，横克脾胃，与胃中痰热互结心下，易成胆胃郁热，致胃气挟酸水上逆，损伤食管。本方由黄连、半夏、瓜蒌实组成，临证表现为痰多、恶心、呕吐苦水、嗳气、呃逆频作、胸骨后烧灼但不重、心烦不寐、胆怯易惊、舌红、苔黄腻、脉弦滑之胆火上逆型反流性食管炎可用本方为基本方加减治疗。方中，黄连苦寒，清泻心下之热；半夏辛温，涤痰散结；瓜蒌实甘寒，清热涤痰开结而兼润下。三药配伍，使痰热各自分消。《素问》云："酸者，肝木之味也。"《灵枢·四时气论》也记载："善呕，呕有苦，……邪在胆，逆在胃，胆液泄则口苦，胃气逆则呕苦。"由此看出本病病位虽在食管、胃，但与肝、胆关系密切，脾胃虚弱是本，胃气上逆是标。无论饮食不节、暴饮暴食或恣食肥腻生冷，最终均可导致脾胃功能受损，但其病机关键是胃失和降而上逆，浊气上犯。初期以热证多见，多有肝胆失疏，郁而化热，横逆犯胃，和降失职，胃酸、胆汁上逆而侵淫食管所致。笔者通过大量临床资料分析，认为引动浊气上逆的基本病机是肝气犯胃，胃失和降。故笔者常选用疏肝理气降逆为主的姜黄散、小承气汤、小陷胸汤及香苏散随症加减治疗反流性食管炎均能获良效。

### 4. 橘皮竹茹汤

此方出自《金匮要略·呕吐哕下利病脉证并治》，方由橘皮、竹茹、大枣、人参、生姜、甘草主要组成，为治胃中虚热、气逆上冲的基本方剂，临证如见胸骨后隐痛、烧心、口干、呃逆、舌红苔少、脉虚数等胃虚有热型反流性食管炎用本方化裁治疗，均有较好疗效。方中，橘皮、生姜理气和胃降逆，竹茹清热安中，人参、甘草、大枣补虚和中。六味相合，共奏补虚清热、和胃降逆之功。

### 5. 旋覆代赭汤

此方出自《伤寒论》"伤寒发汗，若吐，若下，解后，心下痞硬，噫气不能除者，旋覆代赭汤主之。"本方有旋覆花、代赭石、半夏、生姜、甘草、人参、大枣等药组成，临床上表现为胸骨后隐痛、痰多、舌淡苔腻、脉濡的痰浊阻滞，胃气上逆型反流性食管炎皆可用本方化裁治疗。方中旋覆花消痰下气散结，代赭石重镇降逆；半夏、生姜辛温而散，涤痰散结；人参、甘草、大枣甘温以补虚养正，斡旋气机，使清者升，浊者降。诸药合用，共奏化痰下气、和胃降逆之功。脾胃为气机升降之枢纽，升降有序，出入有恒，脾方能升清，胃方能降浊。脾胃升降失调，则升降出入无序，气机痞塞，胃失和降而出现胃脘胀满，呕恶吞酸，胸骨后灼热或灼痛等症状。"脾宜升则健，胃宜降则和"，脾气升则湿得以化，胃浊降则热得以清，湿化热清，气机通畅，升降有序则清气自升，浊气自降，脾胃调和，反流随之消失。用药看似简单，是寓升降之理，一升一降，内外通和，而杂气之流毒顿消矣。妙用橘皮竹茹汤、旋覆代赭汤和胃降逆。临证治疗时可以在上述基本方的基础上酌加煅海螵蛸、瓦楞粉、煅龙骨、煅牡蛎等中药制酸药，偏肝气不舒者可加柴胡、香附、广木香、郁金、佛手、香橼等疏肝行气解郁；偏火热者加生石膏、黄连、黄芩、龙胆草、栀子、蒲公英等清热泻火；伤食者加焦山楂、焦神曲、炒麦芽、鸡内金、莱菔子等消食化积；呕吐者加半夏、降香等降逆止呕；偏寒者加良姜、荜茇、附子、肉桂等温中散寒；阴虚者加沙参、石斛、玉竹、麦冬、黄精、山茱萸、乌梅等养阴清热、益胃生津；偏血瘀者加延胡索、丹参、鸡血藤、五灵脂、三七等活血化瘀、行气止痛。或采用中西医结合治疗，酌情使用络赛克、雷尼替丁等西药。

总之，反流性食管炎（RE），属食管黏膜炎性病变，为多种因素促成的消化道功能障碍性疾病，其发病机制是食管抗反流防御机制下降和反流物对食管黏膜的侵害。本病发病率高，但国内对 RE 研究较少，尤其是中医药研究方面的报道更少。反流性食管炎在临床上治疗较为棘手。李佃田主任医师认为在临床上必须做到证杂而心不杂，证变则法宜变。辨证贵在清楚，施治须用巧机，用药最易合理。

## 五、周福生治疗反流性食管炎经验

周福生教授是广州中医药大学教授，博士研究生导师，全国名中医，从事临床、教学、科研工作 30 余年，对脾胃病的中医治疗有独特的一套经验，且疗效突出，现将周教授治疗反流性食管炎经验介绍如下。

### 1. 病因病机特点

反流性食管炎是指胃十二指肠内容物反流入食管引起食管炎症，从而出现烧心等症状。属中医"噎膈"、"吐酸"、"反胃"、"胸痛"、"胃脘痛"、"胃痞"、"梅核气"等病范畴。本病的临床表现主要以反流症状为主，临床以胸骨后灼痛、烧心、反酸、咽喉不适、吞咽困难、胸脘痞闷为特征。现代医学认为本病是由多种因素造成的消化道动力障碍性疾病，具有慢性复发倾向，据西方国家报道停药后半年复发率高达 70% ~ 80%。传统中医学对该病的病因病机及辨证分型还没有统一的说法。

周福生教授认为导致反流性食管炎的病因有三

（1）饮食不节：现代人饮食结构复杂，食不定时，暴饮暴食，烟酒过度，损伤脾胃致运化失常。

（2）忧思恼怒：生活节奏快，名利观念重，思虑忧患则伤脾，久郁则气机不得疏泄而伤肝，肝失于疏泄，最终致脾胃气机失常故见嗳气，反酸。

（3）失于调养：小病治疗不当或平素调补不当而伤脾胃，致脾胃虚损失于运化。周教授认为本病病位在食管，实属胃病，病机为脾虚胃强。脾与胃脏腑相关，脾主升，胃主降，脾胃是气机升降之枢纽，升降失常则出现呕吐、嗳气、胃痛、便秘、腹泻等诸多症状或疾病。脾胃的气虚、阴虚、阳虚，痰、湿、瘀、热等实邪留聚，均可影响脾主升清、胃主通降的功能，影响脾胃气机升降失常，导致脾不升胃不降。脾虚升清不足，胃强浊气上逆而成病，肝气郁滞，痰湿内阻是其发病及加重的关键。如病情迁延日久，痰湿内阻，血行不畅，久病成瘀，可见痰瘀互结之候。

2. 临症特点

（1）虚证为主注重健脾

周教授认为本病虚实夹杂，脾虚胃强是主要病机，故周教授治疗本病多从本虚论治。"四季脾旺不受邪"，脾虚则百病丛生，外邪留聚，脾虚则气机不升，升发不及则降浊无力，本病以本虚者居多，症见胃纳差，平素饮食稍不慎则腹泻，舌淡胖见齿痕，脉细，治疗上应注重扶正，重用健脾补气之品，临证多选用太子参、五爪龙、白术、山药、茯苓等健脾益气，尤擅用五爪龙，其性补而不燥，益气而不助热，是治疗脾气虚之佳品。

（2）畅达气机脾升胃降佐以疏肝

脾胃同居中焦，气机失调是脾胃病病机总纲。周教授认为，治疗反流性食管炎关键之一是注意脾胃气机畅达，使脾升胃降功能恢复。临证常用枳实、法半夏、柿蒂等降气和胃；木香、紫苏梗、砂仁等理气和胃。症见反酸、嗳气、反胃明显，提示胃气上逆较重，治疗上应注重降逆和胃，重用柿蒂、法半夏等药；务必使脾升胃降、气机畅达方能清升浊降，生化不息。疏泄，肝气畅达是脾胃气机疏通，脾升胃降的一个重要条件，临证多佐以疏肝之品，如柴胡、佛手等。

（3）病情复杂注意兼症

本病病位为食管，反流物每多伤及咽喉，如症见咽部不适，有异物感等，为反流物刺激咽部引起咽炎，可加用木蝴蝶、玄参等利咽之品。情志抑郁是导致本病的一个重要病因，所以周教授临证注重对情志的调节，对症见焦虑、心慌、眠差、多梦者，提示情志失调，肝气郁滞，心神不宁，多重用合欢皮、浮小麦、夜交藤等养心安神之品。本病迁延难愈，病至后期，气滞血瘀，兼见血瘀征象如胸骨后疼痛明显，舌黯红或淡黯，有瘀斑瘀点，周教授注重气血并调，如用延胡索、郁金、台乌、丹参、浙贝母，共奏和胃止痛、化痰散瘀之效。

3. 病案举例

患者黄某，男，2007年2月22日初诊。患者出现胸骨后烧灼感、反酸2年，2006年于外院行胃镜检查示反流性食管炎，予埃索美拉唑、莫沙必利等药物治疗，效果不明显，反流症状仍较明显，且反复发作，转求中医治疗。诊见：胸骨后烧灼感伴疼痛，反酸明显，嗳气，咽部不适，无口干口苦，纳眠可，二便调，舌淡黯，苔薄白，脉弦细。诊断为反流性食管炎，证属脾虚痰阻，胃气上逆。治以健脾化痰，降逆和胃。药用：茯苓15g，海螵蛸15g，苏梗15g，浙贝母15g，法半夏10g，竹茹10g，砂仁10g，陈皮10g，龙骨30g，柿蒂20g，木蝴蝶6g，甘草6g。7剂，每天1剂，水煎2次，早晚分服。2月29日二诊：服药后胸骨后烧灼感、反酸减轻，但仍疼痛、嗳气，大便偏烂，舌苔白。上方去竹茹，加白术15g，藿香10g，延胡索15g，加强健脾化湿，再进7剂。3月5日三诊：上述症状明显减轻，偶嗳气，二便调。效不更方，守方连服3周，症状基本消失，气机已渐调畅，改用陈夏六君子汤加减，进一步调理脾胃气机升降，连续服2周。随后患者一直坚持门诊治疗，每周复诊1次，方药随症加减，病情稳定。治疗4个月痊愈，随访1年无复发。

## 六、艾华教授从"火热"论治反流性食管炎

### 1. "火热"立论

反流性食管炎常以胸骨后或剑突下烧灼样疼痛为主症，常伴反胃、吐酸、恶心、吞咽困难等症状，属中医"噎膈"、"胃脘痛"、"胸痛"、"反酸"、"嘈杂"等病范畴。本病的发生有以下 3 个方面：（1）情志不遂，肝失疏泄，气郁化火，火性炎上，熏灼食管。（2）烟酒辛辣过度，湿热熏灼食管，热盛肉腐成痈疮。（3）手术及久病伤阴，阴虚内热。虚热熏灼食管所致。由此可见，反流性食管炎病位在食管，涉及胃、肝胆、脾等脏腑，火热是其主因，治疗重在清热泻火。

### 2. 清降论治

反流性食管炎以胸胃灼痛、泛酸为主症。火热炎上，胃失和降为病机，治疗以清热泻火，降逆和胃为治疗大法。

（1）肝胃气滞：常为七情内伤，肝胆气郁化火上炎所致。证见胸骨后胃上灼热疼痛，痛连两胁，泛酸嘈杂，不思饮食，大便不畅，心烦易怒，舌尖红，苔薄红，脉弦。治以舒肝理气、清热和胃。柴胡疏肝散加减（柴胡 15g，黄芩 15g，乌贼骨 15g，黄连 5g，川楝子 15g，郁金 15g，木香 10g，陈皮 15g，代赭石 15g，白芍 15g，甘草 10g）。

（2）食道痈疡：常为烟酒辛辣过度，湿热热盛熏灼食管，肉腐成痈疮。证见胃脘、食道烧灼样疼痛，频频不休，吞酸欲吐，口苦喜冷饮，吞咽困难，饮食难入，小便短赤，大便干燥，舌红，苔黄厚腻，脉弦数或滑数。治以清热消痈，降逆和胃。泻心汤加减（黄芩 15g，黄连 10g，大黄 10g，栀子 15g，牡丹皮 15g，蒲公英 10g，苦参 10g，桔梗 15g，乌贼骨 15g，白芍 15g，甘草 10g）。

（3）虚火上炎：常为手术及久病伤阴，虚火上炎，熏灼食管所致。证见胃脘、食道隐隐灼热，时发灼痛，吐酸钠少，口渴唇燥。渴喜凉饮，心烦失眠，大便秘结，舌红少苔，脉细数。治以养阴清热，和胃降逆。益胃汤加减（沙参 15g，麦门冬 15g，生地

20g，石斛 15g，花粉 15g，玉竹 10g，郁李仁 15g，桔梗 15g，栀子 15g，淡豆豉 10g，竹茹 15g，白芍 15g，甘草 10g）。

3. 清润调养

反流性食管炎，瘥后调养重在清润胃及食管，清除余热，恢复其功能。首先帮助患者保持良好的情绪，避免或克服忧思郁怒等不良刺激，使气机通调，肝胆通畅，脾升胃降，食道畅通；其次要重视饮食护理，进食要少食多餐，避免饱食，不宜饮酒辛辣或高粱厚味，免生湿热；要戒烟、不宜过量饮茶、咖啡、可乐及其他酸性饮料，免对胃食道的刺激。饮食清淡，常在米粥内加入冰糖、梨汁、藕粉等滋阴养胃之品。通过以上诸法，使火消胃降，气血调和，食道顺畅，疾病痊愈。反流性食管炎，以胸胃灼痛、口苦、泛酸为特征，病因虽多，实属"火热"所致，治疗清热泻火，降逆和胃。临床辨证常见肝胃气滞、食道痈疡、虚火上炎 3 个证型，分别用柴胡疏肝散、泻心汤、益胃汤加减治疗。实热当泻火，虚热当滋阴清热，瘥后还当养胃清除余热，润养食道，方可取得满意的效果。

### 七、蒋健主任医师治疗反流性食管炎伴支气管炎症状验案 2 则

反流性食管炎是指胃、十二指肠内容物反流入食管，引起食管黏膜炎症。临床常见症状为烧心，胸骨后疼痛，常放射至胸背等处，或伴见吐酸、打嗝、嗳气等症。对此，西医临床诊断及中医辨证论治均不难。但有部分反流性食管炎患者可伴有咳嗽，咯痰等气管、支气管炎的症状。据文献报道，反流性食管炎与哮喘、咳嗽发病的机制有关。胃酸反流至食管的同时，可能吸入气管，直接刺激气管黏膜，而引起哮喘、呛咳。尤其在夜间睡眠时，迷走神经高反应性的自主调节障碍，导致食管下端括约肌压力降低和频发的短暂的食管下端括约肌松弛，更易使胃液反流而发病。因此在临床上，对于长期患有慢性咳嗽，咯痰，胸闷甚至哮喘等症，按慢性支气管炎久治不愈者，要想到是否有反流性食管炎的可能。反流性食管炎伴有支气管炎的症状，或者反流性食管炎反以支气管炎的临床表现为主，中医究竟应该如何进行治疗，这是中医临床需要加以探讨的

问题。

## 1. 案一

张某，男，28 岁。上海人。2005 年 2 月 15 日初诊。患者 2003 年冬季受凉后感冒，咳嗽、咯黄粘痰不止，自服感冒类药，症状反而加重。去西医院就诊，诊断为支气管炎，服抗生素类药物 1 个月，症状有所缓解。2004 年 1 月又出现咳嗽、咯痰，求中医呼吸科专家诊治，服养阴清肺、化痰止咳类中药凡 1 年，仍效果不彰。无奈中慕名而至我院中医内科以求诊治。患者自诉咳嗽，咯痰。经仔细询问，同时尚有胸前区灼热感，胸闷明显，饱食后自觉有胃内食物及酸水上泛，纳寐尚可，大便 1 日 2 次、成形，舌红、苔黄，脉细。立即胸透检查，结果显示无异常；遂开出胃内窥镜检查单。处方：党参、白芍、麦芽各 15g，山药、神曲、麦冬、黄芩各 12g，甘草、竹茹、丁香、艾叶各 6g，煅瓦楞、丹参、金银花、蒲公英各 30g，降香、陈皮各 10g。予 7 剂。头煎加水 300ml，浸泡 30 分钟，煎煮 30 分钟，取汁 150ml；二煎加水 300ml，煎法同前，取汁 150ml，两煎相合，分两次温服。蒋建主任医师在首诊时注意到，患者自诉时有胸前区灼热感及胸闷，饮食后自觉胃内酸水泛出。当时即临床拟诊为"反流性食管炎"。蒋主任医师处方有以下几个特点：①以橘皮竹茹汤和胃降逆，并加健脾消食之品；以丹参、降香、白芍、麦冬宽胸活血，当属辨证论治范畴。②在临床中喜用《伤寒论》之半夏泻心汤类、《医宗金鉴》之清胃射干汤治疗顽固性泛酸，每获良效。受此启发，运用蒲公英、黄芩、金银花等清热解毒之品，意欲针对食管与支气管的炎症；而艾叶之用，则取其现代药理之支气管松弛作用，均属辨病论治的思路。③本方最大的特点在于，虽然患者主要因咳嗽、咯痰来求诊治，居然并未投用止咳、化痰药物，至多降逆的竹茹，制酸的煅瓦楞兼有一定的化痰作用。

2 月 22 日二诊：服上药 7 剂，不仅胸骨后灼热感、胸闷、吞酸、反胃等症状消失，而且持续年余的咳嗽、咯痰亦同时去除。胃内窥镜检查结果：反流性食管炎。为巩固疗效，再予原方 14 剂。

仅仅服药1周，困苦年余的诸多症状均告消失，不仅胸骨后灼热感、吞酸、反胃等反流性食管炎的症状消失，而且咳嗽、咯痰等支气管炎的症状也同时消失，充分说明首诊的诊治分析及处方是完全正确的。

3月15日三诊：服药后，大便次数增多，日3~4次，质稀，时含不消化物。舌淡红、边呈齿痕、苔黄腻，脉细。原方去艾叶、陈皮、麦冬、竹茹、丁香、煅瓦楞；加茯苓30g，白术15g；金银花、丹参由30g分别减量至15g和20g。予10剂，每剂煎煮方法同上，但最终成500ml左右，分为3份，每日服两份，10剂共服14日。服用首诊方时值3周，出现大便次数增多。有可能苦寒药损及脾阳，也有可能是和胃降逆（促胃动力）的体现。故减去一些降逆之品，增加一些健脾药物，同时金银花用量减半，均是出于上述考虑。

4月5日四诊：患者服药期间未再出现食管反流相关症状，故自行停药数日。今又出现咳嗽，痰黄，咽喉疼痛而来就诊。察舌质嫩红、苔薄黄，脉滑。处方：石膏、寒水石、黄芩、礞石、柴胡各15g，紫菀、款冬、茯苓、白术各12g，山豆根5g，射干3g，蒲公英30g，陈皮、降香各10g，丹参20g。共予14剂。诊至是日，虽因停药数日，但反流性食管炎的症状未现，仅表现为咳嗽，痰黄，咽痛等上呼吸道症状。故着重化裁运用了以下药物：①《素问病机保命集》中的双玉散（石膏、寒水石）；②《丹溪心法附余》中的滚痰丸（去大黄）；③二陈汤及化痰止咳的紫菀、款冬。

6月21日五诊：服上药1周之内，咳嗽、咯痰减去七成，痰色不再黄。今咳、痰均止，唯胸骨后又稍觉痞闷不适，尤其在食油腻物之后。处方：川连、降香各10g，金银花15g，蒲公英30g，厚朴、黄芩、枳壳、白芍各12g，丹参20g。予7剂。后经电话问询，再无不适出现。服用上药数日内，痰咳均减而除，但胸骨后痞闷不适又有所显现。病情虽有反复，治疗用药并无大闪失。除留用清热解毒，宽胸活血的药物之外，另加厚朴、枳壳。根据蒋老师经验，此二味合用具有宽胸理气，和胃降逆之妙。以此方善后至今，患者服后十分舒坦，再无任何不适。

2. 案二

患者徐某，女，48 岁。上海人。2005 年 5 月 27 日初诊。患者喉间哮鸣音，胸闷，痰多，每以夜间为甚，病已 3 年。长期在呼吸科按慢性支气管炎、慢性咽喉炎治疗，服化痰止咳类中药，但效果不佳。去年 6 月，因常嗳气而做胃内镜检查，诊断为反流性食管炎。开始服用雷尼替丁或奥美拉唑、达喜，以及健脾化痰降逆类中药，治疗 6 个月以上，症状如故。由本院医生引介，以求诊治。其人平素多有胸闷，喉间哮鸣音，痰多质稀、尤以平卧及夜间为甚，时有泛酸、嗳气，舌质偏红、苔薄黄腻、舌下静脉瘀曲，脉弦滑、两尺部弱。胸片及胸部 CT 检查均无异常发现。

处方：莱菔子 15g，半夏、陈皮、茯苓、黄芩、礞石、紫苏、杏仁、桑白皮、大腹皮、乌梅各 12g，蒲公英 30g，沉香、浙贝母、肉桂、薄荷各 6g，麻黄、降香各 10g，丹参 20g。予 7 剂。本例于 2004 年 6 月已经胃镜确诊为反流性食管炎，但是临床表现除了时有泛酸、嗳气等轻微的容易忽略的消化道症状外，主要以夜间平卧尤甚的喉间哮鸣音，痰多质稀等支气管炎表现为主，与第一例的临床表现大相径庭。考前医泛泛论治难以奏效，蒋健主任医师出重手，处方由苏沉九宝汤、滚痰丸、二陈汤组成，重在肃肺定喘化痰为主。对于反流性食管炎的治疗反而"轻描淡写"。

6 月 3 日二诊：痰喘均减半，胸闷不再，嗳气亦减，舌质红、苔薄黄，脉细弦。原方加苏子、寒水石、石膏各 12g，白芥子 6g，枇杷叶 10g，细辛 3g；去乌梅、薄荷。再予 7 剂。服药仅仅 1 周，大有起色。知治法方药对路。经加味后，实际上又增加了三子养亲汤和双玉散，进一步增加了化痰的力量。

6 月 10 日三诊：痰喘减去三分之二，唯嗳气减而未除，舌质偏红、苔薄黄腻、脉细弦。上方去大腹皮、浙贝母、紫苏、肉桂、二陈、黄芩；加黄连、旋覆花各 10g，代赭石 15g，先予 14 剂，后去三子养亲汤后再予 10 剂。诊至 2005 年 7 月 5 日，喉间哮鸣，痰喘，胸闷，泛酸等症均消失，夜间平卧太平无事，仅偶尔嗳气而已。痰喘续减三分之二，胸闷不再，偶尔嗳气，故渐撤九宝，留三子养亲汤、双玉散、滚痰丸、麻杏石甘汤。再加旋覆花、代赭石，一是取其降胃气，去噫嗳；二是取其降肺气，祛痰喘，一举而两得。全方的组方特点是肺胃之气同降，气管、食管并治。此后，去三子养亲汤调服至整理此稿之时，而经询问，再无不适。数年痼疾，7剂而效；气管、食管之病，月半得除。

通过以上两则伴有支气管炎症状的反流性食管炎病例的诊治过程介绍，初步可以看出，蒋健教授治疗此类疾病，重在肺胃同治、肃肺降胃，并因人有所侧重；而其它如化痰、活血、清热解毒，则随机灵活应用，临床思路十分清晰。因药证合拍，中西贯通，故而获效较为理想。

### 八、刘学勤主任医师治疗反流性食管炎经验

#### 1. 病因病机

刘老认为，胃食管反流病主要与饮食、情志有关；胃气上逆、酸水泛溢是其主要病机；病位在食管，为胃气所主；本病初病多实，病理因素有气、痰、热、瘀。以肝胃气逆为主时，患者主要表现为反酸、嗳气、呕吐；以肝胃郁热为主时，患者多见烧心、嘈杂，性情急躁易怒，胁肋隐痛，口干苦等；以痰气交阻为主时，患者主要症状为咽中异物感；而以气滞血瘀为主时，患者可出现胸骨后刺痛，痛处固定，舌暗有瘀斑等。久病多虚，虚主要包括两个方面，一方面是脾气亏虚，运化失职，脾气不升，胃气不降；另一方面乃肾阴不足，津液亏虚，食管失濡。后期亦可阴伤及阳。患者可有吞咽困难、声音嘶哑、纳谷不香、神疲肢软等表现，同时亦可兼有痰气、血瘀等标实。

#### 2. 辨证论治

刘老认为，本病以郁火犯胃为主，治疗以泄热制酸为要。木土相关，火性上炎。本病的发生多因肝气郁结或食滞不化，久郁不散则化火化热，郁火犯胃，胃气不降而见泛酸，治疗可选用左金丸，用黄连6g苦寒降泄以除其热，少佐吴茱萸3g温胃降逆开郁结，再

用乌贼骨 15g，煅瓦楞子 15g 制酸；有胃黏膜糜烂者用刺猬皮 15g
制酸止痛；灼热者并用焦栀子 10g 泻火除烦、清热。诸药共奏开泄
郁热制酸之效，制酸不只泄热，常配苏梗、佛手和降胃气最易显
效。咽部不适当理气，化痰散结为先。此病有不少患者自感咽部不
适，但吞咽畅达。胃随肝郁，滞壅咽喉，气不顺则痰凝。气滞与痰
浊互为因果，交结凝滞，使痰气交阻于食道，则感胸骨后不适，而
成梅核气证。如有物梗阻、吐之不出、咽之不下，刘老从《金匮
要略》梅核气调治，用半夏厚朴汤加瓜蒌皮、川贝母降气化痰开
郁结，配佛手疏肝理气、降逆和胃，每获良效。刘老治疗本病很重
视脾胃升降功能。认为脾胃升降学说是中医理论的重要组成部分，
脾胃居中焦，属土，"脾宜升则健，胃宜降则和"。胃纳脾运，燥
湿相济，升降相因，则气化氤氲，生化气血津液，灌输脏腑经络、
四肢百骸。脾胃为气机升降之枢纽，胃为水谷之海，谷食入于胃，
经过胃的腐熟消化作用，通过脾气将精微、津液、营卫之气上输
心、肺，下归肝、肾，敷布四肢，充养肌肉，运行周身，并将糟粕
排出体外。升降正常则安，升降失常则乱。功能性胃肠病多有脾胃
升降失常表现。患者多因饮食失节、感受外邪，或者情志不畅而致
胃气失于和降，脾气失于升清。刘老认为 GERD 治疗的重点应是
升发脾气，舒展胸阳，使食管得以宣通，膈胃之气得以和降。脾气
健则清气得升，运化有力，胸阳可展，膈中寒气可消；胃和则浊
阴得降，膈气随胃气而降，膈噎之气可利。合理遣方选药是取效关
键。刘老认为，本病总以肝胃气郁为本，湿热、痰浊、瘀血等实邪
为标，惟其各有侧重而已。可依其症状所见，视孰轻孰重而灵活用
之。立方选药时当注意：治肝宜疏宜柔，不宜独进辛散之品，以防
止疏之太过而激发肝之阳气，而伤及肝阴，可选用四逆散为基本
方，临证时可酌加佛手、香橼、合欢皮等偏于柔润的理气解郁之
品，尤其合欢皮更具安神之效，对缓解患者焦虑情绪颇有裨益。刘
老认为，治胃宜和宜降，切不可滥用破泄之剂，以防破气伤正，应
处处照顾胃气冲和之性，可选半夏、竹茹、旋覆花、苏梗、砂仁、
莱菔子等。对夹湿夹热者，应遵循"化湿防辛燥，清热勿过寒"

的原则，选配芦根、蒲公英、马齿苋之属，也可酌情选用黄连、黄芩等苦寒之剂，但应用时量不宜大；夹瘀者可选理血活血之物，慎用攻破，药选降香、桃仁、丹参、三七之属，避免应用乳香、没药、全蝎等败胃破瘀之品。另外，治疗中应遵循辨病施药，不论何种证型，均可酌加中和胃酸、护膜宁络之品，制酸可选黄连、吴茱萸、煅瓦楞子、乌贼骨之属，护膜宁络可选加白及、藕节之类。

3. 病案举例

李某，男，50岁，初诊于2008年5月27日。半年来经常感到上腹部不适，胸骨后隐痛，有烧灼感，嗳气泛酸频作，舌苔薄腻，脉弦滑。胃镜示：慢性浅表性胃炎、反流性食管炎。刘老诊为胃脘痛，辨证属胆胃不和。治以辛开苦降，理气化瘀。处方：旋覆梗15g，代赭石（包）30g，制半夏12g，柴胡12g，姜竹茹4.5g，枳壳12g，佛手15g，川黄连4.5g，香橼30g，郁金12g，陈皮12g，炒白术12g。二诊：上方连服15余剂，症情好转，诸症减轻，嗳气偶作，大便干结。舌质红，中有裂纹，脉滑数。处方：川黄连6g，黄芩12g，旋覆梗15g，竹茹6g，枳壳15g，煅瓦楞子30g，紫苏梗15g，炒白术12g，香橼15g，佛手15g，火麻仁30g，瓜蒌仁30g。三诊：上方连服月余，症状消失，偶有胃脘不适，嗳气，舌苔基本正常。处方：柴胡12g，制半夏12g，黄芩12g，川黄连4.5g，香橼30g，郁金12g，旋覆梗12g，紫苏梗12g，炒白术12g，煅瓦楞子30g，佛手15g，木香6g，小茴香6g，枳壳12g，竹茹4.5g，14剂。随访半年，诸症稳定。

# 第八章　预防及食疗方法

## 一、西医预防

### 1. 忌酒戒烟

烟酒可引起食管下端括约肌张力下降，尤其是烈性酒可使食管蠕动收缩波的频率下降。食管清除酸性能力下降，对食管炎的治疗起不良的作用。由于烟草中含尼古丁，可降低食管下段括约肌压力，使其处于松弛状态，加重返流；酒的主要成分为乙醇，不仅能刺激胃酸分泌，还能使食管下段括约肌松弛，是引起胃食管返流的原因之一。

吸烟虽然不是胃食管反流性疾病的主要危险因素，但它却能加重该病的症状。美国伊利诺伊州芝加哥市西北大学医学院的研究人员指出，吸烟虽然不是胃食管反流性疾病的主要危险因素，但它却能加重该病的症状。相反，戒烟加上药物治疗可以改善胃食管反流的症状。Pandolfino 博士和 Kahrilas 博士在 8 月份出版的《欧洲胃肠病学和肝病学》杂志（European Journal ofgastroenterology and Hepatology）中报道，吸烟能够降低下食管括约肌的压力，使人在紧张和疲劳时容易发生胃食管反流。吸烟同样也能增加与深吸气和咳嗽相关的发生反流的次数。Pandolfino 和 Kahrilas 博士指出，吸烟能够减少唾液的分泌，从而延长了食管对酸清除的时间。另外，尼古丁能影响酸清除和下食管括约肌的紧张度。上述所有效应加起来表明，吸烟可能是胃食管反流性疾病的中等危险因素，吸烟能加重胃食管反流性疾病的症状。作者在文章的结论中说，戒烟将使下食管括约肌高度敏感的病人受益，因为戒烟可以使下食管括约肌的压力升高到 10mmHg 以上，而 10mmHg 正是应激诱导反流的阈值。另外，戒烟同样能使食管对酸清除时间延长的病人和唾液腺功能减退的病人受益，因为戒烟能逆转上述异常状况。

2. 少量多餐

吃低脂饮食，可减少进食后返流症状的频率。相反，高脂肪饮食可促进小肠黏膜释放胆囊收缩素，易导致胃肠内容物返流。采用低脂肪饮食是反流性食管炎饮食调理的关键。因为脂肪能够刺激胆囊收缩素的分泌引起食道下端括约肌张力降低，促使胃食管反流，同时使胃、十二指肠压力差颠倒，造成十二指肠内容物反流入胃，由于进过多的脂肪可延缓胃的排空，增加上腹部不适感，使胃膨胀。因此平时应注意饮食中少用肥肉、奶油及烹调油，应以煮、炖、汆、烩、蒸为主，少吃和不吃油炸食品。

食物蛋白质可刺激胃酸分泌，刺激胃泌素的分泌，胃泌素可使食管下端括约肌张力增加，抑制胃食管反流，在饮食中可适当增加蛋白质，例如瘦肉、牛奶、豆制品、鸡蛋清等。如果膳食中注意控制油脂的摄入，维持正常的体重，就有了一定的基础，肥胖可使腹内压力增加，有利于食物的反流，使病情及症状加重。

饮食中应注意合理使用油脂和维持理想的体重。饮食中应吃些易消化、细软的食品，少用刺激性食品，少用或不用能够引起食管下端括约肌张力降低的食物，如浓茶、咖啡、可可、巧克力、鲜柠檬汁、鲜桔汁、番茄汁等酸味饮料及刺激性调料，如咖喱、胡椒粉、薄荷、辣椒等。推荐食谱：早餐：豆腐脑1碗，低脂牛奶、蛋糕、米粥。午餐：黄芽菜烂糊肉丝、溜黑鱼片、米饭100g。点心：红枣莲子羹，烤面包片1片。晚餐：虾仁蒸蛋羹、花菜香菇肉片、豆腐煲、煮苹果半只100g、菜汤面1碗。

3. 晚餐不宜过饱

晚餐不宜吃得过饱，另外睡前不要加餐，防止加重症状。避免餐后立刻平卧。

4. 肥胖者应该减轻体重

因为过度肥胖者腹腔压力增高，可促进胃液返流，特别是平卧位更严重，应积极减轻体重以改善返流症状。

5. 保持心情舒畅，增加适宜的体育锻炼。

6. 调整睡姿

有些病人白天症状不明显，晚上睡觉时就容易烧心，表示这主要与睡姿有关。胃食管反流经常在平卧时复发，因为平卧时反流是水平运动，比坐立位自下而上的垂直运动要容易得多，同时，当处于睡眠状态时，胃上下口的两道门括约肌处于松弛状态，抑制胃食管反流的作用减弱。喜欢平卧的不妨将头垫高15～20厘米，这样对减轻平卧反流是个有效的好办法，必要时还可以在睡前加服一片吗叮啉。就寝时床头整体宜抬高10～15厘米，对减轻夜间返流是个行之有效的办法。

7. 尽量减少增加腹内压的活动　如过度弯腰、穿紧身衣裤、扎紧腰带等。

8. 合理用药　应在医生指导下用药，避免乱服药物产生的副作用。

## 二、中医调护

### 1. 精神调护

情志失和为很多疾病的致病因素，古人对其最有认识，从"百病皆主于郁"等古语中可见一斑，忧思恼怒，郁怒伤肝，肝气不疏，横逆犯胃，胃失和降，上逆而发本病。因此要保持精神愉快，心情舒畅，避免一些能引起情绪波动的刺激，使肝发挥正常的疏泄功能。《庄子刻意》中云："平易恬淡，则忧患不能入，邪气不能袭。"可用养鸟、种花、琴棋书画等调节情志，排除忧思恼怒，达到愉快自得的目的。另外，还要适当地参加体育活动，既可流通气血，增强体质，又能陶冶情操，使人怡情放怀，气机流畅。古人云："人体欲得劳动，但不当使极欠。动摇则欲得消，血脉流通，病不得生。"但锻炼不可过量，应量力而行，持之以恒，方可获益。广大医护工作者也应注意对病人进行这方面的调护，用高度的责任心及爱心帮助患者，放下包袱，消除顾虑，使其慢慢达到遇事不急、不怒，用稳定的心态面对事物，从而更能配合药物治疗，达到治愈疾病，缩短疗程的目的。

### 2. 饮食调养

饮食与健康的关系十分密切，因此要注意饮食卫生，不食生冷不洁食物，不过食肥甘厚味之品，不饥饱无度。调节饮食方法主要有：

（1）食量适当，勿饥饱无常：贪食过度或暴饮暴食，超过了脾胃的消化功能，就会导致积滞难消，脾胃失运。三餐的分配也应合理，早餐精些，午餐量多些，晚餐宜少进，若需要夜餐，则应以软饭为宜，勿饱食入睡。《饮膳正要·养生避忌》中云："若食饱不得便卧，即生百病"。

（2）饮食选择：应以素食为主，少食荤腥之品，因五谷，蔬菜多无明显的寒热之偏，又易消化吸收，不易酿湿生痰，故以素为主是我国养生的一贯主张。另外，饮食应顺四时，合地宜，季节有四季之分，地域有四方之别，食物有寒热温凉之性。故选择食疗应顺四时之受，合地区之异。冬季宜多食温热性食物如羊肉、鸡肉；夏季宜用消淡偏凉之品，如黄瓜、西红柿；在暑季湿热交蒸之时宜用西瓜等消暑除湿之品；秋季宜用生津润燥之品；如苹果、香蕉，而少用辛辣之物，以免灼伤胃阴。

3. 慎起居，严防外邪入侵

（1）生活要有规律，按时作息，劳逸结合，保证充足的睡眠；

（2）适寒温，随气候之变，增减衣被，防迎风沐浴，涉水淋雨，久处湿地，夜深露卧，纳凉取暖，也宜适度。

### 三、最新的预防方法

巴西圣保罗大学医学院的 T. Navarro - Rodriguez 博士及其同事研究了腹内压降低对食管下段括约肌压力（LESP）和 24 小时 pH 值监测的影响。他们选择 16 例腹水患者，在穿刺术前后进行检查。

据《食管疾病》杂志报道，腹内压降低 70% 以上能够显著减少腹水患者的胃食管反流。巴西圣保罗大学医学院的 T. Navarro - Rodriguez 博士及其同事研究了腹内压降低对食管下段括约肌压力（LESP）和 24 小时 pH 值监测的影响。他们选择 16 例腹水患者，在穿刺术前后进行检查。研究小组发现，腹内压的降低不改变 LESP。他们依据腹内压降低的程度将患者分为 2 组：A 组为降低 70% 以上的患者，B 组为降低 70% 以下的患者。即使分别分析各组时，LESP 也不发生变化。但研究人员通过 24 小时 pH 值监测发现，腹水患者的病理性反流随穿刺术降低。A 组患者在腹内压降低前后的所有 pH 值监测指标均具有统计学差异，但 B 组不具有差异。Navarro - Rodriguez 博士认为，"当腹内压显著降低时，LESP 不发生显著变化。腹水患者出现胃食管反流，而腹内压降低 70% 以上可使胃食管反流显著减少。"

## 四、食疗方法

患了反流性食管炎，平时应少吃或忌食高脂肪的饮食，戒烟、戒酒，尤其不饮烈性酒。少吃柠檬汁、咖啡、巧克力、柑橘类水果、西红柿、胡椒粉等，还应避免餐后平卧和睡前进食。此外，也可采用以下食疗验方。

1. 牛奶山药面粉糊：牛奶250g，山药、面粉各30g。将山药切成丁状，加水、文火炖煮，至汤浓后再加入牛奶，调入面粉糊，煮沸。以上为1次量。日服1~2次，空腹服用，1个月为1疗程。

牛奶性味甘、平，补虚损、益肺胃、生津润肠。山药益肺、健脾、补肾。研究表明，山药能促进胃的功能，有助于消化食物。面粉，特别是大麦粉，含有尿囊素，能治疗胃部的炎症，促进胃功能康复。

2. 橄榄煲萝卜：橄榄250g，萝卜500g。橄榄及萝卜（切成小片）一起放入锅内，加清水煎汤。代茶饮。连用5~7天。

橄榄又名青果，能下气、生津、止渴、清肺、利咽、消食、开胃。萝卜能健胃消食，止咳化痰，顺气利尿，清热解毒。橄榄煲萝卜能清利咽喉，调整食管舒缩功能，消食开胃，疏通气机。临床观察，服后能减轻食管反流症状。

3. 鸡肫花椒：鸡肫2只，花椒20粒，盐少许。将鸡肫里外洗净，放入花椒，加盐少许，湿纸包裹数层，火上煨熟，取出即可。切成薄片，趁热食用。每次吃1只，1天吃2次，连用1周。

鸡肫养胃，本品和胃降逆，通腑理气，临床观察能减轻胸骨后烧灼感及疼痛，减少呃逆及嗳气，并对功能性消化不良，胃肠功能障碍均有一定治疗作用。

4. 炒萝卜缨：新鲜萝卜缨300g，食油、盐适量。萝卜缨洗净、切断，放入热油锅内炒熟，加食盐少量调味，即可食用。

本方具有理气消食的功效。对于呃逆、嗳气、饮食积滞、胸胁胀满不舒，以及胸骨后烧灼闷痛和咽喉部有异物感等均有疗效。

5. 参芪猪肚汤：猪肚1具，黄芪150g，党参150g。将黄芪、党参洗净切片，猪肚洗净。参芪以纱布包好放入猪肚中，麻线扎紧，加文火炖煮，熟后去掉药包即可。趁热食肚饮汤，分作 4～6 次食完，每日吃 2 次，连吃 1 周。

黄芪性味甘、温，为补气主药，能降低胃酸及胃分泌，保护胃黏膜。党参性味甘、平，有补中益气、健脾益肺功效。猪肚养胃、补胃、治胃，与参芪配伍，借其补气扶正之力，对于胃及食管炎症、消化不良、烧灼痛者有效。

# 小儿胃炎

## 第一章　概　　述

胃炎是指由于物理、化学、生物性有害因子作用于人体引起胃黏膜发生炎症性改变的一种疾病，是小儿消化系统常见病、多发病，其发病数远远高于溃疡病，发病率国内报道为 45.1% ~ 84%，各年龄组小儿均可患病，好发于学龄前期及学龄期儿童。过去人们只是重视胃炎在成人中的发病，存在对小儿胃炎认识不足的误区，认为小儿胃肠症状出现多以胃肠功能紊乱、脾胃不和、肠痉挛等为主要原因，治疗上对症处理，疗效不确切。随着诊断技术的不断提高，小儿胃炎的检出率也呈逐年增加趋势，如不积极治疗可严重影响小儿生长发育。

根据 1990 年第 9 届世界胃肠病大会通过的"悉尼系统"分类法，确定 3 种基本诊断：急性胃炎、慢性胃炎和特殊类型胃炎。急性胃炎和特殊类型胃炎均因其发病原因及特点的局限性而临床相对少见。

急性胃炎是指各种病因所致的胃黏膜急性炎症，主要表现为胃黏膜充血、水肿、渗出、糜烂和出血。目前，急性胃炎按悉尼标准分为药物性急性胃炎、应激性急性胃炎、食物中毒性急性胃炎、碱性反流性急性胃炎、酒精性急性胃炎、腐蚀性急性胃炎、感染性急性胃炎、化脓性急性胃炎、缺血性胃炎、放射性胃炎、机械创伤性胃炎及其他胃炎等 12 类。慢性胃炎的发病部位多在胃体、胃窦、贲门，具有病因不明、疗程长、反复发作、迁延难愈等特点。按照目前国际公认的悉尼内镜分类法将慢性胃炎分为以下 7 种：（1）红斑渗出性胃炎：镜下有点片红斑，黏膜呈细颗粒状，光泽消失，伴有点状渗出，有时可见轻度的脆性增加。多发生于胃窦部，也可以是全胃炎。可分为轻、中、重3级。（2）平坦糜烂性胃炎：病变以平坦糜烂（指黏膜上皮的完整性受损，常附有白苔，周围有红晕）为主，即糜烂面基本与黏膜相平齐，多见于胃窦部或幽门前区，也可以见于全胃。可以分为轻、中、重3级。（3）隆起糜烂性胃炎：所谓隆起指深度<1mm，以区别溃疡。根据病变数目可分为轻、中、重3级。（4）萎缩性胃炎（胃炎伴萎缩）：在少量充气时，可见黏膜血管显露，皱襞变平甚至消失，可能见到灰白色斑状肠化。（5）出血性胃炎：黏膜上有点状瘀斑或渗出。一般按出血斑的多少分级。（6）返流性胃炎：皱襞有红斑、水肿，胃腔内有胆汁，幽门附近黏膜呈牛肉样红色，皱襞明显水肿，甚至呈息肉样。也可按轻、中、重度分级。（7）皱襞肥大性胃：皱襞明显粗大，充气不能展平。根据其增厚的程度分3级，厚度<5mm为轻度，5~10mm为中度，>10mm为重度。

但目前国内儿科尚无全面和公认按悉尼分类的资料报道。小儿绝大多数是慢性胃炎，依据胃镜的表现可分为浅表性胃炎、肥厚性胃炎、萎缩性胃炎及嗜酸性胃炎，小儿慢性胃炎中80%~90%是慢性浅表性胃炎，慢性萎缩性胃炎在小儿少见。浅表性和萎缩性胃炎仅是疾病发展过程中不同时期的不同表现，萎缩是炎症的结果。

# 第二章　病因与发病机制

## 第一节　现代医学的认识

### 一、现代医学对小儿胃炎病因的认识

#### （一）小儿急性胃炎的病因

1. 感染　多继发于全身性感染。（1）细菌：由身体其他器官

的感染灶通过血液循环或淋巴到达胃黏膜。常见的细菌有：肺炎球菌、链球菌、伤寒杆菌、白喉等其他一些细菌。幽门螺杆菌引起急性胃炎少见。（2）病毒：在免疫力低下时，巨细胞病毒和疱疹病毒感染引发。

2. 应激　常见于严重感染如败血症、休克、呼吸衰竭、颅脑损伤、创伤、严重烧伤、代谢性酸中毒、大量使用肾上腺皮质激素和其他危重疾病所致的应激性急性胃黏膜炎症。

3. 药物　服用对胃黏膜有损害性的药物，如非甾体类抗炎药物阿司匹林、扑热息痛、保泰松及含有这类药物的各种感冒药；腐蚀剂如强酸（硝酸、盐酸、硫酸），强碱（苛性钾和钠），实验室用洗液、来苏尔、氯化汞、砷、磷及其他一些腐蚀剂，其他还有抗肿瘤化疗药、洋地黄、氯化钾、铁剂、碘剂等。

4. 误服有毒性的和被细菌污染变质的食物　如误食被葡萄球菌外毒素、肉毒杆菌毒素、沙门氏菌属内毒素及嗜盐杆菌等污染的食物。

5. 蛋白过敏性胃炎　多由于对牛奶或奶制品过敏所致。

6. 其他　新生儿期的缺氧缺血性疾病、食物过敏及食物刺激、胃内异物滞留时间较长、胃内结石、大剂量 X 线照射后、留置胃管或食管裂孔疝等引起胃壁的机械性损伤、严重的精神刺激、精神紧张、各种因素所致的变态反应等均可引起胃黏膜急性炎症。

（二）小儿慢性胃炎的病因

确切的病因尚不十分明确，但与以下方面关系密切

1. 不合理的饮食习惯　暴饮暴食、偏食、饮食不规律和嗜食刺激性食物，如过热、辛辣、粗糙、冷硬食物、饮浓茶、咖啡等容易刺激胃黏膜形成炎症；饮食质量差，如缺乏蛋白质，A、B 族维生素，铁、钙等微量元素也可使胃黏膜发生炎症。

2. 激素调节障碍　胃、十二指肠疾病的发病机理主要是胃的激素调节障碍。由胃窦部 G 细胞分泌的胃泌素能刺激胃酸、胃蛋白酶分泌，G 细胞还分泌促肾上腺皮质激素（ACTH）和生长激素

（GH），这两者均能促进胃泌素的合成。在慢性胃、十二指肠炎患儿血中胃泌素、ACTH 和 GH 含量时发现，在疾病极期这三种激素含量均明显增高，说明这些激素直接参予胃消化功能调节，在其相互关系失调时，可产生胃、十二指肠病变。过度精神刺激、忧郁、学习任务重、学校及家长的训斥等使大脑皮质细胞过度紧张，易使发育尚不完善的神经体液调节机制发生紊乱，导致皮质兴奋与抑制过程之间的平衡失调，胃壁血管痉挛性收缩，腺体分泌异常而发生慢性胃炎。

3. 化学性药物 小儿时期易受凉感冒和发热，反复使用解热镇痛药物，如阿斯匹林、消炎痛等非甾体类抗炎药物，可使胃黏膜内保护性物质前列腺素 $E_2$ 减少而致胃黏膜损伤。另外，皮质类固醇类药物对胃也有不良影响。

4. 感染病灶 鼻腔、口咽部的慢性感染病灶，如扁桃体炎、副鼻窦炎等细菌或其毒素吞入胃内，长期慢性刺激可致胃黏膜炎症。有报道 40% 的慢性扁桃体炎患者胃内有卡他性改变，以后转变为肥厚性或萎缩性改变。

5. 胃肠运动功能失调 包括胃内潴留和十二指肠液反流。任何原因引起的长期胃内潴留均可引起胃炎，对慢性胃炎病人检查时，常可发现粘液池中有黄色胆汁。近年来认为，幽门括约肌功能失调，当幽门开放时可见胆汁逆流甚至向胃内喷射，十二指肠液和胆汁（胆酸）返流入胃损害胃黏膜屏障，同时刺激胃泌素释放抑制幽门括约肌，促进胆汁返流，形成恶性循环，导致萎缩性胃炎的发生。胃动力障碍和胆汁反流可同时发现于慢性胃炎病人。胃、十二指肠运动功能失调被认为与胆汁反流有关；胃动力障碍可进一步加重反流的胆汁酸盐对胃黏膜的损伤，二者可能是慢性胃炎发生、发展的重要原因之一。

6. 免疫因素 在成年人慢性萎缩性胃炎的胃液和血液内查出内因子抗体（intrinsic factor antiboby，IFA），分 I 型和 II 型。I 型称阻断抗体，能阻止维生素 $B_{12}$ 与内因子结合使维生素 $B_{12}$ 不能吸收。II 型也称结合抗体，它能与维生素 $B_{12}$ 结合阻碍其吸收。在恶性贫血患者中这种抗体检出率较高。

7. 幽门螺杆菌（Helicobacter pylori，Hp）感染　1983 年澳大利亚学者 Marshall 首次从慢性活动性胃炎胃黏膜标本中分离出 Hp，1985 年 Marshall 亲自吞服 HP 菌液引起自身感染，并在胃黏膜活检中查到 HP，经治疗后症状好转，胃黏膜组织学检查炎症显著改善。1990 年悉尼第 9 届世界胃肠病大会认为 HP 是 80% 慢性胃炎的病因，近年来大量资料证实幽门螺杆菌的胃内感染是小儿慢性胃炎的主要病因，并提出了幽门螺杆菌相关性胃炎（Hp – G）的概念。文献报道 Hp 引起的原发性胃炎在儿科占 40% ~ 95%。儿童期是感染 Hp 最危险、最重要时期，Hp 感染有家庭聚集现象，Hp 阳性患儿，其父母 Hp 阳性率达 80% ~ 90%。慢性胃炎 Hp 检出率高达 90% 以上，个别研究从人体肠黏膜、粪便中分离出 Hp，说明 Hp 通过口——口或粪——口途径传播。

在流行病学方面，Hp 感染与年龄、地区、人种、社会经济状况、卫生状况、人口密集度、饮食习惯等多种因素有关。社会经济状况越好，国民生产总值越高的国家和地区，Hp 感染率越低；人口密集程度越大，Hp 感染率越高。在西方发达国家中儿童 Hp 感染率较发展中国家低，儿童与青少年中一般很少有 Hp 定植，与此相反，在大多数的发展中国家，Hp 感染率普遍较高，一般在 10 岁以下的儿童已有 45% ~ 90% 感染了 Hp。在我国，北京与上海无消化道症状健康儿童人群中 Hp 平均感染率分别为 34%、40.93%，王晓伟等报导针对北京地区有消化道症状患儿血清 Hp 抗体 IgG 和 IgA 检测，结果显示儿童 Hp 抗体阳性率达 53.7%。说明我国儿童与大多数发展中国家相似，具有较高的 Hp 感染率。

卫生条件状况差，不良生活习惯导致 Hp 感染率高，如习惯用咀嚼食物喂养婴儿、用奶瓶喂奶时哺育者先自己吸吮牛乳品尝凉热、不更换奶嘴立即给孩子喂奶、共用餐具都是 Hp 传播的条件。另外急性胃炎迁延不愈可发展成慢性胃炎。

## 二、现代医学对小儿胃炎发病机制、病理的认识

### (一) 小儿急性胃炎的发病机制、病理

急性胃炎发生机制因病因而异，可能是胃黏膜遭受直接损害、血管收缩血流减少引起缺氧、黏膜屏障功能障碍、氢离子逆向弥散入黏膜层、造成表层细胞坏死、崩解、脱落，黏膜下充血、出血，有多形核白细胞、浆细胞、单核细胞和少量淋巴细胞浸润。化脓性胃炎可致胃壁蜂窝组织炎或脓肿。病变范围可局限或广泛，轻重程度不一，轻者胃黏膜仅见少量充血、水肿、点状出血；重者黏膜发生坏死、糜烂、成片出血，甚至形成溃疡和穿孔，并发胃穿孔时可引起腹膜炎。炎症部位可见于胃窦、胃体或胃底，重症可损及全胃。

### (二) 小儿慢性胃炎的发病机制、病理

1. 小儿慢性胃炎与免疫 有些学者认为胃炎的发生与免疫有关，抗胃自身体在胃炎的慢性化上具有重要意义。国外学者对慢性胃炎患儿进行免疫学检查，发现患儿存在不同程度的血清补体活性明显增高，血清免疫球蛋白含量减低，T淋巴细胞花环数量减少等改变，说明小儿慢性胃炎与细胞、体液免疫有关。在急性感染时，机体对细菌毒素和损伤的胃、肠组织（自身抗原）产生过敏反应，生成抗胃、肠组织特异性细胞毒素自身抗体，抗原——抗体反应导致胃黏膜进一步损害。

2. 小儿慢性胃炎与胃黏膜的防御功能 覆盖于胃、十二指肠黏膜表面的粘液层，能防止胃酸和胃蛋白酶对自身组织的消化作用。前列腺素能刺激粘液和碱的分泌，具有增强胃黏膜的防御功能和加速黏膜病变修复的作用。一些不饱和脂肪酸是合成前列腺素的主要原料，当原料缺乏前列腺素合成减少时，胃黏膜的防御功能就会下降。小儿的不良饮食习惯造成体内一些脂肪酸缺乏，影响前列腺素合成，减少粘液和碱的分泌，降低了对胃黏膜的保护作用，导

致慢性炎症。

3. 小儿慢性胃炎与激素调节　胃、十二指肠疾病的发病机理主要是胃的激素调节障碍。由胃窦部 G 细胞分泌的胃泌素能刺激胃酸、胃蛋白酶分泌，G 细胞还分泌促肾上腺皮质激素（ACTH）和生长激素（GH），这两者均能促进胃泌素的合成。国外学者测定慢性胃炎患儿血中胃泌素、ACTH 和 GA 含量时发现，在疾病极期这三种激素含量均明显增高，说明这些激素直接参与胃消化功能调节，在其相互关系失调时，可产生胃十二指肠病变。

4. 小儿慢性胃炎与幽门螺杆菌　目前认为，小儿慢性胃炎的发生与幽门螺杆菌（Helicobact er pylori, Hp）感染密切相关，其致病机理是 Hp 靠鞭毛与胃黏膜表面不容性粘液层发生亲和性吸附，借助螺旋状结构自由活动，依赖表面网状结构与胃黏膜上皮细胞紧密相连并融合，将分泌物排除，粘液颗粒随排放逐渐减少，使黏膜屏障功能减弱。Hp 能够产生强力的尿素酶，尿素酶能够保护 Hp 抵抗酸性微环境而存活于胃腔内，该酶在胃黏膜局部迅速水解尿素产生氨，使局部氨浓度增高而影响胃上皮细胞的 $Na^+ - K^+ - ATP$ 酶，使 ATP 生成减少，胃黏膜组织受损；Hp 分泌肽酶和胃蛋白酶，水解粘蛋白，加重黏膜屏障的破坏；它还分泌细胞外毒素，使组织细胞发生空泡变性。

可见，该病的病因及发病机制比较复杂，上述各种因素在该病的发生中均有各自的特殊作用，但彼此间却又相互关联，互为影响。因此，该病发生可能为多种因素共同作用所致，只是在某种条件下，其中的一个或几个因素起主导作用。

小儿慢性胃炎的病理组织学改变包括：上皮细胞变性，小凹上皮细胞增生，固有膜炎性细胞浸润和腺体萎缩。炎性细胞主要是淋巴细胞和浆细胞。根据炎性细胞浸润的深度和有无腺体萎缩，分为慢性浅表性胃炎和萎缩性胃炎。慢性浅表性胃炎又分为轻、中、重三度。轻度：炎性细胞浸润较轻，只限于表层的上 1/3；中度：病变范围界于轻~重之间；重度：炎性细胞浸润表层 2/3 以上，因为炎症的影响导致上皮细胞变性、坏死，重者可以剥脱形成糜烂甚至出血。HP 相关性慢性胃炎主要表现为黏膜慢性炎症伴淋巴滤泡增生。萎缩性胃炎和肠化生在儿科少见。如果在炎症病灶发现有多形核白细胞浸润，则称为活动性胃炎，无或很少有中性粒细胞浸润则称为非活动性。由于正常胃黏膜经常受到有害因子的刺激，所以在正常胃黏膜表面也往往可以见到少量炎性细胞存在，肉眼观察也可出现轻微的红斑，这就给区分正常与异常黏膜造成了一定困难，这可能就是胃镜下诊断与组织学检查结果出现不符合的原因所在，所以有学者提出只有黏膜出现明显的炎症细胞浸润时才能诊断为胃炎。

## 第二节　中医学的认识

### 一、概述

小儿胃炎的临床表现主要以胃脘部疼痛为主要症状，属于中医学"胃痛"，或称"胃脘痛"的范畴，由于小儿对疼痛的部位常表述不清，泛指脐周或脐上痛，也可归属于中医学"腹痛"的范畴。小儿患急性胃炎时由于起病突然，多因受凉或饮食不洁引起，常伴有恶心、呕吐，甚至腹泻等症状，根据临床表现侧重点不同可归属于"呕吐"、"泄泻"范畴。慢性胃炎在胃脘痛的基础上多伴有胃痞、胀满、泛酸、恶心呕吐等症，甚至以胃脘胀满、痞闷不适为主要表现，又可归属于中医"胃痞"范畴。

胃脘痛这一病名，由于古代解剖部位概念模糊，病名尚未统一，因此各有不同。在唐宋以前多以"心痛"、"心腹痛"、"心下痞"、"胸腹中痛"、"腹中痛"、"腹痛"等病名出现，文献记载所指的腹痛部位范围较广，实际上是包含了心下、胃脘部、腹部等部位发生的疼痛。到了明清时期，不仅确立了胃脘痛的病名单独列为一个病证，并与心痛、腹痛作了详细的分别，与现代的分类方法已趋于接近。

本病的记载，始见于《内经》，称之为胃脘当心痛。在《素问·至真要大论》中云："厥阴司天，风淫所胜，民病胃脘当心而痛……"又如《素问·五常政大论》曰："少阳司天，火气下临，……，心痛，胃脘痛……。"文中提到了胃脘痛的病名，并指出与节气变化相关。东汉时期《伤寒论》中多处提到腹痛，如大陷胸汤证："结胸热实，脉沉而紧，心下痛，按之石鞕者"、"不大便五六日……从心下至少腹鞕满而痛，不可近者……"、"太阴之为病，腹满而吐，食不下……时腹自痛。"以及在《金匮要略》中提到："虚劳里急，悸，衄，腹中痛……。"古代医家对腹痛部位的认识较为广泛，实际上包括了胃脘部，如仲景提及"心下"这个部位用以代指胃脘。隋代的《诸病源候论·小儿杂病诸候·心腹痛候》说："小儿心腹痛者，肠胃宿食夹冷，又暴为寒气所加，前后冷气重沓动，与脏气相搏，随气上下，冲去心腹之间，故令心腹痛也。"论述了小儿胃脘痛的主要病理特点，称胃脘痛为心腹痛。《小儿药证直诀·卷上·胃冷虚》："面色㿠白，瘦弱，腹痛不思食。"文中指出小儿腹痛，其辨证为胃冷虚，认识到与胃有关，运用益黄散、调中丸、安虫散等治疗不同证型心腹痛。又如《小儿卫生总微论方·心腹痛》云："小儿心腹痛者，由脏腑虚而寒冷之气所干"。根据所描述心腹痛的位置，倾向于胃脘的部位，但没有明确指出。明清时期的医家，在长期的实践积累中，逐渐认识到心痛和胃脘痛的不同，并将二者区分开来，明代《医学正传·卷之四·胃脘痛》云："胃之上口名曰贲门，贲门现与心相连，故经所谓胃脘当心而痛，今俗呼为心痛者，未达此义耳。……"其他儿科专著也明确提及胃脘痛的病名，如《生生直指·胃脘痛》云："心痛，胃脘痛也。"《抱乙子幼科指掌遗稿·胃脘痛》："胃脘痛是痛有五……"对其病因病机、治法方药都有详实的记载。

现代对胃炎的研究范围广泛，对小儿胃炎的研究也日益增多。在临床研究方面，随着诊断技术的提高，对不同疾病引起的胃痛辨证论治规律的研究，以及微观辨证的研究均逐渐增多，使辨证论治的认识层次在结合辨病方面得到深化，并有许多总结报道，多种疗法也有介绍，这些临床研究成果提高了小儿胃痛的疗效。在实验研究方面，1993 年卫生部制定了中药新药治疗胃脘痛的临床研究指导原则，提出了药效学研究要求。各种实验研究，通过免疫学方法、建立不同疾病胃痛动物模型、药效学等，使中医治疗胃痛的药效原理得到说明，并给治疗胃痛疾病的药物筛选、剂型改革提供了基础。

## 二、病因病机

### （一）病因

多种病因可引起胃痛，小儿常见的有外感因素、食伤因素、正虚因素及情志因素。如《幼幼指掌集成·胃脘痛》所说："胃脘痛，即心口疼也。乃胞络间痛，非真心痛也。小儿此症，多因风寒、饮食，或积冷伤胃，痛不能忍。与冷气痛者，十居八九；气裹食痛者，亦有二三；积热痛者，十之一耳。"

1. 外感因素

李东垣《脾胃论》云："肠胃为市，无物不受，无物不入，若风、寒、暑、湿、燥一气偏胜，亦能伤脾损胃"。胃上接食管下连肠道，与外界相通，其生理功能易受饮食、气候、地理等外界环境的影响。六淫外邪，或自口鼻而入，直犯中焦，或自皮毛而入，传于胃府，均可引起胃痛，临床以外感风寒与湿、热为常见。

小儿时期，神识未开，寒暖不知自调，若护理不当，衣被单薄，汗出当风，常易外感寒邪，或于夏秋季节，大量饮食生冷瓜果及冷饮，客于胃肠之间。寒为阴邪，加之小儿为稚阴稚阳之体，阳气易伤。寒性收引，使气血凝结不通，不通则痛，致胃凉暴痛。如明代万全《片玉心书·心腹痛》："凡小儿外感风寒，内伤冷物，胃气当心而痛，啼哭闷绝，手足冷，或吐或不吐，口热手按摩则止。"宋代《小儿卫生总微论方·心腹痛论》："小儿心腹痛者，由脏腑虚冷而寒冷之气所干，邪气与脏气相搏，上下冲击，上则为心痛，下则为腹痛，上下俱作，心腹皆痛。"指出寒邪凝聚于胃，久则中阳不振，气机凝滞而失于调达，胃气失和则胃脘作痛。有研究表明寒潮对慢性胃脘痛影响显著，可使48.94%的被观察者症状加重，且对不同证型影响也有所区别。

小儿时期脏腑娇嫩，形气未充，易受外邪，且小儿为纯阳之体，感邪后从阳化热，内犯脾胃或外感寒邪、内伤饮冷，日久郁而化热，阻滞中焦，熏灼胃腑，气机升降失常，可致脘闷灼痛。如《儿科证治秘诀·胃脘痛》云："火伏脾胃之间而作痛"。又如《抱乙子幼科指掌遗稿·胃脘痛》："一种热痛者，唇红面赤作渴，热气上攻即痛不能忍。"以及《太平圣惠方·治小儿胃中有热诸方》中提到："夫小儿血气俱盛者，则腑脏皆实，故胃中生热，其状，大便则黄，四肢温壮，翕然体热是也。"热淫于内，即可迫津外泄，又可直接消灼煎熬津液，耗伤人体阴气，损耗胃阴胃气，出现气阴两伤或热灼胃络，迫血妄行，出现吐血黑便。

湿为阴邪，其性重浊，脾为太阴湿土，喜燥恶湿。湿邪致病，首先犯脾，故"诸湿肿满，皆属于脾"。夏秋季节，天暑下迫，地湿上蒸，且小儿时期脾常不足，易感受暑湿之邪侵袭；或由饮食生冷寒凉、肥甘厚腻之品，致脾失健运，水湿内生。湿邪犯脾，一是伤阳，二是阻碍气机，同时湿邪既是病理产物，又是发病因素，可随人体中气的胜衰而转化，在病变过程中，又可形成湿热与寒湿两种不同的病理转变。如郁久化热，湿热中阻，阻碍气机，脾失健运；或湿邪日久损伤脾阳，形成脾胃寒湿。如《古今医统·湿证候》云："小儿入夏以来，脾胃虚弱，腠理开疏，或因连日阴雨，或地蒸湿，小儿坐卧于上，便受热气。"

2. 食伤因素

饮食是人体摄取营养，维持生命，保证健康的基本条件。饮食不当，直接损伤脾胃，也是小儿胃炎的重要致病因素。

小儿时期脾常不足，饮食不知自节，过食生冷，寒积胃中；过食肥甘厚味、辛辣炙煿之品，致湿热阻滞中焦，灼扰胃腑；或暴饮暴食，饮食过量，损伤脾胃，致食滞不化，停滞胃脘；进食腐烂变质或被致病菌污染的食物，或饮用水源被污染的饮水，以及食用含有过量农药残毒的食品等，皆可损伤脾胃，使运化传导失司，导致胃脘痛、吐泻等。如《素问·太阴阳明论》云："太阴阳明为表里，脾胃脉也……食饮不节，起居不时者，阴受之。"《素问·痹论》云："饮食自倍，肠胃乃伤。"提出了饮食不节、饮食过量、起居不周等因素皆可损伤脾胃。在小儿专著中有诸多论及，其中《生生直指·胃脘痛》对伤食痛进行了详细的论述："心痛者，胃脘痛也。其致病之由，皆因恣纵口腹，喜好辛酸，多食炙煿，后餐寒凉生冷。朝伤暮损，日积月深，自郁成积。自积成痰，痰饮相隔，妨碍升降，故胃脘作疼痛。"《证治准绳·幼科》云："冷热不调，乳哺不节，使阴阳清浊之气相干而变乱肠胃之间，则霍乱而心腹痛者。冷气与真气相击，或上攻心，下攻腹，腹痛"。

饮食因素与胃炎的发病关系密切。有人通过对 1712 例慢性萎缩性胃炎病人发病原因分析后得出长期饮食偏嗜、进食不规律是诱发胃炎的主要因素。其作用依次为食物过热过烫、进食无规律、过快、甘甜油腻、辛辣、酸食、过硬、生冷。饮食不当还是胃脘痛复发和病情加重的重要因素。一项有关胃癌癌前病变的流行病学调查研究发现导致胃黏膜肠化生和异型增生的首要因素是幽门螺旋杆菌的感染，其次是食用腌熏腊制品。有报道证实长时间食用腌制食品可使胃癌的发生率明显升高，食盐和硝酸盐的摄量与胃癌呈明显正相关。

3. 情志因素

情志是指喜、怒、忧、思、悲、恐、惊七种人类情感活动，是人体的生理和心理活动对外界环境刺激的不同反应，正常情况下不会致病。如果出现过激或过久的情志变化，会引起气机郁结或紊乱，导致脏腑气血的异常而致病。由于对外周环境认识的角度不同，因而导致小儿为病的情志因素和成人相比也有着一定的区别。小儿肝常有余，肝气易盛，木亢侮土，且小儿神气怯弱，易受惊吓，若情志违和，忧思恼怒，暴受惊恐，气郁伤肝，肝气失于疏泄，郁而化火，则形成肝胃郁热；或横逆乘脾犯胃，脾胃纳运受制，气机阻滞而引起胃脘胀痛。长时间所欲不遂，缺少关爱，或学习负担过重，家长期望过高，超过儿童的心理承受能力，忧思过度，损伤心脾，致脾胃气结，纳运失常。由于气血相依，气滞日久，还可导致瘀血内停，壅塞胃络。因情志致病者常因情绪变化使病情诱发或加重。

4. 脾胃虚弱

疾病的发生与否，与两个方面密切相关，一是正气的强弱，二是邪气，一般情况下取决于人体的正气，即《内经》云："正气存内，邪不可干"、"邪气所凑，其气必虚"。正气以气血津液为物质基础，而脾胃为气血津液化生的脏腑，故人体正气的盛衰与脾胃关系密切。《灵枢·逆顺肥瘦篇》谓："婴儿者，其肉脆，血少，气弱。"《诸病源候论·百病候》亦云："小儿气血脆弱，病易动变。"钱乙在这些认识的基础上，进一步认为小儿"五脏六腑，成而未全，全而未壮"，成为易受外邪侵扰的生理基础。在病理上，则为"脏腑柔弱，易虚易实，易寒易热"，加上小儿"脾常不足"不能胜邪，易感受虚、实、寒、热邪气的特点，说明脾胃虚弱是引起小儿胃脘痛的内在原因。小儿先天禀赋不足，或后天调护失宜，致脾胃虚弱；或久病不愈，延及脾胃，或用药不当，损伤脾胃，进而脾胃虚寒，中阳不运，使胃络失于温养，致胃凉隐痛；若素体阴虚火旺，或肝郁化火生热，耗伤胃阴，胃阴不足，脉络失其濡养，可致胃脘部隐隐灼痛。

（二）病机

1. 病变部位

病变部位在胃腑，与肝、脾二脏密切相关，《灵枢·经脉》云："胃足阳明之脉，其支者，从大迎前，下人迎……下隔，属胃，络脾。"指出胃与脾同居脘腹中焦，以膜相连。脾主运化，转输水谷精微，以升为常；胃主受纳，腐熟水谷，以降为顺。二者共为后天之本，维持正常的消化吸收功能，生理方面相互配合，病理方面相互影响。如饥饱无常，每多脾胃同病。肝属木，为刚脏，喜条达，与胆共主疏泄，脾胃纳化功能的正常发挥，有赖于肝胆的疏泄功能。《素问·六元正纪大论篇》谓："木郁之发，民病胃脘当心而痛……。盖木气之郁，发则太过，故民病有土败木贼之候也。"肝气横逆，木旺乘土；或中土壅滞，木郁不达；或肝火亢炽，迫灼胃阴，或肝血瘀阻，胃失滋荣，故胃病亦多与肝有关。

2. 病理因素

病理因素为气滞，日久致瘀。脾为阴土，喜燥恶湿，主升清；胃为阳土，喜润恶燥，主降浊，二者同居中焦，脾升胃降为气机升降之枢纽。肝主疏泄，疏通畅达全身的气机，同时协调脾胃气机升降促进消化吸收。胃痛发病是由于通降失司，胃气郁滞所致。六淫外袭、饮食不当、情志不遂等及其病理产物，如湿热、火郁、食积、痰饮、血瘀、邪毒等均可侵犯脾胃，阻滞中焦，致使脾胃气机升降失调，气机阻滞。胃气贵在和降通畅，宜通宜降，胃失和降，不通而痛。正如《景岳全书·杂证谟·心腹痛》所说："胃脘痛证，多因食、因寒、因气不顺者，然因食因寒，亦无不皆关于气，盖食停则气滞，寒留则气凝。所以治痛之要，但察其果属实邪，当以理气为主。"气滞必然导致血瘀，小儿慢性胃炎往往兼有不同程度的气滞血瘀，血瘀形成后会阻碍气的运行，加重气滞，二者相互影响，形成恶性循环，使病情加重，病程缠绵不愈。临床辨证时要根据疼痛的性质、部位、伴随症状及舌脉来进行区分。如《景岳全书·杂证谟·诸气》中提出："痛证当辨有形无形。无形者，痛在气分。凡气病而为胀为痛者，必或胀或止而痛无常处，气聚则痛而见形，气散则平而无迹，此无形之痛也。……有形者，痛在血分，或为食积。凡血癥食积而为胀痛者，必痛有常所，而胀无休息，不往不来，不离其处者，是有形之痛也。"

3. 病理机制

病机属性分虚实，由于胃痛的病因不同，患儿体质有差异，因而在疾病的发生、发展过程中，病程有长短之分，疼痛有急缓之别、病情有寒热、在气在血之不同，其总的病机属性，可分为虚实两类。

一般来讲，外邪犯胃、饮食失调、情志不畅、瘀血内停所致，多为实证；胃阴不足、脾胃虚弱所致，多为虚证。其中也可出现虚实夹杂，寒热转化。病初多属实证，病久不愈，或疾病反复发作，脾胃受损，可由实转虚。若因寒而痛，多属实证；寒邪伤阳，致脾阳不足，可转化为脾胃虚寒证。如因热而痛，病情属实，热邪伤阴，胃阴不足，可转化为阴虚胃痛。虚证胃痛，又易招邪，如脾胃虚寒者，更易感受寒邪，或脾胃虚弱，健运无权，又致饮食停滞，故临床表现虚实兼夹证。寒热之间转化，一般实证多从热化，虚证多从寒化。小儿正气充实，阳气旺盛，邪气能从阳化热；阳虚体弱，正气不足，正不胜邪，则热证也可能转化为寒证。临床辨证时要根据病程的长短、起病的缓急、疼痛的特点、伴随症状及舌脉来分清虚实。如《景岳全书·卷二十五心腹痛》云："辨之之法，但察其可按者为虚，拒按者为实；久痛者多虚，暴痛者多实，得食稍可者为虚，胀满畏食者为实；痛徐而缓，莫得其处者多虚，痛剧而坚，一定不移者为实，……脉与证参虚实自辨。"

4. 病情演变重正邪消长

小儿脾常不足，脾胃运化功能尚未健全，胃痛是胃气郁滞的表现，总属本虚标实证，其病情演变取决于正邪的消长变化。急性胃痛，主要是肝气、外邪、食滞、血瘀之邪犯胃，致脾胃升降功能失调，气机阻滞所致，邪盛人体正气亦旺，脾胃损伤较轻，病多属实证，病情多不严重。若邪气日久不消，严重损伤脾胃脏腑功能，致正气衰弱，可转化为慢性胃痛，多为虚证，常迁延不愈或反复发作。如邪气过盛脾胃功能明显失调，气机凝滞，出现急症胃痛，甚至严重损伤胃络，演变为呕血、便血、胃穿孔等重症、危症。

# 第三章　临床表现

## 一、小儿急性胃炎的临床表现

1. 症状、体征　小儿急性胃炎起病急骤，不同病因所致的急性胃炎症状不同。无论何种原因所致，通常有上腹不适或饱胀、上腹疼痛、食欲不振及嗳气、恶心、呕吐，呕吐物可带血呈咖啡样，也可发生较多出血，表现为呕血及黑便，甚至是首发症状。小婴儿主要表现呕血、呕吐，幼儿期常表现急性腹痛、恶心、呕吐，重者呕血便血、水电解质酸碱平衡紊乱。由感染引起的急性单纯性胃炎一般于发病之前有饮食不当或进食不洁食物之病史，常在进食后短期内发病，潜伏期因感染不同细菌而异。一般葡萄球菌为 1~6 小时；沙门菌为 4~24 小时；嗜盐杆菌为 9~12 小时。严重者呕吐剧烈，常伴发腹泻，临床上称为急性胃肠炎。急性腐蚀性胃炎与吞食腐蚀剂的量和时间有关，通常引起消化道黏膜的坏死、穿孔。急性胃黏膜病变是上消化道出血中的常见原因，通常引起呕血和黑便，严重者发生休克和循环衰竭。

2. 实验室和其他检查

（1）大便潜血检查：以出血为主要表现的患儿，大便潜血试验常阳性。

（2）血常规检查　化脓性急性胃炎的白细胞可增高，应激时也可增高。胃肠道出血症状明显者可伴有不同程度的贫血。

（3）胃镜检查　胃黏膜充血、水肿、渗出、出血、糜烂等。

（4）选择性动脉造影　对于活动性、持续性出血，经胃镜检查无法确定出血原因和部位的患者，应考虑选择性动脉造影，诊断阳性率 50%~77%。本检查安全可靠，但有一定的创伤。

## 二、小儿慢性胃炎的临床表现

1. 症状　小儿慢性胃炎的临床表现颇不一致，无明显特点和规律性，年龄越小，症状越不典型。上腹部和脐周疼痛是最突出的症状，小儿慢性胃炎约占慢性腹痛患儿的1/3。小儿对疼痛的部位常表述不清，泛指脐周或脐上痛，具有经常性、反复性和再发性的特点，故有人称为慢性非特异性腹痛，其发作频率不一，疼痛程度一般较轻，年长儿以隐痛、钝痛、胀痛、刺痛较多，饥饿痛和烧灼痛较少，年幼儿则为脐周阵发性疼痛，服驱虫药与碱性药无效，与溃疡病相反，多发生于进食后，进食虽不多但觉过饱，空腹时比较舒适，常因冷食、硬食、辛辣或其他刺激性食物引起症状或使症状加重，与天气寒冷、情绪不稳定有关。常伴有阵发性或经常性的轻重不一的恶心呕吐。呃逆、嗳气、食欲减退、腹部饱胀，幼小儿童喂养困难、消瘦、个别肥胖等消化不良症状，病程长者可影响生长发育。部分年长儿可有乏力，头痛、头晕等神经精神症状。出血也是其症状之一，尤其合并糜烂，可以反复小量出血，表现为呕血、黑便，亦可为大出血。小婴儿还可表现为慢性腹泻和营养不良。相当部分病人无症状，仅在胃镜检查时查出，偶有因消化道出血致严重贫血才被发现者。小儿慢性胃炎无明显特殊体征，部分患儿可表现面色苍黄、舌苔厚腻、腹胀、上腹或脐周轻度压痛。有贫血面容者应查大便隐血。

2. 体征

（1）消食及营养不良　由于长期食欲不振，消化不良，吸收障碍，故体质多较差，且逐渐消瘦。出现皮肤粗糙，脱发，反甲，及指甲粗糙不平等营养不良的表现。

（2）舌质及舌苔的变化　慢性萎缩性胃炎合并恶性贫血时，典型的患儿可有急性舌炎。舌面及舌背呈鲜红色，即所谓"鲜牛肉样舌"。有时舌面及舌边缘可有浅溃疡，因舌乳头萎缩舌面光滑而呈"镜面舌"。

（3）上腹部压痛　慢性胃炎上腹多有弥漫性压痛，范围多较广泛，轻重不等。

（4）全腹压痛　慢性胃炎常伴肠功能紊乱，常有全腹压痛。有时压痛较重，常易误诊为其他疾病。

（5）鼓肠胀气　慢性胃炎多有上腹胀满，由于胃内产气及吞气不同，故腹胀不一。轻者上腹膨隆，重者全腹膨隆如鼓，明显鼓肠胀气。

（6）胃蠕动波及肠型　有幽门梗阻者可见胃逆蠕动波及肠型，当梗阻好转时消失。

（7）肠鸣音改变　肠鸣音多活跃。

3. 实验室和其他检查

（1）实验室检查

1）胃酸：多数浅表性胃炎患儿的胃酸水平与胃黏膜正常儿相近，但少数慢性浅表性胃炎患儿胃酸降低。萎缩性胃炎患儿胃酸明显降低，其分泌功能随胃腺体的萎缩和肠腺化生程度的加重而降低。

2）胃蛋白酶原：是由主细胞分泌的，在酸性环境下被激活成具有消化功能的胃蛋白酶，胃液、血液及尿中均可测到。胃蛋白酶水平高低基本与胃酸平行，但主细胞比壁细胞数量多，胃酸分泌常常低于蛋白酶原的分泌。

3）内因子：是由壁细胞分泌的，正常分泌量平均为每小时7700u，它与维生素 $B_{12}$ 的吸收有关，检查内因子的含量有利于萎缩性胃炎和恶性贫血的诊断。

4）胃泌素：是由胃窦 G 细胞分泌的，胃泌素能促进胃液特别是胃酸分泌，由于反馈作用胃酸低时胃泌素分泌增多，胃酸高时胃泌素分泌减低，正常血清胃泌素含量报道不同，$10 \sim 140pg/ml$。从理论上讲，慢性浅表性胃炎不影响 G 细胞数量，故对胃泌素的分泌不会产生影响。此外，血清胃泌素高低与胃窦黏膜有无病变关系密切，无酸的患者均有胃泌素升高，如不升高说明胃窦黏膜病变严重，G 细胞减少。

5）前列腺素：在慢性胃炎的黏膜内 PGE 含量降低。

6）幽门螺旋杆菌（HP）检查：①尿素酶试验：Hp 在生长繁殖过程中产生大量尿素酶，分解胃内尿素成为氨和二氧化碳。快速尿素酶试验：在胃窦大弯侧后壁距幽门 5cm 内取胃黏膜活检，为创伤性检查，但快速简便，敏感性达 $90 \sim 100\%$，特异性 $100\%$；[13]C 尿素呼吸试验：空腹服一定量[13]C – 尿素，然后测出呼出气中[13]$CO_2$ 的[13]C 原子半度值。可判断 HP 感染情况及评价临床疗效，为非侵入性方法，费用低，但有放射性，不适用于儿童；[13]$NH_4$ 排泄试验：有两种方法，为非放射、非创伤性检查，可用于儿童，但较昂贵。②血清学检查：酶联免疫吸附法测定血中抗 Hp 的 IgG、IgA、

IgM 抗体，抗 Hp – IgG 能较好反映 Hp 感染、清除及复发情况，操作简便，适于普查和疗效追踪评价。③PCR：检测 Hp 的 DNA，敏感性及准确性高，特异性达 100%，只需抽取胃液等组织液检查即可。④组织切片和培养：是确诊 Hp 的唯一证据。吉姆萨染色效果好，操作简便。Warthin – Starry 银染色虽敏感性高，特异性好，但操作繁琐。还可采用 HE 染色、革兰氏染色、荧光染色、免疫染色等方法。细菌培养可做药敏，因 Hp 是微需氧菌，可用营养培养基（如选择性羊血巧克力琼脂平板、心脑浸出液琼脂培养基等），一般 3 天 ~4 天可看到菌落。

（2）上消化道钡餐造影

由于小儿慢性胃炎病变浅表，故 X 线影像上不易出现明显异常，唯气钡双重对比造影可以看到黏膜异常。

（3）胃超声波检查

文献报道胃超声波检查与 X 线和胃镜对比符合率分别达 83.3% 和 93% 以上。胃炎时在 B 超显像胃黏膜层粗糙和不光滑，可见回声连续性中断、回声增强的变化。从胃部各测量值方面看，胃炎小儿的胃壁、大小弯厚度均较对照组增厚。其优点是无创、无痛、安全性好，但与组织学检查相比缺乏特异性，不能据此对慢性胃炎作出肯定的诊断，只具有参考价值。

（4）胃电图检查

胃电图是经体表电极记录胃平滑肌电活动信号，资料证实体表电极记录的 EGG 与胃体和胃窦黏膜电极记录的胃肌电活动之间有良好的相关性，胃电图可提供科学、可靠的参数，可真实反映胃电活动。目前主要用于判断胃节律紊乱在胃动力障碍性疾病的作用。研究证明，慢性胃炎存在胃动力异常，提示慢性胃炎存在胃平滑肌电活动异常，从而影响胃运动及胃排空，导致胃肠运动障碍。当前的胃电图只能检查胃的动力状况，而不能用来诊断具体的疾病。

（5）胃镜检查

是小儿上消化道疾病安全可靠的检查方法。研究证明胃镜能直接观察黏膜表面状况，它优于其他检查方法，正常胃黏膜表面光滑、柔软、色泽淡红，被覆一层透明粘液。三岁以内小儿胃角发育不全，胃腔类似球形。胃镜观察典型正常和异常胃黏膜与组织学检查符合率在90%以上。对正常与异常之间，不典型黏膜改变，易出现假阳性。

# 第四章　西医诊断与中医辨证

## 第一节　西医诊断

### 一、急性胃炎

1. 急性单纯性胃炎：可弥漫或仅局限于胃窦部，大体表现为黏膜充血水肿，可有散在点状出血和轻度糜烂。显微镜下表现为黏膜固有层炎症细胞浸润，以中性粒细胞为主。

2. 急性糜烂出血性胃炎：典型损害是多发糜烂和浅表溃疡，常有簇状出血病灶，可遍布全胃或仅累及一部分。显微镜下表现为黏膜层有多发局灶性出血坏死，伴有中性粒细胞浸润。

3. 急性腐蚀性胃炎：主要的病理变化为黏膜充血、水肿和粘液增多。严重者可发生糜烂、溃疡、坏死，甚至穿孔。

4. 急性化脓性胃炎：严重化脓性炎症时，黏膜下层大量中性粒细胞浸润、黏膜坏死、血栓形成和出血。胃窦可见弥漫性蜂窝组织炎或形成局限的胃壁脓肿，并可发展至胃壁坏死和穿孔。

### 二、慢性胃炎

慢性胃炎指不同病因引起的胃黏膜慢性炎症性病变，多与幽门螺杆菌感染有关。诊断及分类主要根据胃镜下表现和病理组织学检查。

1. 胃镜诊断依据

（1）黏膜斑：粘液增多牢固附着与黏膜，以水冲后，黏膜表面发红或糜烂剥脱；

（2）充血：与邻区比较，黏膜明显呈斑块状或弥漫性变红区域；

（3）水肿：黏膜肿胀、稍苍白、反光强，胃小凹明显，黏膜脆弱，易出血；

（4）微小结节（micronodular）形成：又称胃窦小结节（antral nodularity）或淋巴细胞样小结节增生（lymphoid nodular hyperplasia），胃壁平坦时，与周围黏膜相比，增生处胃黏膜呈微细或粗颗粒状或结节状；

（5）糜烂：局限或大片发生，伴有新鲜或陈旧出血点，当糜烂位于黏膜层时称平坦性糜烂；高于黏膜面时称隆起型糜烂，隆起呈小丘疹状或疣状，顶部有脐样凹陷；

（6）花斑：红白相间，以红为主；

（7）出血斑点：胃黏膜出现散在小点状或小片状新鲜或陈旧出血。

以上项（1）~（5）中符合一项即可诊断；（6）、（7）二项应结合病理诊断。此外，如发现幽门口收缩不良、返流增多、胆汁返流，常提示胃炎存在，应注意观察之。

2. 病理组织学改变

上皮细胞变性，小凹上皮细胞增生，固有膜炎症细胞浸润、腺体萎缩。炎症细胞主要是淋巴细胞、浆细胞。

（1）根据有无腺体萎缩诊断为慢性浅表性胃炎或慢性萎缩性胃炎；

（2）根据炎症程度，慢性浅表性胃炎分为轻、中、重三级

轻度：炎症细胞浸润较轻，多限于黏膜的浅表 1/3，其他改变均不明显；

中度：病变程度介于轻、重之间，炎症细胞累及黏膜全层的浅表 1/3 ~ 2/3；

重度：黏膜上皮变性明显，且有坏死、胃小凹扩张、变长变深、可伴肠腺化生，炎症细胞浸润较重，超过黏膜2/3以上，可见固有膜内淋巴滤泡形成；如固有膜见中性粒细胞浸润，应注明"活动性"。

### 三、幽门螺杆菌感染

应常规检测有无幽门螺杆菌（Hp）感染。

以下二项中任一项阳性可诊断：（1）胃窦黏膜组织切片染色见到大量典型细菌；（2）胃黏膜Hp阳性。

以下四项中需有二项或二项以上阳性时才能确立诊断：（1）$^{13}$C尿素呼吸试验阳性；（2）胃窦黏膜组织切片染色见到少量典型细菌；（3）快速尿素酶试验阳性；（4）血清Hp-IgG阳性；或粪便Hp抗原测定阳性。

# 第二节　中医辨证

## 一、诊断要点

按国家中医药管理局《中医病证诊断疗效标准》内胃脘痛的诊断依据

1. 以胃脘部疼痛为主症。
2. 常伴痞闷或胀满、嗳气、泛酸、嘈杂、恶心呕吐等症。
3. 发病常与饮食不节、情志不畅、劳累受寒等有关。

## 二、辨证要点

### （一）证候辨别

1. 辨识常证

胃脘痛根据起病的缓急、病程的长短、临床表现不同有寒凝胃痛、食积胃痛、气滞胃痛、瘀血胃痛、湿热胃痛及正虚胃痛。寒凝胃痛常因护理不当，衣被单薄，外感风寒，客于胃腑，或过食生冷瓜果之品，损伤中阳而致；食积胃痛多因暴饮暴食，或饮食不洁，食停中焦而致；气滞胃痛者多因暴受惊恐，或所欲不遂而致；湿热胃痛多因过食肥甘厚味，辛辣炙煿之品，或外感暑湿而致。正虚胃痛病程较长，有素体虚弱或久病不愈病史。具体再从发病缓急、寒热、虚实、气血几个方面辨别。

（1）辨缓急

凡胃脘痛暴作，起病急者，多因感受外邪，或过食生冷，或暴饮暴食，以致损伤中阳，或积滞不化，胃失通降，不通则痛。胃脘痛渐发，起病缓者，多因肝郁气滞，木旺乘土，或脾胃虚弱，土壅木郁，而致肝胃不和，日久气病及血，致气滞血瘀。

（2）辨寒热

胃脘痛有寒热之分，以寒证居多。若胃痛暴作，痛无间歇，遇寒加重，得温则减，兼有口不渴，下利清谷，小便清长，舌淡、苔白滑润者属寒。胃脘灼痛，疼痛阵作，痛势急迫，得寒痛减，兼有口渴引饮，大便秘结，小便黄赤，舌红、苔黄腻者属热。

（3）辨虚实

胃痛而胀，闭结不通者多实；痛而不胀，无闭结者多虚。痛而拒按者多实；喜按者多虚。食后痛甚多实；空腹疼痛者多虚。脉盛气盛者多实；脉虚气怯者多虚。痛剧而坚，固定不移者多实；痛徐而缓，痛处不定者多虚。新病体壮者多实；久病体弱者多虚。补法治疗痛剧者多实；攻法治疗加重者多虚。

（4）辨气血

一般胃痛初起，胀痛为主，痛无定处，时作时止，气聚则痛而见形，气散则痛而无迹，兼有嗳气腹胀者，多属气滞；久病入络，痛重于胀，痛如针刺或刀割，痛处固定不移者，按之痛剧，多为血瘀。

2. 辨别轻重

胃痛轻证，体质好，疼痛轻，病程短，精神尚好，一般饮食调理、局部热熨按摩，或稍加治疗即愈。重症多有胃痛反复发作病史，体质差，疼痛剧烈，伴有胃肠道症状，病情严重者常伴有呕血、便血等出血症状，甚至出现胃穿孔、虚脱之候，应及时抢救，必要时手术治疗。

（二）证型辨别

1. 寒凝气滞

证候表现：胃痛暴作，疼痛剧烈，以绞痛为主，畏寒喜暖，得温痛减，遇寒痛甚，口不渴，喜热饮，舌质淡，苔白，指纹淡红，脉弦紧或弦迟。

辨证要点：一般有感受风寒，或过食生冷史。发病迅速，疼痛剧烈，以绞痛为主，得温则痛减，遇寒则痛甚，全身症状显示寒证征象。本证多见于胃痉挛，也可见于急、慢性胃炎。

2. 饮食积滞

证候表现：胃脘胀疼，拒按，嗳腐吞酸，或呕吐不消化之食物，吐后痛减，不思饮食，大便不爽，舌质红，苔厚腻，指纹紫滞，脉滑。

辨证要点：起病前常有饮食不节或暴饮暴食史，胃脘胀满疼痛，嗳腐吞酸，呕吐不消化物，吐后痛减为本证特征。本证可以单独存在，亦常于它证中兼见。

3. 肝郁气滞

证候表现：胃脘胀满，攻撑作痛，痛引两胁，嗳气频作，得嗳气或矢气则舒，每因情绪变化而痛作，苔多薄白，指纹紫滞，脉弦。甚则痛势急迫，心烦易怒，嘈杂吐酸，口干口苦，舌红苔黄，指纹紫，脉弦数。

辨证要点：胃脘胀满，痛连两胁，每因情志因素而痛作为本证特征。本证在较大儿童较为常见。气郁日久而化火，则见肝胃火炽之象。

4. 瘀血阻络

证候表现：胃痛如针刺或刀割，痛处固定，拒按，疼痛持久，或见吐血、黑便，舌质紫黯或有瘀斑，指纹沉滞，脉涩。

辨证要点：本证以胃痛反复发作，痛如针刺或刀割，痛处固定，痛时持久为特征，若瘀痛日久，损伤络脉，血不循经，则见出血症。临床多见于胃及十二指肠溃疡或伴出血的患儿。

5. 湿热中阻

证候表现：痛势急迫，胃脘部灼热拒按，嘈杂，口干口苦，口渴不欲饮，小便黄，大便不畅，舌质红苔黄腻，指纹紫滞，脉滑数。

辨证要点：本证以病势急迫、胃脘疼痛灼热拒按、口苦口渴、舌红苔黄腻为辨证要点。临床多见于急性胃炎、十二指肠炎及胰腺炎等。

6. 正虚胃痛

（1）脾胃虚寒

证候表现：胃痛隐隐，喜暖喜按，空腹痛甚，得食则减，时呕清水，纳少，神疲，手足欠温，大便溏薄，舌质淡，边有齿痕，苔薄白，指纹淡，脉沉缓。

辨证要点：本证以病程较长，胃痛隐隐，绵绵不断，喜暖喜按，全身显现虚寒证象为特征。临床多见于慢性胃炎、消化道溃疡。

（2）脾胃阴虚

证候表现：胃脘隐隐灼痛，空腹时加重，烦渴思饮，口燥咽干，食少，大便干，舌红少苔或剥苔，指纹淡紫，脉细数或细弦。

辨证要点：本证多见于病程较长，或长期使用温燥药物的患儿。临床以胃脘隐隐灼痛、口燥咽干、舌红苔少等胃阴不足之象为特点。

# 第五章　鉴别诊断与类证鉴别

## 一、鉴别诊断

### （一）急性胃炎

1. 详细询问病史，找出发病原因。

2. 对于消化道出血者应作急诊胃镜以确定出血的原因和部位，但对于腐蚀性胃炎则严禁作胃镜检查。

3. 应注意与急性胰腺炎、急性胆囊炎以及急性阑尾炎等进行鉴别。

### （二）慢性胃炎

1. 功能性消化不良　是指一组病因未明的、排除了器质性疾病的包括溃疡样、反流样、动力障碍样或混合型消化不良症候群，其病程持续四周以上。胃排空测定技术（核素闪烁扫描、超声波、X线等）、腔内压测定、胃电图等检查，如发现胃排空延缓或胃电节律紊乱等，有助于诊断。

2. 胃癌　胃癌的表现多无特异性，如食欲减退、恶心呕吐、上腹部不适、贫血等颇似慢性胃炎，但后者病史较长，症状反复发作、药物治疗可缓解等。早期的胃镜和活检、超声内镜、X线钡餐检查等有助于鉴别诊断。

3. 消化性溃疡　消化性溃疡和慢性胃炎均有消化不良的症状，但消化性溃疡多是以上腹部节律性、周期性疼痛发作为主，而慢性胃炎的上腹痛大多无节律性，且以消化不良症状为主。两者的鉴别诊断主要依靠X线钡餐检查、胃镜和活检、超声内镜等。

4. 慢性胆囊炎、胆石症　慢性胆囊炎多伴有胆石症，有时临床症状多不典型，尤其是当胆囊管或胆管系统无梗阻时，患者可有慢性右上腹部不适或疼痛、上腹饱胀等消化不良症状。但其既往常有胆绞痛病史，摄入油腻食物后可引发典型的胆绞痛发作。B 型超声波、口服胆囊造影术、静脉胆道造影术、经皮经肝穿刺胆道造影（PTC），胃镜、内镜逆行胰胆管造影（ERCP），磁共振胰胆管成像（MRCP）等有助于与慢性胃炎相鉴别。

5. 慢性肝炎、肝癌、慢性胰腺疾病　可因食欲不振、消化不良等症状为主诉，但通过详细的询问病史、体检以及相关的实验室和影像学检查可以与慢性胃炎鉴别。

## 二、类证鉴别

### （一）心痛

在古代文献中，常把胃痛与心痛混称，其实二者既有部位之别，疼痛的性质、程度与疾病的预后也大不相同。心痛的病位在胸中，疼痛急且如刀割，痛彻胸背，发时心悸、憋闷，病人常有濒死的感觉，一般病情较重，特别是"真心痛"，其疼痛持续不已者，每每"夕发旦死，旦发夕死"。

### （二）腹痛

胃痛与腹痛的鉴别，主要是病位不同。腹痛的病位在胃脘以下、脐之四旁，以及耻骨以上整个腹部发生的疼痛，包括有大腹痛、脐腹痛、小腹痛和少腹痛。但胃腑位于腹中，与肠相连，常常胃痛影响及腹，或腹痛牵连于胃，二者病因病理亦有类似之处，临床上往往两者兼见，故又有心腹痛之称，加之儿童常常不能正确表达疼痛部位，所以要详细检查，根据具体证候的孰轻孰重仔细辨证，进行诊断和鉴别诊断。

### （三）常见胃痛疾病鉴别

1. 小儿浅表性胃炎　胃窦炎最多见，占 70% 以上，其次为全胃炎及胃体炎。多数有不同程度的消化道症状，病程迁延。常见症状为脐周疼痛，幼儿腹痛可仅表现为不安和正常进食行为改变，年长儿症状似成人，常述上腹痛。与溃疡病在进食后疼痛减轻不同，胃炎患儿进食后疼痛常加剧，在进食后立即出现。由胆汁返流所致者常有持续性上腹部不适感或疼痛，进食后转重，可伴有恶心和胆汁性呕吐。胃窦胃炎的症状有时与消化性溃疡相似，无明显体征，偶有上腹部压痛。

2. 消化性溃疡　不同年龄患者的临床表现有一定特点。新生儿期多为应激性溃疡，主要症状为呕血、便血和胃及十二指肠穿孔。婴幼儿期主要症状为反复呕吐、生长停滞和胃肠道出血。学龄前期常为脐周疼痛，食后常加重，食欲差，反复呕吐或胃肠道出血。学龄期上腹痛呈周期发作，多为钝痛，胃溃疡常为饭后痛，十二指肠溃疡多在饭前痛，进食后可减轻或完全缓解，并常有夜间痛。可有流涎、嗳酸、暖气、恶心、呕吐，单独或与腹痛伴发。

# 第六章　治　　疗

## 第一节　中医经典治疗经验

1. 寒凝气滞

治法：温胃散寒，行气止痛

方剂：厚朴温中汤加减（《内外伤辨惑论》）

药物组成：厚朴、陈皮、草豆蔻、木香、干姜、茯苓、炙甘草。

方义：厚朴为君药，温中行气，燥湿宽中；干姜、炙甘草助其温运中阳，陈皮、木香、草豆蔻助其行气除胀，诸药都有燥湿化湿之效，佐以茯苓淡渗利湿，则除湿之效更著。若寒甚，加高良姜、香附，即良附丸（《良方集腋》）；气滞较甚，加苏梗、香附；泛酸明显者，加煅瓦楞子、乌贼骨；夹积滞者，加山楂、枳实、鸡内金等。

风寒气滞，症见胃脘胀痛喜暖，胸脘痞闷，不思饮食，形寒身热者，可用香苏散(《和剂局方》)加减疏风散寒，理气止痛。寒湿阻胃，脘腹满闷，或恶心呕吐，或腹泻，舌苔白腻者，可选用藿香正气散(《太平惠民和剂局方》)加减解表化湿，理气和中。外寒不解，郁久化热，寒热并杂，症见脘腹胀满，不思饮食，恶心呕吐，胃脘疼痛有灼热感，口苦口干，舌红苔黄腻，可用半夏泻心汤(《伤寒论》)加减清化湿热，调理脾胃。

2. 饮食积滞

治法：消导行滞，和胃止痛

方剂：保和丸加减(《丹溪心法》)

药物组成：山楂、神曲、莱菔子、半夏、陈皮、茯苓、连翘。

方义：山楂善消肉积，神曲善消酒食陈腐之积，莱菔子善消面积，三药合用，以消除病因。食停胃脘，阻碍津气运行，莱菔子消食兼有下气除胀之功，配伍陈皮，疏理中焦气机，陈皮芳香化湿，配伍半夏燥湿，茯苓渗湿，以化中焦湿浊。食滞中焦，生湿蕴热，佐连翘，宣发郁热。胃脘胀满不减，可加香附、枳壳、延胡索；大便不爽，加枳实、槟榔；食积化热，烦躁苔黄者加黄芩、黄连；胃气上逆，恶心呕吐嗳气者加橘皮、竹茹、半夏。

食滞初起，食停胃脘，胸脘痞闷，欲吐不吐，宜因势利导，选用瓜蒂散或用盐汤(《伤寒论》)探吐。暴饮暴食，饮食过量，胃纳过剩，症见脘腹撑胀满胀痛难忍，拒按或手不可近，可选用木香槟榔丸加减(《儒门事亲》)行气导滞，攻积泄热。胃弱食滞，可选用香砂枳术丸(《摄生秘剖》)加神曲、麦芽宜健胃消痞，化积止痛。

3. 肝郁气滞

治法：疏肝理气，和胃止痛

方剂：柴胡疏肝散加减(《景岳全书》)

药物组成：柴胡、香附、枳壳、陈皮、川芎、白芍、甘草。

方义：柴胡、香附、枳壳疏解肝经气郁，川芎开肝经血郁，白芍、甘草柔肝缓急。嗳气、呕吐较甚者，加半夏，苏梗；疼痛甚者，加元胡、川楝子、佛手；泛酸嘈杂者，加乌贼骨、煅瓦楞子、煅牡蛎以和胃止酸。

若肝气郁结，日久化火，肝胃郁热，胃脘灼热者，可选用金铃子散(《圣惠方》)合左金丸(《丹溪心法》)加减疏肝理气，清热止痛。肝气犯胃，日久不愈，脾气亦伤，胃痛而胀，反复发作，可选用逍遥散(《和剂局方》)加减调理肝脾，理气和胃。气滞夹痰，胃痛胸闷，咳吐稠痰，可选用越鞠丸(《丹溪心法》)合二陈汤(《太平惠民和剂局方》)加减解郁化痰，和胃理气。若肝胃郁热，迫血妄行，症见呕血，血色鲜红，量大，可选用泻心汤加味(《金匮要略》)清火凉血止血。

4. 瘀血阻络

治法：化瘀通络，理气和胃

方剂：丹参饮合失笑散加减（前者见《时方歌括》，后者见《太平惠民和剂局方》)

药物组成：丹参、檀香、砂仁、五灵脂、蒲黄。

方义：因瘀致痛，法当活血行瘀，重用丹参为君，直走血分，活血行瘀，通其脉络。五灵脂、蒲黄助丹参活血祛瘀。五灵脂侧重于血分，通利血脉，散瘀止痛，蒲黄侧重于气分，行气祛瘀。檀香善散冷气而降结滞，砂仁醒脾气而能化湿。痛甚者加三棱、莪术、延胡索、郁金、川楝子；痛如刀割，加白芍、甘草缓急止痛；兼寒者，加炮姜、小茴香。

失血致虚者，症见面色微黄，神疲乏力，脉象细弱，可选用调营敛肝饮(《医醇剩义》)加减。若气随血脱，心慌心悸，面色惨白等，可选用独参汤(《十药神书》)补气摄血。

5. 湿热中阻

治法：清热化湿，理气和胃

方剂：三仁汤加减(《温病条辨》)

药物组成：杏仁、白蔻仁、薏苡仁、厚朴、半夏、通草、滑石、竹叶。

方义：杏仁宣降肺气，启上闸以开水源，合行气的厚朴舒畅三焦气机，使上焦津气畅行无阻；白蔻仁、半夏芳化燥湿，醒脾利气，恢复中焦运化；薏苡仁、滑石、通草甘淡渗湿，通调下焦，祛已停之湿；竹叶、滑石清热，合而用之，能呈清热化湿之功效。方中杏仁辛开于上，薏米淡渗于下，白蔻仁芳化于中，分而言之，三仁照顾三焦，合而观之，辛开、燥湿、芳化也为除湿而设。胃气上逆者，加竹茹；属于气机阻滞便秘者，加枳实、槟榔。

痰瘀互结，症见脘痛引背，咯痰粘滞，口苦纳呆，可选用半夏泻心汤(《伤寒论》)加减清热化痰，理气和胃。痰湿阻胃者，可选用二陈汤(《和剂局方》)合平胃散(《太平惠民和剂局方》)加减运脾除湿，和胃理气。

### 6. 正虚胃痛

#### （1）脾胃虚寒

治法：温中健脾

方剂：黄芪建中汤合理中汤加减（前者见《金匮要略》，后者见《伤寒论》）

药物组成：黄芪、桂枝、白芍、甘草、生姜、大枣、饴糖、人参、白术、干姜、甘草。

方义：干姜、桂枝温中散寒，人参、白术、黄芪健脾益气，合甘味的甘草，温补阳气，芍药酸甘，合大枣、饴糖滋阴补血，合而用之能呈平调阴阳气血之效，甘草、大枣、饴糖亦有缓急作用。如泛吐清水较多者，可加陈皮、半夏、茯苓；若吐酸水者，可加黄连、吴茱萸；胃脘冷痛，寒邪较甚，宜加附子、吴茱萸。

阴寒内盛，症见脘腹冷痛，喜温喜按，畏寒肢冷，苔白润，脉沉迟者，可选用大建中汤(《伤寒论》)加减温中补虚，降逆止痛。脾胃气虚，症见胃脘胀闷，呕逆嗳气，恶心呕吐者，可选用香砂六君子汤(《张氏医通》)加减健脾和胃。中气下陷，可选用补中益气汤加减(《脾胃论)治宜补中益气，调理升降。脾不统血，可选用黄土汤加减(《金匮要略》)治宜温脾益气摄血。

#### （2）脾胃阴虚

治法：养阴益胃

方剂：益胃汤加减(《温病条辨》)

药物组成：沙参、麦冬、玉竹、生地、冰糖。

方义：沙参、麦冬、玉竹、冰糖滋养胃阴，生地滋养肾阴。胃脘胀痛较剧，加厚朴、玫瑰花、佛手；大便干燥难解者，加火麻仁、郁李仁、瓜蒌仁；吞酸加煅瓦楞子、乌贼骨；胃脘灼热疼痛者，加竹叶、石膏。

肝胃火燔，劫灼肾阴，肾水不足，肝木失于滋养，肝肾阴虚，症见胃脘灼痛，心烦不寐，眩晕耳鸣，舌红少苔者，可选用一贯煎加减（《续名医类案》）滋养肝肾。津涸血瘀，可选用通幽汤（《兰室秘藏》）加减，滋阴养血，行瘀止痛。

# 第二节 名老中医治疗经验

## 一、汪受传

汪受传教授认为小儿 Hp 相关性胃炎的发病原因在外责之于感受邪毒，湿热为多。在内责之于小儿脾常不足，肝常有余的生理病理特点。邪毒初犯脾胃，常具有胃热熏灼、气机郁滞、胃气上逆的病机特点，日久邪毒留恋，表现为脾虚胃热证或脾胃虚寒证。辨证上应以寒、热、虚、实为纲领，多虚实夹杂或本虚标实，病位在胃，与脾、肝密切相关。

治疗上病初邪气盛实，清胃以祛邪毒。因小儿为纯阳之体，又胃为阳土，胃热气滞证临床最为多见。汪教授以清胃和中、理气止痛为法，方用泻心汤、左金丸加减。常用药：黄连清胃热，以直折上炎之热势，吴茱萸疏肝下气，温中止痛，二药相合使肝火得清，胃热得除，呕吐得止；黄芩、青黛、蒲公英清热燥湿以祛邪毒；公丁香、淡吴萸温胃降逆，顺应胃气以降为和的生理特性；制香附、延胡索活血理气止痛；槟榔杀虫消积，焦山楂、焦神曲消食开胃。临证加减：湿热较重加六一散、藿香、青蒿、茵陈清化湿热；阴伤口渴加白芍、麦冬、百合、石斛养阴润胃等；伴有胃、十二指肠溃疡加生地榆、白芨收敛生肌；胃脘灼热较甚加升麻、丹皮、连翘清热和胃；肝郁气滞加柴胡、枳实、生麦芽疏肝理气；泛酸加锻瓦楞、锻乌贼骨制酸止痛。

久病脾虚邪恋，温脾以助达邪。因小儿脾常不足，平素脾虚的小儿感邪后易出现虚中夹实，脾虚为本，胃热为标，故后期脾虚胃热证多见。汪教授以健脾清胃为法，方用黄芪建中汤合泻心汤加减。常用药有生黄芪、川桂枝补气温阳，白芍、生甘草缓急止痛；丁香、吴茱萸温中降逆，缓急止痛，与黄芪、桂枝相合温脾补虚，使脾胃健旺以托邪毒，与黄芩、黄连、青黛相合可清胃降逆以祛邪毒；竹茹清热止呕；焦山楂、焦神曲消食开胃。临证加减：若寒象明显加高良姜、煨益智仁温阳祛寒；痰湿呕吐加法半夏、生姜、砂仁、藿香燥湿化痰，降逆止呕；脾虚无明显寒象去桂枝加党参、白术、茯苓、山药健脾益气；若脘腹胀满可加莱菔子、枳壳、厚朴、槟榔宽中行气。

患儿原本脾气虚弱，湿、毒邪气侵犯脾胃，病程迁延不愈或误用苦寒药损伤脾阳，恢复期脾胃虚寒证多见。汪教授以温脾暖胃、理气止痛为法，方用以黄芪建中汤加减。黄芪益气补中，桂枝温阳散寒，白芍柔肝敛阴，与桂枝相合温卫和营，与甘草相合缓急止痛，四药相合，温中补虚以建立中州阳气；公丁香、吴茱萸温中降逆；制香附理气止痛；焦山楂、焦神曲消食开胃。临证加减：脾胃虚寒较甚加高良姜、益智仁、砂仁等温脾和胃；脾虚纳少加白术、茯苓、陈皮、鸡内金健脾助运；脾虚土不生金，易患感冒加玉屏风散补肺固卫；汗多、夜惊加锻龙骨、锻牡蛎敛汗安神；暑湿困脾加荷叶、白扁豆、香薷清暑化湿；挟有食积，便干者加谷芽、麦芽、槟榔、莱菔子消食导滞；气滞明显加苏梗、木香、延胡索理气活血止痛。

小儿有如草木方萌，阴阳稚弱，气血未充，五脏六腑成而未全，全而未壮，汪教授在用药时中病即止，若需调养，亦不可偏寒偏热，主张寒温并用。不必穿凿附会，以为细菌感染必用苦寒之剂。如辨证为胃热气滞证，治法常以寒温并用，寒多温少，祛邪为主；若虚实、寒热夹杂，则寒温并治，攻补兼施；辨证为脾胃虚寒证，治法温多于寒，扶正以祛邪。

## 二、董廷瑶

董廷瑶教授提出小儿"先天强者不可恃，若脾胃失调仍易病；先天弱者勿过忧，若调摄（脾胃）适当强有望"的观点。并将小儿脾胃病的辨证特点归纳为：脾气不足、脾阳不振、水湿停滞、升降失司、乳食积滞、脾虚恋痰、肝脾不和等7个方面，其治疗原则，由于小儿"脾常不足"的特点，故确立了以"和与运"为主，即"胃以和为贵，和则生气；脾以运为重，运则生津"。临证通过运用调治脾胃的方法，达到治愈疾病的目的。

董教授认为小儿胃炎多为寒热失调，饮食不节，气滞不畅所致。因家长过分迁爱，饮料瓜果，膏粱厚味无度，特别是暴饮暴食，以致壅伤脾胃，气机受阻，升降失司，郁而化火，故临床湿热型为多。临床症状可见脘腹胀痛、口苦口臭、渴不多饮、纳谷不香、便下干结、小溲短赤、舌红苔黄腻、脉弦滑。治疗当以疏肝、清胃、化滞三法合用，自拟方理胃煎（柴胡、香附、枳壳、佛手、黄连、蒲公英、神曲、鸡内金）。方中柴胡、延胡索、香附、枳壳、佛手疏肝理气和胃；黄连、蒲公英清胃泻火；神曲、鸡内金消积导滞。临床加减：若腹痛痞闷甚加川楝子、台乌药；伴有恶心呕吐加厚朴、炒竹茹；大便秘结加生大黄、炒莱菔子；伴发热加连翘、金银花。

## 三、李宝珍

李宝珍教授以"脾胃为后天之本"、小儿"脾常不足"的生理特点为依据，对于小儿脾系疾病，重视日常乳食调护。由于现今生活水平的提高和家长对独生子女的过度宠爱，使小儿的饮食结构极不合理。饮食没有节制，恣食肥甘厚味或贪凉饮冷，损伤脾胃；饥饱无常，没有规律，脾胃运化无权，损害脾胃，致使气血亏少，正气不足，是造成小儿脾胃病的主要病因。小儿脾常不足，又是造成脾胃失调产生疾病的内在因素。临证治疗时倡导以"健脾和胃、兼以消导"法治疗此类疾患，并注重以下三点：一、健脾和胃，慎用补脾。小儿脏腑娇嫩、形气未充，脾常不足，充分说明了小儿脾胃薄弱，运化功能尚未健全的生理特点。而对于脾胃损伤造成的疾病，李教授倡导"脾虚宜健不宜补"而以"健脾和胃，兼以消导"。若一味补脾，势必壅滞脾胃，而致气机升降失常，脾胃运化失职。具体运用时，注意到小儿"易寒易热，易虚易实"的病理特点。所选健脾和胃消导之药宜以轻灵为要，如紫苏梗、厚朴、枳壳、木香、焦二仙、陈皮、白蔻仁、砂仁、鸡内金等，健脾和胃消食导滞而不伤正。可酌加炒扁豆、茯苓、山药等；虚证明显，则加党参、炒白术，使补而不滞，能升能运，以顺其脾胃升降之性。二、脾升胃降，尤重枢机。中焦脾胃是气机升降之枢机，"脾宜升则健，胃宜降则和"。脾胃之间有阴阳互助、燥湿相济，升降相因的气化关系，共同维持着脾胃的正常升降功能。脾胃系统疾病治疗上也重在调其升降。李教授常常选用紫苏梗、厚朴、枳壳、木香、黄连、焦二仙、陈皮、白豆蔻、砂仁、鸡内金等药，随症加减，灵活运用。紫苏梗行气畅中，砂仁、白豆蔻芳香化湿，陈皮、枳壳、木香理气调畅，茯苓健脾祛湿。每遇胃失和降，气逆于上而致呕吐者，去紫苏梗加紫苏叶、黄连、制半夏、竹茹以宽胸和胃止呕；胀满甚则疼痛不舒者加延胡索、川楝子、郁金疏肝解郁、行气止痛；胃脘冷痛或绵绵隐痛，喜温喜按，加良姜或炮姜。胃阴不足者，加北沙参、麦冬、石斛、玉竹之属甘凉生津，以育胃阴。三、调和脾胃，治从肝脾。基于小儿"脾常不足"、"肝常有余"的特点，小儿脾胃虚弱，运化维艰，肝气旺盛常易乘脾犯胃，则脾胃愈亏。临床上除表现为脾胃病证外，还有情绪急躁，任性易怒，咬指磨牙，夜寐不安，脉弦等特点。故不宜一味补虚或攻伐，当以调为上。李教授在治疗脾胃疾病时，常在紫苏梗、藿香、厚朴、枳壳、鸡内金、焦二仙、莱菔子、陈皮、佩兰等健脾和胃消导药的基础上，配以乌梅、石斛、北沙参、麦冬等以益胃生津，白芍、佛手等以疏肝敛阴，延胡索、川楝子、郁金疏肝行气、解郁止痛。其中，白芍、乌梅取其酸泻肝木之意。若恶心、泛吐酸水或两胁胀满者，予黄连、吴茱萸以清泻肝火，平肝和胃。

## 第三节　民间单方验方

### 一、单方治疗

#### （一）小儿急性胃炎

王延泉等根据小儿急性胃炎多因饮食不节或不洁，致湿热蕴结中焦，气机不利，胃失和降而发病，功效清热和胃，降逆止呕，自拟藿连二陈汤（药物组成：藿香、陈皮、半夏、公英各9g，生姜3片，竹茹、川朴各6g，苏梗12g，川连5g。腹痛重者加杭芍、木香；腹胀者加枳壳、炒莱菔子；夹食滞者加焦三仙、鸡内金；口渴者加石斛、玉竹。日1剂，水煎100～200ml，分数次少量频服。疗程3d）治疗小儿急性胃炎，证属胃热呕吐患儿60例，总有效率96.66%。伍乘界采用加减半夏泻心汤（药物组成：半夏2～9g，党参5～20g，黄芩5～10g，黄连2～6g，干姜2～7g，大枣3～10g，甘草2～5g。腹泻较重者加葛根、炒白术、乌梅；腹胀较甚加枳实、槟榔、厚朴；兼食积者加山楂肉、神曲、麦芽、鸡内金；呕吐较甚加姜汁炒竹茹、藿香；脾胃虚弱加白术、茯苓、淮山药、砂仁，兼寒者减轻黄芩、黄连用量，加重干姜用量，酌加丁香，湿较重加苍术、白豆蔻），治疗小儿急性胃肠炎70例，总有效率94.3%。李丹等选炒苍术、厚朴、槟榔、砂仁、代代花等药制成运脾益胃糖浆，治疗小儿急性胃炎80例，中药治疗组在止吐、止痛、消胀等缓解临床症状方面均明显优于西药对照组。

#### （二）小儿慢性胃炎

1. 清热利湿法

闫慧敏等拟胃平冲剂（药物组成：青黛、紫草、茴香、乳香、黄连、藿香、神曲等，4周为1疗程），功效清热利湿，调中行气，治疗小儿慢性胃炎湿热证 30 例。结果显示，经胃平冲剂治疗后，临床症状计分值明显下降，胃痛、腹胀、纳呆、呕吐、嗳气泛酸、便秘等症状计分治疗前后及总有效率方面对比有显著的差异，说明胃平冲剂有良好地改善临床症状的作用，且具有价格低廉，副作用少等优点，值得临床推广。杜玉琳采用红藤健胃汤（红藤 15g，姜半夏 7g，黄连 3g，生姜 3g，玫瑰花 5g，佛手花 5g，绿萼梅 5g，炒鸡金 10g，焦神曲 10g，太子参 15g，蒲公英 15g，石斛 10g，每日 1 剂，每次 60ml，每日 2 次），施法清胃解毒，理气止痛，治疗小儿慢性胃炎 38 例，总有效率 89.47%，在改善患儿胃脘胀痛、泛酸、恶心等症状方面，明显优于西药对照组。董幼祺自拟理胃煎（药物组成：黄连 2g，蒲公英、元胡、制香附各 10g，枳壳、佛手各 6g，神曲 10g，鸡内金 6g。每日 1 剂，水煎分 2 次服，15 天为 1 疗程。脘痛痞闷甚加川楝子 10g，台乌药 10g；吐恶加厚朴 3g，炒竹茹 5g；大便秘结加生军 5g，炒莱菔子 10g；伴发热加连翘 10g，银花 6g。服药期间配合饮食调理。）治疗小儿胃炎湿热型 40 例。治疗组总有效率 87.50%，无论在临床症状改善与消失，还是胃钡透检查结果，其疗效均优于对照组。陈华等根据小儿慢性胃炎的发病与幽门螺杆菌感染密切相关，结合小儿脏腑娇嫩，脾胃薄弱的生理特点，自拟儿胃康方（基本方：黄芩、甘草各 3~6g，蒲公英 9~15g，制半夏、陈皮、白芍、鸡内金各 6~9g，当归、苍术各 4.5~6g。脘腹胀痛、时有嗳气、舌质淡苔白腻者，加大腹皮、枳壳各 6~9g；脾气急躁、口苦心烦、舌质红苔薄者，加柴胡、川楝子各 4.5~6g；厌食、大便干燥、舌苔厚腻者，加炒莱菔子、炒麦芽、炒谷芽各 6~9g；面色少华、胃脘隐痛、舌质淡苔薄者，加白术 4.5~6g，淮山药 6~9g。每日 1 剂，连服 15 剂为 1 疗程，2~3 个疗程后停药），功效清热理气，兼有补益，治疗小儿慢性胃炎 38 例。治疗组治愈 27 例，好转 10 例，无效 1 例；治愈率为 71%，总有效率 97.4%；复查幽门螺杆菌阳性 2 例。对照组治愈 16 例，好转 12 例，无效 2 例；治愈率为 53.3%，总有效率为 93.3%；复查幽门螺杆菌阳性 10 例。中药治疗组疗效明显优于西药对照组。

2. 疏肝和胃法

吴肖妮等运用小柴胡汤合温胆汤（药物组成：柴胡、姜半夏、竹茹、太子参、枳壳各 8～10g，黄芩 6g，陈皮、生姜、甘草各 5g，大枣 4 枚。泛酸甚者加海螵蛸 10～15g；疼痛剧者加延胡索、白芍各 8～10g；郁热较甚者加黄连 3～6g；脾虚者加炒白术 10g；久病兼有瘀血者加丹参 8～10g；合并溃疡者加三七粉 1g，白及粉 3g，均吞服。30 天为 1 疗程），功效疏泄肝胆，和胃降逆，治疗儿童胆汁反流性胃炎 32 例，26 例临床治愈，4 例有效，2 例无效，总有效率 93.75%。陈蓉蓉根据小儿胃炎多因父母管教过严，学习负担较重导致气滞不行致胃脘疼痛，自拟蒲松四逆汤（药物组成：蒲公英 6～12g，甘松、炒枳壳、炒白芍、佛手片、制半夏、广郁金各 6～9g，柴胡 4.5～6g，炙甘草 3～6g。胃痛甚者加大白芍、广郁金用量；痞闷腹胀、嗳气甚者加大佛手、枳壳用量；口苦心烦者加大蒲公英用量；便秘者加瓜蒌仁 6～12g；厌食或舌苔厚腻者加炒谷芽、炒麦芽、炙鸡金各 6～9g。）功效疏肝解郁，和胃理气，治疗小儿胃炎 48 例，总有效率 89.6%，疗效优于对照组。

3. 健脾和胃法

曹静等自拟健脾益气方（药物组成：太子参 10g，白术 8g，茯苓 10g，柴胡 6g，丹参 6g，炙甘草 8g。痛甚者加乌药 10g；便溏者加干姜 10g；反酸者加瓦楞子 10g；纳呆者加山楂 10g；4 周为 1 疗程），功效健脾益气，治疗小儿慢性胃炎 60 例，在改善患儿临床症状方面优于对照组。罗红等运用香砂六君子汤（药物组成：广木香、砂仁、党参、白术、茯苓、甘草、陈皮、法半夏。2 周为 1 疗程），健脾化湿，和胃畅中，治疗小儿 HP 相关性胃炎 16 例，中药治疗组在临床症状改善及总有效率方面均优于西药对照组。汤建桥等在西药治疗基础上加用健脾养胃方（药物组成：党参 15g，黄连 7g，黄芪 30g，白芍 10g，白术 10g，蒲公英 25g，砂仁 10g，2 周为 1 疗程），功效健脾益气，清热燥湿，和胃养胃，行气止痛，治疗小儿 HP 相关性胃炎 41 例，对于临床症状改善及 HP 转阴方面，脾胃虚弱型的疗效最好，湿热内蕴型次之，肝胃失和型较差，但优于单纯西药组。吴志群采用加味二陈汤（药物组成：陈皮4.5g，半夏5g，茯苓6g，甘草4.5g，白术6g，炒谷麦芽各9g。偏于积滞者加焦山楂、炒莱菔子；苔厚腻湿滞者加苍术或米仁，夏季改加藿梗；腹痛寒滞呕吐者加干姜或延胡；腹胀气滞，大便不调者加煨木香或川朴花；有出血者加藕节炭或地榆炭；久病脾虚者加党参、淮山药、炒扁豆或莲肉），功效运脾除湿、健脾理气，治疗小儿胃炎78例，总有效率87.1%。俞柏贞自拟理气和胃汤（药物组成：木香6g，焦槟榔6g，元胡6g，枳壳6g，陈皮6g，佛手6g，砂仁4g，白芍6g，甘草3g。气虚可加党参、黄芪；兼阴虚加生地、麦冬；兼虚寒加干姜、肉桂；湿热加栀子、黄芩；呕吐加姜半夏或姜竹茹，20d为1疗程），功效和胃理气止痛，治疗小儿慢性胃窦炎60例，总有效率95%。

### 4. 温胃散寒法

刘宇等运用乌梅汤（药物组成：乌梅、黄芩、广香、金铃炭、川木通、苏梗、槟榔、延胡索各9g，细辛、干姜、黄连、吴茱萸各6g，川椒12g，高良姜3g，4周为1疗程），功效温胃止痛，行气和中，治疗小儿幽门螺杆菌相关性胃炎94例，疗效与西药对照组相当。周丽华等自拟四花四香汤（药用川朴花8g，扁豆花6g，代代花6g，金银花8g，广木香4g，藿香6g，丁香3g，茴香3g。便秘者加麻仁6g，郁李仁6g；纳呆加神曲6g，山楂10g；恶心加高良姜4g，姜半夏6g，痛甚加川楝子6g，元胡索6g。每2周为1疗程），功效温胃散寒，理气止痛，健胃助运，治疗小儿浅表性胃炎78例，总有效率93.6%，疗效明显优于对照组。

## 二、验方

1. 芦根30g，蒲公英、麦冬各15g，竹茹、白芍各12g，枳壳、石斛各10g，薄荷、甘草各6g，水煎2次，合并2次药液约300毫升，早、晚分2次温服，每周服5剂。有清凉、理气、止痛之效，适用于慢性浅表性胃炎，胃溃疡偏热者。症见胃脘轻痛，咽干口苦，舌红苔黄，胃无大热，服清胃散太过者。

2. 半夏 9 ~ 15g，黄芩 6 ~ 20g，黄连 2 ~ 10g，干姜 3 ~ 10g，党参 10 ~ 20g，炙甘草 3 ~ 10g，大枣 3 ~ 10 枚。每日 1 剂，水煎分 2 次服，有和胃消痞的功效。适用于慢性胃炎，症见胃脘痞满疼痛、食欲减少、干呕或呕吐、舌苔薄黄而腻者。

3. 生山药 30g，生黄芪 15g，知母 18g，生鸡内金 6g，葛根 5g，五味子、天花粉各 10g。水煎服，每日 1 剂，有益气养阴的功效。适用于胃阴不足型慢性胃炎，症见口干唇燥、不思饮食、食后腹胀、舌红少津、苔少或无、脉细无力者。

4. 黄连、白糖各 500g，食醋 500 毫升，山楂 1000g。将上药混合，加开水 4000 毫升，浸泡 7 天，过滤，装瓶。每日 3 次，每次 50 毫升，饭后服，连续服药 3 ~ 5 个月，有清热健胃的功效。适用于萎缩性胃炎阴伤郁热证，症见食欲不振、口燥咽干、上腹钝痛、食后饱胀、舌红少津、喜食酸甜之味者。

5. 橘皮、生姜各 12g，红枣（去核）7 枚，共用水煎，每日 2 次；大米 100g，干姜粉 3 ~ 6g，加水适量熬粥，晨起空腹食用；干橘皮 30g 炒后研成细末，每次取 6g 加白糖适量，空腹用温开水冲，均可温胃止痛止吐，适用于因过食生冷、胃部受寒引起的胃脘冷痛，痛势绵绵，喜温喜按，泛吐清水或酸水，嗳气者。

6. 炒麦芽、神曲各 15g，水煎代茶饮；锅巴 100g，陈皮、鸡内金各 9g，加水煎煮，不拘时饮汤；若肉类食积不化，用山楂 15g，萝卜 9g，水煎服，每日 3 次，可消食导滞，理气止痛，适用于因饮食不节、暴饮暴食所致的胃脘胀痛，厌食、呕吐后腹痛可暂时缓解，嗳腐酸臭，大便不爽者。

7. 粳米 100g，生姜 9g。将粳米用水浸泡后，用麻纸 5 ~ 6 层包好，烧成炭，研成细末；用生姜煎水，冲服粳米炭粉末 6 ~ 9g，早晚各 1 次。服药后 1 周内以流食为主，忌吃生冷油腻等食物。本方补中和胃，适用于慢性胃炎。

8. 莲子、糯米各 50g，红糖 1 匙。将莲子开水泡胀，剥皮去心，入锅内加水煮 30 分钟后加粳米煮沸，慢火炖至米烂莲子酥，早餐服食。本方温胃祛寒，适用于虚寒所致的慢性胃炎。

9. 党参10g，白术9g，茯苓12g，炙甘草6g，陈皮9g，广木香5g，砂仁4g。水煎服，日1剂，分2次服。本方健脾和胃，适用于慢性胃炎。

10. 柴胡10g，香附6g，绿梅花9g，佛手15g，枳壳、陈皮各6g，白芍10g，甘草6g。水煎服，日1剂，2次服。本方疏肝和胃，适用于肝胃不和所致的慢性胃炎。

11. 沙参10g，麦冬15g，玉竹12g，石斛、百合各10g，山药、扁豆各12g，白芍9g，川楝子12g。水煎服，日1剂，2次服。本方益胃养阴，适用于胃阴不足所致的慢性胃炎。

12. 陈皮10g，青皮9g，川楝子6g，丹皮9g，栀子6g，黄连5g，蒲公英、白芍各9g，元胡索10g；水煎服，每日1剂，日服3次。本方清胃疏肝，适用于肝胃郁热所致的慢性胃炎。

13. 丹参10g，赤芍9g，五灵脂6g，生蒲黄9g，檀香、砂仁、香附各6g，川楝子9g。水煎服，日1剂，分2次服。本方活血行气，适用于气滞血瘀所致的慢性胃炎。

14. 竹茹12g，芦根30g，蒲公英15g，枳壳、石斛各10g，麦冬15g，薄荷6g，白芍12g，甘草6g。水煎300毫升，早晚分2次饭前温服，每周服5剂。本方山东老中医姚子扬方。功能理气止痛，轻清凉润，适用于慢性浅表性胃炎。

15. 麦芽、谷芽各30g，鸡内金、山药各15g，党参10g，甘草8g。前药加清水超过药面1寸（指一般药罐）浸泡1小时，然后置火上煎熬一沸后，继沸5分钟即可，不宜久煎。每日一剂，一日二次，饭前一小时服。本方为福建名老中医赵荣经验方。对慢性胃炎有较好疗效。

16. 柴胡6g，炒黄芩、炒白术、香扁豆、炒白芍各9g，炙甘草3g，苏梗6g，制香附、炙延胡各9g，八月札15g，炒六曲、香谷芽各6g。水煎，分2次，饭后1小时温服。本方为上海名老中医张镜人方，功能调肝和胃，健脾安中，适用于慢性胃炎。

### 三、民族疗法

1. 苗医经验方

戚懋材等自拟苗药健胃散，药物组成：对叶莲（加嘎陇给）、鸡内金（鸡真皮）、乌贼骨（墨鱼骨）、大果木姜子（米稿）、蜘蛛香（窝岗牙）、铁筷子（嘎龚嘎勒豆嘎倫）、鸡屎藤（窝项嘎）。上诸药各等份粉碎过 80 目筛即成。用法：每次 3g，每日 3 次。饭后用蜂蜜水吞服。疗程 5～15 天不等。用药期间嘱患儿之家长调整患儿的饮食结构，减轻患儿的生活及学习压力，控制患儿的情绪波动，功效理气和胃止痛为主，兼以止血健脾胃，治疗小儿慢性胃炎 54 例。对患儿腹痛、纳差、恶心、腹部压痛、黑便等临床症状、体征及胃镜、B 超等理化检查改善方面疗效显著。

2. 壮医经验方

慢性胃炎属于壮医"谷道病、""毒病"范围，认为本病的根本原因是由于人体正气虚弱，风、湿等毒邪侵入人体，滞留于谷道，使谷道不畅，致天、地、人三气不能同步而发为本病。治疗以调气解毒补虚为原则，调气以疏畅气机，协调三道两路畅；解毒能清除谷道之毒，将毒排出体外；补虚以扶助正气，使三气恢复同步运行。林辰自拟壮医经验方火把螺旋汤（药物组成：火把果、螺旋藻、石葫芦各 20g，野沙柑、鸡矢藤、茯苓各 15g，两面针、金不换、柴胡各 10g，鸡内金 9g，甘草 6g。脾胃虚弱加白术、党参各 15g；气郁脘胀加郁金、香附各 10g；疼痛剧者加川楝子、延涎胡索各 15g；血瘀加田七 6g，桃仁 15g。每人 1 剂，水煎分上午、下午 2 次内服。4 周为 1 疗程），治疗慢性胃炎 100 例，治疗组总有效率 96%，疗效明显优于对对照做，且无毒副作用。

## 第四节　中成药治疗

中成药由中药材等按一定治病原则配方加工制成，因其具有无需煎煮、携带方便、适应急需并减少了中药煎剂的特有异味，而且可以较长时间服用等特点，成为广泛被患儿及家长接受的治疗方式。作者查阅了卫生部颁药品标准（中成药第 1～20 册），整理了有关小儿胃炎的中成药，其主要剂型为丸剂、颗粒、合剂、煎膏剂（膏滋）、片剂、糖浆剂、胶囊剂等，按照辨证分型将小儿胃炎的常用中成药简单介绍如下：

### 一、寒凝气滞

本证一般有感受风寒，或过食生冷史。发病迅速，疼痛剧烈，以绞痛为主，得温则痛减，遇寒则痛甚，全身症状显示寒证征象。本证多见于胃痉挛，也可见于急、慢性胃炎。常用的中成药物有：

（1）午时茶：由苍术、柴胡、羌活、防风、白芷、川芎、广藿香、连翘、陈皮、山楂、枳实、麦芽、紫苏叶、厚朴等组成。功能：解表和中。用开水泡服，一次 1/2～1 袋，一日 2 次。

（2）七香止痛丸：由川木香、沉香、降香、小茴香、丁香、乳香、广藿香组成。功能：温中散寒，行气止痛。口服，一次 3～6g，一日 2 次，小儿酌减。

（3）藿香正气口服液：由广藿香、紫苏叶、白芷、厚朴、茯苓、桔梗、大腹皮等组成。功能：解表化湿，理气和中。口服，一次 5～10ml，一日 3 次。

（4）纯阳正气丸：由广藿香、半夏、青木香、陈皮、肉桂、苍术、白术、茯苓等组成。功能：温中散寒。口服，一次 1.5～3g，一日 1～2 次。

### 二、湿热中阻

本证以病势急迫、胃脘疼痛灼热拒按、口苦口渴、舌红苔黄腻为辨证要点。临床多见于急性胃炎、十二指肠炎等。常用中成药物有：

（1）藿香清胃片：由广藿香、枸杞子、防风、南山楂、六神曲等组成。功能：清热化湿，醒脾消滞。口服，一次 1/2～1 片，一日 3 次。

（2）肠炎宁糖浆：由地锦草、黄毛耳草、樟树根、香薷、枫树叶组成。功能：清热利湿，行气。口服，一次 10ml，一日 3～4次，小儿酌减。

（3）胃痛宁片：由蒲公英提取物、氢氧化铝、甘草干浸膏、天仙子浸膏、龙胆粉、小茴香油等组成。功能：清热燥湿，理气和胃，制酸止痛。口服，一次 1/2～1 片，一日 2～3 次。

（4）胃肠宁冲剂：由布渣叶、辣蓼、番石榴叶、火炭母、功劳木组成。功能：清热祛湿，健胃止泻。开水冲服，一次 1 袋，一日 3 次，小儿酌减。

（5）葛根芩连微丸：由葛根、黄芩、黄连、炙甘草组成。功能：清热利湿。口服，一次 3g；小儿一次 1g，一日 3 次。

### 三、饮食积滞

本证起病前常有饮食不节或暴饮暴食史，以胃脘胀满疼痛，嗳腐吞酸，呕吐不消化物，吐后痛减为特征。本证可以单独存在，亦常于它证中兼见。

1. 饮食内停所致胃脘不适者　可选用：（1）化积口服液：由茯苓、莪术、雷丸、海螵蛸、三棱、红花、鹤虱、鸡内金、使君子、槟榔组成。功能：消积治疳。口服，周岁以内小儿每次 5ml，每日 2 次；二岁至五岁每次 10ml，每日 2 次；五岁以上每次 10ml，每日 3 次；或遵医嘱。（2）小儿消食片：由鸡内金、山楂、六神曲、麦芽、槟榔、陈皮组成。功能：消食化滞，健脾和胃。口服，一岁至三岁一次 2～3 片，三岁至七岁一次 3～5 片，一日 3 次。（3）保和丸（浓缩丸）：由山楂、半夏、六神曲、茯苓、莱菔子、陈皮、连翘、麦芽组成。功能：消食导滞和胃。口服，一次 8 丸，一日 3 次。（4）山楂内金口服液：由山楂、藏菖蒲、荠菜、鸡矢藤、连翘、枇杷叶、蝉蜕、鸡内金等组成。功能：健脾和胃，消积化滞。口服，一次 10～20ml，一日 3 次。

2. 饮食内停，郁而化热者　可选用：（1）健儿乐冲剂：由山楂、竹叶卷心、钩藤、白芍、甜叶菊、鸡内金组成。功能：清热平肝，清心除烦，健脾消食。口服，三岁以下小儿一次 5g，一日 2 次；三岁至六岁一次 10g，一日 2 次；七岁至十二岁一次 10g，一日 3 次。（2）清热异滞散（一厘金）：由大黄、牵牛子、黄连、天竺黄、琥珀、人参组成。功能：清热镇惊，导滞通便。温开水冲服，一次 1 袋，一日 1 次，周岁以内小儿酌减。（3）小儿化食丸：由六神曲、山楂、麦芽、槟榔、莪术、三棱、牵牛子、大黄组成。功能：消食化滞，泻火通便。口服，周岁以内一次 1 丸，周岁以上一次 2 丸，一日 2 次。服药期间忌食辛辣油腻。（4）儿滞灵冲剂：由小槐花、广山楂、茯苓、槟榔组成。功能：消食健脾，清热导滞。用开水冲服。一岁至三岁一次 1 块，四岁到六岁一次 1 块，一日 2～3 次。

3. 饮食内停，兼有咳嗽有痰者　可选用：（1）王氏保赤丸：由黄连、大黄、天南星、川贝母等组成。功能：祛滞、健脾、祛痰。6 个月以内婴儿每服 5 粒，6 个月至 2 周岁，每超过一个月加 1 粒，2～7 岁每超过半岁加 5 粒，7～14 岁每次服 0.15g，轻症一日 1 次，重症一日 2 次或遵医嘱。（2）小儿消积止咳口服液：由山楂、槟榔、枳实、枇杷叶、瓜蒌、莱菔子、葶苈子、桔梗、连翘、蝉蜕组成。功能：清热理肺、消积止咳。口服，周岁以内一次 5ml，一岁至二岁一次 10ml，三岁至四岁一次 15ml，五岁以上一次 20ml，一日 3 次，5 天为一疗程。

### 四、肝郁气滞

本证以胃脘胀满，痛连两胁，每因情志因素而痛为特征。本证在较大儿童较为常见。气郁日久而化火，则见肝胃火炽之象。常用中成药有

（1）小儿肠胃康颗粒：由鸡眼草、地服、谷精草、夜明砂、蚕砂、蝉蜕、谷芽、盐酸小檗碱、木香、党参、麦冬、玉竹、赤芍、甘草组成。功能：清热平肝，调理脾胃。开水冲服，一次 5～10g，一日 3 次。

（2）益胃膏：由白芍、甘草、乌药、木香、陈皮、蒲公英、

红藤组成。功能：和胃缓急，理气止痛。口服，一次 3～6g，一日 3 次。

（3）加味左金丸：由黄连、吴茱萸、黄芩、柴胡、木香、香附、郁金、白芍、青皮、枳壳、陈皮、延胡索、当归、甘草组成。功能：平肝降逆，疏郁止痛。口服，一次 6g，一日 2 次。

（4）开郁顺气丸：由柴胡、乌药、枳壳、茯苓、白芍、甘草、姜半夏、木香、厚朴、香附子、苍术、黄芩、莱菔子、六神曲、青皮、陈皮、槟榔、桔梗、栀子、沉香、川芎、当归、砂仁组成。功能：开郁理气，健胃消食。口服，一次 1 丸，一日 2 次。

（5）胃益胶囊：由佛手、砂仁、黄柏、川楝子、延胡索、山楂组成。功能：疏肝理气，和胃止痛，健脾消食。口服，一次 7 粒，一日 3 次，饭后 2 小时服用。

（6）气滞胃痛颗粒：由柴胡、延胡索、枳壳、香附、白芍、甘草组成。功能：舒肝理气，和胃止痛。开水冲服，一次 5g，一日 3 次。

## 五、瘀血阻络

本证以胃痛反复发作，痛如针刺或刀割，痛处固定，痛时持久为特征，若瘀痛日久，损伤络脉，血不循经，则见出血症。临床多见于胃及十二指肠溃疡或伴出血的病人。

1. 瘀血阻络所致胃脘不适　可以选用：（1）复方田七胃痛片：由三七、延胡索、香附、吴茱萸、瓦楞子、白矾、白芍、川楝子等组成。功能：制酸止痛，收敛止血，理气化瘀，温中健脾。口服，一次 3～4 片（每片重 0.5g），一日 3 次；症状消失后，继续用药 15 天，一次 2 片，一日 2 次。小儿酌减。（2）和胃片：由蒲公英、洋金花、川芎、瓦楞子、郁金、赤芍、丹参、甘草、黄芩组成。功能：疏肝清热，凉血活血，祛瘀生新，和胃止痛。口服，一次 4 片，一日 4 次。（3）元胡止痛片：由延胡索、白芷等组成。功能：理气，活血，止痛。口服，一次 2～3 片，一日 3 次。

2. 兼有便血、呕血者　可以选用补益气血、收敛生肌的成药，如：（1）胃乃安胶囊：由黄芪、三七、红参、珍珠层粉、人工牛黄等组成。功能：补气健脾，宁心安神，行气活血，消炎生肌。口服，一次4粒，一日3次。小儿酌减。（2）胃乐胶囊：由甘草提取物、白及、木香、颠茄流浸膏、橙皮酊、薄荷油、氢氧化铝、氧化镁、碳酸钙等组成。功能：行气止痛，收敛生肌，促进溃疡愈合。（3）云南白药：功能：止血化瘀、活血止痛，解毒消肿。口服，2~5岁者：0.0625~0.125g/次，5~12岁者：0.125~0.25g/次，一日3次。

## 六、正虚胃痛

### （一）脾胃虚寒

本证以病程较长，胃痛隐隐，绵绵不断，喜暖喜按，全身显现虚寒证象为特征。

1. 病情较轻，偏于脾胃气虚者　可以选用：（1）四君子合剂：由党参、白术、茯苓、甘草、生姜、大枣组成。功能：益气健脾。口服，一次5~100ml，一日3次，忌油腻食物。（2）童宝乐片：由白术、党参、茯苓、甘草、黄芪组成。功能：健脾益气，开胃强身。嚼服，七岁以上一次10片，三岁至七岁一次5~10片，三岁以下一次3~5片，一日2次。（3）乐儿康糖浆：由党参、太子参、黄芪、茯苓、山药、薏苡仁、麦冬、制何首乌、大枣、山楂、麦芽、陈皮、桑枝组成。功能：益气健脾，和中开胃。口服，一至二岁一次5毫升；二岁以上一次10毫升，一日2~3次。（4）参苓白术颗粒：由白扁豆、白术、茯苓、甘草、桔梗、莲子、人参、砂仁、山药、薏苡仁组成。功能：补脾胃，益肺气。开水冲服，一次1.5~3g，一日3次。

2. 脾胃气虚兼有食滞者　可选用：（1）山白消食合剂：由山药、白术、茯苓、大枣、山楂、鸡内金、何首乌、龙眼肉、牡蛎、枳实、当归、槟榔组成。功能：健脾和胃，消食化滞。口服，2~3岁，一次3~4毫升；3~7岁，一次5毫升；7~15岁，一次10毫升；一日3次。（2）健胃消食口服液：由太子参、陈皮、山药、麦芽、山楂组成。功能：健胃消食。口服，5～10ml，一日2次，餐间或饭后口服。（3）小儿健脾散（娃娃宝）：由党参、石莲子、木香、广藿香、茯苓、黄芪、白扁豆、六神曲、白芷、甘草组成。功能：益气健脾，和胃运中。口服，周岁以内小儿一次1.5g，一日2次，周岁以下小儿酌减。（4）婴儿消食散：由红参、大黄、槟榔、使君子仁、麦芽、三棱、枳实、莪术、山楂、胡黄连、鸡内金、芦荟等组成。功能：消食健脾。口服，一至二岁一次1/4包，二至四岁一次半包，五至七岁一次一包，一日2次。（5）肥儿散：由白术、山药、茯苓、甘草、鸡内金、南山楂组成。功能：健脾消食化积。口服，一次0.5～1g，一日3次，周岁以内小儿酌减。

3. 脾胃虚弱，虚寒明显者　可以选用：（1）宝宝乐：由白芍、黄芪、大枣、桂枝、干姜、山楂、六神曲、麦芽组成。功能：温中补虚，和里缓急，开胃消食。开水冲服，一次5～10g，一日2～3次。（2）温胃舒颗粒：由党参、附子、黄芪、肉桂、山药、肉苁蓉、白术、山楂、乌梅、砂仁、陈皮、补骨脂组成。功能：温胃止痛。口服，儿童一次1/2～1袋，一日3次。（3）安中片：由桂枝、延胡索、牡蛎、小茴香、砂仁、高良姜等组成。功能：温中散寒，理气止痛，和胃止呕。口服，儿童一次2～3片；一日3次。（4）黄芪健胃膏：由黄芪、白芍、桂枝、生姜、甘草、大枣组成。功能：补气温中，缓急止痛。口服，一次5～10g，一日2次。

4. 脾虚湿胜，泄泻明显者　可以选用：（1）小儿启脾丸：由人参、白术、茯苓、陈皮、山药、莲子、山楂、六神曲、麦芽、泽泻组成。功能：和胃、健脾、止泻。口服，一次1～2丸（每丸重9g），一日2～3次，周岁以内小儿酌减。（2）小儿吐泻宁：由藿香、姜半夏、陈皮、白术、茯苓、厚朴、甘草组成。功能：健脾化湿，理气和中。温开水调服。周岁以内，每次服1/5～1/3包；1至3岁每次服1/3～1/2包；3至6岁每次服1/2～1包，一日3次。（3）小儿健脾养胃颗粒：由砂仁、陈皮、厚朴、青皮、白术、党参、茯苓等组成。功能：健脾，调中，止泻。口服，一次1袋，一日2次，用热开水冲服。

## （二）脾胃阴虚

本证多见于病程较长，或长期使用温燥药物的患儿。临床以胃脘隐隐灼痛、口燥咽干、舌红苔少为特点。

常用中成药物有

（1）小儿健胃糖浆：由沙参、稻芽、白芍、玉竹、麦芽、山楂、麦冬、陈皮、荷叶、牡丹皮、山药组成。功能：健脾消食，清热养阴。口服，儿童一次10ml，一日3次，婴儿酌减。

（2）儿宝膏：由太子参、北沙参、茯苓、山药、山楂、麦芽、白扁豆、陈皮、白芍、麦冬、葛根组成。功能：健脾益气，生津开胃。口服，1~3岁一次10g，4~6岁一次15g，6岁以上一次20~25g，一日2~3次。

（3）胃安胶囊：由石斛、黄柏、南沙参、山楂、炒枳壳、黄精、白芍、甘草组成。功能：养阴益胃，补脾消炎，行气止痛。口服：每次1~2粒，一日3次。

（4）参梅养胃冲剂（胃炎康冲剂）：由北沙参、山楂、乌梅、红花、莪术、青木香、蒲公英、丹参、白芍、当归等组成。功能：养阴和胃。饭前温开水冲服，一次2~4g，一日3次。

（5）养胃舒胶囊：由党参、陈皮、黄精（蒸）、山药、干姜、菟丝子、白术（炒）、玄参、乌梅、山楂、北沙参组成。功能：扶正固体，滋阴养胃，调理中焦，行气消导。口服，一次1粒，一日2次。

# 第五节　外治法

小儿大多不愿意服药，害怕打针，特别是婴幼儿内治给药尤为困难。而小儿肌肤柔嫩，脏气清灵，外治之法，作用迅速，能在无损伤的治疗中取得疗效，故自古有"良医不废外治"之说。临床实践证明，采用针灸、推拿、贴敷等外治法治疗小儿胃炎疗效确切，也容易被小儿接受。

## 一、推拿疗法

推拿医术是中国古老的医治伤病的方法，医生以中医的脏腑、经络学说为理论基础，用双手在病人身体上施加不同的力量、技巧和功力刺激某些特定的部位来达到恢复或改善人体的生机、促使病情康复的一种方法。它是"以人疗人"的方法，属于现在所崇尚的自然疗法、绿色疗法的一种。

"推拿"一词最早见于万全的《幼科发挥》，以后经过众多医家的发扬光大逐渐形成了完整的小儿推拿体系。由于它的方法简便无副作用，治疗效果良好，是一种很容易被患儿及家长接受的治疗方式。推拿的主要作用：1. 疏通经络。《黄帝内经》里说："经络不通；病生于不仁，治之以按摩"，如按揉足三里已成为老幼皆知的保健方法，经现代医学研究，按摩主要是通过刺激末梢神经，促进血液、淋巴循环及组织间的代谢过程，以协调各组织、器官间的功能，使机能的新陈代谢水平有所提高。2. 调和气血。明代罗洪在《万寿仙书》里曾说："按摩法能疏通毛窍，能运旋荣卫"。运旋荣卫，即调和气血之意。经现代医学研究其原理为：推拿过程中将机械能转化为热能，提高了局部组织的温度，促使毛细血管扩张，改善血液和淋巴循环，使血液粘滞性减低，降低周围血管阻力，可以减轻心脏负担，可防治心血管疾病。3. 提高机体免疫能力，如《千金要方》中指出："小儿虽无病，早起常以膏摩囟上及手足心，甚避寒风"。有人将小儿推拿应用于消化系统及呼吸系统疾病常见病的治疗中，并按对照组、治疗组研究推拿疗效，研究显示并结合其他动物实验皆可证明：推拿按摩具有抗炎、退热、提高免疫力的作用，可增强人体的抗病能力。

正因如此，推拿既可以有病治病，又可以无病防病，成为了广泛被小儿及家长接受的治疗、预防疾病的一种方式。

推拿在儿科疾病的应用可以按年龄段分为两类：1. 三岁之内，以小儿特有穴位、感应点及治疗理念为主的自成体系的小儿推拿；

2. 四岁以上，可按照成人穴位并可以结合针灸综合治疗。

### （一）寒凝气滞型

临床表现：参见第四章节中相关内容，以下类同。

治法：温中散寒，理气止痛

处方与操作：补脾经 100～500 次，揉外劳、推三关各 100～500 次，掐揉一窝风 100～300 次，摩腹、拿肚角各 3～5min，捏脊 5 遍，重点提按胃俞、脾俞、大肠俞。

若患儿兼有饮食稍多即吐，吐物酸臭不甚，腹痛喜暖，大便溏薄等寒性呕吐者可以加用横纹推向板门、揉外劳、揉中脘以温中散寒，和胃降逆；兼有便稀多泡沫，色淡不臭，肠鸣腹痛，口不渴等寒湿腹泻时可加用补大肠、推上七节骨、揉龟尾、按揉足三里以温中散寒，化湿止泻；患儿较小，惊惕不安加掐揉五指节、清肝经、开天门等。

### （二）饮食积滞型

治法：消食导滞，和中止痛

处方与操作：清脾经、清胃经 100～500 次，揉板门、运内八卦各 100～300 次，揉中脘、揉天枢、分腹阴阳、拿肚角各 3～5min，捏脊 5 遍，重点提按胃俞、脾俞、大肠俞。

饮食积滞同时出现呕吐酸馊，口气臭秽，胸闷厌食，大便酸臭，或溏或秘者，则加用横纹推向板门、按揉足三里以和中降逆止呕；若出现大便量多味酸臭，则加用揉龟尾导滞助运；若大便干结，面赤身热，口臭唇赤，则加用退六腑、按揉膊阳池、推下七节骨，加大清热通便的力量。胃不和，则卧不安，若烦躁不安者，则加用清肝经、清天河水以清热除烦。

### （三）肝郁气滞型

治法：疏肝理气为主，辅以泄热和胃。

处方与操作：天枢、中脘、膻中、气海、关元、章门、期门、肝俞、胆俞、膈俞、足三里、内关。

用一指禅推法结合揉法，自天突向下至中脘下行，重点在膻中、气海、关元；轻柔地按揉两侧章门、期门，时间约3分钟，用较重的手法按揉背部肝俞、胆俞、膈俞；轻推、擦足三里，按揉内关，热象明显者可擦揉两胁部，以透热为度；便秘者直擦腰骶部八髎穴以理气通便。

### （四）瘀血阻滞型

此证型多因病史较久，单纯推拿治疗活血化瘀力量欠佳，建议配合服药或针灸治疗。

### （五）湿热中阻型

治法：清热祛湿以分消其势，运脾行气以止痛。临床应进一步分析湿热二者轻重关系，适当加大清热或运脾祛湿的力度。

处方：清脾胃、清大肠、退六腑各 200 ~ 500 次，揉板门、揉中脘、按揉腕阳池各 100 ~ 300 次，运内八卦 100 ~ 300 次，分腹阴阳 20 ~ 50 次，推下七节骨 100 ~ 300 次。可适当加强清脾胃、清大肠、清板门、退六腑的作用时间。腹痛即泻，急迫暴注，色黄褐热臭者可加揉龟尾以止泻。

### （六）正虚胃痛型

1. 脾胃虚寒型

治法：温补脾肾，益气止痛。

处方与操作：补脾经 100 ~ 500 次，揉一窝风、运内八卦、推三关、揉中脘、揉板门各 100 ~ 300 次，揉脐、按揉足三里各 50 ~ 100 次，捏脊 5 遍，重点提按脾俞、胃俞、肝俞、大肠俞。脾胃气虚兼有食滞者，则选用揉、摩中脘、按揉足三里、推脾经及推四横纹健脾和胃，消食和中；脾胃虚弱，虚寒明显者，则加强补脾经、揉中脘、按揉足三里的作用力度及时间；脾虚湿胜，泄泻明显者，则选用推上七节骨、揉龟尾、补大肠助运止泻；久泻不止者，则加按揉百会；腹胀者加运内八卦；肾阳虚者加补肾经、揉外宫。

2. 胃阴不足型

治法：滋养胃阴。

处方与操作：补脾经、补胃经各 100～500 次，揉二马、运内八卦、清肝经、清天河水、运板门、运内劳宫各 100～300 次，捏脊 5 遍，重点提按脾俞、胃俞、肾俞。

此型为胃阴不足，兼有虚火，治疗在滋阴清虚热同时辅以适当的健脾助运。补胃经养胃生津；补脾经、运内八卦健脾助运；揉二马、清肝经、清天河水滋阴清虚热除烦。

## 二、针灸疗法

针刺和艾灸是通过穴位、经络调节人体脏腑气血，而达到预防和治疗疾病的目的。针灸在治疗小儿胃炎方面可以调节机体的"偏盛偏衰"；活血镇痛，即"通其经脉，调其气血"，从而能活血化瘀、生新止痛；增强机体的免疫作用，现代医学研究发现：针灸能使网状内皮系统功能活动增强，对机体内各种特异性和非特异性抗体的增加均有明显作用，临床上用于抗炎抗感染、抗过敏、抗癌等。

小儿自出生后，身体就开始全面发育，身体的形态、结构和各项功能都在迅速不断向着成熟、完善的方向发展，年龄越小，这种发育速度就越快。同时，小儿在整个生长发育过程中，抵抗力也就是免疫力低下，经常容易生病。但另一方面，小儿生病后又易于恢复，以及小儿对针灸的依从性欠佳，根据这些特点，在给小儿针灸时，需选用小针、短针，穴位要少而精，操作时多浅刺，快速进针，并作小幅提插捻转，待达到扎针效果后，马上出针。行针时间易短，以解除小儿及家长害怕扎针的恐惧心理；灸疗时，注意时间及温度，以免烫伤，影响继续治疗。

## （一）寒凝气滞型

临床表现及治法：参见推拿部分，以下类同。

处方：足三里、内关、中脘、胃俞、神阙。

操作：足三里、胃俞用平补平泻法，持续行针 1~3 分钟，直到痛止或缓解。内关、中脘均用泻法。若腹痛明显者可加用公孙。神阙穴隔姜灸，需将鲜姜切成直径大约 2~3 厘米，后约 0.2~0.3 厘米的薄片，中间以针刺数孔，将姜片置于神阙穴，将艾炷放于姜片上，点燃施灸。燃尽易炷，约 10 分钟，使皮肤红润不起泡为度。将针刺入穴位，得气后将细软纯净的艾绒捏在针尾上，或用艾条一段长约 2 厘米左右，插在针柄上，点燃施灸。寒积腹痛缓解期可于足三里、中脘等腹部穴位行温针灸。

（二）饮食积滞型

处方：足三里、内关、中脘、天枢、下脘、梁门。

操作：足三里用平补平泻法，可以持续行针 1~3 分钟，直到痛止或缓解。内关、中脘均用泻法，天枢、下脘、梁门用泻法。梁门过饱者禁针，肝肿大者慎针或禁针，不宜做大幅度提插。饮食积滞导致便秘有热象着，可以加用支沟，为通便要穴，可清热通便。

（三）肝郁气滞型

处方：足三里、内关、中脘、太冲、阳陵泉。

操作：足三里用平补平泻法，可以持续行针 1~3 分钟，直到痛止或缓解。内关、中脘等均用泻法。腹胀明显者加天枢；肠鸣者加脾俞、大肠俞；泛酸干呕者加公孙，是八脉交会穴，通于冲脉，既可健脾和胃，又可理血宁心，更适合本证烦躁明显兼有呕吐者。

（四）瘀血阻滞型

处方：足三里、内关、中脘、太冲、膈俞。

操作：足三里用平补平泻法，内关、中脘等均用泻法。膈俞需斜刺 0.5~0.8 寸。血海、曲泉直刺 1~1.5 寸。若腹痛明显者可以加用曲泉、血海，二者均可疏血通络止痛。

（五）湿热中阻型

处方：足三里、内关、中脘、阳陵泉、内庭。

操作：足三里用平补平泻法，内关、中脘等均用泻法。若兼有腹泻明显时，加用天枢、上巨虚、阴陵泉健脾化湿；呕吐者加合谷、公孙。

（六）正虚胃痛型

1. 脾胃虚寒型

处方：足三里、内关、中脘、气海、关元、脾俞、胃俞。

操作：选穴用补法。气海、关元直刺 1～1.5 寸，多用灸法。除背部穴位外均可以结合隔姜灸及温针灸。泄泻明显者可以加用天枢、神阙、太白等；腹痛明显者加用三阴交、太冲；脾虚湿胜，出现呕吐痰涎者可以加膻中、丰隆。

2. 胃阴不足型

处方：足三里、内关、中脘、脾俞、胃俞，三阴交、内庭。

操作：足三里、内关、中脘、脾俞、胃俞可用补法，三阴交、内庭可用平补平泻法。干呕者可加内关；腹痛明显者可加天枢。

三、外用贴剂

近年来随着科技的发展，很多药物经提炼、加工配制成贴剂，因其剂型好，透脐吸收快，作用迅速，疗效显著；使用简单、方便；天然中药成份，儿童用药更安全；储存方便，随取随用，逐渐成为了广泛被患儿及家长接受的一种治疗方式，而且外用贴剂治疗的疾病范围逐渐扩大，下面简单介绍几种儿科脾胃系统疾病常用贴剂。

1. 复方丁香开胃贴：具有健脾开胃，燥湿和中，调气导滞的作用，适用于由脾胃虚弱或寒湿困脾所致的食少纳呆，脘腹胀满，大便溏泄，嗳气欲呕，腹痛肠鸣的辅助治疗。置药丸于胶布护圈中，药芯对准脐部（神阙穴）贴 12 小时以上，一日 1 贴，3 贴为一疗程。

2. 丁桂儿脐贴（原名宝宝一贴灵）：具有温中健脾，散寒止泻的作用，适用于因饮食生冷肥腻或久病失于调养所致的呕吐、腹泻及脘腹疼痛者。外贴宝宝的肚脐，1 天 1 贴。类似贴剂还有：儿泻康贴膜、倍芪腹泻贴、福娃娃腹泻贴、轩生堂小儿腹泻贴、妈咪乐腹泻。

3. 小儿暖脐膏（别名：婴儿暖脐膏、麝香暖脐膏）：具有温里散寒，行气止痛的作用，适用于对于寒凝气滞所致的少腹冷痛，脘腹痞满，大便溏泻者。使用时加温软化，贴于脐上即可。

4. 宝宝消食贴：具有健脾消食，和胃导治的作用，适用于小儿饮食内停或脾胃虚弱所致的食少纳呆，脘腹胀满，腹痛肠鸣。外用，贴于脐上，一次 1 片，一日 1 次。

# 第六节　现代医学和前沿治疗

## 一、治疗方案

### （一）急性胃炎

1. 消除病因，治疗原发病　由药物所致者应立即停药，并用抑制胃酸分泌的药物如 $H_2$ 受体拮抗剂或质子泵抑制剂。对于应激因素所致的急性胃黏膜病变，除积极止血、抑制胃酸和保护胃黏膜之外，还要积极治疗原发病。对于因感染因素所致的胃炎则采用合适的抗生素治疗。

2. 保护胃黏膜　保护胃黏膜，防止攻击因子对胃黏膜的损伤。常用胃黏膜保护剂有硫糖铝、前列腺素及枸橼酸铋钾。

3. 对证治疗　对有上腹痛、反酸者应用抑酸药，对上腹饱胀者可采用促动力药。

4. 对不同类型的急性胃炎其治疗有所差异

（1）药物性急性胃炎

对无出血者：①停药；②抑酸药（$H_2RA$、PPI）或前列腺素类似药单用，如咪索前列醇等；有出血者：①停药；②补充血量、抗体克；③药物喷洒止血法：常用的药物有去甲肾上腺素，冰盐水孟氏液或凝血酶，中草药制剂如五倍子等；④内镜下止血法：对镜下小的点片状出血，在药物喷洒治疗的同时，采用电凝和微波止血，效果较好；⑤抑酸药（$H_2RA$、PPI）出血不大单用，药物用法：雷尼替丁（Ranitidine），$3 \sim 5mg \cdot kg^{-1} \cdot d^{-1}$；每12小时1次或睡前服用1次，疗程 $4 \sim 8$ 周。西咪替丁（Cimitidine），$10 \sim 15mg \cdot kg^{-1} \cdot d^{-1}$，每12小时1次或睡前服用1次，疗程 $4 \sim 8$ 周；法莫替丁（Famotidine），$0.9mg \cdot kg^{-1} \cdot d^{-1}$，睡前服用1次，疗程 $2 \sim 4$ 周。

（2）应激性急性胃炎

消除诱因，关键在于预防措施：①控制胃酸，一般认为将胃酸的 pH 控制在 $3.5 \sim 5.0$ 之间，有条件的可在胃镜下进行胃液 PH 的监测，同时可观察胃内出血情况。控制酸方法是用 $H_2RA$、PPI。②保护胃黏膜，如：硫糖铝、麦滋林 S 颗粒，疼痛明显者可用阿托品类解痉药镇痛。

（3）食物中毒性急性胃炎

祛除病因，清淡饮食。如脱水明显者可行补液；呕吐为主者，可选用吗丁啉、胃复安、西沙必利、VitB6；感染严重可用青霉素、甲硝唑静脉滴注或口服黄连素、痢特灵等抗炎药；疼痛明显可用阿托品类解痉药止痛。

（二）慢性胃炎

1. 治疗目的

慢性胃炎的治疗目的在于改善和消除临床症状，无症状者无需治疗。慢性胃炎合并 Hp 感染者应予以抗 Hp 治疗。

2. 一般治疗

（1）养成良好的饮食习惯：饮食规律，定时适当，宜少量多餐，减少胃的负荷量，忌暴饮暴食和不吃早餐空腹上学，食物宜软易消化，给予营养丰富、热卡充足、富含维生素 A、B、C、P 的食物，提高和保护胃黏膜的防御能力，促进胃黏膜恢复。

（2）减少胃黏膜的刺激：日常饮食宜软、缓、温，面粉类食物含较细的纤维素，对病灶具有保护作用，同时纤维素不被消化吸收，能延缓食物在胃内停留时间，起调节作用。避免过硬、过冷、过酸、粗糙的食物和酒类以及含咖啡因的饮料，改变睡前进食的习惯。避免精神紧张。尽量不用或少用对胃有刺激性的药物如非甾体类抗炎药（NSAID）和肾上腺皮质激素等药物；继发性溃疡应积极治疗原发病。

3. 抗 Hp 治疗

Hp 相关性慢性胃炎，特别是症状重、黏膜糜烂、伴糜烂十二指肠炎，病理改变异常者，应积极根除 Hp，使活动性胃黏膜炎症好转。治疗 Hp 感染儿科常用药物有：胶体次枸橼酸铋（CBS），$6 \sim 8 \text{mg} \cdot \text{kg}^{-1} \cdot \text{d}^{-1}$；羟氨苄青霉素，$30 \sim 50 \text{mg} \cdot \text{kg}^{-1} \cdot \text{d}^{-1}$；甲硝唑，$15 \sim 30 \text{mg} \cdot \text{kg}^{-1} \cdot \text{d}^{-1}$；替硝唑，$10 \text{mg} \cdot \text{kg}^{-1} \cdot \text{d}^{-1}$；呋喃唑酮，$3 \sim 5 \text{mg} \cdot \text{kg}^{-1} \cdot \text{d}^{-1}$；克拉霉素，$15 \sim 20 \text{mg} \cdot \text{kg}^{-1} \cdot \text{d}^{-1}$；单一用药往往不易根除 Hp，应联合用药。近年儿科推荐联合用药方案为：①CBS4～6周加 $H_2$ 受体拮抗剂（$H_2$RA）加一种抗生素（羟氨苄青霉素2～4周、甲硝唑2周、替硝唑2周、呋喃唑酮2周或克拉霉素2周）；②CBS4～6周加上述抗生素中的2种；③质子泵抑制剂（PPI）加2种抗生素2周；④$H_2$RA 加2种抗生素2～4周。治疗失败者可用 PPI 加铋剂加2种抗生素四联疗法，治疗中应严密观察副作用。Hp 对甲硝唑易产生耐药影响疗效，呋喃唑酮抗 Hp 作用较强，且不易产生耐药性，可用其替代甲硝唑。四环素也有抗 Hp 作用，因其对牙齿的副作用限制了其在儿科的应用。目前根除 Hp 治疗方案较多，在实践中将摸索出更佳的方案，达成共识推广应用。

Hp 根治标准：停药1个月以上进行复查，上述检查转为阴性者为根治。

4. 抗酸或抑酸治疗

是消除侵袭因素的主要途径，适用于胃黏膜糜烂或有反酸、饥饿疼痛、消化道出血等症状，根据病情酌情选用。（1）中和胃酸的药物：抗酸剂有氢氧化铝凝胶、复方氢氧化铝片（胃舒平）、铝碳酸镁（胃达喜）、贵鼎康凝胶（磷酸镁凝胶）、复方氢氧化铝片、复方碳酸钙等，起缓解症状和促进溃疡愈合的作用。饭后 1 小时服用，片剂宜咀嚼碎后服用。（2）抑酸剂：用药 2 周，不作常规用药。常用抑酸药有雷尼替丁（Ranitidine），$3 \sim 5mg \cdot kg^{-1} \cdot d^{-1}$；每 12 小时 1 次或睡前服用 1 次，疗程 4~8 周。西咪替丁（Cimitidine），$10 \sim 15mg \cdot kg^{-1} \cdot d^{-1}$，每 12 小时 1 次或睡前服用 1 次，疗程 4~8 周；法莫替丁（Famotidine），$0.9mg \cdot kg^{-1} \cdot d^{-1}$，睡前服用 1 次，疗程 2~4 周。上述三种药物以雷尼替丁较好，一般认为 $H_2$ 受体拮抗剂较安全，严重副作用较少，常见副作用有腹泻、头痛、便秘、嗜睡、疲劳、肌痛，个别有泌乳、男性乳房发育（雷尼替丁几乎无此副作用），血清转氨酶升高（主要见于大剂量静脉注射患儿），血清肌酐升高；中性粒细胞减少、贫血、血小板减少；精原细胞破坏；静脉注射还可引起心动过缓、低血压、精神错乱。新型的 $H_2$ 受体拮抗剂尼扎替丁（Nizatidine）、罗沙替丁（Roxatidine），儿科尚无临床用药经验。（3）质子泵抑制剂（PPI）：质子泵抑制剂对胃酸分泌最后的步骤—壁细胞分泌膜内质子泵（$H^+$——$K^+$ATP 酶）活性具抑制作用，可明显减少任何刺激激发的胃酸分泌，并对 Hp 有一定抑制作用。奥美拉唑（Omeperazole），商品名洛赛克（Losec）$0.6 \sim 0.8mg \cdot kg^{-1} \cdot d^{-1}$，每天清晨起顿服，疗程 2~4 周，溃疡大多数能愈合。兰索拉唑（Lansoprzole）、伴托拉唑（Pantopra zole）的药理作用与奥美拉唑相似，儿科尚无临床用药经验。（4）前列腺素拟似品：前列腺素具有细胞保护作用，强化胃肠黏膜防卫能力，但其抗溃疡作用主要在于其对胃酸分泌的抑制，米索前列醇（Misoprostol，又名喜克溃）是目前应用于临床的前列腺素拟似品，治疗效果大致相当于 $H_2$ 受体拮抗剂，副作用较多，不作为常规治疗药物，主要用于 NSAID 服用者，预防和减少胃溃疡的发生。（5）抗碱能制剂：抗胆碱能制剂如阿托品、丙胺太林（普鲁本辛）因副作用大，疗效有限，一般不推荐应用。

5. 胃动力药

Hp 相关性慢性浅表性胃炎的胃动力变化研究结果显示 Hp 阳性胃炎患儿胃食管反流（包括酸性胃食管反流、碱性胃食管反流、酸碱混合胃食管反流）发生率较高，因此对伴有反流病例应当配用胃肠动力药。常用西沙必利（普瑞博思）作用于全胃肠道，主动增加全胃肠道动力，每次 $0.2mg \cdot kg^{-1} \cdot d^{-1}$，每日 3 次服用，有夜间反流者睡前加服 1 次。因其对心脏传导系统有一定副作用，影响了其在临床上的应用；多潘立酮（吗丁啉，Motilium）每次 $0.2 \sim 0.3mg \cdot kg^{-1} \cdot d^{-1}$，餐前 15 ~ 30 分钟服用，婴儿慎用。

6. 黏膜保护剂

胃黏膜糜烂、出血或症状明显者，可用兼有杀菌作用的胶体铋、兼有抗酸和胆盐吸附作用的铝碳酸制剂，还可用硫糖铝 10 ~ $15mg \cdot kg^{-1} \cdot d^{-1}$，分 3 ~ 4 次服，空腹服用，其副作用有便秘、恶心、口干，长期服用尤其肾功不全时可引起铝中毒；麦滋林 – S 颗粒，每次 30 ~ 40mg $\cdot kg^{-1} \cdot d^{-1}$，每日 3 ~ 4 次，饭后服用，副作用偶有恶心、呕吐、便秘。思密达可作为黏膜保护剂用于胃炎的治疗。

7. 手术治疗

消化性溃疡并发大出血、幽门梗阻经内科积极治疗不缓解者，急性穿孔，可考虑手术治疗。

为尽快治愈小儿慢性胃炎还必须向家长与孩子交待好坚持用药的重要性，按疗程用药。并要结合每个孩子发病的特点，尽量找出其病因和诱发因素，日常生活中多加注意，避免胃炎复发。

**二、医学前沿**

流行病学研究表明 HP 感染了世界范围内一半以上的人口，大部分 Hp 感染患者，主要在儿童期获得，儿童是 Hp 感染的危险人群。小儿再发性腹痛主要病因之一是小儿活动性胃炎所引起，而 HP 是慢性胃炎的主要病因，根除 HP 可使炎症缓解，症状体征得到控制。瑞金医院的研究发现在小儿慢性活动性胃炎中，HP 感染率高达 96.97%，而非慢性活动性胃炎仅为 43.56%。因此针对 HP 的治疗已经成为当今的热点话题。目前存在着 Hp 清除和 Hp 根除两个概念，前者系指治疗结束时复查 Hp 阴性，后者是指停止治疗 1 个月后复查 Hp 阴性。清除只是 Hp 暂时的抑制，停药之后 Hp 感染很快复发；而根除是指 85% 以病人 1 年之内不复发，起到了治疗的作用。总结近几年的临床报道发现目前常用的治疗方案及效果如下

1. 二联疗法

总的效果并不令人满意，铋制剂与甲硝唑联合，能获得 75% 的根除率，是二联疗法中，疗效最相一致的方案之一，但甲硝唑与铋剂的组合中，也报道了 Hp 对甲硝唑的耐药性。由于奥美拉唑与阿莫西林的治疗结果差异大，加之部分患者对青霉素过敏，此方案能否作为根除 Hp 的常规方案则仍然有争论。奥美拉唑与克拉霉素组合，Hp 根除率大约在 46% ~ 82% 之间，此方案的缺点在于 Hp 对克拉霉素产生耐药性而使 Hp 根除率降低。

2. 三联疗法

（1）以铋剂为主的三联疗法

在 1990 年世界胃肠病会议上被专家们正式推荐为标准的治疗方案。用铋剂 + 甲硝唑（或替硝唑）+ 四环素（或阿莫西林）作三联治疗。李建彪以枸橼酸铋钾、甲硝唑、阿莫西林（克拉霉素）治疗 Hp 阳性的慢性胃炎及消化性溃疡 56 例，Hp 的根除率分别为 88.89%，93.10%，副反应主要为皮疹、恶心、胃部不适等。李芳霞等用丽珠胃三联（枸橼酸铋钾 + 克拉霉素 + 替硝唑）治疗 HP 相关性胃病 506 例，其中慢性浅表性胃炎、慢性萎缩性胃炎 HP 根除率分别为 87.5%，80.4%，总有效率为 89.1%。

（2）含质子泵抑制剂的三联疗法

指质子泵抑制剂（PPI）奥美拉唑、兰索拉唑、潘妥拉唑中的一种与两种抗生素组合。西安市第一医院张雪丽等以经胃镜证实为十二指肠溃疡者 40 例，慢性胃炎（萎缩性胃炎伴糜烂）26 例，采用埃索美拉唑 + 克拉霉素 + 阿莫西林 3 联 1 周疗法，用药 4 周后复

查胃镜及 C14——HP，结果：HP 根除率 94%，溃疡愈合率 85%，糜烂修复率 100%，临床症状改善率 100%。结论：以埃索美拉唑为主的 3 联 1 周疗法根除 HP 效果明显。扬州市第一人民医院对 63 例患儿按简单随机抽样方法分为治疗组 36 例与安慰剂组 27 例。治疗组口服洛赛克 0.8mg/kg，每日 1 次，克拉霉素 15mg/kg，每日 2 次，阿莫西林 30mg/kg，每日 3 次；安慰剂组口服安慰剂（淀粉胶囊）2 片，每日 3 次。疗程 1 周。两组临床疗效比较：治疗组腹痛消失 12 例，好转 24 例，临床总有效率为 100%；安慰剂组中腹痛消失、好转，腹痛好转包括腹痛消失 1 例，好转 5 例，无效 21 例，总有效率为 22.2%，两组间有显著性差异，P < 0.01；两组 Hp 根除率比较：治疗组 Hp 根除率为 83.3%（30/36，而安慰剂组仅为 11.1%（3/21），两组间有显著性差异，P < 0.01；副作用治疗组 36 例中副作用的发生率为 11.1%，主要表现为服药后的恶心、上腹部不适、纳差等，但无 1 例影响治疗。PPI 与抗生素组合的优点是病人依从性好，溃疡愈合迅速，症状消失快。但随着临床的广泛应用，不良反应报道逐年增多。

（3）含 $H_2$ 受体阻断剂的三联疗法

指 $H_2$ 受体阻断剂雷尼替丁等与两种抗生素组合。李芳霞等对 120 例经胃镜证实伴 Hp 感染的慢性活动性胃炎患者进行 Hp 根除治疗，分成三种治疗方案进行对比观察，给药方法及疗程入选患者随机分成 A、B、C 三组给予治疗，治疗期间不加服其他药物。治疗方案及疗程如下：A 组："丽珠胃三联"（枸橼酸铋钾 0.22g + 克拉霉素 0.25 + 替硝唑 0.5）每日 2 次，1 周后改为丽珠得乐 0.6g，每日 2 次，2 周后疗程结束；B 组：雷尼替丁 0.15g，阿莫西林 0.15g，替硝唑 0.5g，每日 2 次，1 周后改为雷尼替丁 0.15g，每日 2 次，2 周后疗程结束；C 组：硫糖铝 1.0g，每日 3 次，庆大霉素 8 万单位，替硝唑每日 2 次，1 周后改为硫糖铝 1.0g，每日 3 次，2 周后疗程结束。结果显示：三组用药 1 周后主要症状的转归 A 组：显效 24 例（60.0%），好转 14 例（35.0%），无效 2 例。B 组：显效 20 例（50.%），好转 17 例（42.5%），无效 3 例。C 组：显效

21 例（52.5%），无效 2 例。三组总有效率分别为 95.0%、92.5%、95.0%，统计学比较 P > 0.05，无显著差异。三组停药 4 周后复查$^{14}$C 尿素呼气试验 A 组：Hp 转阴 35 例，B 组：Hp 转阴 32 例，C 组：Hp 转阴 33 例。A、B、C 三组 Hp 根除率分别为 87.5%，80.0%，82.5%，统计学比较 P > 0.05，无显著差异。

3. 含铋剂的四联疗法

方建武等将 80 例 HP 相关性慢性胃炎患者随机分为治疗组与对照组，治疗组采用四联疗法治疗（即奥美拉唑或雷贝拉唑 + 阿莫西林 + 克拉霉素 + 铋剂），对照组采用常规三联疗法治疗，半月后按疗效标准进行疗效评价。结果治疗组痊愈 28 例，显效率 90.5%。对照组痊愈 19 例，显效 4 例，有效 5 例，无效 10 例，总有效率 73.7%，HP 转阴率、症状好转程度均有显著性差异，统计学比较 P < 0.05。杨勇等应用左氧氟沙星联合庆大霉素缓释片、质子泵抑制剂、铋剂对耐药 HP 感染 85 例临床疗效观察，并随机分为治疗组和对照组。疗程结束 4 周后复查尿素——$^{14}$C 呼气试验。结果：治疗组根治率为 86.96%，对照组根治率为 64.10%，治疗组疗效优于对照组，两组比较具有显著性差别（P < 0.05）。

# 第七章　预防与康复

## 一、预防——教孩子打好保"胃"战

近些年，临床中发现小儿患胃肠炎的人数逐年升高，与成人一样，小儿胃病种类多样，包括消化不良、浅表性胃炎、十二指肠炎、消化性溃疡等。但常常容易被误诊为肠痉挛、生长痛、肠淋巴结炎等，家长则往往认为是以"消化不良"，而耽误孩子的正规治疗。由于小孩子的胃肠功能还未发育完善，保护胃肠，应该从小抓起，家长要注意更新观念，为孩子提供一个健康、科学的生活，教孩子打好保"胃"战。

1. 预防感染

不管是吃了不洁静的食物，导致上吐下泻，发烧、腹痛，引起的急性胃肠炎，还是通过消化道途径进行传播的幽门螺杆菌感染引起的慢性胃炎，均是感染所致。因此为了防止胃炎的"传染"，在家庭中应该实行"分食制"，食物分开，食具最好也要分开，定期高温消毒。若家庭成员中有 Hp 感染患者应积极进行治疗，以避免家庭内传播。平时，家长要督促孩子养成晨起及睡前刷牙的良好习惯，以清除藏在牙垢中的幽门螺杆菌。同时，要注意讲究卫生，督促孩子"饭前便后要洗手"，水果洗干净再吃，不吃不洁食物等。

2. 避免受凉

正如伤风感冒一样，腹部受凉是儿童胃炎的最常见原因。尤其是在换季时，如果照顾不周，往往引起胃肠型感冒，常见表现就是腹痛、拉肚子，如果治疗不及时或治疗方法不当，病情迁延，就会导致慢性胃炎。在季节变换及气候突变时要注意适时增添衣服，夜晚睡觉盖好被褥，以防腹部受凉而引发胃痛或加重病情；同时可服用具有温胃作用的藿香正气散等类似药物，切记不要在未进行正规诊治就滥用抗生素。

3. 防过敏

孩子如果对某种食物过敏或是不耐受，也可引起胃黏膜发生糜烂。食物过敏时引起的胃炎一般都是急性的，如果治疗不对症，也会迁延成慢性胃炎。可以进行过敏原检测，明确诊断，及时停止食用引起过敏的食物，同时采取抗过敏治疗，来预防、治疗这类胃炎。

4. 注意饮食规律

小孩患慢性胃炎主要原因是添加辅食不当造成的。不少家长都知道食物要多样化，却容易走入另一个误区：食物过于杂乱、太多样化。但是由于幼儿的消化功能还不完善，对食物的质与量有个慢慢适应的过程。所以，建议添加辅食时，做到循序渐进，从简单到多样。年长儿容易有吃零食、偏食、挑食、不吃早饭、睡前 2 个小时内吃宵夜、暴饮暴食、三餐不均匀、经常吃辛辣或冰冷食物等不良习惯，使胃得不到很好的休息，均可使胃液及胃肠激素分泌失调，影响胃黏膜的屏障功能和胃肠正常排空功能，久之便容易患上胃炎。预防关键是进行饮食干预，养成良好的饮食习惯，定时、少量多餐；常吃护胃食物，如小米红枣粥、软米饭、细面条等；适当多吃富含蛋白质、维生素的食物，如家禽、乳类、鱼虾、肉类、豆制品、绿叶蔬菜。做到规律饮食，少吃零食。

5. 健康心态

在幼儿园和中小学生中，不少孩子平时常常出现恶心、肚子隐隐作痛等消化性溃疡的症状，休息时症状轻，但家长和孩子往往不是很在意。临考时，因为学习紧张、睡眠不足、压力太大等因素而加重了病情，症状加重，甚者出现呕血或大便呈黑色。孩子腹痛时全身大汗，甚至满地打滚，但到医院检查又没有发现严重的器质性病变，胃镜检查也只发现轻度糜烂，病情与表现明显不符。建议家长不要过分关注孩子"病情"，尤其不要问"今天胃疼了没有"，当然，也不要以"装病"来粗暴批评孩子；更重要的是引导孩子有个健康心态，勿施加过大的压力，应循循善诱，有耐心，就餐时应创造良好的用餐环境；劳逸结合，提醒他注意休息，保证睡眠，加强锻炼，缓解紧张情绪。现代医学研究"笑"能增强迷走神经兴奋，使胃幽门部黏膜 G 细胞释放胃泌素，引起消化液的分泌和消化道的活动，促进食欲，帮助消化与吸收，减轻胃脘部的疼痛。所以要保持心情愉悦，笑口常开。

6. 药物

最常见的就是在孩子感冒好了以后，没多久出现恶心、胃部不适或疼痛等症状。这多数是因为感冒期间服用药物所致，比如阿司匹林、消炎痛、强的松等药物，对胃黏膜有损伤，严重的会导致消化道出血。所以，家长应在医生指导下给孩子服用药物，不要过量，不要空腹服药，以避免药物对胃黏膜的损害。

慎用对胃黏膜有刺激的药物，如使用阿司匹林需同时加服制酸药，可使阿斯匹林在胃内离子化，而不被胃黏膜细胞吸收，从而避免损伤胃黏膜。重危急病时，可用制酸药和 H2 受体拮抗剂，以预防急性糜烂性出血性胃炎的发生。

## 二、康复

### （一）急性胃炎

小儿急性胃炎发作时，在正规治疗的同时要注意：停用诱发及加重本病的药物及食物；腹部疼痛、呕吐明显时可以酌情禁食，有利于胃的休息和疮面的愈合，减少呕吐，鼓励患儿适当饮用糖盐水，由少到多，分次进行，可促进胃蠕动，制止呕吐，同时应注意热量的供给。症状缓解后给予清淡的流质饮食，如牛奶、米粥等，多饮水，过渡到软食，如面条，逐渐恢复正常饮食，可进食一些有利于疾病治疗的食物，如蒜素，它可以与食物中的蛋白质结合起到分解蛋白的作用，有利于维生素 $B_1$ 的吸收，还可阻断亚硝酸胺的合成。不要饮用含糖及碳酸过多的饮料，引起产酸、产气过多，加重腹胀、腹痛。进食时必须细嚼慢咽、冷热适度。忌食辛辣、过冷、油炸、浓茶等刺激食物及饮料。因疾病需长期服用损伤胃黏膜的药物者，如非甾体类药物、肾上腺皮质激素等，要暂停或减少药物的服用。

### （二）慢性胃炎

**1. 控制感染**

（1）有鼻腔、口腔、咽喉部等局部慢性感染灶存在时应予以清除；慢性支气管炎者应教患儿学会吐痰，鼓励其将痰液吐出，避免将痰液咽下。

（2）避免服用对胃有刺激的药物。

（3）对缺铁性贫血者可以补充铁剂，有大细胞贫血者可使用维生素 $B_{12}$。慢性萎缩性胃炎病人血清中的微量元素锌、硒等含量均降低，可适当给予补充。

**2. 饮食调理**

饮食宜软，易消化，避免进食过于粗糙或过热的食物。进食时要养成细嚼慢咽的习惯，以减少对胃黏膜的刺激。要少食腌制、烟熏、不新鲜食物；避免高脂肪食物。饮食应以温、软、淡、素、鲜为宜，做到定时定量，少食多餐，使胃中经常有食物和胃酸进行中和，从而防止侵蚀胃黏膜和溃疡面而加重病情。

3. 三分治七分养

胃病应该三分治七分养，柯晓主任认为：消化病要做好"五养"，即保暖护养，饮食调养，忌嘴保养，平心静养，运动静养。调护内容可参见预防部分，以下推荐五种常用的食疗方子，取材方便，操作简单，以供参考

（1）鲫鱼 250g 去鳞、鳃、内脏，洗净，生姜 30g 洗净切片，与橘皮 10g，胡椒 3g 同包扎在纱布中填入鲫鱼肚内，加水适量，小火煨熟，空腹喝汤吃鱼。用于脾胃虚寒者。

（2）甘蔗洗净削皮，绞汁取 100 毫升，分早晚两次服。用于慢性胃炎胃阴受损者。

（3）甜橙皮 50g 切丝，山药 200g 切片。加水共煮成粥，入饴糖少许，空腹食用。用于慢性胃炎腹胀纳呆者。

（4）萝卜子 15g，洗净，加水共煮 30 分钟，取汁弃渣，下粳米 100g 煮粥，空腹分次服用。用于慢性胃炎腹胀或伴饮食停滞者。

（5）猪肚 1 个洗净，黄豆 100g，加水适量，文武火炖酥，分顿食用。用于慢性胃炎日久不愈，体质虚弱者。

# 厌　食

## 第一章　概　述

小儿厌食症是一种慢性食欲障碍性疾病，是小儿时期常见的慢性消化系统疾病之一，指小儿非疾病因素而出现较长时期食欲不振，不思饮食，见食不贪，或见食而烦，厌恶进食，甚至拒绝饮食的病证，是儿科的常见病、多发病，常伴嗳气、腹胀、大便失调等症候，长期水谷少进导致气血生化不足，也可见形体消瘦，面色少华等表现。若因某些慢性疾病而出现的食欲不振则不属本病的范畴。

本病可发生于任何季节，但夏季暑湿当令之时，可使症状加重。各年龄儿童皆可发病，以1~6岁多见。进食障碍是一种进食过多或过少的饮食异常行为，发病率较高，据调查显示，婴儿和学龄前儿童进食问题（厌食、拒食）的发生率约为12%~34%，约占儿童疾病的40%以上。城市儿童发病率高于农村，据有关调查，儿童厌食在农村占20%左右，而在城市则高达40%以上，独生子女的发病率更高，被认为是富裕社会儿童的主要摄食问题之一。在我国，随着生活水平的提高，独生子女的增多，儿童饮食结构的偏异，儿童营养品、保健品日益繁多，片面追求高营养、高蛋白、高热量的补品，饮食搭配不合理，过分偏爱香燥、油炸、甜腻食品，三餐饮食不规律，边吃边玩等现象普遍存在，厌食的发病率日渐增高，呈上升趋势，受到广大家长及医务工作者的广泛重视。

本病若能及时得当治疗，很快能痊愈，大多预后良好。若得不到及时有效的治疗或迁延不愈，对儿童的生长发育、营养状况、身心健康及智力发展均有较大影响。可导致消化功能紊乱，严重者导致小儿营养不良，免疫力下降，发生各种疾病，正如《幼科发挥》

所说"脾胃壮实，四肢安宁，脾胃虚弱，百病蜂起……"，《脾胃论》亦说"诸病从脾胃而生"。易患佝偻病、反复呼吸道感染、贫血等；少数学龄儿童还会脾气急躁、好动、上课注意力不集中、成绩下降；抑或导致神经精神异常，甚至危及生命。

目前西医学认为，本病的病因有多种因素，常见和主要原因与微量元素缺乏以及免疫功能低下等有关，其诊断尚缺乏客观依据，治疗也缺乏特效药物，多以合理喂养和心理引导为主，药物治疗主要从补锌着手或予以消化酶和促进胃肠动力药等对症处理，临床疗效不甚理想，甚至具有某些毒副作用。中医学对本病有着独特的认识和丰富的治疗经验，中医药辨证论治具有整体综合的优势。

# 第二章　病因与发病机制

## 第一节　现代医学的认识

现代医学研究认为，食欲是高级神经活动现象之一，厌食为多种病因与病理生理异常的一组常见症候群。

### 一、喂养不当

厌食主要是由于家长缺乏科学的喂养知识，不合理喂养导致，常见于以下几个方面

1. 未及时添加辅食。婴儿添加辅食有敏感期，味觉敏感期在婴儿 4~6 个月，食物质地敏感期在 6~7 个月。如果未及时给予各种味道、各种质地的食物，往往在 1 岁后拒食新口味和不同质地的食物，造成偏食、厌食。婴儿期日夜频繁喂乳，断乳年龄过大，加辅食太晚，品种和方式不当等，均可发生厌食。

2. 强迫进食。多数家长期望孩子多食肉蛋等营养价值高的食品，常用强迫进食的方法让其多吃，硬往孩子嘴里塞食物，使其感

到紧张，逐渐把进食看成是力图逃避的一种情境而导致拒食，家长对小儿进食过程的过份关注则强化了孩子对摄食的逃避行为，以致于每当食物靠近时便转过脸，嘴唇紧闭，甚至一坐在进食的椅子上就开始反抗。

3. 贪吃零食。规律性胃排空和血糖降低引起饥饿感是产生食欲的基础，若家长缺乏科学喂养知识，饮食习惯不良，进餐不定时，偏食、挑食、过多进食零食、水果，嗜食糖果、饮料可使血糖升高，减少饥饿感，使之拒食正餐，食量减少，发生厌食；过分溺爱，乱给高蛋白、高糖的浓缩"营养食品"，不易为小儿消化而留滞停于胃内，产生厌食及腹胀腹痛、恶心呕吐等症状。

## 二、胃动力学的改变

胃动力学的改变是其重要原因之一。当食欲旺盛时，胃酸分泌增多，胃肌张力增加，为消化食物准备了充分的条件。各种不良因素或疾病影响，可使消化液分泌减少，酶活性下降和胃肠平滑肌舒缩功能紊乱，以至消化功能降低。胃排空的动力是胃的收缩运动，只有当胃内压超过十二指肠内压，压力差足以克服幽门阻力时才会发生胃排空。厌食患儿存在胃运动功能障碍和胃窦舒张障碍，胃肠蠕动缓慢，胃窦收缩频率降低，胃窦的收缩幅度也大大小于正常值，胃窦残留率明显高于正常儿童，致胃排空阻力增大，胃泵的作用降低，胃液体排空延迟，消化酶分泌减少，小肠吸收功能下降。胃运动主要受神经、激素、精神等因素的调节，厌食患儿胃窦舒张障碍可能与迷走神经功能紊乱有关。

小儿厌食症发病机制可能是多种原因导致食欲中枢由兴奋转为抑制，胃肠功能疲劳，胃肠蠕动减慢、排空延迟，消化液分泌减少，消化酶活性降低所致。任何使胃肠功能紊乱的原因均可导致厌食，这些病理生理因素包括：

### （一）全身或局部疾病

如急慢性感染、肝炎、胃肠炎、长期便秘等影响消化系统消化道功能，使胃肠平滑肌张力低下，消化液分泌减少，酶活性降低，引起厌食。

### （二）神经系统

中枢神经系统受到人体内、外环境中各种刺激的影响及疾病的影响，对消化功能的调节失去平衡，导致厌食。

### 三、药物因素

长期滥用红霉素、磺胺类等可引起菌群失调导致腹泻、厌食，维生素 A 或维生素 D 中毒也可引起厌食，抗癌药物更易引起厌食。

### 四、微量元素

微量元素如锌、铁、铜、钙等缺乏或某些内分泌激素不足可引起厌食，铅与厌食的病因关系亦非常密切。在某些特定情况下，肾上腺皮质激素不足或胰岛素分泌不足也可表现为厌食。

微量元素、矿物质不能在体内合成，必须由外界供给，是人体必需的营养素之一。机体一旦缺乏或过多聚集这些物质，必然会引发各种疾病。由于厌食患儿膳食结构长期处于不合理状态，摄入总量明显不足，导致矿物质的摄入相应减少。在人体内，各种元素大多呈离子状态存在，总的来说，除了由于化学结合而妨碍吸收外，更多的是外层电子结构相同的元素之间存在竞争拮抗现象，故各元素间存在着错综复杂的关系。锌、铁、钙、镁、铜、锰是幼儿生长发育过程中不可缺少的微量元素，参与各种酶的组成和代谢，不仅是构成机体组织和维持正常生理功能所必需的无机元素，而且作为营养素参与体内的物质代谢，尤其锌元素对幼儿的食欲、味觉、生长发育以及某些疾病的发生发展和治疗有着密切关系。有研究显示，厌食儿童微量元素缺乏顺序是：锌、铁、钙、铜、镁。

### （一）锌

锌是人体必需的重要微量元素之一，参与体内 200 多种酶的组成，是许多金属酶的组成成分或酶的激活剂，也是 DNA 和 RNA 核糖体稳定的必需物质，能够促进细胞正常分裂、生长及再生。缺锌常味觉减退，食欲不振，厌食，偏食，异食癖，体重下降、消瘦，精神萎靡易疲劳，还可导致含锌酶缺乏，蛋白质合成受阻，生长发育迟缓，胸腺萎缩，免疫功能下降，反复感染，智力低下等。锌参与某些内分泌激素的代谢，参与唾液蛋白——味觉素的组成，舌的味蕾之所以能感受味觉，与味觉素——含 2 个 $Zn^{++}$ 的多肽有关。缺锌时核酸及蛋白质代谢、消化需要的各种含锌酶的活性降低，唾液中磷酸酶减少，首先引起味觉敏锐度降低、味觉功能和食欲减退，含锌的低羟基肽酶 A 活力下降，胃肠蠕动及消化酶的分泌功能下降，明显影响消化功能，出现厌食症状；缺锌可引起口腔黏膜增生及角化不全，易于脱落，脱落的上皮细胞掩盖和阻塞舌头中的味蕾小孔，使食物难以接触味蕾，不易引起味觉，从而影响食欲。锌的缺乏与铁、铜、锰的浓度变化有关，过量的锌可抑制铁的利用和吸收，铜与锌在肠道内又相互拮抗，因此缺锌可使体内的微量元素比例失调。

### （二）铁

铁缺乏可导致含铁酶功能下降，引起舌乳头萎缩，胃酸分泌减低，小肠黏膜功能紊乱，出现食欲不振，体重增长减慢，导致营养性贫血、免疫功能降低、记忆力减退、智力低下等，影响生长发育。

### （三）钙、镁

厌食患儿血钙含量低于正常，钙营养不足易导致佝偻病、手足搐搦症发生，生长期低钙可影响成人身高、骨密度，增加成人期患骨质疏松和骨折的危险。镁与钙同属宏量元素，常与钙同时缺乏。

### （四）铜

铜主要参与造血及酶的合成，儿童缺铜可导致贫血、发育迟缓等。铜对血红蛋白的形成有触媒作用，在肝脏、神经系统有较高浓度，为许多酶系统的重要成分。厌食患儿矿物质摄入不足，而体内血铜含量增高，与铁、锌含量降低、竞争拮抗现象增强有关。

### （五）铅

儿童易受铅的影响。铅是多亲和性毒物，作为一种神经毒素可作用于小儿体内的多种细胞与组织，造成神经、内分泌、血液、消化等多系统的损害，引起儿童厌食、偏食。铅暴露儿童发生厌食机制可能与下列因素有关：1. 血铅升高影响甲状腺功能，使甲状腺激素水平降低，垂体肾上腺功能低下；2. 铅具有使肝细胞颗粒变性和空泡变性等肝脏毒性作用；3. 可干扰其它二价金属元素如铁、锌吸收，铅－钙拮抗、铅－铁拮抗，使体内钙、锌、铁等元素缺乏，造成食欲低下；4. 神经毒性作用，使神经系统功能异常，心理行为异常及胃肠道功能紊乱而导致食欲低下。

厌食导致体内并非单一种类的矿物元素缺乏，往往是一组矿物元素缺乏或不平衡，使机体多种功能和酶的代谢紊乱，严重影响儿童身体健康。

### 五、气候影响

夏天气温高、湿度大，可影响胃肠神经调节功能，减少消化液分泌，降低酶活性而引起厌食。

### 六、其他因素

有时厌食、挑食是食物过敏引起的。不能完全清楚地表达自己意愿的孩子，吃到致敏的食物，会表现出拒食。目前已发现能够引起过敏的食物有 100 余种，除了鱼虾蟹等水产品，很多常见的食物如牛奶制品，禽蛋，肉类，韭菜，蚕豆，西红柿，辣椒，醋，姜，蒜，魔芋，菠萝，香蕉，饮料，咖啡，巧克力，花生和坚果等，都可能是过敏性食物。食物过敏性厌食者占厌食儿童总数的 15% 左右，食物过敏性厌食的儿童，在进食致敏食物后，很少有皮肤潮红、斑疹等典型症状，大多会有不同程度的胃肠不适、身体疲乏、烦躁不安、精神涣散和胸闷气促等症状。症状较重的儿童，往往会被误诊为消化、呼吸或神经系统疾病；症状较轻尤其是仅有轻微自身感觉者，家长则认为孩子是调皮，通常沿用诱食、迫食的方法，使儿童继续进食致敏食物，从而加重过敏反应；而过敏反应所致的不适，会使孩子见到与致敏食物色、香、味、形相近的食物也拒食，从而形成恶性循环。

## 第二节　中医学的认识

中医学对本病的认识历史悠久，历代医籍文献用不同的病名进行描述，如《内经》有"不欲食"、"不思食"、"恶食""不食"等记载，《伤寒论》有"纳滞"、"纳呆"、"食欲不振"等论述，《诸病源候论·小儿杂病诸候》提出"不嗜食"，《诸病源候论·哺露候》所言之"哺露"，《小儿药证直诀·脉证治法》谓之"不思食"，《太平圣惠方》最早提出"厌食"一称，《幼科发挥·脾经兼证》称"不嗜食"，《临证指南医案》《证治汇补》的"恶食"以及其他医案提到的"不饥不纳"、"伤食"、"食滞"、"食积"、"痰滞"等病症，临床表现与本病相同或类似，都可以说是厌食的不同称谓。1980 年来，国内陆续有关于本病辨证治疗的报道。

### 一、病因

引起小儿厌食的原因很多，小儿"肺常不足"、"脾常不足"、"肾常虚"和"心常有余"、"肝常有余"，加之胎禀怯弱，元气不足，五脏皆虚等生理特点是其形成的体质因素。非体质因素如病后失调，喂养不当，脾胃受伤，精神调护失当或环境改变等均可引起小儿不思进食，甚或拒食，从而形成厌食，如《证治汇补》说："恶食非止一端"，"痰滞"、"伤食"、"病久胃虚"皆可引起。

## （一）饮食不节，喂养不当

　　饮食喂养因素是导致厌食的主要病因，《景岳全书》说："小儿之疾，非外感风寒，则内伤饮食"。在诸多非体质因素中，喂养饲育不当占第一位。小儿脏腑娇嫩，脾胃虚弱，又生长发育迅速，对营养物质的需求远大于成人，如果喂养不当，常因饮食不节伤及脾胃。《育婴秘诀·调理脾胃》曰："若饮食无节，寒暑不适，则脾胃虚弱，百病生矣。"

　　《素问·痹论》说："乳贵有时，食贵有节，饮食自倍，肠胃乃伤"。胃主受纳，为水谷之海；脾主运化，为生化之源。小儿神识未开，食欲不能自调，乳食不知自节、不能自控，脾胃运化功能尚不完善。随着生活水平的提高和医疗意识的增强，小儿在母体内和出生后均能得到充分的营养物质和较全面的医疗保健。当今儿童多为独生子女，家长溺爱有加却又缺乏育儿保健、科学喂养的知识，常调理喂养不当，片面强调补充高营养、高蛋白、高热量的滋补类食物，滥投乱进蜂王浆、银耳、桂圆等高营养补品，盲目投以肥甘厚味，如过食糖类、煎炸、粘腻、炒香食物，《素问·奇病论》说："甘者令人中满"，"甘伤胃，蔬养胃。"甘者，甜食也，蔬菜水果也，多甘少蔬引起胃气抑闭不振，久之胃不思纳，脾胃不和，纳化失职成厌食；或过食生冷或难以消化的食物，如巧克力、柿子、李子、酸杏、生枣、韭菜、螃蟹、粽子、粘糕等，造成饮食质、量的过剩，超出脾胃的运化能力，而致乳食或饮食郁结壅滞不化，停留中焦，积于肠胃，损伤脾胃之气，导致脾胃不和、运化失健、升降失调而致不思进食。《育婴家秘》载"小儿之病，伤食最多"，《幼幼集成·伤食证治》也说："小儿之病，伤食最多，故乳食停滞，中焦不化而成疾者。"《医宗金鉴·幼科心法》指出"夫乳与食，小儿资以养生者也。胃主受纳，脾主运化，乳贵有时，食贵有节，……若父母过爱，乳食无度，则宿食不消而成疾矣。"

　　小儿饮食不知饥饱，若饮食无规律，进食不按时、不定量，饥饱不匀或暴饮暴食，《育婴家密·五脏证治总论》言："脾主纳谷，

饥则伤胃，饱则伤脾，小儿之病多过于饱也。"过饥可使脾胃失于
水谷的充养而虚弱；《诸病源候论·小儿杂病诸候》说："小儿食
不可过饱，饱则伤脾"，过饱则饮食停滞于内，壅塞脾胃气机，亦
伤脾气，均可致使脾胃受损，中州枢机转运失司，胃失和降不能受
纳腐熟水谷，脾失健运不能运化输布精微，以致食欲不振而发生厌
食。《诸病源候论·哺露候》："小儿乳哺不调，伤于脾胃，脾胃衰
弱，不能饮食，血气减损，不荣肌肉而柴辟羸露。其脏腑之不宣，
则吸吸苦热，谓之哺露也。"

恣意投其所好，任其偏食偏嗜，贪吃零食，杂食乱投，食杂、
食偏、食乱造成脾胃功能紊乱。《景岳全书·小儿则》早载："小
儿饮食有任意偏好者，无不致病，所谓爽口终作病也，极宜慎
之"。

亦有患儿起病于断乳之后，追寻病史，概由饮食不节，喂养不
当所致。小儿断奶前未能及时增加辅食，断乳后食物骤变，脾胃不
能适应，纳运失调。

### （二）多病久病，损伤脾胃

亦为厌食的常见病因。《灵枢·逆顺肥瘦篇》曰："婴儿者，
其肉脆、血少、气弱"，《医学三字经·小儿》说："稚阳体，邪易
干"。小儿稚阴稚阳，脏腑娇嫩，形气未充，尤以肺、脾、肾三脏
更为突出。肺主一身之气，脾为后天之本，肾为先天之本。若患泄
泻、肺炎或其他传染病尤其温热病，或病后失于调治，伤及脾胃，
或伤及脾气，或耗损胃阳，或津液耗伤、气阴俱虚，纳运失健致厌
食，《幼幼集成》谓："或因病有伤胃气，久不思食"，《赤水玄
珠·不能食》云："不能食者，由脾胃馁弱，或病后而脾胃之气未
复，或痰客中焦，以故不思食。非心下痞满而恶食也。"

### （三）先天不足，后天失养

部分婴儿起病于出生之初，其中大部分为先天禀赋不足，古称
"胎怯"或"胎弱"，多见消瘦、胃肠薄弱，出生后即食欲欠振，

不思乳食。后天如失于调养，每易造成脾胃虚弱，不思乳食，难以喂养，《诸病源候论》说："小儿在胎时，其母将养取冷过度，冷气入胞，伤儿肠胃……其状儿肠胃冷不能消乳哺，或腹胀或时谷利"。胎禀怯弱，五脏皆虚，脾胃薄弱，先天元气、肾气不足又火不生土，脾肾皆虚，受纳运化机能低下，以致厌食。

### （四）精神因素，情志不畅

情绪变化，情志不畅是导致厌食的一个重要原因。家长及医务工作者往往不够重视，认为小儿年幼加之当今社会丰衣足食，无忧无虑，情志致病较少，其实临床并不鲜见，尤其脾胃疾患。《冯氏锦囊秘录》说小儿"魂魄神志意五志全，喜怒忧思悲恐惊之七情便有"，汪瑟安也说："小儿但无色欲耳，喜怒悲恐，较之成人更专且笃，亦不可不察也。"小儿本即"肝常有余"，随着生活水平提高、计划生育政策的实施及生育观念的改变，现今多为独生子女，缺少玩伴，又溺爱有加，娇生惯养，骄横任性，若稍违其意、所欲不遂，动辄哭闹要挟，久则性情乖张，易怒易暴。朱丹溪说"小儿易怒，肝病萌多"，万密斋也说"盖儿初生，性多执拗，易使怒伤肝气生病"，均说明"怒伤肝"为小儿常见病因，张从正也言"富家之子，得纵其欲，稍不如意，则怒多，怒多则肝病多"。或家长唯恐营养欠缺，进食强迫，甚则威逼利诱，或缺乏耐心、过于粗暴，饭桌上经常打骂、训斥等，引起小儿恐惧、愤怒、逃避等情志郁滞之变；或入托、迁居等生活环境改变，思虑伤脾；或家庭破残，父母离异或丧父失母，受其打骂凌辱、歧视等，均可导致小儿情志抑郁不畅，肝失条达疏泄，肝气郁结不疏，气机不畅，横逆犯胃，克乘脾土，致脾胃失和、纳运失常而食欲下降、不思饮食。复加本身脾胃虚弱，积滞壅盛以致土虚木郁或土壅侮木，均可导致肝脾同病。现代医学认为食欲是高级神经活动现象之一，不良的精神刺激可引起神经系统紊乱致使胃酶的分泌和脑肠肽的分泌减少。

## （五）其他因素

夏季暑气当令，每挟暑湿熏蒸，则脾阳失展，健运失职，清浊升降失常，以致不思纳谷。这类患儿起病有明显的季节性，夏季起病，秋凉后略有好转，但仍明显差于正常儿童。

小儿脾胃薄弱，卫生常识较差，若误食沾有虫卵的生冷蔬菜、瓜果或其他不洁食物，感染诸虫，虫积内生、损伤脾胃，吸食水谷精微、扰乱脾胃气机、受纳运化机能，致小儿厌食。

## 二、病机

《灵枢经·脉度篇》谓："五脏常内阅于上七窍也。……心气通于舌……脾气通于口，脾和则口能知五谷矣。"和，即协调配合之义。脾气调和，是知饥纳谷、食而知味、纳而能化的必要条件。

中医学认为，脾与胃共同完成食物的消化吸收，厌食病位主要在脾胃，如《小儿药证直诀·虚羸》云："脾胃不和，不能乳食。"《幼科发挥·脾经兼证》说："诸困睡，不嗜食，吐泻，皆脾脏之本病也。"脾胃表里同居中焦，为后天之本，升降出入的枢纽，共同完成饮食的消化、吸收及转输。脾脏阴土主升，得阳则运，胃腑阳土主降，得阴即胃中之津液则和。脾主运化水谷、输布精微、分化水湿；胃主纳谷、司受纳，腐熟水谷。脾胃健运调和，方能知饥欲食，食而能化。《幼幼新书·乳食不下第十》谓："脾脏也，胃腑也，脾胃二气合为表里，胃受谷而脾饥磨之，二气平调，则谷化而进食。"《杂病广要》云："脾不和则食不化，胃不和则不思食，脾胃不和则不思而且不化。"《小儿药证直诀·虚羸》曰："脾胃不和，不能乳食"。

同时，脾胃与肝、肺、心、皮毛、膀胱诸脏腑有着密切的联系，食与饮入胃后，通过胃之消化，脾、肺、肾等运化，分清泌浊，将浊气排出体外，清气输布全身，如《内经》有"心气通于舌，心和则能知五味"。心为火脏，火衰则不能生土，易造成脾虚不运。《素问·经脉别论篇》说"食气入胃，散精于肝，淫气于筋；食气入胃，浊气归心，淫精于脉，脉气流经，经气归于肺，肺朝百脉，输精于皮毛。饮入于胃，游溢精气，上输于脾，脾气散精，上归于肺通调水道，下输膀胱，水精四布，五经并行，合于四时五脏阴阳，揆度以为常也"。

总而概之，小儿厌食症是常见的摄食行为异常，主要原因是饮食不节，喂养不当；病位主要在脾胃，病变常涉及肝肾；基本病理机制为脾胃不和，纳化无权。以脾失健运无以升清，胃失和降无以纳谷，肝失条达而郁滞不疏，脾胃受纳运化失常是本病之关键。若停积受寒，食滞内阻，损伤脾胃运化熟腐功能，临床可见脾运不健的证候。若久病多病，或先天禀赋不足，脾运失常，临床表现为脾胃气虚和胃阴不足的证候。《临证指南医案·卷四·不食》认为"其余一切诸症不食者，当责之胃阳虚、胃阴虚，或湿热阻气，或命门火衰，其它散见诸门者甚多"。摄食减少，迁延不愈，胃失水谷之滋，脾无散精之用，水谷精微摄取不足无以生化气血，不能荣养肌肤，则形体日见瘦削，面色少华，神疲肢倦，转为疳证。

# 第三章　临床表现

本病以厌恶进食为主要症状，其他症状也以消化功能紊乱为主，如嗳气、恶心、食后腹胀，甚至呕吐，大便不调，面色欠华，形体偏瘦等。

# 第四章　西医诊断与中医辨证

## 第一节　西医诊断

### 一、诊断标准

1. 长期食欲不振，见食不贪，食量减少，发病最短时间为 2 月以上，排除其他系统疾病。

2. 体重增长停滞或减轻，有不良食欲习惯或喂养不当史，并排除器质性疾病、精神因素及药物性因素的影响。

尿 D - 木糖实验：能够一定程度反映小肠的吸收功能，部分厌食患者尿 D - 木糖排泄率降低。

液淀粉酶：反映胃的吸收功能，厌食患儿唾液淀粉酶、尿淀粉酶性下降。

测血、头发中的微量元素：锌、铁、铜等多种微量元素含量同步降低。发锌虽不如血锌敏感，但取材简便，无痛苦，易于贮藏、转运，进入的元素不易丢失等优点，能为儿童和家长所接受。

β - 内啡肽：厌食小儿下丘脑 β - 内啡肽减少。

八肽胆囊收缩素（Cck - 8）：厌食小儿过于肥甘厚腻所致者分泌增多。Cck - 8 对摄食的抑制有两种形势：一是脑组织分泌的 Cck - 8 的中枢作用；二是腹迷走神经传入纤维介导的外周 Cck - 8 的作用。

有关胃运动功能的检查方法很多，包括胃内压测定、X 线钡餐检查、同位素法胃排空测定等，但前两者可靠性较差，后者虽准确但价格昂贵，而且这些方法均为侵入性，在儿童中应用受到限制。应用实时线性超声多切面法进行胃液体排空测定。单切面实时超声显像法检测方便，准确性好，与同位素法比较无明显差异。胃电图反映胃肠功能，包括蠕动波、波幅等改变，但受环境、气候、活动、饮食等因素影响。

## 二、病情分度

根据厌食情况，将疾病分为轻、中、重 3 度。

1. 轻度：食量较平日或同龄儿童减少 1/3，进食有厌烦感，挑食偏食。

2. 中度：食量较平日或同龄儿童减少 1/2，强迫进食。

3. 重度：食量较平日或同龄儿童减少 1/2 以上，拒食，强迫则恶心。

# 第二节　中医辨证

## 一、诊断要点

小儿厌食症的诊断依据

1. 有喂养不当如进食无定时定量、过食生冷、甘甜厚味、零食或偏食等病史，以及病后失调、先天不足或情志失调史。

2. 长期食欲不振，厌恶进食，食量明显少于正常同龄儿童。

3. 面色少华，形体偏瘦，但精神尚好，活动如常。

4. 除外其他外感、内伤慢性或器质性疾病，全身性疾病对消化道的影响，如肝、肾和内分泌疾病及结核、严重贫血等疾病。

## 二、辨证要点

本病应以脏腑辨证为纲，紧紧围绕脾胃进行。

辨病史：厌食患儿一般症状不多，要问初生是否胎怯，有无喂养不当、饥饱不均，既往曾患疾病，教育方法是否妥当，追寻发病与以上因素的联系，可以明确病因。

辨舌象：舌象反映疾病的虚实，舌质与舌苔的变化是厌食的辨证要点。舌苔异常如厚腻或花剥是厌食患儿的病理特征之一。舌质正常，苔偏腻者，多脾运失健；苔白腻或淡黄厚腻，多食滞积胃，中运不畅；若舌苔厚腻，为中焦湿热蕴结。舌苔剥脱或呈地图舌，多因脾胃升发机能虚弱；舌淡红少苔或无苔，多气津两虚；湿浊重者为厚腻苔；食滞重者为垢腻苔。舌质偏淡或边有齿印，舌体胖嫩少津，苔薄白或花剥者，脾胃气虚；若舌红少津而干，苔少或花剥，甚或光剥者，常偏阴虚，多胃阴不足；舌苔薄白或白腻者脾胃气虚、湿困食滞。若苔白腻转为黄腻，为湿郁化火或食积化热之象。

分清虚实：小儿有"易虚易实，易寒易热"的病理特点，患病多表里兼病、寒热挟杂、虚实互见。本病的病性分虚实两方面，偶而多食或有湿滞，又可形成虚实夹杂的证候，临床常见食欲不振，面色无华，神疲困倦，体重减轻，或恶心呕吐，脘腹痞满等似虚似实之症。《张氏医通·恶食》指出："恶食有虚实之分，实则心下闷痛，恶心口苦；虚则倦怠，色萎黄，心下软"。临床单纯因虚致病和因实致病不再是其主要因素，要根据体质、病程、伴随症状、舌象等分清实证、虚证。

病较短者，实证居多，常因乳食停滞，痰湿内阻，纳化失健所致。形体尚可，仅表现纳呆食少，食而乏味，饮食稍多、食后即感腹胀，或嗳气恶心、呕吐食物或痰涎，大便臭秽，滞下不爽，舌质正常，苔薄或厚腻，脉沉滑，无明显虚象。

病程较长者，虚证居多，多素体脾胃虚弱，或病久损伤脾胃致纳化不及而引起。除食欲不振外，伴有里虚症状，舌质淡，或舌体胖嫩，舌红无苔或剥脱。偏于脾胃气虚者，症见厌食拒食，食而不化，食即腹胀，大便不调，便泄残谷，或稀或干，面白萎黄少华，倦怠乏力，多汗自汗，形体偏瘦，舌淡苔薄白或舌体胖嫩，脉虚等。偏于脾胃阴虚者，症见不欲进食，口干舌燥欲饮，面色欠华，皮肤干燥失润，大便干燥秘结，小便黄赤，舌红少津，苔少或剥脱，脉细数等。

# 第五章　鉴别诊断与类证鉴别

1. 厌食：厌食是指由于不良的饮食习惯或各种急、慢性疾病引起的食欲不振，以长期不思乳食为主，食量显著减少，一般情况尚好，无腹部胀满，呕吐腹泻等症，严重的厌食可影响生长发育，造成营养不良。

2. 畏食：亦是食量减少，但畏食者的食欲正常，饥肠辘辘，只是由于各种原因，如口咽溃疡，牙痛，吞咽困难或腹痛等原因，进食时觉不适，畏惧和拒绝进食而致食量减少，在消除病因后，食量便可恢复正常。

3. 疰夏：是春末夏初发病，至秋凉后可逐渐好转的一种季节性疾病，临床表现除厌食、食欲不振外，同时伴有精神倦怠，嗜睡，全身倦怠，乏力，大便不调，或有发热身热苔厚腻等症状，其特点为发病有严格的季节性，所谓"春夏剧，秋冬瘥"，秋凉后会自行好转。厌食虽可发于夏初长夏，但秋后不会恢复正常，而持久食欲减退，且一般不出现疰夏可能出现的便溏身热等见证。

4. 积滞：有伤乳伤食史，除食欲不振、不思乳食外，更重要的是滞－气滞，轻者脘腹胀满、嗳吐酸腐，重者疼痛，同时伴有大便异常、酸臭等乳食停聚，积而不消，气滞不行之症，伴见嗳气酸腐，烦躁多啼等症。厌食患儿不思进食，所进甚少，故多无腹胀疼痛等症。

5. 疳证：可由厌食或积滞发展而成，可食欲不振，也可食欲亢进、嗜食异物，以面黄不华，肌瘦，形体明显消瘦，毛发干枯稀疏，烦躁易怒，或精神萎靡不振，肚腹膨胀腹部胀满，青筋暴露，或腹凹如舟等为特征，病程较长，影响生长发育，且易并发其他疾患。病可涉及五脏，出现口疳、舌疳、眼疳、疳肿胀等兼证。厌食则多形体正常，或略瘦，未至赢瘦程度，为脾之本脏轻症，一般不涉及它赃脏。

# 第六章　治　疗

## 第一节　中医经典治疗经验

### 一、治则治法

　　古代没有独立的厌食病症，故无系统的辨证分型，古代文献涉及到的证型主要有《诸病源候论·脾胃病诸候》之脾胃二气俱虚弱，《赤水玄珠全集·卷十·伤饮伤食》的脾胃馁弱、痰客中焦，《临证指南医案·卷四·不食》中胃阳虚、胃阴虚、湿热阻气、命门火衰等。本病的病变脏腑在脾胃，病机是脾运胃纳功能的失调，脾不和失其健运之功，胃不和失其受纳腐熟之效，纳运失和导致厌食。治疗重在调理脾胃，以运脾开胃、运化枢机为基本法则。《幼科发挥》说："重在助运，贵在中和。"醒脾运脾为治疗之大法，健胃开胃则是治疗的关键。

　　钱乙重视小儿脾胃病，《小儿药证直诀·脉证论治》提出"脾主困"，认为脾胃病的证候特点是脾气困遏，运化失职，升降失司。《小儿药证直诀·胃气不和》采用益黄散治疗不思食，开调脾助运为主治疗小儿厌食之先河，方名益黄，却不取补脾益气通套之品，以陈皮、丁香木香、青皮理气运脾为主，加炮诃子暖胃，甘草和中，广泛用于慢惊、吐泻、疮证、食不消等多种病证，其立方主旨便在于舒展脾气，恢复脾运。《本草崇原·苍术》提出"运脾"之名，《奇效良方》所载运脾散（人参、白术、藿香、肉豆蔻、丁香、砂仁、甘草）对脾虚失运者颇为适宜；《类证治裁·脾胃论治》云："治胃阴虚不饥不纳，用清补，如麦冬、沙参、玉竹、杏仁、白芍、石斛、茯神、粳米、麻仁、扁豆子"。逐步丰富了中医药对本病的治疗方法。1980 年以来，国内开始有研究厌食症的报道，对其病因病机、症状及中药治疗的机理均有深入研究。江育仁指出"运脾法，并非独立的一种治法……具有补中寓消，消中有补，补不碍滞，消不伤正者，谓之'运'。运者有行、转、旋、动之意，皆动而不息之意。运与化，是脾的功能。运者运其精微，化者化其水谷。故欲健脾者，旨在运脾欲使脾健，则不在补而贵在运也"。汪受传拓展了运脾法的含义，将运脾分为运脾化湿、运脾消食、温运脾阳、理气助运四法，指出"气行则运"。"运脾"属八法中的和法，体现在健脾、化湿、消食、理气等法的同时运用。"开胃"主要为消食养胃、增进食欲药物的配伍应用。

其次，须从小儿的生理病理特点出发，围绕脾胃的生理特性进行辨治。尤在泾说："土具冲和之德，而为生物之本。冲和者，不燥不湿，不冷不热，方能化生万物，是以湿土宜燥，燥土宜润，便归于平。"叶天士云："太阴湿土，得阳始运；阳明燥土，得阴自安，此脾喜刚燥，胃喜柔润也。"脾胃同居中焦，为后天之本，气血生化之源，气机升降出入之枢纽。脾具坤性之德，而有乾健之运，主运化、吸收和转输水谷精微，升清则健。胃主受纳、腐熟水谷，通降为和。《临床指南医案·脾胃》说："纳食主胃，运化主脾，脾宜升则健，胃宜降则和"。脾胃一升一降共同完成纳化功能。治疗须注意脾胃之特性，纳运相配、燥湿相济、升降相合，润燥不悖、刚柔相济。

再者，由于小儿娇嫩，形气未充，脾常不足，辨证用药不可补攻太过，过滋偏补则壅碍气机，不但难以祛邪外出，又会助湿生热；峻消攻伐则损脾伤正，令脾胃之气更加馁弱，无力祛邪外出。《温病条辨·解儿难》云："其有药也，稍呆则滞，稍重则伤，稍不对证，则莫知其乡，捉风捕影，转救转剧，转去转远"。且小儿为稚阴稚阳之体，大苦、大寒、大辛、大热、攻伐、消导和有毒之品，既伤伐生生之气，又耗损真阴，均须慎用。临证时当详辨虚实，谨慎选方用药，祛邪当中病即止，扶正当缓以图功，以免使虚者更虚、实者益实，犯虚虚实实之戒。

## 二、分型论治

### （一）常见分型

1. 脾胃不和，脾运失健　小儿发育迅速、生长旺盛，故对水谷营养精微的需求较成人相对为多，但又脾气未充、运化力弱。家长若忽视小儿脾胃的特点，喂养不当，饮食的过量与不足，或突然改变饮食品种，过分强调高营养食物；或甜食不断，饥饱失常，进食生冷，或先天禀赋不足，环境气候的变迁等等，皆能影响和导致脾胃受伤，脾失运化。

症候：饮食乏味，纳食不香，不思饮食，甚至拒食，食量减少。面色正常或黄白少华，形体尚可或稍瘦，精神如常，或伴口干、嗳气泛恶，多食或强迫进食则恶呕腹胀，大小便基本正常，或大便不调，或踢被或善俯卧，头额汗多，睡眠不安，或睡中磨牙惊跳。舌质淡，苔薄白或稍腻，脉滑实尚有力。

辨证分析：本证为厌食初期表现，病情尚轻，除厌恶进食症状外，其他症状不著，精神、形体、舌质如常，苔薄腻为其特征。若失于调治，病情迁延，损伤脾气，易转为脾胃气虚证。

治法：调和脾胃，运脾开胃，兼消积滞。治疗以和为贵，关键在运脾，脾运则纳香，脾运复健，则胃纳自开。

方药：二陈汤，不换金正气散，曲麦枳术丸，香砂枳术丸，半夏泻心汤，七味白术散等加减。陈皮、半夏、甘草、枳壳、郁金、茯苓、焦三仙、鸡内金、香稻芽等。

加减：腹胀嗳气，加莱菔子、木香、枳实、厚朴理气消胀；脘痞呕恶苔腻，加佩兰、藿香、半夏、蔻仁，芳香醒脾、化湿辟浊。舌苔白腻加半夏、佩兰燥湿醒脾助运；苔黄腻厚加薏苡仁、青蒿清化湿热；暑湿困阻加荷叶、扁豆花消暑化湿；嗳气泛恶加半夏、竹茹和胃降逆；腹胀便干加枳实、厚朴、莱菔子理气导滞通便；口吐清涎，大便偏稀加山药、薏苡仁、焦神曲、肉豆蔻健脾祛湿；乳食不化加麦芽、莱菔子；手足心热、溲黄加胡黄连、莲子心；口渴多饮、舌红苔少加沙参、玉竹；体虚、易出汗加黄芪、防风、煅牡蛎。

2. **脾胃气虚** 禀赋不足，脾胃虚弱，或后天调护失宜，或大病久病，脾胃耗伤，中气虚弱，运纳失职，导致厌食。《赤水玄珠·不能食》说："不能食者，由脾胃馁弱或病后而脾胃元气未复……以故不思食。"

症候：不思饮食，食而不化，口淡无味；甚或拒食。精神尚可或不振，倦怠少言，面色㿠白或萎黄，唇淡少华无光泽，形体偏瘦弱。易汗出，常感冒。腹胀便多，大便溏薄或夹不消化食物残渣。舌质淡，苔薄白或黄腻，脉虚无力，细弱或缓弱，指纹色淡或淡红。

治法：健脾益气，扶脾助运，调中和胃。

方药：异功散，六君子汤，香砂六君子汤，参苓白术散等加减。药用党参，太子参、黄芪、山药、白术、茯苓、苡仁、白扁豆、莲子、莲米、半夏、青皮、陈皮、苍术、厚朴、桔梗、砂仁、炮姜、山楂、神曲、莱菔子、鸡内金、谷芽、香稻芽、炙甘草等。

加减：小儿脾胃脆弱，纯予补虚，稍呆则滞，可配香附、檀香、香橼、木香、丁香、佛手等活泼轻灵之品，以畅气机，芳香醒脾。神疲倦怠、汗多自汗加黄芪；脘腹胀满者加枳壳、莱菔子、神曲、山楂、紫苏、藿香；大便偏软，加木香、山楂炭、炒扁豆、炒山药；久泻不止者加煨木香、丁香、诃子、肉豆蔻、葛根等健脾除湿、益气温阳、涩肠止泻；胃口不开加焦三仙、鸡内金；面色青黄、性急烦躁者加钩藤、菊花以健脾舒肝。

3. **脾胃阴虚** 厌食不思纳，关键在于纳，而胃主受纳。胃喜润恶燥，饱食入胃，既需胃阳腐熟蒸化，还需胃津濡润。胃阴是胃之清津，是阴液之本。胃阴津充足，得其所养，则降而不逆，食欲旺盛，饮食如常。若素体阴虚或病后伤津，或平素饮食不节，或边进食边喝水或喜泡饭，或五味偏嗜，或过食香燥辛燥、零食冷饮、肥甘厚腻，蕴热灼伤脾胃阴津，失于濡润，受纳腐熟失职，纳运失和而食欲不振。零食多含有激素类物质，过食更易加重阴虚的程度，增加治疗难度。《临证指南医案》指出："知饥少食，胃阴伤也；不饥不食，胃汁全亏。"

症候：食欲不振，不思饮食或拒食；口唇干燥，口渴喜饮或不欲多饮，或时有干呕，肌肤毛发失润欠泽；精神兴奋，平素多动。面色萎黄，形体消瘦，烦躁少寐或夜寐不宁；自汗盗汗；手足心烦热，小便短黄，便干或结如羊粪；舌红少津，苔薄乏津，多花剥或光剥或呈地图舌，或少苔或无苔，脉细或数，指纹紫滞。

治法：养胃育阴，运脾理气。当甘淡健脾，甘寒养胃，养胃健脾兼顾，养胃不宜过滋，健脾不宜过燥，揆度润燥，刚柔相济，脾胃互助，重振中州。

方药：沙参麦冬汤，麦门冬汤，养胃增液汤，或叶氏养胃汤加减。药用山药、太子参、茯苓、薏苡仁、石斛、天花粉、玉竹、北沙参、麦冬、生地、玄参、木瓜、乌梅、白芍药、莲子、粳米、陈皮、白扁豆、白蔻仁、谷麦芽、鸡内金、莱菔子、炙甘草等。

偏脾阴虚者兼见心神不宁、便秘、便溏或先硬后溏等症，治以健脾益气，养阴生津。方选七味白术散加减，常用太子参、白术、茯苓、甘草、木香、藿香、葛根、山药、莲子、芡实、远志等。

偏胃阴不足者症见或喜食乳、喜饮水而不喜食，或偏食稀粥，或喜食甜酸饮品，或嗜食酸物，消瘦，大便秘结，干结难行，面色萎黄，口唇干燥，烦躁少寝，溲赤，汗多。治以清热养阴，益胃生津养阴。养胃育阴，用《温病条辨》益胃汤、养胃增液汤加减。

加减：口渴甚加天花粉、葛根、蔗汁、梨汁。气虚多汗加山药、浮小麦止汗；多动者加胡黄连以清虚火；呕恶甚者，加炒黄连、姜竹茹；脘胀便实者，加全瓜蒌、知母；大便干结加火麻仁、郁李仁；手足心热加胡黄连、地骨皮。

（二）其他分型

1. 肠胃乳食积滞

症候：食欲减退，不欲饮食，食不知味，甚则拒食，面色少华，形体消瘦或正常，口气酸腐臭秽，呕吐酸馊乳食，时有腹胀，腹痛拒按，手足心热，夜卧不安，倦怠嗜卧。大便酸臭，完谷不化。舌淡或红，苔薄腻或厚腻，或白或黄，脉濡缓或弦滑或滑数，脉尚有力，指纹滞。

治法：消积化食导滞，健脾和胃助运。

方药：保和丸，曲麦枳术丸，消疳理脾汤加减。药用山楂、神曲、麦芽、莱菔子、鸡内金、鸡矢藤、槟榔、半夏、陈皮、厚朴、枳壳、木香、茯苓、白术、黄芩、连翘、大黄、甘草等。

加减：肉积重用山楂、隔山消；面积重用麦芽、神曲；水果积滞重用莱菔子。偏热者加黄连、连翘；偏寒者加紫苏、陈皮。苔腻脘胀便秘腹胀，便实不畅者去连翘、半夏，加槟榔、厚朴、枳壳、大腹皮、大黄、砂仁。兼夹热邪，便下溏臭，苔腻者加藿香、金银花、木香。

2. 痰湿阻滞，困遏中土

多见于脾胃素虚，湿不化脾不运，胃不纳食难消。脾土喜燥而恶湿，得阳则运，遇湿则困，而随着经济的不断发展，饮料制品五彩缤纷，日新月异，吸引着儿童视觉和味觉。如乳母过食寒凉，或小儿嗜啖瓜果，嗜食饮料或冷饮，过食生冷杂物，平素嗜食膏脂厚味之品，湿邪外侵，或感受寒湿、暑湿传入中焦等，均致痰湿内生，滞停中焦，壅遏中州，影响脾胃升清降浊、受纳运化，渐致厌食。

症候：不思饮食，食而无味，口腻乏味。面色黄白少华，胸闷腹胀，纳食易呕，恶吐痰涎，形体尚可或稍虚胖，身困肢重倦怠，腹痛嗳气泛恶，不渴或喜热饮，尿涩或混，大便不爽、不调或有便溏粘滞。偶尔多食后则脘腹饱胀，舌淡，苔白或腻或厚，脉濡滑或濡缓，脉尚有力。指纹淡红或沉滞。

治法：祛湿化痰，运脾健脾。

方药：平胃散合二陈汤，温胆汤，藿香正气散，三仁汤，开胃进食汤，不换金正气散加减。药如苍术、藿香、厚朴、佩兰、枳壳、茯苓、半夏、陈皮、白豆蔻、砂仁、白术、木香、丁香、神曲、麦芽、甘草、大腹皮等。

加减：偏于寒湿者肢冷身困、舌苔白滑，治以温中化湿，用四加减正气散加味。若苔腻、便实者加厚朴、炒枳壳、炒莱菔子、炒谷麦芽；便下溏软者，去枳壳，加木香、神曲；化热者加藿香、冬瓜子、鸡内金。呕恶者加紫苏，痰热者加竹茹、黄连。

3. 中焦脾胃湿热

临床较为多见，尤其夏秋之季。脾不化湿而被湿所困，湿热内结。《幼幼集成》言："凡脾虚多病湿，内因酒面停滞，嗜瓜果，喜生冷，烧炙甘肥，以致湿热壅溢而为病者，此内因也；复有坐卧湿地，雾露阴雨所客，澡浴为风所闭，涉水为湿所郁，……此湿由外生。"外湿与地域、季节、气候、居住环境等密切相关，如长夏阴雨潮湿，感受暑湿之邪，犯于脾胃，困遏中焦。小儿内湿多由饮食不节，过食膏粱厚味、饮食无度引起。湿热证乃内外湿邪相合而形成，"外邪入里，里湿为合，在阳旺之躯，胃湿恒多；在阴盛之体，脾湿亦不少，然其化热则一……"。湿热病变重心在中焦脾胃，如"湿伤脾胃"、"湿郁脾胃之阳"、"湿久脾阳消乏"、"时令潮气蒸，内应脾胃"等。中焦脾胃，是气机升降出入之枢纽，主受纳和运化水谷精微，并主运化水湿。脾气升则健，胃气降则和，一升一降共同完成受纳运化功能。小儿生机蓬勃，发育旺盛，但脏腑幼嫩，脾常不足，消化力薄。脾喜燥而恶湿，得阳则运，遇湿则困，湿性缠绵粘滞，困扰于脾，脾失健运而水谷不运，水湿积滞停聚于内，中焦湿重，郁而化热，易湿热阻滞中焦。家长过于溺爱，乱予滋补食物，常与蛋糕、巧克力等肥甘膏粱厚味或过食糖类、煎炸、炒类食品，小儿阳常有余，久之积食化热，热郁于内，内伤饮食多易从阳化热，或郁蒸变热。复进冷饮或酸奶、可乐、汽水等饮料而致湿滞中焦、湿困脾胃，为脾胃蕴湿酿热创造了条件。因此，极易形成以湿热为主的病理变化。过食生冷瓜果，或湿邪外侵，内舍于脾，脾为湿困，湿郁化热，湿热内蕴，导致脾气受损，运化失司，脾不升清，胃不降浊，而为厌食。

症候：食欲不振，少食厌食，脘闷腹胀，面色萎黄或垢，头发稀疏，神疲嗜睡，困倦乏力，午后或夜间低热，汗出粘滞，口臭泛恶，口腻舌粘或干涩而痛，口干渴不喜饮或喜冷饮，小便短赤，大便溏滞或偏干。兼有心情不快，急躁，心烦，夜眠不安或失眠磨牙。舌红，苔白黄厚腻，脉濡数或滑数。指纹青紫或沉滞等。

治法：清热化湿清胃，理气燥湿健脾。使湿热分消，气机宣畅。

方药：泻黄散，甘露消毒丹，三仁汤加减。药用苍术、厚朴、佩兰、扁豆衣、茯苓、陈皮、藿香、白蔻仁、石菖蒲、滑石、茵陈、黄芩、芦根、杏仁、薏苡仁、半夏、竹叶、通草、甘草等。

加减："六腑以通为用"，故酌加陈皮、厚朴、槟榔、枳实，以除湿，开郁气，行中气，破滞气；热甚者加黄连、黄芩；湿重者加泽泻、车前子、木通、滑石；恶心者，加黄连、竹茹；脘胀便实，舌苔薄腻者，加大腹皮、炒莱菔子。脾气虚者加党参、白术、陈皮。伤阴者加石斛、玉竹、生地、北沙参、麦冬、薏苡仁、谷芽、麦芽、山楂等养阴生津。

4. 脾胃虚寒：适用于贪食生冷，或脾胃气虚日久，损伤中阳所致的厌食。

症候：不思饮食，少食无味，甚或拒食，食后脘闷欲吐，脘腹胀满，隐痛绵绵，得温则舒、遇寒痛甚，口淡不渴或喜热饮食，面㿠白不华，神疲乏力，倦怠思睡，四肢欠温浮肿，大便溏泄或秘，舌质淡，苔白或腻，脉沉细或沉迟。

辨证分析：脾不和则不知五味，胃不和则不思饮食；脾胃虚弱，气血生化无源，则面色少华，形体消瘦。脾失健运，气滞中焦，腑气不通则腹胀或腹痛。

治法：李时珍说："土爱暖喜芳香"，故治以温中祛寒理气，健补脾胃降逆。

方药：桂附理中丸，黄芪建中汤，香砂六君子汤，益黄散等。药可选用党参、黄芪、白术、茯苓、干姜、丁香、桂枝、炙甘草、生姜等。

加减：低热自汗者减干姜加白芍；流涎者加益智仁；腹胀甚者加厚朴；寒饮盛者加吴茱萸；兼有暑湿者酌加藿香、佩兰；呕吐痰涩者加陈皮、半夏。

5. 虚实夹杂

小儿易虚实夹杂，一者，小儿厌食，脾胃本虚，稍进水谷则不能受纳运化而停中焦，致食滞湿阻；二者，现今小儿食不厌精，饥饱无度，食不精则忍饥挨饿，张子和云："胃为水谷之海不可虚怯，虚怯则百病皆入矣。"若有佳味则暴饮暴食，"饮食自倍，肠胃乃伤。"内伤乳食，脾运失健，不消水谷，时日稍久则积滞内生，形成虚实夹杂的证候。

症候：食欲不振，食不知味，甚则厌恶进食，形瘦腹胀，性急，面色黄白欠华，目下暗，大便时干，舌淡尖红，苔薄白或白腻，花剥苔，根部黄腻，脉濡缓或滑数或细。

治法：健脾消食，和胃导滞。本证脾虚是基础，治疗以补为主、消则次，与升降结合。

方药：保和丸，枳术丸，二陈汤与香砂六君子汤等加减。药用枳壳、炒白术、陈皮、木香、半夏、茯苓、黄芩、厚朴、大腹皮、焦三仙、鸡内金、莱菔子、槟榔、生姜、大枣等。

加减：若见呃逆嗳腐，便臭腹胀，苔腻等食滞之证，轻用谷芽、麦芽、建曲，稍重用山楂、鸡内金消食导滞，重用莪术、熟大黄攻积破聚之味。若见厌食神倦、口淡无味、苔白腻等湿阻之证，轻者用藿香、佩兰、厚朴花、青蒿芳香醒脾化湿，配合茯苓、薏苡仁、通草淡渗利湿；重用厚朴、法半夏、白蔻仁、苍术、砂仁辛温燥湿之属。若食滞夹热，佐大黄、蒲公英通腑泻热；若湿中郁热，则加芦根连翘、车前草清热利湿。便秘腹胀加厚朴、大腹皮。

### 三、其他治法

#### （一）舒抑柔养，从肝论治

本病病变部位主要在脾胃，但与肝密切相关。肝在生命活动及疾病过程中占有重要位置，《内经》有五脏贵肝的描述；《西溪书屋夜话录》"肝病最杂而治法最广"，《读医随笔》曰："医者善于调肝，乃善治百病"。肝属木，其性曲直刚柔，体阴而用阳，主疏泄，调情志，贯阴阳，统气血，性喜条达而恶抑郁，调畅一身气机，推动脏腑气化，鼓舞气血运行，以助津液输布、助调水道、二便排泄，并能疏泄胆汁，助脾胃消化，协调呼吸等。脾胃升降枢机、受纳运化赖于肝气的疏泄条达，肝的疏泄功能正常，则脾胃冲和，气机畅通，故《素问·宝命全形论》曰："土得木而达"。《内经》指出"胆为五脏六腑之主"，指明少阳有机抠的作用，即肝疏则土运。《血证论》也说："木之性主于疏泄，食气入胃，全赖肝木之气以疏泄之，而水谷乃化；设肝之清阳不升，则不能疏泄水谷，渗泄中满之症，在所不免"。肝气郁结，疏泄失司，则逆犯克土或脾虚而为肝木所乘，而致脾不健运，胃不受纳，形成厌食。

《类证治裁》曰："诸病多自肝来，以其犯中宫之土，刚性难驯……"。肝胆气机的升降对脾胃气机有重要的制约和疏泄作用，肝失疏泄常影响脾胃的运化。小儿"脾常不足"、"肝常有余"，脾胃虚弱，运化维艰，肝气旺盛常易乘脾犯胃，则脾胃愈亏。

1. 扶土疏木法

小儿厌食不仅与土虚关系密切，而且与木郁息息相关。《育婴家秘》指出："儿之初生日芽儿者，谓如草木之芽、受气初生、其气方盛，亦少阳之气方长而未已"，说明儿童生长发育如少阳春生之气，易疏、易长、易郁，少阳郁则五脏六腑皆郁。现多独生子女，上有长辈的娇宠溺爱，故易嗔易怒，任性倔强；下无姊弟的交流耍乐，故默默不乐，情志不舒，久则肝气郁结。强行断奶、所求不得，或学习紧张、负担过重，或训斥打骂、受气委屈，或环境改变等因素影响，均能令情志失调、肝气郁结、肝失疏泄；或滋补以食，超过脾胃正常的运化能力；或乱投杂食，恣投其好，致脾胃日虚，则肝侮脾土，致土虚木贼。无论什么原因引起厌食之后，家长都会心急而采取各种不正确的方式哄食，哄不成则填式喂养，此法也失败之后就用吼吓、指责、斥骂来解决问题，因此最后都伴有不同程度的肝气郁结。临证时若忽视养肝疏滞，非但事倍功半，还会导致肝郁阴伤，久延成疳。症见食欲减退低下，口淡无味，不思饮食，不索食物，食量减少，或拒食，神萎面黄，头发黄稀，形体消瘦，夜间汗出；嗳气，口苦恶心，咬齿磨牙，性格内向，神情忧郁，情志抑郁不欢，郁郁不舒、默默寡欲，忧闷不乐，不愿言语，或性情脾气急躁，任性易啼易怒心烦，夜寐惊哭不安，大便不爽，干稀溏结不调，或胁胀脘腹胀满，肠鸣矢气，腹痛欲泻泻后痛减；舌淡红，苔薄或腻，脉弦缓或细弦，指纹青紫滞涩等。《内经》言："木郁达之"，当肝脾同治，柔肝疏肝，解郁理气，扶脾健脾，和养开胃。健脾是治疗的大法，柔肝是治疗的关键。方用小柴胡汤，柴胡疏肝散，逍遥散，暖肝煎，柴芍六君子汤，四逆散合四君子等加减。

2. 抑木疏土法

适用于木亢侮土所致厌食。小儿娇纵成性，每遭拒绝，则哭闹相夹，致情志不遂，以亢为主。稚阴稚阳之体，脏腑娇嫩，形气未充，脾常不足，肝常有余，木亢易侮土。食气入胃，全赖肝木之气疏泄而水谷乃化，故后天脾胃难离于肝。证见厌食嗳气，口苦，恶心，烦吵，溲黄，舌淡红，苔薄黄等。多伴有精力旺盛好动，性情急躁易怒，易哭多啼，夜寐不安、咬齿磨牙、大便不调的肝旺有余、肝胆气郁之症。以温胆汤加味。

3. 清肝利湿法

适用于湿热蕴肝所致厌食。症见纳少，急躁易怒，面红目赤，小便浑浊，女婴可见阴部红赤腥臭，男孩可见阴囊湿疹，舌红，苔黄腻，脉弦。龙胆泻肝汤加减。

4. 柔肝养阴法

小儿厌食症多表现为消瘦，口渴多饮或不喜饮，舌边尖红、镜面舌或地图舌，大便干结，脾气躁，多动，口腔溃疡，咽喉肿痛等阴虚火旺的症状，其阴虚火旺责之于肝，乃家长过分溺爱，长期高蛋白高热量饮食，强迫进食，致肝气郁结，郁久化火伤阴。用黄精、山楂、白芍、乌梅、生地黄、大枣、炙甘草等。

## （二）宣肺健脾，从肺论治

肺脾子母，脾之运化赖肺之宣发敷布，精微方能濡养全身；肺之主气赖脾之运化精微不断充养，脾胃健旺，则肺卫自固。宣肺气能够助脾运行，提高脾胃功能。选入脾胃肺经药。肺气失和者，治宜疏风通窍，理气开胃，用苍耳子散加味。

## （三）温补先天，从肾论治

该病往往是一个长期反复的过程，常涉及到气血阴阳和各个脏腑，尤与肾关系密切。脾为后天之本，肾为先天之本，肾中精气有赖于水谷精微的培育和充养，才能不断充盈和成熟，脾胃虚弱，水谷精微不足，先天之精得不到后天之精的充养，精损而出现消瘦、发育迟缓，毛发稀疏无光泽等肾虚之象。"脾阳根于肾阳"，脾胃的运化，需肾阳的温煦。小儿五脏皆虚，肾虚为最，先天禀赋不足，精气未充，肾阳虚弱不足，不能温煦脾阳，影响摄纳运化则厌食。症见厌恶进食，面㿠苍白，形寒肢冷，小便清长，大便溏，舌淡苔白，脉沉缓等。从肾论治，补火生土，固肾健脾，温补脾肾之阳气。可选补肾健脾汤：补骨脂，益智仁，肉蔻霜，黄芪，党参，白术，砂仁，枳壳，陈皮。参芪益元汤（黄芪、党参、焦术、茯苓、生山药、菟丝子、枸杞、砂仁、山楂、麦芽、鸡内金等）加减。伴低热，手足心热者加胡黄连；口干唇燥甚至皲裂起皮者，加麦冬、石斛；素体虚弱易患病者加黄精，并重用黄芪；遗尿或小便清长或饮水后半小时内即小便者加益智仁；大便干结者加火麻仁。

## （四）活血化瘀，从瘀论治

脾胃虚弱则运化气血、输布精微不足，气血不足，气虚无力运血则血行不畅而瘀，故厌食病人还有气虚血瘀之病机存在。久则食瘀互结，其病理产物又碍于脾胃，而形成恶性循环。小儿厌食久病多瘀，应调和脏腑，兼治其瘀。

1. **理气化瘀法** 用于乳食壅滞，土壅木郁所致气机逆乱，气滞血瘀的厌食。多独生子女，任性骄宠，性情急躁，挑食偏食，胸闷叹息，时或嗳气，眼圈褐色，舌暗红，脉弦数。证属肝气郁结，脾胃气滞血瘀。治以理气化瘀，选柴胡疏肝散加当归、莪术等。

2. 益气化瘀法　证见厌食日久，面色少华，平素自汗易感冒，眼圈紫褐，唇甲暗淡，舌淡暗红，舌下静脉瘀曲，脉细涩。证属气虚血瘀，脾运失司。治以益气化瘀，常选黄芪桂枝龙牡汤或玉屏风散加丹参、当归等。

3. 养阴化瘀法　证见病程较久，形瘦不丰，肌肤粗糙，肤屑较多，口干喜饮，大便干结，夜寐多汗，鼻根色淡褐，舌红。证属阴虚液亏，血脉瘀滞。治以养阴化瘀，常选益胃汤合桃红四物汤加减。

4. 燥湿化瘀法　用于寒湿阻滞，血脉瘀阻之厌食。证见病程长，易反复，形体虚胖，厌食日久，见食不贪，时有胃痛，恶心呕吐，大便不实，眼圈淡紫，舌淡胖，苔白腻，脉濡。证属寒湿中阻，血脉瘀滞。治以燥湿化瘀，方选香砂平胃散加川芎、泽兰、红花、刘寄奴、麦芽等。

（五）安神定魂，情志论治

小儿神气怯弱，不耐各种内外因素的刺激，大惊卒恐，致精神紧张，肝气横逆，气机失调，疏泄失常。"恐则气下，惊则气乱"。小儿情志致病临床亦不鲜见，如《温病条辨·解儿难·儿科总论》汪廷珍所述："小儿但无色欲耳，喜怒悲恐，较之成人，更专且笃，亦不可不察也"。症见食欲不振或拒食，精神萎靡，夜寐不宁，或烦吵不安，惊惕啼叫呓语，面青唇淡，指纹色青。治宜安神定魂，疏肝理脾。方用《医宗金鉴》益脾镇惊散与痛泻要方加减或安神定魂汤。

（六）开窍法

小儿不欲饮食、食不知味，尤如"口窍闭塞不通"。脾气通于口，脾不和则口不能知五味，患儿缺乏食欲，则饮食难入，故以芳香开窍之法醒脾开胃，增进食欲。用藿香、佩兰、木香、砂仁、石菖蒲、郁金、香橼、佛手之类芳香以开上窍；瓜蒌、枳壳、桔梗、酒军、槟榔之类通利以开下窍。小儿脏气轻灵，随拨随应，避免香燥伤阴耗气。藿香、佩兰、苏叶、木香、砂仁、郁金、石菖蒲、香橼、佛手之类，旨在使脾窍开则口能知五味矣，尤其长期、顽固厌食，总以脾胃窍开，饮食能入为先。若下窍不通，则谷必为滞，水必为湿，糟粕不去，新谷难入，再致厌食，故以瓜蒌、枳壳、桔梗、酒军、槟榔之类使大便通利则水谷能入，久则施以润躁、养阴、和血、理气、消导诸法，保持谷道通畅，防病反复。待窍开食入、胃开纳增，再施以健脾益气、和脾助运、养胃增液、理气消食、和营养血诸法。

### （七）滋阴升阳

"滋补脾阴、升清举阳"之法。病理上伤阴是根本，常见的原因：1. 乳食不节，积滞伤脾，乳食不化，郁积生热，积热伤及脾阴。乳食无度，或饮食自倍，或恣食甘甜，或强食难以消化的食物，蕴积中焦，阻遏气机升清降浊，积久生热灼燥脾阴。脾胃津污，饮食不周，故不思饮食。2. 性格偏激，情志化火，肝火移心，心肝火旺，煎伤阴液。溺爱太过，当满足感不能达到或有非分之想而不能，或有意耍娇时易出现性格偏激，情志太过，火热伤阴，脾胃阴亏，饮食不周。3. 病后调护不当，阴液不得恢复；患吐、泻、发热病后，津液不得恢复，脾阴不足，不能正常运化水谷。肺热伤津，子夺母液，脾肺阴虚，胃肠津伤，阴热中生，熏蒸脾阴，形成恶性循环。4. 慢性疾病影响。小儿由于先天不足或后天患有消化不良、肺痨、虫积或五软、五迟症等久病伤阴、阴虚生热。或肾精不充或心火亢盛、或肺阴亏虚，形成阴虚火旺之势，造成饮食不周。5. 过服滋补剂，小儿纯稚之体亦补亦壅，郁而生热耗，伤阴液。小儿伤食症无论原因如何，都会造成小儿脾阴损伤，虚热内升。可损及肺阴、肝阴以及肾阴。临床伴有潮热、烦躁、便干、消瘦一派阴虚证候。小儿之躯"阳常有余，而阴常不足"，若补气太过，反助热伤阴。所以治疗时宜清泄阴火不宜滋补阳气，宜升清举阳，升清阳、降浊阴。使脾阴得补，中阳得升，虚热自灭燥屎自通。升降补泻兼顾，又得小儿纯真之体，轻拨即灵。重用石斛、沙参清热滋阴之品，叶天士"五脏皆属于阴，而脾名至阴，为五脏之主，石斛补脾而阴及五脏则五脏之虚劳自复，而肌肉之消瘦自生矣。"沙参甘寒，清热滋阴，宣通肺郁。清补肺脏以定魄，肺金之气化清肃下行。

# 第二节　名老中医治疗经验

## 一、董廷瑶善用桂枝汤，调和营卫治疗厌食

《医宗金鉴》载："营卫二者，皆胃中后天之谷气所生，其气之清者为营，浊气为卫，卫即气中剽悍者也，营即血中精粹者也。"营卫二气，皆由后天水谷之气所化生，脾为营之源，胃为卫之本。营卫之气生理上互为而用，病理上互为因果。小儿生机蓬勃，发育迅速；体禀稚阴稚阳，形气未充，五脏六腑皆不足，脾胃尤为薄弱。若喂养不当，或饥饱失常，受凉等因素容易损伤脾胃，易致运化不健，使脾胃功能失调乃至虚弱而发生厌食、积滞、泄泻等；长期厌食，脾胃失调进一步引起肺气不足，营卫失调不和，卫表不固，气血不足。临证常见食欲不振，胃纳不旺，面白少华，易汗肢凉，反复感冒，睡时露睛，腹软便调，舌淡红苔薄润，脉濡软，指纹淡红等。"脾胃主一身之营卫，营卫主一身之气血"，脾胃运化不利与营卫不和相互影响，导致不欲饮食，加之病程较长，消既不宜，补又不受。《伤寒论》云："太阴病，脉浮者，可发汗，宜桂枝汤。""太阴病"即指脾胃有寒之证，此条亦说明桂枝汤外可解肌祛邪，内可调和脾胃。尤怡《金贵心典》中引徐彬氏之说曰："桂枝汤，外证得之，为解肌和营卫；内证得之，为化气和阴阳。"尤在泾言："此汤外证得之，能解肌去邪气；内证得之，能补虚调阴阳。"董廷瑶将桂枝汤化裁，调和营卫气血，健中醒脾开

胃。表里兼顾，又通利心气，使舌知五味，增强食欲，使之思食。营卫与脾胃等脏腑关系十分密切，通过调和营卫和补养营卫，可恢复脏腑的功能活动。通过调和营卫、鼓舞营卫的方法振奋胃气。施于厌食患儿，行开路搭桥之功。桂枝微甘辛温，有助阳化气，通阳化湿，通达营卫，解肌发表之功效；各家本草述其善宣通，能升胸之宗气，降肝之逆气，散外感之邪气；又载桂枝善抑肝之盛使不横恣，又善理肝木之郁使之条达；其味甘，故又善和脾胃，能使脾气之陷者上升，胃气之逆者下降，脾胃调和则留饮自除，积食自化。故以为君，以令诸药和营卫、暖肌肉、活血脉、调脾胃。白芍药味苦微酸，性凉多液，益阴敛营。本草记载善滋阴养血，退热除烦，调和气血，能敛上焦浮越之热下行又善泻肝胆之热。桂枝为阳药，性能发散；白芍为阴药，性则收敛。二者合用，相辅相成，有周流复运之用。桂枝、生姜通调阳气，具少火生气之意，温补健中，可激扬脾气，以运化水湿，助益胃阳，以腐熟水谷；白芍、甘草、大枣滋生营液，酸甘化阴，阴阳并调而苏醒胃气，甘草和胃调和诸药。生姜助桂枝解肌，又能暖胃止呕；大枣益气补中，滋脾生津，姜、枣相合，可升腾脾胃生发之气而调和营卫。生姜助桂枝以和胃降逆，大枣助白芍以调营阴。甘草和桂枝、生姜辛甘化阳，和白芍酸甘化阴，和大枣养脾胃。桂枝汤加减促进小儿脾胃之气旺达，食欲改善，机体强壮，正气旺盛阴平阳秘，邪不可干。现代药理研究表明，桂枝能促进唾液及胃液分泌，帮助消化；桂枝汤具有调整胃肠功能，改善神经系统功能，抑制细菌、抗炎、增强血液循环等药理作用，特别是在改善消化系统功能方面，治疗胃及十二直肠溃疡、胃炎、急慢性肠炎以及腹胀、便秘等多种腹部疾病和症状疗效显著。配苍术、鸡内金、麦芽、山楂等健脾助运之品，既可调中醒胃，又可调和营卫，肺脾同治，具有多方调节功能。如阴液不足，酌加玉竹、百合、石斛、麦冬等养胃生津之品；虚寒腹痛，焙芍药加白糖。汗多者加糯稻根、碧桃干、麻黄根；舌淡阳虚者加淡附片；舌苔花剥者，加石斛、天花粉、生谷芽。

## 二、孟宪兰运用清胃健脾法治疗厌食

孟氏分析传统理论并结合大量临床实践，发现本病虚实夹杂者不在少数，设胃热脾虚证型，立清胃健脾法，采用清胃健脾汤治之，临床效佳。

1. 分析病因　随着时代的发展、生活条件的改善，有些家长片面强调高营养，进食以高热量、高蛋白为主，积食化热，胃络受阻，故而饮食难进；小儿时期脾常不足，食欲不能自调，食物不知自制，胃热积滞超出脾脏的承受能力，脾气渐虚，运化乏力，脾胃不和而致较长时间的食欲不振。

2. 清胃健脾法的运用指征

①有过食高蛋白、高热量等肥甘厚味病史，病程可长可短，1~6岁多见；②胃热证表现为舌苔中部厚腻或黄厚，或有恶心，胃脘胀满，手足心热，口中酸腐等症状；③脾虚证表现为疲乏无力，面少光泽，大便时干时稀，舌质淡红，指纹淡滞。

3. 清胃健脾汤及其加减运用　清胃健脾汤由忍冬藤、黄连、竹茹、茯苓、扁豆、薏苡仁、鸡内金、神曲8味药组成。主药忍冬藤为忍冬的茎叶，可去忍冬花轻宣疏解之效，入胃经而甘寒清热，《重庆堂随笔》载"清络中风火实热，解温疫秽恶浊邪"，用之清胃经胃络之邪热。黄连、竹茹助忍冬藤清解胃热，又可降逆止呕；茯苓、薏苡仁、扁豆健脾利湿益胃，固护中州，以滋气血生化之源；鸡内金、神曲消食积而和胃。全方共奏清胃健脾、和胃消食之功。黄连用量要小，一般1~3g，用其苦降和胃之效，防其败胃，忍冬藤9~15g，竹茹3~6g，茯苓、薏苡仁、扁豆各9~15g，鸡内金3~9g，神曲6~9g。临证用时随胃热及脾虚偏重而增损用量，以"清不宜过，中病即止，补不宜盛，以免壅中"为原则。胃热重者酌加连翘、知母，腹胀者加陈皮、枳壳，任性哭闹者加蝉蜕、郁金。

### 三、韩芳林灵活运用"运"、"消"、"调"三法治厌食

韩芳林治疗厌食，以"运"、"消"、"调"为原则，灵活变通。小儿"肝常有余，脾常不足"，肝木盛则克脾土，加之小儿不知饥饱，偏嗜生冷，易伤脾气，致运化失司，受纳无权，而成厌食证。厌食证虽有脾胃虚弱的病理病机，但脾运是其关键，若脾运健，则气机升降有序，胃和谷纳，游溢精气，水精四布。故治疗重在"运"脾，即健运脾气。同时兼顾"消"，即消导宿食积滞，畅通气机，因脾胃以通为用，实而不满，满而不实。再佐以"调"，即调理脾胃，补益脾胃之不足。脾主运化，脾失健运则水湿停滞，不能运化水谷精微滋养脏腑气血，故以脾运为关键，以运脾为治疗厌食证的首要。常以苍术、厚朴、陈皮、茯苓、扁豆、白蔻仁等运脾燥湿。辅以神曲、鸡内金、焦山楂、大黄、槟榔、莱菔子等以消食导滞。同时佐以调理脾胃，健脾益气之太子参、黄芪等少量，三法合用，并随证加减，腹痛者加元参、白芍；腹泻者加胡黄连、薏苡仁、诃子、乌梅等；腹虚湿盛者加炮姜、姜半夏等；大便干者加大黄、枳壳等。

### 四、王静安治疗厌食，审证辨虚实，论治别三期

王静安临床辨虚实，审证求因，按因论治，临证时常将其分为初期、中期、后期论治。

1. 初期：特点是病程短，正气尚未受伤，厌食症状轻，仅见食欲减少，或不思饮食。在此阶段，常采用饮食疗法，即嘱暂停喂养，仅给予米汤或开水中兑葡萄糖或白糖，禁食1天后，一般大多数患儿都能恢复正常进食。如未恢复，则用鸡内金10g，白蔻仁6g，槟榔3g，炒怀山药1.5g研末，加入细米粉100g，熬成米羹喂养患儿，则可获效。

2. 中期：此期因乳食停于胃中不化，或脾胃受损而痰湿滋生，或感染诸虫，影响了脾胃运化功能而不思饮食。在此阶段，既有痰湿食积虫扰于胃中，又有脾胃受损的病机，但正气尚不虚馁，当急

予攻邪，以攻为补，按因论治。乳食壅滞症见不欲吮乳，呕吐乳片，口中有乳酸味；腹胀不舒，大便酸臭。伤食则见不思饮食，呕吐酸臭食物残渣，腹部胀痛拒按，大便臭秽，舌苔厚腻，脉弦滑，指纹紫滞。消食导滞，以保和丸加减。痰湿壅中症见形体虚胖或瘦弱，面黄白，常呕吐厌食，便溏，舌苔白腻，脉濡滑，指纹淡红。健脾燥湿化痰，以二陈汤加味。虫积症见面色苍黄，肌肉消瘦，纳差，或嗜食异物，睡时磨牙，腹胀大，时腹痛，大便不调，面有白斑，唇口起白点，脉弦细。健脾安蛔，以乌梅丸加减。俟虫安后，用五味异功散健胃。

3. 后期：脾胃在此期因积食、痰饮、虫积久久不去而伤，正气虚馁，气血不足，身体虚弱，易并发各种疾病。应培补正气为主，佐以运脾和中化虫，当分脾胃虚弱和脾肾虚弱为治。脾胃虚弱者不思饮食，面白形瘦，神倦乏力，舌黄苔白，脉细弱，指纹淡红。健脾和中，以六君子汤加味。脾肾虚弱纳差面白，形体虚弱，四肢不温，畏寒自汗，小便清长或遗尿，五更腹泻，舌淡苔白，脉沉细弱，指纹淡红。双补脾肾，四君子汤合四神丸加减。

## 五、朱永厚消食、健脾、滋阴三法治疗厌食

朱永厚针对脾胃功能失调是导致本病发生的关键，提出消食、健脾、滋阴三法。

1. 消食法　饮食及喂养不当，或过食肥甘厚味，超过脾胃正常功能，导致食滞内停，损伤脾胃，运化失职，食滞胃脘，胃失和降。症现食欲不振，食不知味，脘腹胀满，口臭或嗳气，喜冷饮，腹痛便干，舌红，舌苔薄白，脉滑等。治以消食导滞。药用焦山楂、麦芽、陈皮、半夏、茯苓、连翘、藿香、砂仁、鸡内金。腹胀加厚朴，汗多加黄芪、防风（少量），大便干燥加蕃泻叶、大黄（小量）、白芍。

2. 健脾法　脾胃相表里，脾宜升则健，胃宜降则和。若乳食不能节制，饮食过多易损伤脾胃，脾失健运，脾虚症现，则厌食或食而不化，大便多溏泻夹有不消化食物，面色少华，形体消瘦，神

疲乏力，舌淡，舌苔薄白，脉缓无力。治用益气消食健脾。药以茯苓、白术、太子参、山药、藿香、砂仁、鸡内金、山楂、麦芽。

3. 滋阴法　胃为阳土，喜润恶燥，得阴则和。误用攻伐或过食辛辣、肥甘厚味，耗伤脾胃，受纳运化失常，表现为不思饮食，烦躁少寐，手足心热，舌红少津，苔少或花剥，脉细数。滋脾养胃。药用焦三楂、炒麦芽、鸡内金、天门冬、麦门冬、沙参、白术、远志。

## 第三节　民间单方验方

1. 四神方：民间用于治疗小儿厌食年代久远。淮山药、茯苓、芡实、莲子肉各500g，共研细末，每日3次，每次3~6g，温开水冲服。婴幼儿可加入喂养的主辅食中，3岁以上者可酌量配合用猪膀胱、猪肚炖食。兼呕恶者，用法半夏6g，陈皮6g，生姜3g，煎汤送服上药；腹胀者，用槟榔6g，川朴6g，陈皮6g，煎汤送服上药。四药合用标本兼治，且均药、食一体，性味甘平，口感亦佳。

2. 天胡荽鸡肝汤：鲜天胡荽全草30g，鸡肝1具盛于碗中，加水150ml，蒸熟后分1~2次连汤服用。

3. 黑白丑、莱菔子、神曲按1∶3∶3的比例配制，炒熟研末。1岁可每次一汤勺，每天3次，加入喂养的主辅食中。症状改善、食欲增加后可减量或停服。一旦食物过量或食用肉类等不易消化的食物，则及时服用；遇有食欲减退，不欲饮食，随时服用本方。本方用于治疗小儿厌食年代久远，三药合用去除积滞，帮助消化。

4. 炒麦芽、神曲、焦山楂各10g。三味药加100毫升水，煎15分钟后，倒出药汁，加点白糖，分成两次趁热服。

5. 苍术30g，鸡内金30g，水煎2次，滤取药液，与大米25g，共煮成粥，加白糖或油盐调味，作正餐食用。醒脾助运，消食化积。治小儿厌食症，食欲不振，面黄肌瘦，精神不振，困倦喜卧，脘腹胀满，大便溏薄，小便黄浊，舌苔腻，脉细滑等。

6. 畲族民间验方消积汤：食凉茶5g，陈皮5g，山楂10g，茯苓 10g，麦芽 15g，谷芽 15g，鸡内金 3g，每日 1 剂，温火水煎至 60~100ml，分 2~3 次于餐前半小时服用。

7. 用盘龙参、倒提壶、马蹄香、小疳药、小多根、柴胡、石蛋果、黄精和子母鸡同煮，弃药吃肉喝汤，每日或两日 1 剂。

## 第四节　中成药治疗

1. 小儿香橘丸：棕褐色的大蜜丸，气微香，味苦。口服，每次 2~3g 或 1 丸，每日 2~3 次，周岁以内小儿酌减。由木香、陈皮、苍术、白术、茯苓、甘草、白扁豆、山药、莲子、薏苡仁、山楂、麦芽、六神曲、厚朴、枳实、香附、砂仁、半夏、泽泻组成。理脾健脾和胃，消食止泻。用于小儿饮食不节，乳食停滞，脾运失健所致之食欲减退，不思饮食，脘腹胀满，面黄肌瘦，呕吐便稀。

2. 一捻金：1.2g/袋。口服，1 岁以内 0.3g/次，1 岁~3 岁 0.6g/次，4 岁~6 岁 1g/次，每日 1~2 次。大黄、炒牵牛子、槟榔、人参、朱砂。本品攻补兼施，有消食导滞，泻热祛痰，通便等功效。用于小儿饮食不调、停食停乳积滞，消化不良，食欲减退，脘腹胀满，烦躁不安，大便秘结，痰涎壅盛，咳喘痰鸣，舌苔黄厚，脉滑数等。临床表现为呃逆、嗳气、手足心热、矢气多、大便恶臭。

3. 小儿化食丸：为棕褐色的大蜜丸，每丸 1.5g，味微苦。口服，周岁以内 1 丸/次，周岁以上 2 丸/次，每日 2 次。主要成分六神曲（炒焦）、焦山楂、焦麦芽、焦槟榔、莪术（醋制）、三棱（制）、牵牛子（炒焦）、大黄。消食化滞导滞，泻火通便，活血破积。用于宿食积滞、胃热停食所致之食欲减退，烦急好哭，烦躁口渴，肚腹胀满，腹胀而硬，恶心呕吐，大便干燥。攻下药较多，药性较猛，宜于积滞实症，虚症忌用。忌食辛辣油腻。

4. 大山楂丸：棕红色或褐色的大蜜丸，味酸、甜。每丸 9g。口服，2~3 岁，2g/次，4~5 岁，3g/次，6~7 岁，4g/次，8~9 岁，5g/次，10~13 岁，6g/次，每日 2~3 次。生山楂、六神曲

（麸炒）、炒麦芽。开胃消食，化滞化积，调和脾胃。用于脾胃失和，食积内停所致的食欲不振，饮食不香，脘腹胀满，消化不良等病症。注意饮食宜清淡，忌酒及辛辣、生冷、油腻食物；脾胃虚弱，无积滞者不适用。

5. 小儿消食片：口服，每日 3 次。1 ~ 3 岁，2 ~ 3 片/次；3 ~ 7 岁，3 ~ 5 片/次；7 岁以上，5 ~ 7 片/次。主要成分鸡内金、山楂、六神曲、麦芽、槟榔、陈皮。健脾和胃、消食化滞。用于脾胃不和，食欲不振，食滞，便秘腹胀，疳积。

6. 小儿胃宝丸：红、黄、绿及白色的水丸；气香，味酸甜。2 岁内 2 ~ 3 粒/次，3 岁以上 5 ~ 6 粒/次，每日 3 次。含山楂、山药、麦芽、六神曲、鸡蛋壳。消化食积、健脾养胃。用于小儿伤食伤乳，呕吐泄泻，脾胃虚弱，消化不良。

7. 王氏保赤丸：暗红色或金黄色极小丸，气微，味微苦。温开水送服，每次 6 个月以下 5 粒，6 ~ 36 个月 6 ~ 36 粒，4 周岁 40 粒，5 周岁 45 粒，6 周岁 50 粒，7 周岁 55 粒，8 ~ 14 周岁 60 粒，成人 120 粒，每日 2 次。寒热并用，攻积化滞，调整肠胃功能，消中寓补，使脾胃功能恢复，改善升清降浊之运化能力。全方抑菌消炎，解热镇痛，化痰导滞。用于小儿消化不良和成人胃肠功能失调所致乳滞疳积、上腹饱胀、食欲不振、呕吐腹泻、便秘等症。

8. 保和丸：灰棕色至褐色的水丸，气微香，味微酸涩；或为棕色至褐色的大蜜丸，每丸 9g，气微香，味微酸涩甜。口服，水丸 6 ~ 9g/次，大蜜丸 1 ~ 2 丸/次，每日 2 次；小儿酌减。焦山楂、炒神曲、制半夏、茯苓、陈皮、连翘、炒莱菔子、炒麦芽。消食和胃导滞。用于食积停滞，不欲饮食，嗳腐吞酸，脘腹胀满时痛，或呕吐泄泻，舌苔厚腻或黄，脉滑。

9. 四磨汤口服液：口服，新生儿 3 ~ 5ml/次，每日 3 次，疗程 2 天；幼儿 10ml/次，每日 3 次，疗程 3 ~ 5 天；成人 20ml/次，每日 3 次，疗程 1 周。主要成分木香、乌药、枳壳、槟榔等。功能健脾和胃，顺气降逆，消积止痛。用于婴幼儿乳食内滞，腹胀腹痛，啼哭不安，厌食纳差，腹泻或便秘。

10. 化积口服液：黄棕色的澄清液体，气清香，味甜微苦。口服，1岁以内5ml/次，每日2次；2岁~5岁10ml/次，每日2次；5岁以上10ml/次，每日3次。由茯苓、海螵蛸、鸡内金、三棱、莪术、红花、槟榔、雷丸、鹤虱、使君子等组成，有健脾行气、消积导滞、化积除疳等功效。用于脾胃虚弱，面黄肌瘦、腹胀腹痛、厌食或食欲不振、大便失调。

11. 山白消食合剂：口服，每日3次。2~3岁3~4ml/次，3~7岁5ml/次，7~15岁10ml/次。成份为山药，白术，茯苓，何首乌，龙眼肉，大枣，焦山楂，鸡内金，焦槟榔，枳实，牡蛎，当归。健脾和胃，消食化滞。用于小儿厌食症，面色无华，不思饮食，脘腹胀满，食后呕吐，大便不调等。

12. 健胃消食片：薄膜衣片，出去包衣后显淡棕黄色；气略香，味微甜酸。口服，1岁以下1/3片/次，1~2岁半片/次，2~3岁1片/次，3~7岁，2片/次；7岁以上，3~6片/次，每日3次。主要成分太子参、陈皮、山药、麦芽、山楂。健胃消食。用于脾胃虚弱，不思饮食，嗳腐酸臭，脘腹胀满，消化不良，消瘦乏力，营养不良等。

13. 小儿喜食糖浆：棕褐色粘稠液体，味甜微苦。口服，1岁内3ml/次，1~5岁3~5ml/次，5岁以上10~15ml/次，每日3次。主要成分神曲、枳壳、白术、山楂、谷芽、麦芽。健脾开胃，消食化积。用于小儿消化不良，食欲不振，大便偏稀等。

14. 山麦健脾口服液：黄棕色至红棕色的液体；味酸甜。口服，10ml/次，每日2~3次。含山楂、麦芽、砂仁、陈皮、九香虫、高良姜、干姜和栀子等。消食健脾，行气和胃，又能疏肝降逆，消积止泄。用于饮食积滞，食欲不振，嗳气，腹胀，胃胀腹痛，胸腹胀闷，消化不良，小儿偏食及厌食等。

15. 小柴胡片：薄膜衣片，除去包衣后显棕色；气微味甜。口服，4~6片/次，每日3次。主要成分柴胡、黄芩、半夏、党参、甘草、生姜、大枣。解表散热，疏肝和胃。用于寒热往来，胸胁苦满，心烦喜吐，口苦咽干等。

16. 杞枣口服液：黄棕色或红棕色的澄清液体，气微腥，味甜。口服，10ml/次，每日 2 次。由枸杞子、大枣、太子参、海参、珍珠、益智仁、焦山楂组成。补肾健脾和胃，益气养血，消食化积。用于小儿因脾肾虚弱，气血不足所致的神疲乏力，食欲不振，面色无华等。

17. 补中益气丸：9g/丸。每次，2～3 岁 2.25g，3～5 岁 3g，5～7 岁 4.5g，7～12 岁 6g，每日 2～3 次，饭后温开水送服。由黄芪、党参、柴胡、当归、橘皮、升麻、白术、炙甘草组成。调补脾胃，补中益气，升阳举陷。用于脾胃虚弱，中气下陷，气虚发热，疲倦乏力，食少腹胀，便溏久泻，肛门下坠，身热有汗等病症。亦可服用补中益气颗粒。

18. 参苓白术散：黄色至灰黄色的粉末，气香，味甜。口服，6～9g/次，每日 2～3 次。或参苓白术散颗粒剂，9g/袋，2～3 岁 3g/次，4～6 岁 4.5g/次，7 岁以上 9g/次，早晚饭后各服 1 次。主要成分人参、茯苓、炒白术、山药、炒白扁豆、莲子、炒薏苡仁、砂仁、桔梗、甘草。补脾胃，益肺气。用于脾胃虚弱，食少便溏，气短咳嗽，肢倦乏力。

19. 醒脾养儿颗粒：黄褐色至棕褐色的颗粒；味甜微苦，2g/袋。口服，1 岁内 1 袋/次，每日 2 次；1～2 岁 2 袋/次，每日 2 次；3～6 岁 2 袋/次，每日 3 次；7～14 岁 3～4 袋/次，每日 2 次。主要成分为大丁草、一点红、蜘蛛香、山栀茶。苗医：麦靓麦韦芀素迄，洗侬阶沽，久傣阿穷，加嘎奴。中医：醒脾开胃，滋阴养血，补虚安神，清热解毒，固肠安肠止泻。用于脾气虚所致的儿童厌食，腹泻便溏，烦躁盗汗，遗尿夜啼。亦可用醒脾养儿冲剂。

20. 小儿健脾丸：浅黄色的大蜜丸，味甜微苦，每丸 3g。口服，每次 1 丸，每日 2～3 次。主要成分人参、白术（麸炒）、茯苓、甘草（蜜炙）、陈皮、法半夏、白扁豆（去皮）、山药、莲子（去心）、南山楂、桔梗、砂仁、六神曲（麸炒）、麦芽（炒）、玉竹。攻补兼施而偏重于补虚。健脾和胃，消食化滞。适用于小儿脾胃虚弱气虚，不思饮食，面色苍黄，精神不振，体弱无力，大便溏泻等。

21. 脾可欣（婴儿健脾颗粒）：淡黄色颗粒，气香，味甜，4g/袋。口服，1 岁以下 1g/次，1～3 岁 4g/次，4～7 岁 8g/次，每日 2 次。主要成分炒白扁豆、炒山药、炒鸡内金、炒白术、川贝母、木香、碳酸氢钠、人工牛黄。健脾，消食，止泻。用于脾虚挟滞，乳食少进，大便次数增多，粪质稀，气臭，含有未化之物，面色不华，腹胀腹痛，睡眠不宁等。

22. 儿康宁糖浆：口服，10ml/次，每日 3 次，20～30 日为 1 疗程。主要成分党参、黄芪、白术、茯苓、山药、薏苡仁、麦冬、制何首乌、大枣、焦山楂、炒麦芽、桑枝。益气健脾，和中消食开胃。用于各型厌食，症见食欲不振，面黄身瘦，大便稀溏等。

23. 儿康宁口服液：棕黄色至棕褐色的粘稠液体，气香味甜。口服，10ml/次，每日 3 次。主要成分鸡内金、山药、茯苓、薏米仁、大枣、焦山楂、炒麦芽、槟榔、陈皮。和中开胃。用于身体瘦弱，不良，食欲不佳。

24. 启脾丸：棕色大蜜丸，味甜，每丸重 3g。口服，1 丸/次，每日 2～3 次，3 岁以内小儿酌减。人参、炒白术、茯苓、甘草、陈皮、山药、炒莲子、炒山楂、炒六神曲、炒麦芽、泽泻。健脾和胃益胃，和中止泻。用于脾胃虚弱，腹胀便溏，面色萎黄或苍白，肌肤松软，倦怠少食，腹满而软，便秘作泻。

25. 婴儿素：淡黄色粉末，气香，味咸微苦。口服，每次 1 岁内半瓶（袋），1 岁以上，1～2 瓶（袋），每日 2 次。含炒白扁豆、山药、炒白术、炒鸡内金、川贝母、炒木香、碳酸氢钠、牛黄。健脾、消食、止泻。用于消化不良，乳食不进，腹胀，大便次数增多，腹泻等。

26. 肥儿宝冲剂：黄棕色的颗粒或块状冲剂，气香味甜，10g/袋。开水冲服或嚼服，5 岁以下 5g/次，5 岁以上 10g/次，每日 2 次。炒稻芽、广山楂、甘草、鸡内金、夜明砂、叶下珠、炒山药、茯苓、海螵蛸、党参、莲子、使君子等组成。利湿消积，驱虫助食，健脾益气。用于小儿疳积，暑热腹泻，纳呆自汗，烦躁失眠。

27. 适贝高：餐前口服。2～3 岁 1 袋/次，每日 2 次；4～6 岁 1 袋/次，每日 3 次；7～8 岁 2 袋/次，每日 2 次。由太子参、北沙参、茯苓、山药、麦芽、陈皮、山楂、扁豆等组成。健脾益气，消食开胃。

28. 小儿健胃糖浆：棕黄色的粘稠液体，味甜微涩。1 岁内 5ml/次，1 岁以上 10ml/次，每日 3 次。含沙参、麦冬、玉竹、白芍、山药、稻芽、谷芽、炒麦芽、山楂、陈皮、荷叶、牡丹皮。健脾消食，清热养阴。用于脾胃阴虚，消化不良，食欲减退，厌食或拒食，面色萎黄，体瘦，口干，食少饮多，或慢性疾病后期食少多饮、烦热不安的厌食症。

29. 沙参麦冬冲剂：5g/袋。1 袋/次，每日 3 次，空腹温开水冲服。清养肺胃。用于津液亏损，燥伤肺胃，咽喉干燥，口渴，或发热，或干咳少痰等症。

# 第五节　外治法

《理瀹骈文》云："外治之理即内治之理，外治之药即内治之药，所异者，法耳。"中药敷贴等外治法可以改善胃肠机械功能，直接或间接增强胃肠蠕动、促进消化、提高吸收功能；提高锌、镁、硒等微量元素含量；促进消化腺的分泌，提高唾液淀粉酶、胃蛋白酶的含量和活性，促进营养物质的消化、吸收、利用，改善脾胃功能；增强免疫功能，提高巨噬细胞吞噬率和血清补体 C3 含量，提高 IgG、IgA、IgM、IgD、IgE 血清凝集效价，而且能延长持续时间。

**一、针灸推拿**

**（一）针灸疗法**

经络是沟通人体内外运行气血的道路，纵横交错，内联脏腑，外达皮肤，将机体联系成为一个统一的整体。方法很多，针刺疗法如针刺四缝穴、脾俞、胃俞、中脘、足三里等，灸法如灸胃俞、中院、关元、天枢、足三里等，穴位注射足三里等。可根据患儿病情和接受程度酌情选用。针刺特定穴位，可引起血浆胃动素显著持续释放。现代医学认为，对背部脊神经及腹部腹腔神经丛进行良性针刺刺激，可改善支配肠胃神经的功能，使胃肠功能正常。

1. 四缝穴掐揉、针刺或挑刺：《推拿仙术》："推四横纹，不思饮食，瘦弱……和气血用之。"针刺四缝穴治疗厌食、疳积最早见于《针灸大成》。四缝穴、四横纹是经外奇穴，是治疗厌食、疳积的经验效穴，位于除大拇指外掌侧食指、中指、无名指及小指的中节即第一指关节屈侧正中处，双手各四穴。操作简便，疗效可靠，经济实用。

患儿由家长抱扶，以一侧四缝穴，用75%酒精常规皮肤局部消毒，避开静脉，用消毒的三棱针或1或0.5寸毫针粗毫针或一次性灭菌注射针头，1.5~3岁用4号针头，3~6岁用5号针头，6~8岁用5号针头，依患儿年龄用针。按患儿的胖瘦及年龄不同，快速直刺入穴约0.1~0.2寸，点刺约0.2~0.5~1~1.5分深，刺后用手指对着针眼周围挤压，再令患儿握拳按压片刻，挤出少许无色或黄白色透明或淡黄色、青黄色粘液或针刺取血少许，然后用消毒干棉球或药棉签擦拭干净，按压片刻。若未见此液，医者以手指在患儿指前部对穴稍加挤压，尽可能使粘液溢出。或捻转3~6次，中等强度刺激，然后迅速出针。针刺后2小时内避免洗手，以免感染。根据患儿年龄及病程，隔日刺1次或每周1~2次。左右手交替。直到针刺挑刺后不再有黄白色液体粘液挤出为止。

四缝穴与三焦、命门、肝和小肠有内在联系，是手三阴经脉所经过之处，与手三阳有联系，通过经络，与各脏腑直接或间接相关，而中指一穴正在厥阴心包经上，手厥阴心包经与手少阳三焦经相表里，因此有运转三焦气机，调整三焦，理脾生精，调节脏腑功能的作用。掐揉、针刺、挑刺四缝穴，可以祛邪、醒脾健脾、和胃开胃，能消胀除满、调和脾胃，消积导滞，化痰祛湿，解热清心除烦，既可泻心脾积热，还可调整机体功能，通畅百脉，调和脏腑，使气血通畅，阴平阳秘，促进脾胃功能恢复，增强食欲。

现代研究证实，针刺或挑刺四缝穴，可改善胃肠血液循环，刺激胃液分泌；使肠中胰蛋白酶、胰淀粉酶和胰脂肪酶的含量增加，碱性磷酸酶活性降低；加强胃肠道蠕动，促进肠黏膜的吸收等作用；对消化道运动，分泌及消化吸收功能均具有重要的调整作用，能够有效地改善胃肠运动功能失调。同时可使血钙、血磷水平上升，碱性磷酸酶下降，钙磷乘积升高，有助于骨骼发育与成长。

2. 足三里穴针刺、艾灸及按揉：针刺双侧足三里穴，患儿取半卧位，常规局部消毒，用2.5寸毫针直刺进针，行捻转手法，中等刺激，使术者自感沉重，稍滞为佳，得气后留针。因针刺疼痛且需多次治疗，进针宜浅，留针时间短或少留针。艾灸足三里：取小儿合作、舒适体位，手执点燃艾条，对准足三里穴，距离以患儿感到温热、舒适为度，约距皮肤2~3cm，艾条可缓慢在足三里穴上、下移动，以不灼伤皮肤为准，灸至皮肤稍见红晕为度，约15~20分钟，日1次，连续1周，以后每周2~3次，直至恢复正常食欲。按揉足三里：患儿仰卧或坐位，微屈膝部，术者双手拇指或中指端紧贴于双侧足三里穴上，揉按足三里约200次。足三里是胃经要穴合穴，有益脾胃、调气血、助运化、补虚弱、扶正培元、祛邪防病之功，可健脾和胃。主治胃痛、呕吐、噎膈、腹胀、泻泄、痢疾、便秘、乳痈、肠痈等。刺激足三里穴，有增强机体免疫力以保健防病的作用，可使胃游离酸和总酸度、胃蛋白酶的活性迅速提高，提高多种消化酶的活力，消化液分泌增加，胃运动增强，使胃肠蠕动有力而规律，并能增进食欲，帮助消化。针刺右侧足三里穴引起视丘下部、室旁核和颞叶脑血流量增加，视丘下部和室旁核是植物神经中枢。艾灸有通经活络、祛除阴寒之功效，具有延缓胸腺结构萎缩和功能退化、提高机体免疫机能、纠正神经－内分泌－免疫系统失调等作用。用艾条灸足三里，使局部产生温热或轻度灼痛的刺激，从而达到治疗效果。

3. 针刺承浆穴：取1寸毫针，由承浆穴向下斜刺0.3~0.5寸，进针后捻转至得气后即出针。每日1次，3~5次为1个疗程。

4. 子午流注针法（纳子法）：即以 1 天 12 时辰配合脏腑按时开穴，在脾胃二经之流注时间辰、巳二时选穴针刺。每日于上午辰（7～9 时）、巳（9～11 时）二时选取 0.5 寸毫针 1 根，75% 酒精消毒，并将双侧手四缝穴及足三里、太白穴皮肤处常规消毒，以针点刺，以平补平泻针法，不留针，每隔 2 日针刺 1 次。10 天为 1 疗程，休息 2 天，行下一疗程。

5. 灯草灸：先轻揉耳背，促使局部充血，局部皮肤常规消毒，将浸泡桐油的灯心草点燃，对准中耳脾穴爆之 1～2 次，术后以创可贴敷之，防水，防抓搔。7 日后不效者于右耳处再灸治 1 次。中耳脾穴位于耳轮脚消失处的耳背部，主治胃痛，消化不良，食欲不振；灯草灸法具有疏风散寒，行气化痰作用，对消化不良，胃痛等疗效显著，《幼幼集成》中称之为幼科第一捷法。灯草灸该穴可温中行气，化湿醒脾。

6. 药线灸：主穴取四缝、足三里、胃俞、中脘。配穴：实热型配不容、内关；虚寒型配关元、脾俞。操作时将药线线头点燃，吹灭明火，将火星直接对准穴位，火灭即起为 1 壮，轻症 1 壮，重症 2 壮。10 日为 1 疗程。

7. 壮医药线点灸：简便、有效、安全。主穴：脐周四穴、足三里、脾俞、四缝。配穴：脾胃不和加内关、里内庭脾胃气虚加章门、中脘、阴陵泉；脾胃阴虚加肝俞、肾俞；肝旺脾虚加期门、阳陵泉。医者以右手拇指、食指夹持药线的一端，并露出线头 1～2cm，在酒精灯上点燃，然后吹灭明火，使之成圆珠状炭火，随即将此火星对准预先选好的穴位，顺应腕和拇指的屈曲动作，拇指指腹稳重而敏捷地将有火星线头点压于穴位上，采用中等力度以不起水泡为度，时间 1 秒，一按火灭即为 1 壮，一穴灸 5 壮。每周治疗 2 次，每次 2～3 个穴位，交替选穴，4 周为 1 个疗程。灸后局部有灼热感或痒感，不可用手抓破皮肤，如个别皮肤破损者给予万花油外涂，以预防局部感染。

8. 隔药灸：用大黄、半夏、蜀椒、白术、枳实研粉，和醋、猪胆汁调成泥状，敷神阙穴，再加艾炷灸。

9. 艾条悬起温和灸法：取身柱、中脘穴。先灸中脘，后灸身柱，每穴 15min，每日 1 次，10 次为 1 个疗程。

10. 神阙穴药灸　用大黄、半夏、蜀椒、麦芽、白术、枳实共研细粉适量，用醋和鲜猪胆汁等量，调成泥状，涂在纱布上，敷盖于神阙穴上。另用陈艾绒根据年龄大小，做成黄豆至蚕豆大小艾炷，将艾炷置于药饼正中点燃，以局部有温热感、患者能耐受为度。每次灸 3～6 壮，每日 1 次，7d 为 1 疗程。

## （二）推拿疗法

推拿疗法治疗小儿厌食证，能调畅气机、扶脾健运，可免除小儿服药之苦并能顾护脾胃之气。对于小儿厌食的推拿治疗在文献中亦不少见。如《幼科铁镜·卓溪家传秘诀》曰："病在脾家食不进，重揉艮宫妙似圣，再加大指面旋推，脾若初伤推即应。"《按摩经·手法歌》曰："饮食不进推脾土"。

1. 捏脊疗法：是小儿推拿常用主要手法之一，各型厌食均可应用。

操作方法：让患儿体位舒适，裸背俯卧母膝或俯卧板床上，卧平卧正，使脊背部平坦松弛。医者站在患儿左后侧，首先在患儿背部由下而上轻轻按摩数遍，使肌肉松弛、精神放松；然后两手握半拳，食指半屈，拇指伸直对准食指前半段，抵于脊背上，两拳眼向前，与背垂直，以两手拇指与食指合并将皮肤肌肉提起，以两手拇指向食指前方合力将皮肤肌肉提起，然后做食指向内向前推进、拇指向后拉的翻卷前进运动动作，自尾骶部长强穴起沿背部脊柱两旁一边拿一边捏，一边向前捻推，交替向上一直推捏至大椎穴两旁为 1 遍，反复 3～5 遍为 1 次，局部皮肤潮红为度。捏至第 3 遍或最后一遍时，每捏 2～3 下用隐力将皮肤肌肉略向上提 1～2 下，重点在腰椎和胸椎胃俞、脾俞、肝俞和肾俞等穴。最后再在双肾俞穴以双拇指揉按 3～5 分钟或以拇指从命门向肾腧左右推压。每日或隔日 1 次。可只推捏而不将肌肉提起，有的将肌肉提起时，一定要听到"啪"、"啪"的清脆响声为度；有的除推捏脊柱外，还要自下而上推捏脊柱旁开0.5寸处，顺续为先中间，后左侧，再右侧，各推捏1次为1遍，每次共推捏3遍。

背部为督脉及足太阳膀胱经循行之路，足太阳膀胱第一、二侧线分布区为脏腑背俞穴及夹脊穴所在，与脏腑密切相关。脊背为五脏六腑阴阳之所会，脏腑精气之所注，经络气血之所归总归。捏脊疗法通过捏拿患者的脊背，振奋其阳气，推动全身气血之运行，调整全身的阴阳之气。脊背为阳，为督脉循行之主干，手足三阳经均会于督脉，故督脉总督诸阳，为"阳经之海"，统摄维系一身之阳、全身之气，使其阳气无处不至。其次，督脉不光统摄阳经，还交通阴阳，主神志、脏腑及机体运动功能。足太阳膀胱经行于脊柱两旁，为一身之藩篱。中医认为"十二经脉者，内属于腑藏，外络于肢节"，内脏与体表密切相关。《医学源流论》说："脏腑有病而现于肢节，肢节有病而反现于脏腑。"张介宾也说："人身脏腑在内，经络在外，故脏腑为里，经络为表。"捏脊疗法以中医阴阳、气血、经络学说作为理论指导，刺激背部督脉及督脉两旁的足太阳膀胱经及腧穴，可以疏通督脉，调理平衡阴阳，疏通和顺气血，疏通经络，畅通血脉，使阳经之气血达于阴经，阴经之气血达于阳经，在里之气血达于肌肤，在表之气血达于脏腑，全身气血条达，调整改善脏腑功能，促进消化吸收，培补元气，鼓舞正气，抗病疗疾。尤以调理脾胃的功能更为突出，对脾胃虚弱所致的各种病证疗效独特。上午施术，下午不治，疗则无功，从时间看，上午为阳气上升之时，中医主张天人合一。在自然界阳气之时，施术于人体"主一身阳气"的督脉，可起到事半功倍的效果。在脾胃俞穴的提、捏、拿手法进一步促进了脾胃功能的恢复。

脊柱既是支撑人体的骨性主干，又是脑、脊髓通向躯体各脏器、组织发出神经根的地方和通道。捏脊通过手法刺激人体脊背部，产生解剖学、生物化学、神经体液等各方面不同程度的变化，促进人体的各种生理机能趋向正常，消除病理变化，达到增强体质治病保健的目的。捏脊对内脏的调节作用可能是通过刺激自主神经实现的。脊柱两侧位的交感干发出分支到各体内脏器，内脏平滑肌受植物神经系统的交感神经和迷走神经支配，较强刺激兴奋交感神经，抑制副交感神经，柔和刺激抑制交感神经，兴奋副交感神经。现代医学认为，捏脊疗法是通过手法的机械刺激，直接作用于人体体表而达到治疗的目的。首先通过刺激体表局部组织，增加局部血供，改善微循环，改善细胞供氧和组织代谢，减少有害废物的产生；其次手法刺激通过感觉神经纤维传至下丘脑神经，其冲动引起下丘脑分泌和释放各种激素，调节内分泌系统。感觉神经纤维传入脊髓和脑干，通过导水管周围灰质和胶状质释放脑啡肽，而且有很强的镇痛作用。另外，手法刺激还可以调节人体免抑系统功能，维持人体防御机能的平衡。捏脊疗法能使大脑皮层植物神经功能得到改善，使消化酶分泌增加。捏脊尚可刺激脊神经根和交感神经节、副交感神经节，使交感和副交感神经功能恢复协调，促进胃肠的血液、淋巴循环，从而改善消化系统功能，提高机体免疫功能。捏脊治疗后，胃泌素分泌下降至正常范围，尿 D - 木糖排泄率及血锌均显著升高，尿淀粉酶活性增加。胃液和胃蛋白酶增加，血清淀粉酶和尿淀粉酶活性回升，胆碱脂酶活力活性增强，肠吸收功能改善，血中白细胞吞噬能力正常。捏脊疗法对中医症候的疗效显著，尤其可以明显改善厌食症患儿大便不调及性情睡眠等症状，且起效时间短。可以改善肠黏膜的吸收功能，进而促进锌的吸收。捏脊疗法其强度有柔有刚，选择符合机体生理、病理最需要的良性刺激，通过脊背、经络、神经调节系统发挥其调护作用，以达到疾病转愈之目的。既可使肠胃蠕动快者降低蠕动，分泌减少，减轻其易激惹性，从而达到止痛止泻的作用；使蠕动乏力者可加强其蠕动的力量，改善胃肠的血液循环。捏脊可调整胃肠功能，降低肠道毛细血管通透性，减少粘液分泌，消除肠黏膜无菌性炎症和肠道痉挛。现代医学研究证明：捏脊可提高胃液分泌，增强胃肠蠕动，提高对蛋白质和淀粉的消化能力。

2. 其他推拿疗法

揩揉或推四横纹，刮四缝，按揉足三里，清补脾经，揉板门，清泻肝经，清胃经，补大肠，摩腹，分腹阴阳，运八卦，逆揉巨阙，按揉中脘、天枢、关元、大横、公孙、脾胃俞，退六腑，揉板门，推大肠，揉龟尾、推下七结骨等。

按揉脾、胃俞：患儿俯卧，医者用食中二指或双拇指分揉左、右脾俞、胃俞穴，各约 100 次。揉脾、胃俞能健脾胃、助运化。脾俞为脾气输注之处，是治疗脾病的重要腧穴，功能健脾统血、和胃益气。背俞穴与交感神经干和脊联系点体表投影关系密切，形态学研究表明，"脾俞"和胃的传入神经节段在 L1 ~ L2 处密集性重叠会聚，与内脏传出神经交感链和脊联系点的体表投影关系十分密切，并具有调整消化道的功能。脾俞对胃功能调整作用非常显著，且有相对特异性，对胃的分泌功能也有影响。胃俞穴为胃气转输之处，是治疗胃肠疾病的重要腧穴，具有和胃健脾、消食利湿的作用。胃俞穴对胃肠蠕动有较好的调整作用，当胃肠蠕动减弱时，针刺胃俞穴可使蠕动增强。胃俞具有疏通经络，调节脏腑的重要功能。此穴与胃腑有内外相应的联系，从经穴分布形式看，胃俞穴与神经节段性有关。研究发现这种节段性的出现与胚胎发育有关。神经管的节段与体节节段相对应，每个神经的节段分别发出躯体神经和内脏神经到所对应的躯体节段和内脏，构成"体表 – 神经节 – 内脏"的联系形式。针刺正常人的胃俞穴，可增强胃肠蠕动，促进胃酸分泌，胃蛋白酶的分解。

补脾经：推补脾土法，术者以左手抓住患儿左手，右手拇指的指腹罗纹面沿患儿拇指桡侧缘至大鱼际近端，自指尖推向指根直推约 200 ~ 300 次。用右手拇指沿患儿左拇指桡侧面。能健脾胃、补气血、增食欲、化痰涎，补后天之本。清《幼科铁镜》："补脾土有人参白术之效"，在治疗小儿脾胃气虚型胃肠道疾病中有独特作用，能促进胃的运动，促进胃酸、胃蛋白酶分泌增加。

掐揉四横纹：医者以右手拇指尖在患儿左手手掌面第二至第五指节的第一指间关节横纹处掐揉，约 30 次。或推四横纹 100 次。

运内八卦：医者以左手握住患儿左手，拇指置于患儿手掌中指根下，以掌心为圆心，从圆心至中指根横纹约 2/3 处为半径所作圆周，用右手拇指面顺时针方向推运 200 次。顺运内八卦宽胸理气、止咳化痰、消食导滞，《按摩经》："饮食不进者用之"。

逆运内八卦法。患儿左手掌固定，以患儿掌心为圆心，以掌心至中指根横纹的 2/3 处为半径，逆时针方向作运法 200 次或 300 次。

摩腹：摩腹揉脐 200 次。患儿仰卧位，充分暴露上腹部，术者以手掌根轻轻贴在上腹部，在腹部脐为中心作逆时针按摩（若便秘作顺时针按摩）约 100 次或 200 次。腹部内藏六腑及肝、脾、肾三脏，居人体中部，为连接上下之枢纽。《厘正按摩要术》说："胸腹者五脏六腑之官城，阴阳气血之发源。"脾胃是腹部的主要脏器，推拿腹部对脾胃有调整作用，从而能促进人体消化、吸收、排泄功能。腹部有任脉、足少阴肾经、足阳明胃经、足厥阴肝经及足太阴脾经等五条经脉循行。摩腹可给腹部的中脘、神阙、气海、石门、关元、天枢、章门、腹哀、大横等重要穴位以良性刺激，促进气血运行，濡养身体，充实五脏，使机体阴阳气血保持相对平衡，驱外感诸邪，而无百病。现代医学认为，摩腹可使胃肠及腹部的肌肉强健，促进血液及淋巴液的循环，使胃肠的蠕动加强，消化液分泌增多，从而改善机体的消化和吸收功能。

按揉中脘：患儿仰卧位，充分暴露上腹部，术者以右手中指轻贴在中脘穴上，作逆时针方向按揉，约 200 次。

抑或根据辨证取穴，每次推拿 30min 左右，均推左手，轻推轻揉，轻而不浮，重而不滞，取滑石粉作为滑润剂。脾失健运型，分阴阳 2min，补脾土 5min，补肾水 5min，推板门 3min，揉一窝风 3min，逆运内八卦 3min，推四横纹 3min；脾胃气虚型，补脾土、补肾水、清板门各 5min，逆运内八卦 3min，推四横纹 2min，补胃经 2min，推三关 2min，揉板门 50 次，掐四横纹 3 次，摩腹 5min，揉中脘 2min、揉足三里 50 次。胃阴不足型补脾土 5min，清胃经 3min，补肾水 3min，推板门 3min，推四横 3min，揉小天心 2min。

或主穴取开脏腑、四横纹。配穴：实热型配清脾胃，平肝清肺，清天河水；虚寒型配补脾，清天河水；咳嗽者配四横纹、小横纹、平肝清肺、肺俞。腹痛及大便溏薄者配一窝风、拿肚角。

## 二、点穴疗法

点穴疗法可以消除厌食症患儿脏腑阴阳失调所致的功能紊乱，达到消除积滞的目的。脏腑点穴法可以取穴腹部阑门、建里、气海、带脉、左梁门、右石关、巨阙；背部百劳、肩井、膏肓、脾俞、胃俞、肾俞。

## 三、耳穴贴压疗法

耳与人体经络脏腑的关系密切，《灵枢·口问》曰："耳者，宗脉之所聚也"。耳穴贴压疗法是在针灸理论指导下，选择若干耳穴，一般多选取脾、胃、小肠为主穴，以及肝、肾、交感、皮质下等穴位，用贴压丸刺激，多选王不留行籽，用胶布固定，每日按压数次。具有无痛、操作简便、无不良反应、感染几率少等优点，易为患儿和家长接受。

1. 取脾、胃、饥点、交感、神门、皮质下、内分泌、小肠、大肠。常规消毒耳廓，先用探针在耳廓上找准穴位，把王不留行籽用直径 0.5cm 的医用胶布固定在所选穴位上。用拇指和食指对压耳穴，手法逐渐由轻到重，产生酸、麻、胀、痛为宜，以患儿能够承受为度，每次按压 3 分钟，嘱其家属每日按压 3 次，2 天更换 1 次，左右耳交替施治。通过王不留行籽贴压、按摩刺激耳穴中的脾、胃、小肠、大肠，可健脾和胃，消食导滞；神门、交感、内分泌可调和脏腑气机，疏肝和胃；饥点、皮质下可激发经气。可加脑、下脚端。

2. 取脾、胃、肝、肾、交感、皮质下等双侧耳穴交替压王不留行籽，每 3 日轮换 1 次。

3. 用耳穴探测诊断仪找准穴位感应点：胃脾、小肠、健脾胃点，将王不留行籽贴在耳穴上，每穴按压 200 余次，每日更换 1 次，两耳交替贴，7 次为 1 个疗程。于丽梅等用耳穴贴压配合按摩治疗，每隔 2~3 日换药 1 次，左右耳交替贴压。嘱病人每日按压数次，7 次为 1 个疗程。常规选穴：胃、脾、交感。体穴按摩：取背俞穴、胆俞、脾俞、胃俞、足三里、太白，每穴按摩 2 分钟，2 日 1 次。

4. 取穴脾、胃、肝、肾、交感、皮质下，双侧耳穴交替贴压王不留行籽，每 3 天轮换 1 次，嘱回家后饭前饭后半小时按揉耳穴 1 分钟。

5. 用耳穴探测仪分别寻找脾、胃、大肠、小肠、神门、肾上腺、皮质下、肝、三焦敏感点，将王不留行籽贴压在选好的穴位上，每日 2 次逐穴揉压，共 5 ~ 10 分钟，3 日换贴另一侧耳穴，10 次为 1 个疗程。

### 四、穴位注射疗法

穴位注射可发挥针刺与药物的双重治疗作用，更容易激发穴位经气。穴位多选足三里及内关穴。药物可用维生素 $B_{12}$、维生素 $D_3$、丁胶性钙、复方丹参、盐酸呋喃硫胺、利多卡因等。

1. 取华佗夹脊穴及足太阳经：常规消毒后，用维生素 $B_{12}$ 注射液 0.5mg，维生素 $B_1$ 注射液 50mg，混匀，穴位注射。实证用梅花针叩刺，重叩脾俞、胃俞、三焦俞等以皮肤潮红微出血为度；虚证施温和灸 10 ~ 20 分钟，至皮肤红晕为度。1 周 2 次。

2. 取穴足三里（双）：用维生素 $B_{12}$ 注射液 100μg，加医用注射用水 2ml，将注射针头刺入足三里穴，在回抽无血且有酸胀感时将药液缓慢注入。用药量小儿酌减，隔日 1 次，5 次为 1 个疗程。

### 五、贴敷、敷贴疗法

中药贴敷、敷贴疗法是中医外治疗法的一大特色，是一种融经络、穴位、药物为一体的复合性治疗方法，是将中药加工后外敷于皮肤某些穴位，通过药物的持续刺激作用，达到疏通经络、调和脾胃、促进食欲的作用。一方面是药物的直接作用，当药物敷贴于相应穴位之后，通过渗透作用，通过皮肤，进入血液循环到达脏腑经气失调的病所，发挥药物"归经"和功能效应；另一方面，通过间接作用，即药物对机体特定部位的刺激作用，调节阴阳平衡，达到治疗目的。贴敷后除局部略有刺激外，余无痛苦，克服了因内服药物而产生恐惧、厌恶、反感等缺点，易为接受，增加了患儿的依从性和持续性，疗效也能得到充分的保证。

（一）作用机理

1. 皮肤透入：经穴皮肤吸收药物的主要途径，一是透皮吸收，通过动脉通道，角质层转运和表皮深层转运而被吸收，药物可通过一种或多种途径进入血液循环；二是水合作用，角质层是透皮吸收的主要屏障，中药外敷"气闭藏而不泄"，局部形成一种汗水难以蒸发扩散的密闭状态，使角质层含水量增多，吸收水分后细胞膨胀形成多孔状态而使其紧密的结构变得疏松，透皮速率可增加 4～5 倍，同时还可使皮温升高，加速局部血液循环；三是表面活性剂作用，贴敷药物中所含铅皂是一种表面活性剂，可促进被动扩散的吸收，增加表皮类脂膜对药物的透过率；还受赋形剂等因素的影响，如水调药末可增强药物和皮肤的水合作用；酒和醋调敷可增强脂溶性成分的溶解和吸收；蜜有"天然吸收剂"之美称。近代采用二甲亚砜和桂氮酮作为赋形剂，大大增强了药物透皮吸收的能力。四是芳香性药物的促进作用，贴敷方中的芳香类药物，多含挥发性物质，有较强的穿透性和走窜性，可使皮质类固醇透皮能力提高 8～10 倍。使用辛香走窜、通经走络之品，或作为引药，如吴茱萸、肉桂、木香、丁香、花椒、白胡椒、小茴香、冰片等，促进药物渗透。因此，影响药物透皮吸收的因素与皮肤所固有的可透性、药物的理化性质和药理性质均密切相关。透皮控释剂是一种贴药于皮肤，释药可控，能透过皮肤吸收而引起全身性治疗作用的制剂。而这种经皮肤传递输送药物达到全身治疗目的的给药系统就是经皮控释给药系统，其结构是在药物贮蓄层聚合物基质的前面安装若干种 spe－释放性粘附层，能向皮肤表面释放一种甚至二种以上的渗透促进剂，以改善皮肤的屏障性质。

2. 经穴传导：经络是人体组织结构的重要组成部分，外和皮肤肌腠相连，内与五脏六腑相连，用中药贴敷有关腧穴，既具有刺激穴位的作用，又通过经络传导，使药物充分发挥其功效。药物外敷治疗小儿厌食症一是通过对脐穴持续的刺激作用，达到疏通经络，调理脾胃功能的作用；二是药物本身作用于脐穴时，经渗透并通过经络的输布深入于内，可发挥其药物的"归经"之效能，使之达到脏腑经气失调的病所，起直接治疗的作用。

（二）药物选择

常用芳香悦脾、理气开胃、温中补虚、健脾理气、消积化滞等药物，如丁香、砂仁、吴茱萸、肉桂、木香、陈皮、苍术、鸡内金、白术等，还有连翘心、山药、藿香、佩兰、佛手、青皮、甘松、桃仁、杏仁、栀子、党参、石菖蒲、干姜、花椒、小茴香、炒莱菔子、麦芽、神曲、山楂、枳实壳、厚朴、槟榔、大黄、芒硝、胡黄连、九香虫、木瓜等。

（三）穴位选择

根据穴位贴敷和本病的特点，多选择神阙、下脘、中脘、内关、气海、脾俞、胃俞等穴。《理瀹骈文》曰："若脏腑病，则视病所在，上贴心口，中贴脐眼，下贴丹田。"神阙穴、中脘穴均位于奇经八脉之任脉上，有调节全身阴经经气之功效；下脘、中脘分别为任脉与足太阴经的交会穴，刺激中脘、神阙穴可使人体胃蠕动和空肠动力增强，并能提高胃肠酶分泌能力；内关穴理气和胃；气海穴健脾。脾胃不和取神阙、中脘；脾胃气虚加脾俞；脾胃阴虚加足三里。

1. 神阙穴　脐部神阙穴为先天之结蒂，后天之气舍，隶属于任脉，为任脉要穴，与督脉、冲脉"一源而三歧"，三脉经气相通，与脏腑密切相连。任脉为"阴经之海"主治胃肠之病，内连十二经脉、五脏六腑，外络四肢百骸，可调节气血和脏腑生理功能。现代医学认为，脐在胚胎发育过程中为腹壁最后闭合处，与全身皮肤结构比较，表皮角质层最/较薄，屏障功能最弱，屏障作用最差，脐下无脂肪组织，无皮下脂肪，皮肤黏膜和腹膜直接相通，含有丰富的血管，渗透性强，吸收快，极有利于药物的透皮吸收，故敷脐药物可弥散穿透进入血液循环，药物最容易穿透弥散而被吸收，其特殊的解剖结构，使之成为贴敷给药的最理想部位。药物敷脐可通过皮肤吸收进入人体，产生全身效应。通过药物在经穴上的刺激，吸收达到调整脏腑机能，健脾和胃助运的作用。故药物渗透力强，易于穿透，弥散迅速而通达全身，而且避免了药物对胃肠道和肝脏的损害，也避免了胃肠道和肝脏对药物的影响，提高了药物的利用度。透过皮肤局部吸收，对肝脏及胃肠道无任何不良反应，使用方便，适于儿童。脐下两侧分布有丰富的血管网，药物敷脐后能刺激皮下毛细血管扩张，血液循环改善，机体代谢旺盛，而能促进药物吸收。达到理气消食，健脾开胃之功。外敷神阙穴，既可以通过药物不断刺激穴位，起到疏通经络、调理脏腑功能的作用，又可以使药物渗透通过经脉输布深入体内，直达脏腑经气失调之病所，起直接的治疗作用。刺激神阙穴可使人的胃蠕动增强，幽门开放，空肠黏膜皱襞增深增密，空肠动力增大，改变胃的紧张度解除幽门痉挛，提高胃肠酶系分泌能力，同时可直接或间接抑制胃肠交感神经活动，提高副交感神经活力，使胃肠功能恢复。

2. 中脘穴　是胃的募穴、八会穴之腑会，是胃肠各腑经气之所聚，治疗脾胃疾病当取。中脘穴处的皮下脂肪较薄，亦有利于贴敷药物的直接渗透和吸收。

（四）常用方法

1. 单穴敷贴

（1）复方丁香开胃贴：外用。置药丸于胶布护圈中，药芯对准脐部贴12小时以上，一日1贴，3贴为一疗程。主要成分丁香、苍术、白术、豆蔻、砂仁、木香、冰片，具有健脾开胃，燥湿和中，调气导滞的功效，适用于由脾胃虚弱或寒湿困脾所致的小儿厌食，食少纳呆，恶心，嗳气，脘腹胀满，大便溏泄，嗳气欲呕，腹痛肠鸣，腹泻等。

（2）丁桂儿脐贴：棕褐色的圆形软膏，气芳香外用。贴于脐部，一次 1 贴，24 小时换药一次。丁香、肉桂、荜茇。健脾温中、散寒止泻。适用于小儿泄泻，腹痛的辅助治疗。

（3）磁片神阙穴贴敷：取表面磁场强度分别为 20MT～80MT 的永久圆磁片若干，每片用单层纱布裹缝待用。治疗剂量：1 周岁小儿用 20MT，1 周以上小儿年龄每增加 1 岁，剂量增加 10MT，于每晚睡前贴敷神阙穴，次晨取下。治疗时首先清洁脐窝，将用纱布包裹好的磁片置于脐窝中央，再加贴胶布固定。4 周为 1 个疗程。磁场具有镇痛镇静、消炎消肿、降低血压等作用，可影响一些蛋白质和酶的活性，影响生物大分子的空间结构和功能，影响组织器官的功能活动，明显地调整胃肠平滑肌的功能活动。将磁片作用于神阙穴，有温阳固脱、健运脾胃之功。

（4）丁香、吴茱萸各 30g，肉桂、细辛、木香各 10g，白术、五倍子、朱砂各 20g，共研细末，每次取 5～10g，以酒或生姜汁调成糊状敷脐。

（5）槟榔 2 份、良姜 1 份，敷脐。

（6）炒神曲、炒麦芽、焦山楂、炒莱菔子、炒鸡内金共研细末，用白酒调和成糊状，敷于脐部，每日 1 次。

（7）用苍术 10g，焦三仙各 6g，鸡内金 3g 共为末，每次取药 2～3g，薄药棉包裹，敷脐，隔日换药 1 次，5 次为 1 疗程。

（8）苍术、干姜、莱菔子各 10g，肉桂 5g 研末，醋调成糊状，敷脐，每天换药 1 次，10 日为 1 疗程，连用 2 疗程。

（9）穿山甲、鳖甲、鸡内金、使君子、槟榔、麝香、红榆虫、枳壳、甘草。穿山甲、内金、鳖甲砂炒醋炙，使君子、槟榔寮香、红榆虫瓦上焙干，诸药掺均，加麝香过箩，箆麻油少许，调成黄豆大药丸，重 2.5g，敷脐，3d 换 1 次，2 次为 1 疗程。

（10）苍术 100g，厚朴 30g，藿香 50g，鹅不食草 50g，研末过筛（80 目），每份 5g 敷脐，每日 1 次，7 天为 1 疗程。

（11）穿山甲 50g，生鳖甲 100g，龟板 100g，使君子 30g，太子参 60g，炒白术 100g，粗石斛 80g，胡黄连 30g，春砂仁 30g，白蔻仁 30g，姜半夏 80g，广陈皮 100g，鸡内金 100g，焦山楂 100g，炒枳壳 120g，藿香 80g，草蔻 30g，炒麦芽 100g，焦槟榔 20g，云茯苓 100g，广木香 30g，净连翘 60g，冰片 30g。上药共研极细末，密封，用时取适量装入脐疗肚兜中，让患儿昼夜佩戴，使红芯对准神阙穴，每晚可用热水装置于药芯上加温，以增强疗效。5 日为 1 疗程。痊愈后间断佩戴，以资巩固。

（12）生杏仁（去皮）、栀子、小红枣，按药量阴七阳八（即女子七粒，男子八粒）研膏贴脐，24 小时更换 1 次。

（13）从瘀论治，用乳香、山楂、生大黄、鸡内金、桃仁各 10g，研末，水调敷脐，晚上7~8时敷，次晨6~7时取下，连敷 3 夜为 1 疗程。

（14）犬黄、槟榔、白蔻仁、麦芽、神曲、山楂、高良姜、陈皮研末过筛（120 目），用凡士林调成膏状，敷脐，每天 1 次，每次 8~12 小时，10 天为 1 疗程。

（15）滑石、白胡椒、内金按 2：2：1 研细末，5g 填脐，以 6cm×6cm 麝香虎骨膏外贴，2 日 1 次。

（16）枳实、白术、砂仁等分研末用茶水调成丸敷脐，下午 3 时~5 时敷，连敷 3 日，多 1 次即效。

（17）广木香、砂仁、莱菔子、神曲、枳实各等量研细末混匀，用玻璃器皿装好备用。用时取 5g 左右药末，用醋调成糊状外敷于神阙穴，用薄纱纸覆盖，医用胶布固定。每天更换 1 次，连敷 5 次为一疗程。

（18）玄明粉 6g，丁香 3g，山楂 30g，鸡内金、桃仁、砂仁、莱菔子、木香各 10g，中药粉 3g 用米醋调成丸状敷神阙穴，胶布块固定 24h，休息 24h，10 次为 1 个疗程。

（19）党参、苍术、砂仁、甘松、藿香各等份共研细末过筛，装瓶中密封备用。每晚睡前先将脐部用温水洗净，擦干，然后取药粉 10g，用适量陈醋调匀，稍等片刻，待呈褐色膏状时，塞入脐部，用胶布固定，次晨取下，每日 1 次，10 天为 1 个疗程。

（20）党参、白术、鸡内金、炒山楂、炒麦芽、炒神曲、木香、肉桂、淮山药等量为末，睡前用温开水调成糊状敷于神阙穴，

2 天后取下，间隔 2 天再敷，连续贴敷 5 次为一个疗程。

2. 多穴位敷贴

（1）六神丸：四粒于申时（15 时～17 时）分别压贴于肺俞、脾俞二穴，后用麝香追风膏剪成 1cm×1cm 大小四块固定于穴位上。

（2）党参、白术、山药、炒神曲、炒麦芽、焦山楂、萝卜子、鸡内金、陈皮、木香低温烘干，紫外线消毒 30 分钟。每次取药 3g，加 3：7 的甘油，醋混合液 5ml～7ml，调成膏状，取中脘、神阙穴，隔日交替贴敷。

（3）藿香、吴茱萸、山药、车前子各 10g，木香、丁香各 5g 研末，以温水调成膏状，做成三角形药饼，三角分别敷贴在神阙、天枢、气海穴上，每晚睡时敷贴，次晨取下，每个药饼可连敷 3 夜 1 疗程。

（4）用牙皂 30g，砂仁、云苓、焦三仙、肉豆蔻各 12g，人参、白术各 10g，厚朴 9g，木香 6g，冰片 2g，麝香 0.4g，共为末以凡士林调成泥膏状，外敷中脘、气海穴，3d 换 1 次，3 次为 1 疗程。

（5）用阿魏 10g，樟脑 30g，益智仁 60g，丁香 15g，儿茶 15g，火硝 50g，陈醋 1000ml，红糖 400g，阿胶 300g，制膏外敷中脘、神阙。

（6）党参、白术、茯苓、吴茱萸、炒麦芽、神曲、苍术各 10g，丁香、肉桂各 8g，砂仁、炒莱菔子各 15g。将上述药物混合研磨成粉，每次取 15～20g，用米醋和少许凡士林调成不干不湿的药泥，敷贴在神阙、中脘、脾俞、胃俞等穴位上，并用医用胶贴固定，4～6h 后取下。每天换药 1 次。

（7）胡黄连 3g，三棱、莪术各 6g，陈皮、枳壳各 3g，谷芽 9g。将药物研粉，每晚取 10g，加醋几滴润湿，敷贴于神阙穴及命门穴，晨起除之。连续 4 周为 1 疗程。

（8）附子 30g，桂枝 30g，苍术 30g，干姜 15g，白芥子 20g，共研细末，黄酒调敷备用。取穴中脘、足三里、胃俞、天枢、阳陵泉、脾俞；除中脘外，上述穴位左右两侧穴每日交替使用，中脘可酌情每日或隔日使用。治疗时于睡前取 1~2g 贴敷选定的穴位，外用胶布固定。每次贴敷 1~4h。以贴至局部皮肤发痒、发红但不起泡为度。每日 1 次，10 次为 1 个疗程。

（9）湿热型取太乙壮身膏（芦荟、皂角、桃仁、红花、杏仁、草决明、白胡椒、山桅子、使君子、冰片等）3~5g，以胶布贴于内关、足三里、太溪穴等穴；虚寒型则以子午效灵膏（草乌、山桅子、皂角、白芥子、细辛、桃仁、芦荟、使君子、白芷、杏仁、草决明、冰片、姜汁）同量贴于上穴及身柱、心俞、肺俞、天突、膻中等或敷于中脘、关元、中枢、脾俞等穴，每取 4 穴~6 穴贴24h~48h，3 次为 1 疗程，效果欠佳者 1 周后再贴。

### 六、药熨法

肉桂、附子、细辛、川芎、半夏、生姜各等分，切片入醋浸泡 1 周，煎煮后滤去药渣，药液瓶贮备用。同时，先将药液装入小塑料滴管器，浸入开水将药液温热，将直径 2~3cm、厚 1cm 的棉球置于囟门上，将药液加温后，挤滴在棉球上，热熨囟门处，棉球凉后，再用热水瓶将其温热，再将温热的药液挤滴在棉饼上，冷后可用装热水的小盐水瓶热熨药棉。每次熨 30min，每天 3~4 次，20d 为 1 个疗程。

神曲 50g，苍术、枳壳各 20g，石菖蒲 10g，上药粉碎与麦皮 100g 混合，置铁锅内加温炒至手心感觉温热，但不烫皮肤为度，加醋炒热，随加米醋 10ml，拌匀后趁热起锅，装入棉布口袋（约12cm×12cm）内，将袋口折迭后平放于中脘穴上热熨约 20min 左右，若温度保持过短可重新加温再敷。每日早晚各 1 次，2d 就可收效，亦可连用 3~5d。

### 七、药物佩戴疗法

1. 高良姜、青皮、陈皮、荜茇、苍术、薄荷、蜀椒各等量，共研细末，做成香袋，佩戴于胸前。

2. 用砂仁、草蔻仁各 3g，山奈、甘松各 15g，藿香、苍术各

10g，冰片5g，研末加入冰片研匀，装入布袋制成香袋，日间佩戴于胸前，夜间放在枕边，15~30日换药1次。

3. 高良姜、青陈皮、广木香、荜茇、荜澄茄、苍术、薄荷、蜀椒等制成香袋佩戴，每10日换1次，或1月内不换，仅用1个。

4. 穿山甲、生鳖甲、龟板、使君子、太子参、白术、石斛、胡黄连、砂仁、白蔻仁、半夏、陈皮、鸡内金、藿香、草豆蔻、槟榔、木香、云苓、连翘、冰片等制成肚兜。

5. 黄芪、炒白术、焦山楂、炒鸡内金、芒硝各10g，陈皮、木香、砂仁各6g，共为细末，制成肚袋，戴于腹部，半月或1月换药1次。

## 八、其他外治疗法

1. 用刺蒺藜煎汤温洗双下肢膝以下部位，并不断搓揉足底、足背及腓肠肌。

2. 用麦芽、玉竹、沙参、川楝子、石斛、白芍、佛手、乌梅、胡黄连等制成药枕，药物籍头部自然重压及体温作用，效成分缓慢释放，通过渗透、呼吸等方式进入经络血脉，输布全身。

3. 用氦氖激光穴位照射中脘、下脘、足三里。激光可激发经络之气，使脏腑肌体得以振奋，促进脾胃对营养物质的消化吸收，使脾胃运化功能得到调整。

4. 用山药、白术、焦山楂、桂枝、丁香、白芍、木香外敷腹部配合红外线照射。红外线照射可加速局部血液循环，增加药物势能，改善约物渗入皮下的屏障，加速肠蠕动功能，药疗和热疗相结合，相得益彰。

5. 经皮给药法，集药疗、电疗、灸疗、磁疗、热疗于一体，无痛苦、起效快、药效持久、药效强，无副作用。将厌食贴片（随机器购药）2片去掉保护纸，把贴片中间金属部分对准电极黑色部分粘好，然后分别贴于腹通谷及幽门穴位上，胶布固定。用经皮治疗仪，治疗时间为30分钟，强度6级，温度38℃（有时根据患儿年龄和耐受力适当调高，强度8级，温度40℃），每日1次，治疗 7 天。

6. 督脉、大椎、脾俞、胃俞、肾俞次声治疗仪，或足三里、中脘经络导平仪治疗小儿厌食症。

## 第六节　现代医学和前沿治疗

### 一、西医治疗

国外对本病的治疗多以合理喂养和心理引导为主，国内有多种方法。

（一）合理喂养与心理引导　包括调整饮食结构、纠正不良饮食习惯、创造良好进食环境等。如纠正家长饮食结构上的错误观念和担心子女食量不足的心理状态，即并非高蛋白、高脂肪食品的比例大就对儿童有益，食物不宜过于精细，增加碳水化合物和粗纤维食物比例；少吃甚至不吃零食，培养儿童有规律地定时定量进食的良好习惯；为儿童进食创造良好的心理环境，不强迫进食，避免儿童产生拒绝进食的逆反心理。

（二）对症治疗　西医多用锌制剂和促进胃肠动力药如吗丁啉、西沙必利；多酶片、胃蛋白酶合剂则含有消化食物所必须的多种消化酶；复合维生素 B 有促进新陈代谢作用。锌与体内 50 余种酶的合成，促进人体生长发育，并能使味蕾细胞迅速再生，改善味蕾的敏锐性，从而提高消化功能增进食欲。

1. 胃肠动力药

吗叮啉（多潘立酮）：每次（0.3 ~ 0.4）mg/kg，每日 3 ~ 4次，饭前 15 ~ 30 分钟口服。最大量不超过 10mg/次。为胃肠动力药，能增强食管下段/部括约肌张力和胃肠道蠕动，促进胃排空，消除食滞，并能改善胃窦及十二指肠的协调性，能协调胃（窦）与十二指肠的运动/收缩，松弛幽门，防止/减少胃 - 食管返流，使患儿产生饥饿感，增强食欲，改善消化功能。是作用较强的多巴胺受体拮抗剂，具有外周阻滞作用，使幽门舒张期直径增大，加快胃排空速率，改善胃动力障碍，增加下食道括约肌的压力，但不会影响胃运动和分泌功能。为外周多巴胺受体阻滞剂，直接作用于胃肠壁，抑制胃容纳舒张，从而缓解消化不良症状。并能有效的防止胆汁反流，并且不影响胃液分泌。其作用是拮抗多巴胺受体，使胃肠道上部的蠕动和张力恢复正常，促进胃部向下方排空，增大胃窦和十二指肠运动，并协调幽门的收缩。能以适当的速度和方向推送胃肠内容物向下走，增强食道的蠕动和食道下部括约肌的张力。

西沙必利（普瑞博思）：0.8mg/（kg·d）分 3 次于饭前 20 分钟口服，10 天 1 疗程。该药可加强并协调胃肠运动，防止食物在胃内的滞留和胃内容物向食管的反流；加强食管蠕动和食管下端括约肌的张力；改善食管的清除率；改善胃和十二指肠的排空；增强胃和十二指肠的收缩性；减少十二指肠内容物向胃内的反流；加强肠的蠕动，促进小肠和结肠的转运功能。是胃动力缺乏、厌食、早饱、饭后饱胀、食量减少、胃胀、过多嗳气、恶心、呕吐等上消化道不适的适用药。但近年来发现其有很多副作用，如药疹、头痛、锥体外系反应、肌阵挛性抽搐、心律失常等，美国 FDA 已禁用，中国提出慎用。

2. 补充微量元素

锌制剂葡萄糖酸锌按锌元素 0.5～1.0mg/（kg·d）计算，每日 3 次。葡萄糖酸锌片，口服，10mg/（kg·d），分 3 次服。葡萄糖酸锌口服液，3 岁以下每次 5ml，3 岁及 3 岁以上每次 10ml，每日 2 次。葡萄糖酸锌颗粒（每包含葡萄糖酸锌 70mg，折合元素锌 10mg），年龄 6 个月～1 岁者半包，1～3 岁者 1 包，3～6 岁者 1 包半，6 岁以上者 2 包，每日 2 次。硫酸锌糖浆，口服，每次 7.5ml，每日 3 次。0.2% 硫酸锌糖浆。每次按体重 2mL/kg，分 3 次服。锌硒宝：3 岁以下 1 片（0.25g），3～6 岁 2 片（0.5g），6～9 岁 3 片（0.75g），每日 3 次。

3. 微生态制剂　微生态制剂可明显改善肠道功能，可增强食欲、缓解便秘。最常应用的益生菌为产生乳酸的细菌，如双歧杆菌和乳酸杆菌，能分泌各种酶，如蛋白溶解酶、α - 淀粉酶等，将不溶性的蛋白、脂肪和糖等营养成分变为可溶性，有利于胃肠道对各种营养物质的消化吸收。乳酸杆菌和嗜酸乳杆菌可以产生抑制革兰阳性和阴性致病菌生长的物质，这些物质与致病菌争夺生长所需的营养物质，竞争性抑制其粘附，故可预防肠道感染的发生，增加营养物质的吸收。双歧杆菌等细菌生长后，能产生乳酸和乙酸，改善肠内环境，促进肠蠕动，减少食物在胃肠道的滞留时间，从而使患儿出现饥饿感，食欲增加，同时改善大便性状，减少便秘的发生。由于肠道 pH 降低，使氧化还原电势下降，有利于铁、钙和维生素的吸收。微生态制剂是调整肠道生态平衡的制剂，补充双歧杆菌、乳酸杆菌等有益菌的数量对增进食欲有效。

枯草杆菌二联活菌颗粒（妈咪爱）：口感好。每次 1g，每日 2次，2 周为 1 个疗程。含有枯草芽孢杆菌和屎肠球菌，可调节人体肠道环境，促进肠道正常菌群的生长繁殖，维持肠道菌群平衡，改善肠道功能，同时有益菌群生长后能产生乳酸和乙酸，改善肠内环境，促进肠蠕动，减少食物在胃肠道的滞留时间，使患儿出现饥饿感，增强食欲。此外，妈咪爱中配伍合理的维生素和微量元素如锌、钙可帮助小儿健康发育，有足量的益生菌能维持肠道健康，保障小儿所需物质的吸收。妈咪爱是乳酸菌肠球菌属类链球菌、枯草杆菌和维生素 C、B1、B2、B6、B12、锌和钙的复方散剂，是小儿专用微生态活菌制剂。是构成小儿肠道正常菌群的主体，构成了天然肠道生物屏障，增强了肠道的免疫功能，抑制肠内有害菌的生长，调整和维持肠道菌群的平衡。本菌在增殖过程中能合成 B 属微生素，并促进其吸收和利用；其产生的蛋白降解酶、消化酶等能促进蛋白质、脂肪的分解，无机盐、乳糖的吸收和利用；其免疫功能可使脾产生的抗体细胞数量上升；其分泌的溶菌素及乳酸杀菌素等能抑制肠道内有害菌的生长。

培菲康三联活菌散剂：是含有双歧杆菌、嗜酸乳杆菌、粪肠球菌的三联活菌制剂，口味佳。口服，1~3 岁，1 包/次，每日 2 次；>3~5 岁，1 包/次，每日 3 次。6 岁以下患儿 1 粒，每日 2 次；6岁以上，2 粒，每日 2 次。能够通过补充双歧杆菌和嗜酸乳肝菌等有益菌，调节肠道微生态，预防肠道感染，提高肠黏膜的免疫防御功能，增加患儿食欲，促进肠道吸收，从而改善患儿的营养状况。是一种微生态制剂，每粒含活菌数不低于 $1.0 \times 10^7$ CFU，通过直接补充大量生理性正常菌，调整肠道菌群紊乱，并能发酵糖类，产生醋酸及乳酸等有机酸，导致肠道 pH 值下降，使肠腔保持酸性的环境，有利于维持正常的肠蠕动，有利于钙、铁和维生素 D 的吸收，且能合成 B 族维生素和生物酶，参与体内糖、脂肪、蛋白质的代谢，从而促进消化功能。直接补充正常生理性细菌，促进肠道正常菌群的建立，维持肠道正常功能，促进肠道内微量元素的吸收，改善消化、吸收功能。正常微生物群对其宿主在生理情况下，能增强宿主的免疫功能，增加营养，帮助消化，拮抗致病菌的入侵。有益的正常菌群不停地发展，与小儿迅速成长的各阶段各方面的需求密切相关，对儿科有其特殊的重要作用。

金双歧（双歧三联活菌片）：特殊口感。口服，每日3次，其中10个月~1岁，1片/次，1~6岁，2片/次，6~9岁，3片/次。疗程1个月。金双歧含有丰富的双歧杆菌活菌，同时含有对人体有益的活性保加利亚乳酸杆菌和嗜热链球菌，后两种为酸奶生产中广泛使用的优良菌株。长双歧杆菌的作用有利于人体：①能发酵糖类，产生的醋酸及乳酸比其它双歧杆菌多，降低肠道 PH 值，有利于二价铁，钙和维生素 D 的吸收，预防营养性缺铁性贫血和佝偻病。②它在肠道所产生的这种酸性环境以及与肠黏膜紧密结合而产生的占位性保护作用可抑制致病菌的繁殖和入侵，减少肠道疾病的发生。③促进肠蠕动，减少食物在胃肠道滞留时间，使患儿出现饥饿感，促进食欲。研究表明，厌食患儿胃电图检查提示有胃动过缓，口服金双歧可使食欲得到改善。④合成多种维生素，特别是 B 族维生素及生物酶，并能分解多种酶，将不溶性的蛋白、脂肪和糖等营养成分变为可溶性，有利于胃肠道对多种营养物的消化吸收，利于小儿生长发育。⑤双歧杆菌于机体肠道定植，相当于自动免疫，能激活肠道免疫细胞，通过提高肠道 IgA 浆细胞的产生能力，以及激活人体吞噬细胞活性，提高人体的免疫力。⑥双歧杆菌的菌体含有远远高于一般细菌的矿物质及元素，有利于人体的利用，如锌，铜，钙，铁等及多种氨基酸。

胃蛋白酶口服液：4mg/kg，每日 3 次，口服。胃蛋白酶片（1：1200U）0.2～0.4g/次，3 次/d，饭前30min 口服，疗程 4 周。

多酶片：口服，<1 岁 1 片/次，1～3 岁 2 片/次，>3 岁 3 片/次，均每日 3 次，治疗 6 周。

复合维生素 B 片：口服每次半粒，每日 3 次；

小施尔康：口服，<2 岁用滴剂 1ml/次，>2 岁用片剂 1 片/次，日 1 次。10d 为 1 个疗程。

赖氨酸肌醇维生素 $B_{12}$ 口服液：为复方制剂，棕色液体，味香甜，每 5mL 含盐酸赖氨酸 300mg，维生素 $B_{12}$ 15μg，肌醇 50mg。婴儿2.5mL/次，儿童 5mL/次，每天 2 次，疗程 4 周。赖氨酸是维持机体氮平衡的必需氨基酸之一，为碱性氨基酸。由于谷物食品中的赖氨酸含量甚低，且在加工过程中易被破坏而缺乏，故称为第一限制性氨基酸。它不但可刺激胃蛋白酶与胃酸的分泌，增进食欲，增强体质，提高抗病能力，对小儿生长发育有明显的影响，促进小儿对微量元素、矿物质更好的吸收，还能提高钙的吸收及其在体内的积累，加速骨骼生长，而且还能增强免疫功能。肌醇能促进肝中脂肪代谢，参与核黄素的合成，是合成脑细胞、神经细胞的成分之一，对儿童脑发育有重要作用。维生素 $B_{12}$ 是体内合成 DNA 重要的辅酶，有预防巨幼细胞性贫血、促进蛋白质合成、增进食欲、改善睡眠等作用。

4. 红霉素：5mg/（kg·d），分 3 次口服，10 天 1 疗程，不宜超过 2 个疗程。红霉素还是一种胃动素拟似剂，能与胃动素受体结合而发挥胃动素的作用，对胃肠道动力的作用具有明显的量效关系，作为抗生素的治疗剂量下，胃和小肠发生不规则的收缩，可出现恶心、呕吐、腹痛、腹泻等常见的胃肠道副作用；亚治疗剂量下（常规治疗剂量的 10%～20%）可诱发胃肠道平滑肌收缩，诱导胃肠移动性运动复合波的出现，提高胃肠道的运动，加快食物排空。

### 二、前沿进展

#### （一）西医方面

在对本病的机制研究，已从局部胃肠道功能状态扩展到中枢神经系统中摄食中枢和饱食中枢对摄食行为的调节方面，并涉及到细胞生化、神经介质、胃肠激素等医学科技前沿领域。

某些内分泌激素不足，尤其是甲状腺激素、血清瘦素、矿物质元素在厌食症发病中的作用，近来倍受关注。甲状腺激素广泛地影响各种物质代谢，甲状腺激素水平下降可降低机体的新陈代谢，造成食欲下降，而影响小儿生长发育。甲状腺激素可促进瘦素分泌，甲状腺功能减低能使血清瘦素水平降低，提示甲状腺激素下降影响瘦素分泌。厌食患儿甲状腺激素 T3、T4 水平明显降低。TSH 正常，说明厌食患儿甲状腺功能正常，食欲下降是由于低甲状腺激素引起，并非由甲状腺机能减退造成。也有认为甲状腺激素水平降低是由血清瘦素水平下降引起，是机体一种保护性反应。厌食症与甲状腺激素 T3、T4 含量呈负相关。甲状腺激素水平降低是厌食症发病的重要因素之一。

下丘脑基底部的一些神经核被看作是调控能量平衡的关键部位，尤其与食欲调节相关的神经区域更引起广泛关注。这些下丘脑区域包括弓状核、腹内侧核、背中核、室旁核、外侧下丘脑、视交叉上核等。其中弓状核、外侧下丘脑是食欲信号合成和释放的区域，室旁核是食欲信号相互作用的区域，而视交叉上核、腹内侧核、背中核是调控食欲信号的区域。弓状核位于下丘脑的基底部，在第三脑室的下壁。它从视交叉的后缘一直延续到乳头体（神经），这个区域在下丘脑能量平衡的整合中起重要作用。

弓状核可合成和释放食欲信号神经肽 Y、强啡肽、阿黑皮素衍生肽、β-内啡肽、促生长激素神经肽、氨基酸、γ-氨基丁酸等；而 α-促黑色素细胞激素，一种从阿黑皮素前体衍生的抗食欲肽，也在弓状核中有表达。弓状核中的这些促食欲和抗食欲神经延伸到下丘脑的不同部位，包括腹内侧核、背中核、穹隆周围下丘脑、室旁核，在这些区域注射上述神经递质也可影响摄食行为。

外侧下丘脑也是一个产生和释放食欲信号的区域，黑色素细胞浓缩激素（MCH）、食欲肽、兴奋性氨基酸、谷氨酸都是从外侧下丘脑产生的。外侧下丘脑受损可导致暂时性的食欲减退、渴感缺乏和体重下降。外侧下丘脑可以抑制高脂饮食条件下的能量摄入。室旁核和穹隆周围下丘脑室旁核在整合自主神经内分泌信息方面是一个重要的神经核，它是食欲信号相互作用的区域。在下丘脑控制食欲中枢中，地位仅次于腹内侧核。向室旁核中显微注射已知促食欲的信号如神经肽 Y、促生长激素神经肽、食欲肽、γ - 氨基丁酸、类罂粟碱、去甲肾上腺素、肾上腺素可刺激摄食，说明室旁核或其附近存在这些信号的受体；而向此区域显微注射抗食欲信号肽如促肾上腺皮质素释放激素、瘦素；可以减弱由于禁食诱导的摄食行为。黑皮质素和神经肽 Y/野鼠相关肽的终端也在这个区域内。研究证明室旁核损伤或慢性抑制室旁核神经可以引起大鼠饮食过量和肥胖。室旁核从大脑的许多区域接受投影，包括弓状核、孤束核等。此外，穹隆周围下丘脑中的食欲循环相当微弱，可能是由于神经肽 Y、去甲肾上腺素从穹隆周围下丘脑到室旁核的强烈扩散的原因。腹内侧核是一个能够限制摄食的饱食中枢，腹内侧核受损可立即导致饮食过量以及体重异常增加，并且持续很长一段时间。此外，腹内侧核与一些下丘脑区域相联系，共同控制摄食行为。腹内侧核可表达神经肽 Y、β - 内啡肽、可卡因和安非他明调节转录因子，这些因子同样也在弓状核中有投射；已经建立腹内侧核到背中核以及室旁核的神经路径，在腹内侧核内部信号的破坏可能扰乱背中核 - 室旁核轴的信息流，使之释放食欲信号，导致不可控制的饮食行为。

背中核是一个能够促进摄食的饥饿中枢，背中核受损能够限制摄食，但要比腹内侧核限制摄食的程度轻得多。神经肽 Y 和瘦素相互作用的区域可能存在于背中核，背中核与腹内侧核之间的神经通路是相互联系的。所有生物的摄食行为模式都是受到高度调控的。进食的动力由食欲或者饥饿感引发，而大多数脊椎动物的食欲和饥饿感都是基于神经基础的，并且有光线激发循环现象，光照能够限制小鼠的摄食，大鼠在无光的条件下能吃掉 85% ~ 90% 的食物。摄食行为在暗像下立即引发，这种暗像明显提供了摄食的"触发器"或者增加了摄食的动力。视交叉上核能控制哺乳动物昼夜节律，视交叉上核个别区域的损坏以及持续光照可以导致食欲调控的丧失。研究发现视交叉上核通过释放抗食欲信号来限制摄食，视交叉上核受损可导致连续摄食，并可以影响血糖浓度。实验显示视交叉上核传出神经终止于腹内侧核、背中核、外侧下丘脑，构成直接的食欲信号网和摄食行为昼夜节律性的沟通线路。

中枢神经系统调控摄食行为的因子大约有 20 多种，外周大约也有 20 多种，中枢神经系统释放的促食欲因子主要有神经肽 Y、野鼠相关肽、食欲肽 A、黑色素细胞浓缩激素、β - 内啡肽、γ - 氨基丁酸、去甲肾上腺素等；抗食欲因子主要有黑色素细胞刺激素、可卡因、饱食因子、促肾上腺皮质素释放激素等。外周促食欲信号只有饥饿素；而外周抗食欲信号主要有瘦素、胰岛素、胆囊收缩素等。

瘦素，作为神经内分泌激素，能够提供调节信号，通过抑制食物摄取、提高代谢率来限制脂肪的储存，在能量平衡中起着重要作用。注射瘦素可以引起雄性大鼠摄食量的显著减少，并降低其体重和附睾脂肪。瘦素还可以抑制饥饿素在胃和弓状核的促食欲效应，饥饿素也可反转瘦素的抗食欲作用，饥饿素在神经肽 Y/野鼠相关肽调控系统中可能具有抵抗瘦素的作用。瘦素作为一种多肽类激素，可作用于下丘脑的摄食中枢，调节机体摄食反馈通路中的传入饱食信号，抑制食物摄取、减少能量摄入、增加能量消耗，调控体内的脂肪组织消长，以保证机体不发生过度肥胖或消瘦，从而在机体摄食和能量代谢方面起非常重要的作用。低水平的瘦素瘦可以促进食欲，减少机体的能量消耗，可恢复脂肪容量，以便保存能量，维持生存，是机体在饥饿、消瘦状态下的一种适应性的保护反应，对机体起着保护性作用。其生理作用是降低食欲、减少能以摄凡增加机体活动、升高体温以及降低体重等，表现出明显的日节律性。瘦素主要是一种抗饥饿激素，在正常生理状态下，瘦素可通过调节食欲和能量代谢以维持体重和能量平衡。瘦素在调节人体体重和能量代谢的过程中，其神经机制主要可由黑皮素4受体系统和神经肽Y递质系统组成，二者分别在高或低瘦素水平时发挥作用。厌食患儿血清瘦素水平明显低于正常，厌食症与血清瘦素中含量呈负相关。研究认为，瘦素是通过作用于下丘脑弓状核和室旁核处的受体而发挥作用。啮齿类瘦素被视为饱觉因子，由于进食而产生的血瘦素水平升高可使动物出现饱觉，以避免出现进食过多。另一方面，禁食时瘦素的产生明显减少。能量处于负平衡时，血瘦素产生减少，食欲不受控制；当能量处于正平衡时，血瘦素产生增加，食欲受限，从而调节体重。瘦素浓度变化与饥饿感、进食欲望、预计进食量明显相关。饥饿感、进食欲望、预计进食量最大限度增加，伴随着瘦素浓度的最大下降。但食欲和瘦素之间的关系不受体重和体脂的影响。

下丘脑主要的食欲调节因子如下：欲促进因子、食欲抑制因子、神经肽Y、黑素细胞凝集素、甘丙肽、增食欲素A和B、去甲肾上腺素、饱食因子、胆囊收缩素、促肾上腺皮质激素释放激素、黑色素细胞刺激素、胰岛素、胰升糖素样肽-1、蛙皮素、尿皮质激素、血清素或5-羟色胺。瘦素调节上述部分或所有因子的活性，从而调节进食和体重。其中神经肽Y，阿黑皮素，饱食因子为瘦素作用的主要中介物。神经肽Y是最重要的调节进食的神经肽，产生于弓状核，是促进食欲因子。中枢注射神经肽Y可引起几乎所有瘦素缺乏的特征，包括多食、褐色脂肪组织产热量减少及高胰岛素血症性胰岛素抵抗，反复注射则引起肥胖。长期应用神经肽Y于正常动物的下丘脑，可多食、肥胖、体温下降、不育和生长激素分泌的抑制。说明神经肽Y与瘦素关系密切，后者可通过前者的中介而作用于能量代谢。下丘脑弓状核分泌神经肽Y，具有刺激食物摄入、增加能量消耗和提高胰岛素水平的作用。瘦素与下丘脑神经肽Y系统存在相互作用关系。研究发现，5-羟色胺与瘦素均通过调节神经肽 Y 活性而产生抑制食欲的作用，但 5 - 羟色胺是短期饱食信号之一，瘦素为长期抑制食欲的激素样因子。增食欲素食欲有关、与瘦素作用相反的增食因子 A 和 B，二者促进食欲的用都低于神经肽 Y。黑色素皮质素受体 MCR - 3 和 MCR - 4 也分布在下丘脑的弓状核。弓状核是瘦素的主要作用部位，也是神经肽 Y 的产生部位，提示刺蛋白与这两种物质可能相关。给小鼠注射黑色素皮质素的拮抗物（类似于刺蛋白）可增加小鼠的摄食量，而脑中注射黑色素皮质素的类似物则抑制进食。饱腹因子主要存在于下丘脑弓状核腹外侧区和正中隆起外侧带，与调节食物摄入的 LP 和神经肽 Y 密切相关。小鼠腹腔内注射重组瘦素后，摄食量明显减少，弓状核饱食因子 mRNA 水平恢复，外侧区饱食因子 mRNA 水平增加。中枢注入神经肽 Y 与饱食因子作用相反，脑室内注射饱食因子可强烈抑制进食，而神经肽 Y 的作用持续时间较饱食因子长。在饥饿和正常大鼠，饱食因子皆可抑制由神经肽 Y 诱导的摄食活动。室旁核可能存在神经肽 Y - 饱食因子联系，在生理性食欲抑制因子中，饱食因子通路可能是最有效的。饱食因子是瘦素控制食物摄入的又一重要途径。

食欲肽产生于外侧下丘脑中，是一种促食欲肽，分为 A 和 B 两型，食欲肽 A 的作用大于食欲肽 B。向脑室内注射或者直接向 LH 中注射食欲肽，都可以增加啮齿类动物的食物摄入，并且有一定的剂量 - 反应关系；相反，食欲肽受体阻抗剂可抑制禁食后大鼠的摄食。此外，禁食后的大鼠食欲肽 mRNA 表达上调，说明在饥饿的状态下食欲肽神经变得活跃。食欲肽的促食欲效应没有神经肽 Y 强，用神经肽 Y 拮抗物进行预处理可显著降低外源性注射食欲肽的诱食反应，说明神经肽 Y 神经位于食欲调节机制的下游区。食欲肽的兴奋作用可以增加神经肽 Y 的释放，增强摄食行为。说明食欲肽前体 mRNA 和食欲肽受体 2mRNA 的下降与瘦素抑制摄食的作用相关。食欲肽与血糖、甘油三酯密切相关。食欲肽不仅可以抑制肠内糖的吸收，还可以影响胃排空时间。

饥饿素是具有多种生理功能的脑 - 肠肽，其中一个重要功能就是参与能量代谢的调节，具有促进食欲的作用。脑室内注射饥饿素导致神经肽 Y 和野鼠相关肽 mRNA 表达增加，但其促食欲功能也可被神经肽 Y 受体阻抗剂所阻断。这些结果提示饥饿素通过刺激神经肽 Y、野鼠相关肽神经的活性来刺激进食，并且可以提高神经肽 Y、野鼠相关肽的分泌量。外周相反的两个信号饥饿素、瘦素汇集到弓状核，饥饿素刺激促食欲信号神经肽 Y 通路，抑制抗食欲信号阿黑皮素通路，瘦素正好相反。向大鼠脑室内注射饥饿素，发现食欲肽敲除大鼠由饥饿素诱导的摄食发生衰减；且发现注射饥饿素产生的 Fos 表达存在于食欲肽神经中，从而证明了饥饿素和食欲肽的联合作用。

　　食欲是周围与中枢神经系统之间一系列相互作用产生的复杂现象。当一定量的食物被消化吸收之后，血糖升高，饥饿感受抑制，进食停止，即饱感出现；营养成分再次被机体利用，血糖降低，又产生饥饿感，形成饥饿－进食－饱感的循环。在这一过程中，摄食行为在很大程度上由味觉、嗅觉、视觉等引导，尤其是味觉，神经系统对摄食的调控受制于其对味觉传入信息的敏感性。味觉的一级神经元为味蕾，分布于舌味蕾的面神经和舌咽神经及分布于软腭、会厌部味蕾的迷走神经将味觉刺激信息传递至孤束核，由延髓孤束核发出的第二级味觉神经元的上行轴突，集中投射至脑桥臂旁核的中央内侧亚核及腹外侧亚核，PBN 内第三级味觉神经元的上行轴突，平行、双侧投射至丘脑－皮质轴及腹侧前脑的杏仁核等与动机、情感及摄食有关的结构，并接受丘脑－皮质系统及杏仁核等前脑结构的投射纤维。脑桥臂旁核是非灵长类哺乳动物味觉传入径路中的重要驿站，在摄食机制中具有重要作用。电解损毁双侧脑桥臂旁核，大鼠摄食量显著增加；电解损毁或化学损毁脑桥臂旁核，可部分甚至完全阻断味觉指导下的条件性厌味。杏仁复合体与皮层不同感觉区、下丘脑、背侧丘脑及脑干等有广泛的联系，在协调、整合各种感觉刺激、情绪、动机中占据重要地位。分别损毁脑桥臂旁核、内侧丘脑、杏仁复合体等脑内结构，可严重阻遏大鼠条件性厌味的建立，推测脑桥臂旁核经丘脑至杏仁复合体的通路，可能为条件性厌味形成的神经元基础。杏仁复合体谷氨酸能活性与条件性厌味有一定的神经化学联系，可能是条件性厌味形成的原因。

（二）中医方面

1. 运脾法治疗厌食症的作用机制研究

促进消化吸收：脾运失健所致的小儿厌食、疳证、泄泻、贫血等病症都存在不同程度的消化吸收功能障碍。运脾方药能够提高患儿尿——木糖排泄率，促进模型大鼠胃泌素的分泌，调节家兔异常肠蠕动，增进家兔离体十二指肠对氨基酸和葡萄糖的吸收，对实验大鼠可在不影响胃液分泌量的情况下增强胃蛋白酶活性，提高模型小鼠血清胃泌素水平并使之恢复正常。说明运脾方药能调整患儿低下的消化道功能，促进机体对营养物质的吸收和利用。

修复勃膜损伤：运脾法具有细胞保护、修复小肠瓤膜损伤的作用，且可显著提高儿童血红蛋白含量，其机理与改善小肠黏膜结构有关。

中枢调节机制：运脾法改善食欲、增进摄食的疗效是通过影响脑肠肤分泌和调整食欲中枢电活动取得的，并通过实验研究证实运脾法促进模型大鼠摄食的中枢机制主要表现在两个方面调节中枢和外周脑肠肤的合成和分泌，通过增加脑内和外周促食欲肤类—内啡肤的浓度，降低减食欲肤类—的浓度，使模型动物摄食量增加调节下丘脑摄食中枢和饱中枢神经元放电频率，通过刺激摄食中枢，抑制饱中枢，使摄食中枢电活动增强而促进动物摄食。

提高免疫功能：脾虚厌食症患儿 CD3、CD4、CD4/CD8 比值明显降低。一般认为，辅助细胞和抑制细胞是免疫调节中心枢纽，两者失调会导致免疫功能的紊乱，而给予扶正健脾治疗后，CD3、CD4、CD4/CD8 比值上升，调节了免疫紊乱，可提高免疫功能。

补充营养物质：通过运脾方药治疗，能增进食欲，提高食量，促进机体对各种营养物质的吸收和利用，提高患儿头发的锌、铁、铜、锰等多种微量元素含量，对小鼠血浆锌及红细胞锌的含量也有明显的提高作用。

2. 其他　增食灵颗粒（苍术、乌梅、鸡内金、茯苓、槟榔、胡黄连、炙甘草）可提高小鼠血清瘦素水平，促进摄食的机理与其对瘦素的良性调节作用有关。捏脊治疗可对中枢和外周血CCK-8 和 β-EP 含量的不同程度的调节，可调节中枢及外周 CCK-8 的分泌与释放等。

# 第七章　预防与康复

食物是生物生存的能源，摄食是生物生存的本能，厌食治疗固然重要，其预防与调护也不容忽视。

## 一、科学正确的喂养方法，良好的饮食习惯，饮食调理是防治厌食的关键

脾胃之病三分治七分养，万全及《推拿秘书·察儿病症秘旨》强调"调理脾胃者，医中之王道也；节戒饮食者，却病之良方也"，《幼科发挥·调理脾胃》曰："人以脾胃为本，所当调理。小儿脾常不足，尤不可不调理也。调理之法，不专在医，唯调乳母，节饮食，慎医药，使脾胃无伤，则根本常固矣。"《医宗金鉴·幼科心法要诀·乳滞》说："夫乳与食，小儿资以养生者也，胃主受纳，脾主运化，乳贵有时，食贵有节，可免积滞之患"。

### （一）饮食动机

动物觅食的动机是饥饿，其捕捉猎物的速度和效率与饥饿程度呈正相关。很多捕食动物都喜欢捕食某一特定的猎物，但也会饥不择食。饥饿也是人类的饮食摄食动机。位于下丘脑腹内侧的"饱食中枢"和位于下丘脑外侧的"饥饿中枢"分别调控着人类的饮食行为，现代饮食中高糖、高蛋白、高脂肪、高热量的食物使胃难于排空，引起反射性的饱胀感，也会兴奋饱食中枢，从而抑制食欲，抑制摄食行为。因此，小儿的食物中应避免过多的高营养素成

份，少食或避免肥甘厚味之品，少吃油炸食品及辛辣、生冷坚硬及不易消化之物，减少荤食、甜食如饮料、冰点、巧克力等的比例，根据不同年龄给予富含营养、易于消化、品种多样的食品，在适应消化功能的前提下，吃足、吃杂、吃全，以补充营养。注意平衡膳食，荤素搭配，多进食蔬菜、水果及粗粮为主料的清淡菜品。控制减少零食的摄入，不能以牛奶、酸奶、饼干之类替代正餐食品。"要使小儿安，三分饥与寒"，"饥饿疗法"就是让孩子明白如果吃饭时无理由地不吃或不好好吃，只能等到下一顿时才有东西吃，且在两餐之间不准自取任何食物，乍听似乎很残酷，却比任何药物都有效，也有助孩子的正常心理发育。

### （二）饮食习惯

培养孩子爱吃各种食物的习惯，纠正偏食、挑食习惯。

### （三）喂养方式

婴儿时期提倡母乳喂养，喂养小儿要按其个体需要定时、定量、定质。4个月起应逐步添加辅食，原则为先稀后干，先素后荤，先少后多。

### （四）饮食禁忌

饮食定时定量，切忌暴饮暴食。定地方，只能在就餐区域吃饭，不能端着碗跑来跑去，边吃边玩。定时间，按顿数，规定用餐的起止时间。定规矩，如果屡屡犯规，就会受到惩罚，如不准看电视、不准玩玩具、不准出去玩耍等。

### （五）食物种类

食物品种多样化，讲究色香味，以促进食欲。

1. 食品不要千篇一律，经常变换食物花样，一周内的食谱尽量不要重复，让孩子对食物保持新鲜感，可诱发强烈的食欲感。不想吃米饭，可以换换口味，如换吃面条或饺子。同一种食物，采用不同的烹调方法，如将鸡蛋改做成蛋糕；不吃素菜，可以把菜包在春卷、饺子等食物中。忌剩饭剩菜。

2. 利用孩子好奇心强的特点，把食物从外形到口感尽量做得与众不同。如为了多吃些粗粮，在玉米面里加入牛奶、白糖、桂花等，蒸成特别小的窝头。食品的形状变些花样，把胡萝卜、菠菜、紫甘蓝等蔬菜分别榨成汁，用汁和面，做成彩色的水饺；胡萝卜切成各种形状，点心可做成狗、猫或大象等动物形状，颇具吸引力，孩子觉得有趣从而胃口就好些。

3. 年龄小的孩子多半不喜欢粘稠的如芝麻糊之类的食物，尤其是从一两岁到进入幼儿园这个年龄段的孩子较为明显，他们比较喜欢脆脆的、咀嚼时会出声的食物。

4. 食物中不要加太多刺激性的调味品，如葱、蒜、辣椒等。食物不要切得太大，以免孩子一看到就有吃不下的感觉。

5. 食物的分量不要太大，而且要在孩子真正饿的时候再给他吃。

## 二、让孩子参与食物的摄取、处理等过程

### （一）摄取食物

摄食是动物的本能，但也需要后天的学习过程。家猫抓到田鼠后，如果自己吃，就会即刻杀死田鼠；如果给幼仔吃，就会把活鼠叼到幼仔面前当场释放，让幼仔反复学习捕鼠技能。人类的摄食技术也是从前辈中学习获得，哪些食物能吃或不能吃也是上一代传给下一代。父母的饮食习惯会直接影响到子女的饮食行为，如果家长挑食或偏食，孩子也会模仿、学习。进餐时，家长要对食物表现出极大的兴趣，吃得津津有味，以感染孩子。

用手抓饭能增进食欲。小儿吃饭时往往喜欢用手抓，许多家长都会竭力纠正这"没规矩不卫生"的动作。让孩子用手抓食物吃，有利于以后形成良好的进食习惯。学"吃饭"实质上也是一种兴趣的培养，这和看书、玩耍没有什么两样。起初，他们往往都喜欢

用手来抓食物，通过抚触、接触等初步熟悉食物。用手抓，可以掌握食物的形状和特性。从科学角度而言，根本没有孩子不喜欢吃的食物，只是在于接触次数的频繁与否。只有这样反复的"亲手"接触，他们对食物才会越来越熟悉，将来就不太可能挑食。8 个月的宝宝已经会自己用手抓食物吃了，家长可将小块的鸡肉、香蕉、蛋黄、面包等放到旁边，让他自己抓着吃。但应防止食物卡在喉咙里，避免让他抓到圆而硬的食品如爆米花、花生粒、糖块、葡萄或葡萄干等。到 18 个月左右再逐步教宝宝用餐具吃饭。

### （二）处理食物

从动物的觅食到人类的饮食这是一个进化过程，同时也隐藏着一种退化。动物的觅食行为包括搜寻、捕捉、处理和摄取等过程，例如狮子要吃肉，先要到草丛中寻找斑马等食草动物，等待时机追捕一匹弱小的斑马，再与同伴嘶咬、处死猎物，最后分食一部分马肉。现代社会的人类可以集约化生产植物食物或动物食物，不必担心吃什么、到什么地方搜寻、捕捉猎物等问题。现代人的饮食行为仅存处理和摄取过程，即做饭和吃饭，小儿则只有一个摄取行为。因此，饮食行为的简单化（退化）是小儿厌食症的原因之一。应使小儿的饮食行为再"复杂化"，让孩子参与食物的处理过程。学龄儿童可帮家长摘菜、洗蔬果，亲手炒菜、炸鸡蛋，做米饭、烙饼等等；学前儿童可以吃自助餐的形式，自由取食用餐，这样可增加孩子的食欲。小儿喜欢吃烤肉串、涮火锅等的原因就在于参与了食物的处理过程。不必让孩子参与杀鱼、宰鸡等处理"活食"的活动，以免引起恐怖症状。切忌坐享其成。

### （三）竞争食物

自然界中两个物种所吃的食物可能相同或相近，这将产生食物竞争。其结果常引起物种的生态趋异，即一个物种占竞争优势，并将另一个物种排除掉。同一物种的个体之间也存在着食物竞争，尽管有些野生动物是集体狩猎，但在分食时还是争抢激烈。现代人类对食物的竞争正逐渐弱化，独生子女在家庭饮食中处于供奉的"皇帝"地位。人类食物竞争的减弱是厌食的病因之一。只有竞争食物，才能刺激食欲。在家庭生活中，父母双方应与孩子共同分享食物，或将食物分给小伙伴、表兄妹等共同饮食。在学校、幼儿园的集体生活中，孩子常愿意吃饭就是这个道理。

### 三、出现食欲不振症状时，要及时查明原因，采取针对性治疗措施

对病后胃气刚刚恢复者，要逐步增加饮食，切勿暴饮暴食。小儿感冒、发热、吐泻及患各种传染病时更不能过早、过多进食，尤其是脂肪、蛋白、糖类食物，要逐渐增加。这也是避免造成厌食的重要方面之一。

### 四、遵照"胃以喜为补"的原则

先从小儿喜欢的食物着手，来诱导开胃，暂时不考虑营养价值，待其食欲增进后，再按营养的需要供给食物。

### 五、注意精神调护

保持良好情绪，注意摄食就餐环境。重视非药物治疗即情志的调节，改变教育方法，教育孩子要循循善诱。

饮食环境不佳是厌食的病因之一。每一个物种都是食物链中的一环。"螳螂扑蝉，黄雀在后"的现象，反映了不同物种摄食环境的风险。有些动物靠隐蔽求得生存，一旦暴露就会遭到捕食；有些动物靠运动获得生存，快速奔跑可逃避被捕食。因此，任何动物在觅食时都会注意环境的安全。与低等动物不同，现代人类饮食时，已不必顾及摄食环境的安全问题，但却忽略了环境对饮食的影响。营造良好的就餐氛围。良好的环境能调节人的情绪，愉快的心境能增进人的食欲。吵杂的环境则使人心情烦躁，食欲减退。有些家长

在就餐时常说些工作或生活中的烦心事，这种不愉快的情绪也会传染给孩子，必然影响食欲。就餐时尽量说一些让人高兴的事，情绪高了，胃口也随之变好。

不要轻易打骂，多陪小孩玩耍，要善于跟患儿心理沟通，尽量让其心情舒畅，能达到事半功倍的治疗效果。如进食时受到家长的训斥、唠叨、打骂等，大脑皮层就会抑制摄食中枢的兴奋。小儿吃饭时，边玩、边听故事、边看电视也会分散注意力，减弱食欲。环境宜安静、清洁、通风良好、光线充足，在轻松、愉快的环境中吃饭才会吃得舒服，吃得香。

避免各种精神刺激如父母吵嘴、打架、训斥打骂孩子等，造成各种惊吓；变换生活环境要逐步适应，防止惊恐恼怒损伤。使孩子在生长发育过程中，神智精神都得以正常发展。部分学龄儿童，往往对事物尚不能全面分析，某些偏激的理论如女孩子发胖不美会造成儿童"神经性厌食症"，给治疗增加困难。

要使孩子感到用餐是一种享受与快乐。切莫强迫进食，孩子并没有我们想象得能吃，且有逆反心理，越强迫越反抗，一味地强迫进食甚至往孩子口中硬塞食物的做法，反而会使孩子产生抵制心理，对吃饭产生厌烦情绪，会产生"吃饭等于受罪"的负性刺激，易形成条件反射性拒食。观察发现，无论进食状况多差的孩子，仍然保持了进食量与身体需要量之间的平衡。奥妙在于：自我保护是人类的本能。婴儿 6 个月时心理发育已进入分离和个体化时期，自立感增强，随着语言和运动的进一步发育，孩子自立感和自动性加强，到 1 岁时心理行为更趋完善，尤其是心理上逐渐向个体化发展，饮食行为有自己的主见，此时很容易在行为上与家长强加控制产生冲突。如处理不当，强迫手段就会干扰小儿心理自主感和个体化发展，进一步导致心理障碍，出现各种饮食问题，也可成为长大后一些精神疾病和心理疾病的根源。

### 六、注意餐具的变化

用惯了碗时可以改用碟子，或围上一条可爱的餐巾，食物摆放的样式也可以随时变换。

### 七、注意生活起居，顺应正常生活规律

按时睡觉，保证睡眠，适量运动，使之不过累，不过度兴奋。充足的睡眠和适量的运动对于增进食欲大有裨益。鼓励白天多做运动，多到户外活动，参加各种游戏，适量的运动不仅可以消耗体内大量的能量，还可以减少吃零食的机会，能刺激孩子的食欲。忌太疲乏。

### 八、防治铅中毒

勤洗手，特别是饭前洗手，一次洗手可以消除手上 90% ~ 95% 的铅污染，避免经消化道摄入体内。清洗用具，幼儿园的玩具、彩色油漆积木、桌椅、儿童床的油漆中均含有铅，凡小儿可以放入口中的玩具、文具或易舔触的家具均应定期擦洗去除铅尘。小儿尽量少去马路边玩耍和长期停留，避免吸入汽车尾气、铅。少吃含铅食品如松花蛋、爆米花等，多吃含钙食品如牛奶、乳制品、豆制品等，多吃含铁食品如蛋、肉、血、肝、黑木耳和含锌食品如肉、海产品。不要不吃早饭，空腹时肠道铅吸收率倍增。

### 九、根据体质用药膳或食疗调理

据不同证型辅以相应的膳食。药膳结合，相得益彰。

香辣品有开胃效果，咖啡粉、生姜、芥末等香辣品以及大蒜、洋葱、韭菜等蔬菜，只要巧妙配合，就会产生特殊的唤起食欲的风味。醋、柠檬、抽子等酸味品可使胃液分泌旺盛，提高食欲，若制成有天然酸味的食前酒，效果更好，因为低浓度的乙醇也有增进食欲的作用。

（一）脾胃不和者：可以多吃些消食化积的山楂、白萝卜等。或者煮粥时放点山楂、鸡内金、橘子皮，有健脾助消化作用。天热最好吃些清淡的食物，如加醋和蒜的凉拌面条、凉拌菜、凉粉、绿豆稀饭等。出汗多时多喝绿豆汤、凉开水等，多吃西瓜。不要大量喝冷饮，冷饮进入消化道会严重影响消化液的分泌和胃肠功能。症状严重时，可用藿香 9g，半夏 6g，甘草 6g，陈皮 6g，大枣 3 枚熬水喝，每日 1 服，连喝 3 天。

1. 三仙饮：炒麦芽、炒谷芽、焦山楂各 10g，加水一大碗，浸泡半小时后煎 20 分钟，取汁加少许白糖，味酸甜美。

2. 扁豆花汤：扁豆花 5 朵，扁豆 10g，食盐适量。将扁豆加清水适量煮熟后，下扁豆花及食盐，再煮一、二沸即成，每日 1 剂饮服。可健脾利湿和胃。

3. 山楂饼：山楂 10g，内金 5g，山药粉、麦面粉各 50g。将山楂、内金饼研为细末，与面粉等加清水适量作为面团，捏成饼，放油锅中煎至二面金黄时即成，每日 1~2 剂，或将山楂、内金水煎取汁与山药粉、面粉和匀如法作饼服食。可健脾消食。

4. 萝卜饼：白萝卜 250g，猪瘦肉 100g，山药粉、麦面粉各等量，调料适量。将萝卜洗净，切丝，炒至五成熟，与猪肉同剁细，加葱、姜、椒、盐等拌匀，面粉加清水适量作成面团，压为面皮，以萝卜肉馅为心，面皮为皮，做成夹心小饼，置油锅中烙熟服食，每日 1~2 次，空腹食用。可健脾消食，和胃化痰。

5. 山药枣豆糕：鲜山药 200g，鲜扁豆 50g，红枣 500g，陈皮丝 10g，面粉 100g，食盐适量。将鲜山药去皮，与鲜扁豆同剁烂，而后与红枣肉、陈皮、面粉混匀，加食盐适量调味，如法作糕上笼蒸熟，作早餐服食，每次 50~100g。可健脾开胃。

6. 生姜党参山药膏：生姜、党参、山药各 250g，蜂蜜适量。将生姜捣烂取汁，党参、山药共研细末，与蜂蜜拌匀，文火煎煮成膏，候温装瓶，每次 1 汤匙，每日 2~3 次，温开水冲饮或调入稀粥中服食。可健脾益气，开胃消食。

7. 健脾消食蛋羹：山药、茯苓、炒麦芽、炒谷芽、山楂、六曲、鸡内金各10g，莲米15g，共研细末，每取5g，加鸡蛋1个调匀，食盐调味，蒸熟服食，日1剂。可健脾开胃消食。

8. 参术健脾糕：党参90g，白术60g，茯苓、扁豆、苡仁、山药、芡实、莲米各180g，陈皮45g，焦楂、内金各10g，糯米粉、米粉各1500g，白糖500g。将诸药共研细末，与米粉、白糖和匀，如法蒸糕或烙饼服食，空腹食用，每日3次，每次30~50g，连续7~10天。可健脾益气，运中消食。

9. 生姜鲫鱼：生姜30g，陈皮、山药各10g，小茴、胡椒各3g，鲫鱼1条，调料适量。将鲫鱼去鳞杂，纳诸药于鱼腹中，置锅内，加清水适量。文火炖熟后，食盐、葱花、味精等调味，饮汤食鱼，每日1剂。可健脾开胃。

（二）脾胃虚弱者：可常食健脾益胃的山药、莲子、大枣以健脾益胃，多吃山楂、麦芽、鸡内金以消食开胃。

1. 砂仁粥：砂仁2g，粳米50g。将砂仁去杂，洗净，晒干或烘干，研成极细末，将粳米淘洗干净，放入沙锅，加水煮沸后，改用小火煨煮成粘稠粥，粥成时，调入砂仁细末，拌和均匀，再用小火煨煮2分钟即成。早晚分吃。

2. 淮山药鸡内金粥：山药20g，鸡内金6g，粳米50g。将山药、鸡内金研成细末，与粳米共煮粥，米熟烂后，加适量的白糖调味即成。早晚分食。适用于厌食脾胃虚弱型。

3. 健脾开胃羹：炒麦芽10g，炒谷芽10g，焦山楂10g，莲子肉15g，山药20g，红糖10g。将炒麦芽、炒谷芽、焦山楂分别去杂，洗净，晒干或烘干，共研成细末。将莲子肉、山药分别洗净，山药晾干后切成片，与莲子肉同放入沙锅，加水浸泡片刻，大火煮沸，改用小火煨煮40分钟，调入炒麦芽、炒谷芽、焦山楂细末，并加入红糖，继续用小火煨煮10min，待羹成稠糊状即成。早晚分食。

4. 豆蔻蒸鲫鱼：白豆蔻2粒，陈皮3g，鲜活鲫鱼1条（约

300g)。将白豆蔻洗净，晒干或烘干，研成极细末，将陈皮洗净，切碎，剁成陈皮碎末。鲫鱼宰杀，洗净，入沸水锅焯透，捞出，放入蒸盘内，将豆蔻末、葱花装入鲫鱼腹内，并加黄酒、精盐、味精、姜末、陈皮碎末及鲜汤适量，上笼蒸约30分钟，待鱼肉入味，淋上麻油即成。当汤佐餐，吃鱼肉饮汤。

5. 健脾开胃羹：炒麦芽10g，炒谷芽10g，焦山楂10g，莲子肉15g，山药20g，红糖10g。将炒麦芽、炒谷芽、焦山楂分别去杂、洗净、晒干或烘干，共研成细末。将莲子肉，山药分别洗净。山药晾干后切成片，与莲子肉同放入砂锅，加水浸泡片刻，大火煮沸，改用小火煨40分钟。然后加入炒麦芽、炒谷芽、焦山楂细末，并加入红糖，继续用小火煨煮10分钟，待羹成稠糊状即成。早晚分食。适用于小儿厌食症之脾胃虚弱型。

（三）脾胃虚寒者，可多吃些羊肉、牛肉、龙眼肉、大枣、姜、胡椒、茴香等温补食物。

（四）胃阴津不足者，可常服银耳、黑木耳、蜂蜜、梨等食品，吃些多汁易消化的食物，如养阴益气的小米大枣粥。夏季煮大米粥时可以放些绿豆、百合、扁豆，平时吃些西红柿、胡萝卜、黄瓜，都有滋阴养胃的作用。

1. 鸭梨粳米粥：鸭梨3个，粳米50g，取鸭梨洗净，连皮切碎，去心。加适量清水，文火煎30分钟，捞去梨块，再加入淘净的粳米，煮成稀粥，1天内分2~3次食完。

2. 乌梅石斛芦根茶：乌梅5g，鲜石斛10g，鲜芦根30g，煎水代茶，频频饮服。番茄数个洗净，用开水泡过，剥皮去籽，用洁净纱布挤汁液。每次饮服50~100ml，日服2~3次，不放糖为宜。

3. 麦冬四汁饮：鲜麦冬20g，生梨20g，生荸荠30g，甘蔗50g，鲜藕30g。将麦冬洗净，去梨皮切片，生荸荠洗净切片，甘蔗去皮切小段，鲜藕洗净切片，共同压榨取汁分服。青果绿豆饮。青果10个，绿豆30g，梨1个，冰糖10g。将青果、绿豆洗净，入锅，加水适量，煎煮至绿豆开花、熟烂，再放入梨片、冰糖，煮两沸即成。早晚分服。

4. 酸梅糖藕片：乌梅 100g，鲜嫩藕 500g，白糖 30g。将嫩藕洗净，刮去表皮，切成薄片，浸泡于温开水中 10 分钟，捞出沥干水分，装于盘中，乌梅去核取肉，浓煎取汁，趁热兑入白糖，搅匀溶解，呈浓稠糖浆状，冷却后倒在藕片上即成。当甜点随意食用。适用于厌食胃津不足型。

5. 山楂炒绿豆芽：鲜山楂 150g，绿豆芽 200g，花椒 3 粒，葱、生姜、精盐、黄酒、味精、精制植物油各适量。将豆芽摘去根须，洗净沥干，山楂洗净去核切成丝，葱、生姜洗净切成丝，炒锅上火，放油烧至四成热，下花椒炸出香味时捞出，再下葱丝、生姜丝煸香，加入绿豆芽翻炒，加黄酒、精盐、山楂炒几下，加入味精，翻炒几下即成。当菜佐餐，随意食用。

# 小儿便秘

## 第一章　概　述

便秘是小儿常见疾病。临床上很难对儿童便秘提出一个明确的概念，尤其小儿排便次数随着年龄的增长变化很大，同时由于特发性便秘的病因尚不明确，病理改变复杂，目前关于小儿便秘的临床分型、诊断标准和治疗方法等尚未形成统一的认识。另一方面，家长对孩子排便行为的重视，以及环境、饮食和药物等因素使小儿便秘的发生率也较以往有增长趋势。因此，有关儿童便秘的发生、发展、诊断与处理已成为儿科领域一个重要问题。流行病学与发病机制研究小儿便秘以男孩多见，小儿便秘占医院就诊患儿的3%，占小儿消化门诊的10%～25%，占心理门诊的3%～6%。关于正常人群小儿便秘的发生率报道较少，2004年Benniga回顾了以往文献，报道正常人群小儿便秘的发生率为0.3%～28%，相差幅度较大，主要是由于各地区对便秘诊断标准不同所致。近年来调查显示，小儿便秘男女发生率之比为2∶1，但也有学者认为并无性别差异性。排便是人体一系列复杂而协调的生理反射活动。完整的肛门直肠神经感受器、肛门括约肌群、排便反射的反射弧和脊髓中枢的协调控制能力是完成排便必不可少的，其中任何一处发生损伤或中断均可引起便秘。Benninga等认为肛门括约肌群反常性收缩是儿童便秘的主要发病机制。研究证实，孕期大于26周的新生儿出生后就存在直肠肛门抑制反（RAIR），出现的时间和反射的发生率与肠壁神经节细胞发育程度有关；胎粪排出延迟可能与RAIR消失无关；婴儿18个月大时排便中枢神经发育较成熟，大多数孩子可自主控制排便，但完全控制存在较大的年龄差异；3岁孩子可进行排便习惯训练，而女孩可更早适应在便桶上排便、排尿；小儿排便频率随年龄增长而减少，4岁时每天的排便频率与成人相似，为每天3次至每周3次不等。引起儿童便秘的病因较多，目前尚无统一分类，常见的原因有饮食不当、食物成分不均衡、精神因素、肠道本身疾病或发育缺陷及结肠外疾病。但研究结果显示：90%～95%的儿童便秘是找不到明确病因的。另有研究表明，便秘儿童排便习惯异常通常程度较轻，多继发于肠道功能障碍；少数儿童便秘可能与遗传因素有关，如先天性巨结肠（HD）可能与RET基因13外显子突变有关。Cajal间质细胞（ICC）作为肠道的慢波起搏细胞越来越受到国内外学者的关注，研究发现，慢传输型便秘可能与ICC数量减少密切相关。但Hasler认为，两者之间并无因果关系，后者可能是肠壁损伤所致。国内学者对HD肠壁内神经节细胞与ICC分布之间的关系进行了研究，发现无神经节细胞段肠壁肌层及肌间神经节周围ICC的数目明显减少甚至消失，与有神经节细胞段及正常对照组相比有显著差异。目前对ICC的研究大部分还处于动物实验阶段，发现ICC主要通过钙离子调控的非选择性阳离子通道和高电导性氯离子通道调控肠道起搏运动，而细胞内钙离子浓度改变是其主要机制；P物质通过影响ICC上的速激肽NK1受体表达来调控肠道平滑肌的节律性和收缩性运动，这些实验结果提示部分特发性便秘是由于肠道离子通道的敏感性和受体表达发生改变所致。

# 第二章　病因与发病机制

## 第一节　现代医学的认识

### 一、便秘的原因

引起便秘的病因较多，包括肠道本身的疾病、全身性疾病以及神经系统病变等。

1. 饮食制度、排便习惯不良：人工喂养不当，牛奶含酪蛋白与钙较多，食物含大量蛋白质而缺少碳水化合物或常吃精细少渣食物，均可引起便秘。缺少正常的排便习惯，未能建立起良好的排便条件反射，常常数日不排便，从而导致便秘。

2. 特发性巨结肠：有人称为特发性便秘，或慢性习惯性便秘，过去认为原因不明，近来 williamm 认为是结肠蠕动失常所致的一种心理性、功能性便秘，小儿常因贪玩而抑制排便，或小儿排便时过度紧张，影响了正常排便反射的建立。本症发病多在 2 岁以后，有人统计半数以上在 10 岁以内，男女发病率相等。近年 Vera LoeningBaucke 报告 90% ~ 95% 的便秘小儿为特发性便秘，并提出与自身体质和遗传因素有关，如内在的结肠功能低下、精神性因素和疼痛性排便等，都有助于便秘形成。临床上以腹胀便秘为主，多在腹部左侧能触及充满粪便的肿块。钡灌肠可见结肠局部或全部扩张，直肠远端无狭窄。有人认为本症的病理生理特征是直肠肛门的括约作用正常，知觉正常，而贮留作用增加。

3. 局部器质性病变：先天性肛门狭窄、先天性肛门直肠畸形术后均可导致便秘；患肛裂、隐窝炎、肛周急性炎症或脓肿等，可长期抗拒排便，也是小儿便秘较常见的原因。

4. 先天性长结肠（亦称结肠冗长症）：乙状结肠过长，肠腔扩张，肠壁稍增厚，主要症状为慢性便秘及间歇性腹痛，与先天性巨结肠不同的是症状出现较晚，多在 6 ~ 8 岁时出现，有明显的乙状结肠功能障碍。

5. 内分泌障碍：甲状腺功能减低症（呆小症）在婴儿时期即有食欲不振，喂养困难，肌张力低下，腹胀和便秘；甲状旁腺功能亢进者，血钙增高，神经肌肉的应激性降低，肠蠕动减弱，肌张力低，食欲差，体重不增和便秘。此种便秘为全身性疾病的局部变化。

6. 神经系统疾病：大脑发育不全、脑性瘫痪或小头畸形，可因排便反射中断或抑制副交感神经出现不同程度的便秘；腰骶部脊膜膨出伴有严重神经发育缺陷者或肿块外来压迫（栓系综合征），常有神经性膀胱、肛门松弛充溢性大便失禁和盆底肌排便活动时反常运动；有硬粪块塞满直肠，便秘是由于直肠肛管的运动和感觉功能失调及肌麻痹无力所致。

7. 直肠、结肠神经结构异常：是引起便秘的常见原因。（1）先天性因素：首先为先天性巨结肠。其病理生理基础是神经节细胞缺如，多在出生后 1~6 天发生急性肠梗阻，临床表现胎粪便秘、呕吐、腹胀，直肠指诊空虚无粪、指检可激发排便反射，随手指拔出而有胎粪排出伴有大量气体，同时腹胀好转。其次是神经节细胞减少，可能是整个直肠、乙状结肠壁肌间神经节细胞数量减少，临床表现程度不同的便秘。神经节细胞未成熟，主要见于早产儿，表现为功能性肠梗阻和便秘，用保守疗法后可自愈。还有肌间神经丛增生症，表现长期慢性便秘，病理显示直肠、结肠和小肠间均有弥漫性增生肥厚，神经丛有时伸入肌层，神经节细胞和纤维均增生。此症可能为一种全身性疾病的组成部分。（2）后天因素：手术后引起的直肠结肠血供不良和炎症感染，也可引起肠壁神经节细胞萎缩如椎体鞭毛虫感染（Chagas 病），可导致神经组织变性，神经节细胞萎缩，肠蠕动功能减弱或丧失，而发生便秘。维生素 $B_1$ 缺乏，可损坏肠壁神经节细胞，导致巨结肠而便秘。

8. 药物性便秘：小儿由于某种疾病的治疗用药而引起便秘：如盐酸哌醋甲酯（中枢兴奋药）、二苯乙内酰脲（苯妥英）、盐酸丙咪嗪（抗抑郁药）、抗酸剂等药物，均可引起便秘。

## 二、便秘的发病机制

食物在回肠经消化吸收后，余下的不能再度吸收的食糜残渣随肠蠕动由小肠排至结肠，结肠黏膜再进一步吸收水分及电解质，粪便一般在横结肠内逐步形成，最后运送达乙状结肠、直肠。直肠黏膜受到粪便充盈扩张的机械性刺激，产生感觉冲动，冲动经盆腔神经、腰骶脊髓传入大脑皮质，再经传出神经将冲动传至直肠，使直肠肌发生收缩，肛门括约肌松弛，紧接着腹肌与膈肌同时收缩使粪便从肛门排出体外。以上即是正常的排便反射过程。如果这一排便反射过程的任何一个环节出现障碍时均可导致便秘。

# 第二节　中医学的认识

## 一、病因

早在《内经》中就有"六腑以通为用"的理论。《儒门事亲》云："胃为水谷之海，日受其新以易其陈，一日一便，乃常度也。"若大肠传导失职，导致大便秘结，排便周期延长，或欲大便而艰涩不畅则为便秘。目前关于小儿便秘的病因病机中医不外乎虚实两类，实证者可有肺胃积热、气机郁滞、阴寒积滞之分，虚证者可有气、血、阴、阳虚弱之分。

1. 肺胃积热：小儿为"纯阳之体"，患病多属实证、热证，或热病之后，余热留恋，或平素衣着过厚，致肺热、肺燥，肺津不布，热移大肠，或饮食不知自节，家长溺爱，过食肥甘厚味，致肠胃积热，耗伤津液，肠道干涩，粪便干燥难出。

2. 气机郁滞：忧愁思虑，脾伤气结，或抑郁恼怒，肝郁气滞，或久坐少动，气机不利，导致腑气郁滞，通降失常，传导失职，糟粕内停。由于小儿少情志疾病，故较少见，仅见于学习压力大，缺乏户外活动的年长儿。

3. 阴寒积滞：恣食生冷，或过服苦寒药物，或外感寒邪直中中阳，致阴寒内盛凝滞胃肠，失于传导，糟粕不行，而成寒秘。由于小儿的生理病理特点决定，此证在临床上亦较少见，偶可见于嗜食生冷的小儿。

4. 气虚阳衰：素体虚弱，或久病、大病之后，致气虚阳衰。气虚则大肠传导无力，阳虚则肠道失于温煦，导致便下无力，大便艰涩。少见。

5. 阴亏血少：过食辛热厚味，或热病以后，耗伤津液，肠道燥热，津液失于输布，不能下润大肠，大便干结难出，便下困难。此种类型在小儿热病之后也较为多见。

## 二、病机

中医认为便秘病在大肠传导功能失常，与脾胃、肝、肾诸脏有密切关系。《内经》称便秘为"后不利"、"大便难"，认为与脾受寒湿有关。《伤寒论》《金匮要略》称其为"脾约"、"闭"、"阴结"、"热结"，认为与寒、热、气滞有关。小儿本脾胃薄弱，如过食生冷瓜果油腻等不易消化之物，脾胃受寒，中焦受损，肠失温煦，传送无力故便秘。此外，中医认为肾主精血，主二便，肾虚精血不足，肠道失其润燥，运行无力易致便秘，特别小儿脏腑娇嫩，形气未充，机体各器官生理功能也都未臻成熟完善，直肠壁弹性尚未发育健全，牵张感受还不够，对扩张引起的反射的感知阈值增高，对粪便所引起肠壁刺激耐受性增高，不能对到达直肠的粪便产生排便反射，也是儿童功能性便秘的主要原因之一。同时儿童在发育阶段，易出现肾虚积滞以及消化呼吸道疾病，均易导致便秘的形成。

## 三、便秘的中医认识过程

《内经》对便秘已有一定的认识，认为便秘与肾脾胃有密切的关系，其病机多为脾虚、胃热。如《素问·举痛论篇》谓："热气留于小肠，肠中痛，瘅热焦渴，则坚干不得出，故痛而不通矣。"

汉代张仲景对便秘的认识已较《内经》深入。仲景认为便秘除与胃肠燥热直接有关外，尚与脾阴虚、肠胃气滞、阴血亏虚有关。仲景首次将便秘寒热而分为阴结、阳结两类，并具体提出了诸承气汤、麻子仁丸、厚朴三物汤、蜜煎导方、猪胆汁导等内外治疗的方剂，直至今日，这些方剂在临床上仍得到广泛的应用。

隋朝巢元方强调便秘之病因在寒热二端，其病位在于胃肠。《诸病源候论·大便难候》曰："大便难者，由五脏不调，阴阳偏有虚寒，谓三焦不和，则冷热并结故也。……五脏三焦既不调和，冷热壅涩，结在肠胃之间。其肠胃本实，而又为冷热之气所结聚不宜，故令大便难也。"巢氏在当时已认识到便秘与小便有密切关系。曰："邪在胃，亦令大便难，所以然者，肾脏受邪，虚而不能利小便，则小便利，津液枯燥，肠胃干涩，故大便难又渴利之家大便亦难，所以尔者，为津液枯竭，故令肠胃干燥。"

到唐代，对便秘的治疗，有了一定的发展。《外台秘要》即已收集了当时治疗便秘的方剂 26 首。孙思邈认识到："凡大便不通，皆用润肠之物及冷水并通也。凡面黄者，即知大便难。"

宋代《圣济总录》中，已对便秘初步进行了分类。当时归纳为风气壅滞、肠胃干涩之风秘；胃壅客热、口糜体黄之热秘；下焦虚冷、窘迫后重之冷秘及肾虚津枯之虚秘等四类。更加完整了便秘的分类及治疗。《济生方·秘结》谓："摄养乖理，三焦气涩，运调不行，于是乎蕴结于肠胃之间，遂成物秘之患。夫五秘者，风秘、气秘、寒秘、热秘、虚秘是也。"半硫丸作为治疗冷秘的有效药品，一直被后人重视。

金元时期，张洁古将便秘分为虚实两类。《医学启源·六气方治·燥》谓："凡治脏腑之秘，不可一例治疗。有虚秘，有实秘。有胃实而秘者，能饮食，小便赤，当以麻子仁、七宣丸之类主之，胃虚而秘者，不能饮食，小便清利，厚朴汤宜之。"

饮食因素与便秘的关系，前人已有论及。如《三因方·秘结》谓："故饮食烦热而热中，胃气强涩，大便秘结，小便频数，谓之脾约，属不内外因。"至李东垣，方强调饮食劳逸与便秘的关系。《兰室秘藏·结燥论》曰："若饥饱失节，劳逸过度，损伤胃气，及食辛热厚味之物，伏于血中，耗散真阴，津液亏少，故大便燥结。"东垣依《内经》之论，重视肾与便秘的关系。他认为肾主五脏，肾精不足，津液匮乏是发病的重要原因之一。东垣又提出"如少阴不得大便，以辛润之；太阴不得大便，以苦泻之；阳结者散之，阴结者温之。"的治疗大法。他又提出了通幽汤、活血润燥汤、润肠汤等临床上确有疗效的方剂。

明代虞抟强调肾及脾胃在便秘发病中的作用。戴元礼在《证治要诀》中认识到气机失调，升降乖违是造成便秘的原因之一。他说："气秘则气不升降，谷气不行，其人多噫，宜苏子降气汤如枳壳，吞养正丹，或半硫丸、来复丹。未效，佐以木香槟榔丸，欲其速通，则枳壳生用。"李木延对便秘仍依少阴、太阴辨治，但他又补充了虫积、药石毒、痰滞不通等病因。李氏基于肺与大肠的关系，强调宣降肺气以治便秘的方法。《医学入门·大便燥结》谓："流行肺气，肺与大肠为表里故也，桔梗汤加紫苏，或苏子降气汤，或苏子麻仁煮粥。"张景岳承袭仲景之说，主张将便秘分为"阳结"、"阴结"两类。《景岳全书·得结》谓："秘结一证，在古方中有虚秘、风秘、气秘、寒秘、热秘、湿秘"等说，而东垣又有"热燥、风燥、阳结、阴结之说，此其立名太烦，又无确据，不得其要而徒滋疑惑，不无为临床之害也，不知此证之当辨者惟二，则曰阴结、阳结而尽之矣。……有火者便是阴结。"此说简便易行，对后世产生了一定的影响。

清代李中梓主张秘结"皆血虚所致，大约燥属肾，结属脾，须当分辩也"。提出了治疗津液干涸，燥属内结之生阴开结汤；治疗肺燥、清肃之气不行方；阴虚津血不润肠道方等方剂，重用熟地、元参、当归、麻子仁等药，加用牛乳、蜂蜜等润肠滑窍药物，在配伍用药上颇具特色，对临床治疗有一定的参考价值。叶桂对便秘强调宣降肺气以通便闭。华玉堂谓："肠痹本与便闭同类，今另分一门者，欲人知腑病治脏，下病治上之法也。……故先生但开降上焦肺气，上窍开泄，下窍自通矣。"叶氏善用杏仁、枇杷叶、瓜蒌皮、紫菀、枳壳类以通秘结。林佩琴以胃实、胃虚、热秘、冷秘、风秘、气秘、三焦不和、胸膈痞满、大肠实、肾虚液少便燥、血热便难、风热郁滞、血燥兼气秘、血虚秘结、津液枯涸、幽门不通、素有风病而便秘、病后老人及产后便秘、老人气秘、血秘、脾约等而分，分类略嫌繁琐。但林氏提出外治法当以寒热而分，冷秘用蜜煎导加草乌头末，热秘用猪胆汁导。又用川芎、当归煎汤，入木桶，趁热坐熏之等法，对外治之法进行了发展。

综上所述，中医学对便秘的认识，始于《内经》，发展于金元，完善于明清，对便秘的治疗经验已不断丰富和完备。

# 第三章　临床表现

## 一、分类

### （一）器质性便秘

1. 肠道的器质性便秘

（1）肠道神经肌肉病变：先天性巨结肠、大肠憩室病、肠道易激综合征。

（2）结肠阻塞：各种良恶性肿瘤、结肠扭转、结肠冗长、肠粘连、肠道炎症。

（3）肛门直肠疾病：先天性肛门直肠畸形、肛门直肠狭窄、肛门直肠炎症等。

2. 非肠道的器质性便秘

（1）肠道外肿物压迫。

（2）神经性：造成副交感神经受抑制或排便反射弧阻断而导致的便秘。

（3）代谢及内分泌性：甲状腺功能减退、甲状旁腺功能亢进、糖尿病、低钾血症、高钙血症等。

### （二）功能性便秘

1. 慢传输型便秘

2. 出口阻塞型便秘

（1）弛缓性便秘

（2）失弛缓型便秘

（3）直肠外阻塞性便秘

3. 混合型便秘

## 二、临床表现

在这里主要介绍功能性便秘的临床表现，器质性便秘属于外科范畴，主要以手术治疗为主，我们在这里不作详细介绍。

### （一）症状

患儿排便次数减少，粪便坚硬，可有排便困难和肛门疼痛。自觉腹胀及下腹部隐痛、肠鸣及排气多。长期便秘可继发痔疮或直肠脱垂。若粪便在直肠停留过久可使局部发生炎症，有下坠感和排便不尽感。粪便停留于肠道内过久还可反射的引起全身症状，如食欲不振、乏力、头晕、头痛。长期摄食不足，可发生营养不良，进一步加重便秘，形成恶性循环。偶见严重便秘，可在干粪的周围不自觉地流出肠分泌液，酷似大便失禁。患儿常突然腹痛，开始排出硬便，继之有恶臭稀粪排出。

### （二）体格检查

体格检查可有腹部胀气，左下腹可触到存留在乙状结肠的粪块，经灌肠后粪块自然消失。肛门指诊，在直肠便秘者可触到粗而坚硬的粪块，若直肠空虚则为结肠便秘。有时指检后随着肛门扩张而排出大量粪便及气体，症状亦随之消失，器质性肠梗阻即可排除。应注意肛周有无裂隙，局部皮肤有无感染及尿布疹。如肛周及会阴部皮肤均有粪便污染，并弄脏内裤，是大便失禁的证据。

# 第四章　西医诊断与中医辨证

## 第一节　西医诊断

### 一、诊断方法

诊断便秘前应详细询问病史。新生儿若有胎粪排出延迟，应首先考虑先天性巨结肠、直肠肛管畸形如肛管狭窄或异位肛门的可能性。近年来，Keshtgar 提倡患儿及家属应每天记录排便情况，内容包括发病年龄、排便次数、有无排便疼痛或困难、粪便大小和干硬度、污便次数、泻剂应用或经直肠治疗情况、有无大便失禁或反复尿路感染以及患儿的全身情况。但也有学者对这些排便日记的可靠性表示怀疑。有针对性进行辅助检查对诊断小儿便秘是非常重要的。目前临床上应用较多的有以下几种：

### （一）组织活检

直肠活检包括直肠黏膜和黏膜下吸引活检和直肠全层活检，是诊断先天性巨结肠的新标准，确诊率高达 100%。出生后 48h 未排胎粪的新生儿便秘，必须行直肠活检，了解肠壁神经元发育情况，以排除先天性巨结肠。当需要与神经节细胞减少或增多症、肠神经发育不良症（IND）等疾病相鉴别时，或直肠黏膜吸引活检无法取到足够量的黏膜下组织时，应在全身麻醉下行直肠全层活检。由于齿状线上存在一段低神经节细胞区，建议婴幼儿在齿状线 1.5cm 以上取直肠后壁肌层活检，或在齿状线 2cm 以上取直肠黏膜活检较为适宜。Angerpointner 2005 年回顾了过去 10 年临床资料，IND 患者中，先天性巨结肠和慢性便秘的发生率分别为 6% 和 2% ~ 3%，因此建议对疑似 IND 的患者在齿状线上 8cm ~ 10cm 处行直肠黏膜活检，如 30 个切面中有 15%～20% 的黏膜下见到含超过 8 个以上神经节细胞的巨大神经节即可诊断为 IND。国内临床研究证实，直肠肛管测压、直肠黏膜活检乙酰胆碱脂酶（AchE）组化染色和 X 线钡剂灌肠这 3 项联合检查在鉴别诊断先天性巨结肠类缘病（HAD）和先天性巨结肠时有重要价值。2005 年 Carroccio 等学者对因牛奶过敏而导致慢性便秘的患儿进行研究分析，发现嗜酸性细胞浸润直肠黏膜和黏膜凝胶层减少可能是便秘形成的一大因素。此外，肠易激综合征患儿降结肠 YY 肽水平明显低于健康儿童，提示可能与这类儿童的便秘有关。

## （二）放射学检查

腹部平片一般不用来评估结肠内粪便潴留情况，但腹部侧位片可检查骶骨发育有无异常。排便造影检查可评估便秘患儿直肠扩张程度，了解先天性巨结肠扩张段、移行段及痉挛段位置，24h 随访钡剂潴留情况对先天性巨结肠的诊断有一定价值。结肠传输时间测定通过口服不同形状的不透 X 线标志物定期摄片，测定胃肠通过时间和结肠通过时间，了解结肠的运动和排空时间，判定是否存在结肠慢传输和出口梗阻，国内应用较少。脊柱 CT 或 MRI 可显示脊柱及脊髓的结构形态，对中枢神经性便秘有诊断价值。肛管 CT 及 MRI 是近年来出现的先进的检测技术，目前国内外均尚未普遍应用。研究结果显示，结肠传输时间与便秘程度有密切关系，39%～58% 的便秘儿童结肠传输时间正常。正常结肠传输时间最大上限为 84h，儿童结肠传输时间延迟最常见类型是直肠出口梗阻，90% 的功能性非粪便潴留型污便（functional non - re - tentive faecal soiling，FNRFS）有正常的结肠传输时间，加上正常的排便次数和直肠内无粪块，可确诊 FNRFS。

## （三）直肠肛管测压

直肠肛管测压是临床上用来了解肛门直肠动态的检测方法，必须在麻醉下进行，以保证测定的是自主功能，而不是躯体功能。当直肠被人工气囊扩张时，肛门内括约肌反射性松弛，这种 RAIR 的存在可排除先天性巨结肠，在巨直肠时也可能会消失，而特发性便秘时则正常。Keshtgar 自应用这项测压技术 11 年以来，只遇到 1 例超短段型巨结肠，无假性巨结肠，提示 RAIR 在诊断先天性巨结肠时有较高的特异性和敏感性。国内周雪莲等学者比较了直肠肛管测压和 X 线钡剂灌肠检查在新生儿先天性巨结肠早期诊断中的应用价值，发现前者（71.43%）优于后者（45.24%），推荐直肠肛管测压作为新生儿期疑似先天性巨结肠的首选检查。研究结果还表明，70% 的便秘患儿直肠感觉阈值升高，这与直肠顺应性和患儿年龄密切相关，仅有 7% 直肠感觉阈值反而下降，此外，50% 以上便秘患儿直肠顺应性异常；肛管静息压改变与正常小儿并无明显差别，也有个别报道较正常小儿显著升高或降低；50% 以上便秘患儿存在盆底肌功能失调，但后者与结肠传输时间及患儿排便困难程度并不相关。

## （四）肛管超声检查

通过肛管内置超声探头，对肛管及周围肌肉结构进行 360 度扫描探查，了解肛门括约肌的解剖形态。其操作简单、快速、无放射性损伤，可在门诊进行，但强调应在动态下检查。因其特异性和敏感性几乎高达 100%，故有学者把肛管超声检查作为诊断肛门括约肌缺损的金标准。临床上常结合直肠肛管测压检查肛管扩张、巨结肠根治术和肛门直肠畸形修补等术后的大便失禁。国内尚未广泛应用。此外，内窥镜检查、肌电图检查、结肠测压、核素扫描等均有其优缺点，目前临床上应用较少。

## 二、诊断标准

### （一）罗马 II 诊断标准

在过去的 12 个月内，可以是不连续的，但至少 12 周有下述 2 项或 2 项以上。

1. 1/4 以上时间排便费力。

2. 1/4 以上时间粪便呈团块状或坚硬。

3. 1/4 以上时间有排便不尽感。

4. 1/4 以上时间排便需用手法帮助，如用手指抠，抵住骨盆底；和（或）不存在松散粪便，未达到肠易激综合征（IBS）的诊断标准。

5. 每周排便少于 3 次

（二）罗马Ⅲ标准

根据年龄不同，分为婴幼儿功能性便秘及青少年功能性便秘。

1. 婴幼儿功能性便秘：4 岁以下小儿具有以下至少 2 项，且症状持续 1 月以上

（1）1 周 2 次或 2 次以下排便；

（2）每周至少 1 次大便失禁；

（3）具有粪便滞留的病史；

（4）具有大便粗/硬的病史；

（5）大便造成厕所堵塞。

2. 青少年功能性便秘：年龄 >4 岁的儿童必须满足以下 2 项：每周在厕所排便 <2 次

（1）每周至少出现 1 次大便失禁；

（2）有保持体位或过度强制排便病史；

（3）有排便疼痛或困难病史；

（4）直肠内存在大粪块；

（5）大块粪便曾堵塞厕所。

诊断前 2 月满足上述标准，每周至少发作 1 次。

（三）Loening 提出小于四岁小儿的诊断标准

1. 排便次数每周少于三次；

2. 排便疼痛；

3. 直肠粪便填塞；

4. 腹部触及粪便；

只要具备上述四条中的两条就可诊断为便秘，由于婴儿不能述说，排便疼痛，主要根据排便时尖叫、哭闹或者便中带血来判断。

（四）Benninga 提出大于五岁小儿的诊断标准

1. 在未使用泻药的情况下每周排便次数小于三次；

2. 每周污便或便失禁次数大于等于两次；

3. 间隔七到三十天有一次量很多的排便；

4. 查体或肛疹可触及粪块；

至少具备上述中的两条才可诊断为便秘。

（五）中医的诊断标准

《中医病证诊断疗效标准》

1. 排便时间延长 3 天以上，粪便干燥坚硬。

2. 重者大便困难，干燥如栗，可伴少腹胀急、神倦乏力、胃纳减退、便时肛裂出血等症，长期依赖开塞露等药。

3. 病程在 3 个月以上。

4. 排除肠道器质性疾病。

# 第二节　中医辨证

（一）热秘

症状：大便干结，小便短赤，面红身热，或兼有腹胀腹痛，口干口臭，舌红苔黄或黄燥，脉滑数。

证候分析：胃为水谷之海，肠为传导之官，若肠胃积热，耗伤津液，则大便干结。热伏于内，脾胃之热熏蒸于上，故见口干口臭。热积肠胃，腑气不通，故腹胀腹痛。身热面赤，亦为阳明热盛之候。热移膀胱，则小便短赤。苔黄燥为热已伤津化燥，脉滑数为里实之征。

### (二) 气秘

症状：大便秘结，欲便不得，嗳气频作，胸胁痞满，甚则腹中胀痛，纳食减少，舌苔薄腻，脉弦。

证候分析：情志失和，肝脾之气郁结，导致传导失常，故大便秘结，欲便不得。腹气不通，则气不下行而上逆，故嗳气频作，胸胁痞满。糟粕内停，气机郁滞，则腹中胀痛。肠胃气阻，则脾气不运，故纳食减少。苔薄腻，脉弦，为肝脾不和，内有湿滞之象。

### (三) 虚秘

1. 气虚

症状：虽有便意，临厕努挣乏力，挣则汗出短气，便后疲乏，大便并不干硬，面色㿠白，神疲气怯，舌淡嫩，脉虚。

证候分析：气虚为肺脾功能受损，与大肠相表里，肺气虚则大肠传送无力，虽有便意，临厕须竭立努挣，而大便并不干硬。肺卫不固，腠理疏松，故挣则汗出短气。脾虚则健运无权，化源不足，故面色㿠白，神疲气怯，舌淡苔薄，脉虚，便后疲乏，均属气虚之象。

2. 血虚

症状：大便秘结，面色无华，头晕目眩，心悸，唇舌淡，脉细涩。

证候分析：血虚津少，不能下润大肠，故大便秘结。血虚不能上荣，故面色无华。心失所养则悸。血虚不能滋养于脑，故头晕目眩。唇舌淡，脉细涩，均为阴血不足之象。

### (四) 冷秘

症状：大便艰涩，排出困难，小便清长，面色㿠白，四肢不温，喜热怕冷，腹中冷痛，或腰脊酸冷，舌淡苔白，脉沉迟。

证候分析：阳气虚衰，寒自内生，肠道传送无力，故大便艰涩，排出困难。阴寒内盛，气机阻滞，故腹中冷痛，喜热怕冷。阳虚温煦无权，故四肢不温，腰脊酸冷，小便清长。面色㿠白，舌淡苔白，脉沉迟均为阳虚内寒之象。

# 第五章　鉴别诊断与类证鉴别

## 一、西医鉴别诊断

1. 肠易激综合征（IBS）：最主要的临床表现是腹痛与排便习惯和粪便性状的改变。虽然有便秘的表现：排便困难，粪便干结、量少，呈羊粪状或细杆状，表面可附粘液。还伴有其他消化道症状：多伴腹胀或腹胀感，可有排便不尽感、排便窘迫感。除了便秘的表现外还有腹痛：几乎所有 IBS 患者都有不同程度的腹痛。部位不定，以下腹和左下腹多见。多于排便或排气后缓解。有的表现为腹泻：一般每日 3~5 次左右，少数严重发作期可达十数次。大便多呈稀糊状，也可为成形软便或稀水样。多带有粘液，部分患者粪质少而粘液量很多，但绝无脓血。排便不干扰睡眠。部分患者腹泻与便秘交替发生。IBS 还可伴有失眠、焦虑、抑郁、头昏、头痛等精神症状。

2. 先天性巨结肠：主要表现为便秘。首先表现为出生后粪便排出延迟，24~48 小时不排胎粪，并伴有腹胀和呕吐，须经指检或灌肠才有胎粪排出。以后婴幼儿经常便秘，3~5 天或更长时间排便 1 次，量少，不能排净积存于肠内的粪便，或不能自行排便，常需服用泻药、灌肠。若同时出现便秘与腹泻反复交替的现象，系患儿继发小肠结肠炎所致，重度的患儿可很快死于中毒性休克。钡灌肠造影：可见病变肠段肠腔细、狭窄，在狭窄段的近侧肠管出现一锥形移行区，再向上则为扩张肠管。该法对本病很有诊断价值。肛肠测压检查：主要表现为无直肠肛门抑制反射，这是由于患儿内括约肌呈持续痉挛状态，直肠对膨胀压力刺激无反应所致。肠壁组织活检：取肠壁组织，行病理切片，显微镜下观察肌间神经丛是否有神经节缺如，是最可靠的诊断方法。B超：超声波回声可显示病变肠段的形态、长度、肠壁的厚度、涡流状内容物等，有一定的优越性。排便造影：适用于超短型先天性巨结肠的诊断。排便造影时可发现直肠远侧呈"萝卜根"状，是由于肛门括约肌张力较高所致。

3. 内分泌紊乱：内分泌紊乱可引起慢性便秘。甲状腺功能减退时，在肠道蠕动相对减慢的基础之上易引起肠张力减低，可以表现为便秘、腹胀等表现，可以查血中T3、T4、TSH，进行鉴别诊断。

4. 其他原因引起的便秘：急性便秘多见于梗阻腹部手术后的肠粘连、中毒性巨结肠、急性腹膜炎、肠套叠等。便秘伴有剧烈的腹痛多见于肠梗阻、铅中毒、血卟啉病等。

## 二、中医类证鉴别

便秘属于肠道病变，其症状虽较单纯，但成因却很复杂，由于病因病机不同，故临床症状各有差异，当分虚实论治。实证概括有热秘和气秘；虚证概括有气虚、血虚及阳虚。热秘以面赤身热，口臭唇疮，尿赤，苔黄燥，脉滑实等为辨证特点；气秘以噫气频作，胸胁痞满，腹胀痛，苔薄腻，脉弦为辨证特点。气虚以面色㿠白，神疲气怯，临厕努挣乏力，甚则汗出气短，大便并不干硬，舌嫩苔薄，脉虚为辨证特点；血虚以面色无华，头眩心悸，舌淡，脉细涩为辨证特点；阳虚者谓之冷秘，以面色㿠白，尿清肢冷，喜热恶凉，苔白润，脉沉迟为辨证特点。上述诸秘，其临床各有特点，不得混同施治。

# 第六章　治　疗

## 第一节　中医经典治疗经验

### 一、辨证论治

#### （一）热秘

症状：大便干结，小便短赤，面红身热，或兼有腹胀腹痛，口干口臭，舌红苔黄或黄燥，脉滑数。

证候分析：胃为水谷之海，肠为传导之官，若肠胃积热，耗伤津液，则大便干结。热伏于内，脾胃之热熏蒸于上，故见口干口臭。热积肠胃，腹气不通，故腹胀腹痛。身热面赤，亦为阳明热盛之候。热移膀胱，则小便短赤。苔黄燥为热已伤津化燥，脉滑数为里实之征。

治法：清热润肠。

方药：麻子仁丸（麻子仁、芍药、枳实、大黄、炙厚朴、杏仁），本方重在泻热润肠，取其通便而不伤正。方中大黄、麻仁泻热润肠通便为主药；辅以杏仁降气润肠；芍药养阴和里；枳实、厚朴行气除满，用白蜜为丸，意在缓下。

若津液已伤，可加生地、玄参、麦冬之类养阴生津；若兼郁怒伤肝，症见易怒目赤等，可另服更衣丸（芦荟、朱砂）以清肝通便。如燥热不甚，除便秘外，并无其他明显症状，或治疗后便虽通而不爽者，可服青麟丸（大黄二十斤、用鲜侧柏叶、绿豆芽、黄豆芽、槐枝、桑叶、柳叶、车前、鲜茴香、陈皮、荷叶、银花、苏叶、冬术、艾叶、半夏、厚朴、黄芩、香附、砂仁、甘草、泽泻、猪苓煎汤蒸制，研末，牛乳、苏叶、梨汁、姜汁、通便、陈酒和丸）以清腹缓下，以免再秘。

### （二）气秘

症状：大便秘结，欲便不得，嗳气频作，胸胁痞满，甚则腹中胀痛，纳食减少，舌苔薄腻，脉弦。

证候分析：情志失和，肝脾之气郁结，导致传导失常，故大便秘结，欲便不得。腹气不通，则气不下行而上逆，故嗳气频作，胸胁痞满。糟粕内停，气机郁滞，则腹中胀痛。肠胃气阻，则脾气不运，故纳食减少。苔薄腻，脉弦，为肝脾不和，内有湿滞之象。

治法：顺气行滞。

方药：六磨汤（沉香、木香、槟榔、乌药、枳实）。本方重在调肝理脾，通便导滞。方中木香调气，乌药顺气，沉香降气，三药气味辛通，能入肝脾以解郁调气；大黄、槟榔、枳实破气行滞。

若气郁日久化火，症见口苦咽干，苔黄，脉弦数者，可加黄芩、山栀以清热泻火。

### （三）虚秘

#### 1. 气虚

症状：虽有便意，临厕努挣乏力，挣则汗出短气，便后疲乏，大便并不干硬，面色㿠白，神疲气怯，舌淡嫩，脉虚。

证候分析：气虚为肺脾功能受损，与大肠相表里，肺气虚则大肠传送无力，虽有便意，临厕须竭立努挣，而大便并不干硬。肺卫不固，腠理疏松，故挣则汗出短气。脾虚则健运无权，化源不足，故面色㿠白，神疲气怯，舌淡苔薄，脉虚，便后疲乏，均属气虚之象。

治法：益气润肠。

方药：黄芪汤（黄芪、陈皮、火麻仁、白蜜）。本方重在益气润下。方中黄芪补益脾、肺滞要药；麻仁、白蜜润肠通便；陈皮理气。

若气虚明显者，可加党参、白术以增强补气之力；若气虚下陷，肛门坠胀，可合用补中益气汤（人参、黄芪、白术、甘草、当归、陈皮、升麻、柴胡）以益气举陷，使脾肺之气得以内充，则传送有力，大便通畅。

2. 血虚

症状：大便秘结，面色无华，头晕目眩，心悸，唇舌淡，脉细涩。

证候分析：血虚津少，不能下润大肠，故大便秘结。血虚不能上荣，故面色无华。心失所养则悸。血虚不能滋养于脑，故头晕目眩。唇舌淡，脉细涩，均为阴血不足之象。

治法：养血润燥。

方药：润肠丸（当归、生地、麻仁、桃仁、枳壳）。本方重在补血润下。方中生地、当归滋阴养血，与麻仁、桃仁同用，兼能润燥通便；枳壳引气下行。

若因血少而至阴虚内热，出现烦热、口干、舌红少津，可加玄参、生首乌、知母以清热生津。若津液已复，便仍干燥，可用五仁丸（桃仁、杏仁、柏子仁、松子仁、郁李仁、橘皮）以润肠通便。

上述气虚、血虚的便秘，有时单一出现，有时相兼而至，治法应两者和参，按其气血偏虚的程度而区别用药，不可执一论治。

（四）冷秘

症状：大便艰涩，排出困难，小便清长，面色㿠白，四肢不温，喜热怕冷，腹中冷痛，或腰脊酸冷，舌淡苔白，脉沉迟。

证候分析：阳气虚衰，寒自内生，肠道传送无力，故大便艰涩，排出困难。阴寒内盛，气机阻滞，故腹中冷痛，喜热怕冷。阳虚温煦无权，故四肢不温，腰脊酸冷，小便清长。面色㿠白，舌淡苔白，脉沉迟均为阳虚内寒之象。

治法：温阳通便。

方药：济川煎（当归、牛膝、肉苁蓉、泽泻、升麻、枳壳）加肉桂。方中肉苁蓉、牛膝温补肾阳，润肠通便；当归养血润肠；升麻升清以降浊；肉桂温阳而散寒。亦可选用半硫丸（半夏、硫黄）。

## 二、其他各家辨证论治

### (一) 健脾行气通便法治疗小儿便秘

根据小儿"脾常不足"、"肝常有余"、"肺脏娇嫩"的生理、病理特点，认为小儿便秘的治疗应补其不足、泻其有余，临床采取攻补兼施法，以健脾行气通便为治疗总则组方。基本方由白术、枳壳、厚朴、莱菔子、杏仁、决明子、芦荟等组成，方中白术健脾益气，促使脾健气行，推动有力，增强肠胃蠕动功能；且白术又能生津液起濡润作用，使肠道津液常润，粪质不燥，为君药。枳壳、厚朴、莱菔子宽肠下气，消食除满，与白术配伍则补中行滞，使脾气得复，津液自生而便结遂通，共为臣药。杏仁宣肺下气，润肠通便，有提壶揭盖之妙用；决明子、芦荟清肝泻热，润肠通便，使诸药直达病所，共为佐使药。诸药合用，健脾不壅阻，行气不伤气，清热不伤中，润燥无腻碍，通下无过虞，既能解除患儿便秘的痛苦，又能促进患儿的消化吸收功能。

### (二) 养阴清热汤治疗小儿功能性便秘

基本方：玄参5~10g，生地黄5~10g，麦冬5~10g，火麻仁5~15g，郁李仁5~15g，枳壳3~6g，大腹皮3~6g，金银花5~10g，菊花5~10g，麦芽10~15g，葫芦茶10~15g，甘草3~6g，日1剂，水煎服，7d为1疗程。随症加减：急躁易怒者，加夏枯草、钩藤清肝泻热；潮热盗汗、心烦、睡眠不安者，加白芍、玉竹、石斛助养阴之力；若伴发热、口干口臭、心烦不安、小便短赤者，加厚朴、大黄、芒硝等行气通便；若汗出气短、便后乏力、面白神疲者，去金银花、菊花，加党参、黄芪、茯苓等以补中益气。小儿为纯阳之体，感邪易从热化，稚阴易伤，故便秘的病理基础是津液干涸、肠失濡润，治疗上以养阴清热为治疗大法，方拟养阴清热汤加减。方中以玄参、生地黄、麦冬养阴增液生津，濡润肠道，犹水涨船行，积粪自通，又可促进消化酶的分泌；枳壳、厚朴理气行滞，调整肠道功能；火麻仁、杏仁、郁李仁、柏子仁等润肠通便，增加胃肠蠕动；配合麦芽、葫芦茶消积导滞、和中助运，更适合小儿脾常不足易致乳食停滞的病理特性；而配以菊花、金银花清热解毒，去除其"上火"之症状，减少肠道对毒素的重吸收。诸药合用，理气不壅阻，清热不伤中，润燥无腻碍，共达清热生津、养阴通便之功效。调理期治疗，可减菊花、金银花等清热解毒之药，而加入沙参、玉竹等加强养胃阴之功效，增加消化酶的分泌。

### （三）攻补兼施治疗小儿习惯性便秘

处方组成：太子参 10g，鸡内金 6g，莱菔子 15g，火麻仁 15g，麦芽 15g，杏仁 10g，枳壳 10g，熟大黄 6g，槟榔 6g，陈皮 6g。肠燥便秘加玄参 10g，麦冬 10g；血虚便秘加当归 10g，何首乌 10g；气虚便秘加黄芪 10g，白术 10g。每剂药煎成约 150mL，5 岁以上每次服 100mL，5 岁以下每次 60ml，1 天 2 次，均空腹用蜂蜜调送。小儿习惯性便秘与体质、饮食和生活习惯有关。随着科学的发展，食物制作越来越精细，远离自然食物，由于食物成份的改变或者偏食，嗜食肉类致食物中含大量蛋白，而碳水化合物不足，肠道菌群继发改变，肠内发酵过程少，大便易呈碱性干燥。另少吃蔬菜，纤维少亦易致便秘。小儿生活不规则和缺乏按时大便训练，亦可致大便不通。小儿习惯性便秘多时间较长，虚实挟杂，或因脾虚气机运行不畅，传导无力；或津液不足肠道失润；或因血虚津少，不能下润大肠，致大肠传导功能失常，糟粕内停，日久致大便秘结不通。治疗根据小儿生理特点，采取攻补兼施，以健脾行气通便为总原则，方中用太子参补益脾胃生津气；麦芽、鸡内金健脾消滞；火麻仁、杏仁润肠通便；枳壳、槟榔、陈皮行气导滞；熟大黄清热通便。再根据不同的分型进行加减，如血虚患者加当归、首乌既可补血又可润肠通便；气虚者加黄芪、白术补肺脾之气，气足则传导有力，大便自通；肠燥者加玄参、麦冬滋阴润肠；诸药配以蜂蜜既可滋养补中，亦可润肠通便。在用药的同时，需调节饮食，多吃粗粮、青菜和水果等多纤维食物，适当减少肉类，注意培养按时排便的习惯，更好地达到治疗目的。

### （四）泻火散加通便口服液

泻火散组成：连翘 75g，黄芩 50g，栀子 50g，黄连 50g，大黄 50g，人参 50g，黑（白）丑（炒）10g，甘草 50g，制成散剂。服用方法：每次 0.25g/岁，最大剂量每次不超过 3g，1 日 3 次口服，温开水送下。通便口服液处方组成：生地 12g，女贞子 12g，玄参 9g，麦冬 9g，石斛 9g，生白术 15g，枳实 9g，当归 9g，生白芍 12g。服药方法：每次 10ml/岁，最大剂量每次不超过 100ml，1 日 2 次口服。以《幼科铁镜·大便不通》说："肺与大肠有热，热则津液少而便闭。"泻火散方中连翘轻清透散，长于清热解毒，透散上焦之热，配黄芩、黄连、栀子清泻三焦之火，使邪去而热毒解；大黄、黑（白）丑泻热通便；佐人参生津止渴，使苦寒而不伤津；甘草既能缓和大黄、黑（白）丑峻泻之功，又可助大黄、黑（白）丑以推导之力，所以泻火散能泻热通便，荡涤胃肠积滞。通便口服液以增液汤加味而成，以玄参、女贞子、生地、麦冬、石斛、当归，生白芍滋阴养血，清热润燥，生白术、枳实健脾理气，与泻火散合用共奏泻热导滞、润肠通便之功。两药合用治疗小儿便秘疗效满意。

### （五）加味一捻金方

药物组成：紫草 5~15g，牵牛子 3~9g，槟榔 5~15g，大黄 3~9g（后下），蜂蜜 9~15g（冲服）。随症加减：腹痛者加白芍、甘草；腹胀明显者加厚朴、枳实；挟食滞者加焦三仙；口渴喜饮者加玉竹、石斛。用量随年龄大小酌定。用时加水适量浸泡 30 分钟，文火煮沸 15 分钟，取汁 150~300ml，频频少量温服，或分 3~4 次温服，每日 1 剂。加味一捻金方中，紫草凉血解毒润肠；牵牛子、大黄泻热通便，荡涤胃肠积滞；槟榔消积导滞；蜂蜜滑肠通便，缓急补中，调和诸药。诸药合用，共奏消食导滞、泻热通便之功。现代药理研究证明，紫草有解热和抗炎作用，对金黄色葡萄球菌、大肠杆菌等病原微生物有抑制作用。大黄所含蒽甙等致泻成份，有增加肠壁蠕动、促进肠液分泌、促使排便和抗菌作用。牵牛子、槟榔能增加肠蠕动，促进排便，同时槟榔可使消化液分泌旺盛，增加食欲。以上诸药合用，具有增强胃肠功能、抗菌消炎、提高机体免疫力、消除腹胀等作用，故用于治疗小儿便秘收效显著。

## （六）润肠行气汤

药物组成：火麻仁、杏仁、川厚朴、枳实、决明子、柏子仁、莱菔子各 3 ~ 10g。阴虚加女贞子、生地黄、麦门冬、玄参各 3 ~ 10g；气虚加北黄芪 10 ~ 15g，白术 5 ~ 10g；风热加牛蒡子、金银花各 5 ~ 10g；热甚加桑白皮 3 ~ 10g 或大黄 1 ~ 3g；腹胀甚加重川厚朴、枳实用量。每日 1 剂，水煎 2 次，可加适量蜂蜜午餐及晚餐后 1h 服用。10 日为 1 个疗程。用药 1 ~ 2 个疗程。嘱患儿养成每天定时排便的习惯。多食蔬菜、水果等含纤维素较多的食品，多饮水，加强体育锻炼和户外活动。中医学认为便秘病位在大肠，亦与胃关系密切。脾与胃相表里，肺与大肠相表里。大便的排泄不仅与大肠的传化功能有关，而且与脾的运化、肺的肃降密切相关。若胃气不足，津液生成不足，津亏肠燥，大肠失于濡润，传导功能失常，又得不到脾气之运，肺气之降，糟粕停积不去而成便秘，秘结日久则化热伤津。小儿为稚阴稚阳之体，阳常有余，阴常不足，且脾常虚，肠胃薄弱，不可攻下太过。临证如滥用攻下，可取效一时，但必攻伐小儿纯阳之体，使体质脆弱，且损其津液而愈泻愈秘。润肠行气汤方中火麻仁、杏仁、柏子仁、莱菔子系种仁，滋润多脂，润肠以通便。火麻仁性甘平，兼能滋养补虚，其补而不峻，通下缓和；杏仁开肺气，使清气上升，浊气下降，糟粕下输；柏子仁兼能安神；莱菔子归脾、肺经，消食化痰，顺气通便。川厚朴、枳实行气除满，消胀导滞，长于降泄通便。现代药理研究表明，枳实能兴奋平滑肌，增强胃肠蠕动收缩节律，具有胃肠动力促进作用，能促进消化液的分泌，使之有充分的消化酶水解营养物质，更好地排出肠内容物，从而达到调理胃肠功能，促进消化、吸收、运送、排泄的作用。蜂蜜则润燥清肠；决明子润肠通便，通便而不伤正；桑白皮甘寒，归肺经，能清泄肺气之壅塞，从而使肺气得降，肺热得解；大黄药性苦寒，通便泄热，因其攻下作用峻猛，易伤正气，故需中病即止；生地黄、麦门冬、玄参有"增水行舟"之义，能滋阴润燥、清热通便。诸药合用，清热泻火，药性缓和，具有润肠泄热、行气通便之效。润肠行气汤治疗小儿便秘以通为主，以降为顺，保胃气，存津液，上宣肺气，中理脾气，调理脏腑机能，既固护小儿稚阴稚阳之体，不因过于清泄而阻碍其生长发育，又能使大便通畅，饮食如常，生机蓬勃。服药同时训练小儿定时解大便，养成良好的排便习惯，平时多饮水、多吃青菜等良好的生活习惯，多运动以刺激肠胃蠕动等。

### （七）通秘汤

药物组成：木香、陈皮、桔梗、砂仁、莱菔子、槟榔、枳实、栝萎仁、黄柏、山楂、神曲、麦芽、甘草、大枣。热象明显、大便秘结重、时间长者加酒军；有便意但大便干结、排出困难者加火麻仁、郁李仁；素体弱或大病后脾虚气弱者加黄芪、党参、白术等。药物剂量根据年龄大小用3～15g。每剂两煎混合，根据年龄大小取汁100～400ml，分两次早晚温服，每日1剂，10天为1疗程。治疗1～2个疗程。便秘属大肠传导失职。虽有虚实之分，但小儿为"纯阳"之体，邪易从阳热化，故小儿便秘则多以实证为主。肠胃热结和或气滞是其基本病因病机。故小儿便秘应以调理气机、清热通便为其立法基础。方中木香、陈皮、枳实、砂仁调理气机、健脾开胃；玉片、莱菔子下气消积、杀虫；桔梗、栝萎仁宣降肺气以助大肠传导，以达"提壶揭盖"之效，瓜蒌仁还可润肠通便；黄柏清泄胃肠积热；重者可加酒军以助泄热通腑之力。脾弱气虚排出困难者，可加黄芪、党参、白术以健脾益气。甘草、大枣以调和诸药，且可达缓而持久之效。诸药合用以达理气健脾、清热通便之效，从而达到便通、食增之目的。同时结合饮食多样，精神调摄，适量运动养成良好的生活习惯，方可从根本上治愈便秘，取得长久而满意的疗效。

### （八）增液汤加味

药物组成：玄参、麦冬、生地、厚朴、枳实、陈皮、白芍、甘草。以上请药用量因人因病情轻重而定。上述方药，以水 1000ml，煎成 300ml，婴幼儿分多次喂服，较大的儿童，嘱其 1 次服完。兼证处理：热病伤阴，余热未清，气阴不足者，上方重用玄参、麦冬、生地，加太子参、石斛、花粉、芦根、知母等药；热邪未退，热结津枯者，用增液汤加厚朴、枳实、花粉、白芍、甘草，首剂酌加大黄适量后下，或加芒硝适量冲服；有肛裂者服增液汤加味后，可使用开塞露等软化粪头硬便，以减轻其排便时的疼痛。儿童便秘原因很多，热耗津伤所致占有相当比例。各种热病，尤其是外感温热病，侵犯机体，每每表现为"温邪上受，首先犯肺"。肺与大肠相表里、故而影响到大肠，致大肠郁热而津枯，从而导致大肠郁滞，发生便秘。小儿为纯阳之体，稚阴稚阳，易于发病，易于传变，易虚易实，亦易于康复。增液汤原为治疗热病损耗津液所致便秘的温病学名方之一，其适用于"液干多而热结少"的症候。方中玄参增液，麦冬养胃，生地凉血清热而生津液，因而起到润肠通便的作用。在本方基础上，加厚朴、枳实，以加强行气通下的功能；陈皮理气健脾；白芍平肝敛阴；甘草调和诸药。使通下而不伤正，热邪去而津液得以保存。

### （九）健脾导滞合剂

药物组成：黄芪 15g，炒白术 6g，藿香 6g，佩兰 6g，炒莱菔子 10g，白豆蔻仁 20g，郁李仁 10g，火麻仁 10g，鸡内金 6g。煎药机水煎 150ml 袋。3 岁以下 100ml/d，3~7 岁 150ml/d，7 岁以上 200~300ml/d；分 2~3 次口服。疗程均为 10d。小儿自身又存在着脏腑娇嫩，脾常不足的生理特点，较成人更易受到损伤，故常使本病迁延不愈。对本证型的便秘患儿必须从健脾益气入手，使脾肺功能得到康复，才能达到治病求本的目的。本方黄芪补益脾肺为君药；炒白术健脾助运为臣药；藿香、佩兰芳香醒脾；郁李仁、火麻仁润肠通便；白豆蔻仁、炒莱菔子、鸡内金行气导滞、消食，以改善食欲、助大肠传导。诸药配合健脾助运，补肺益气，润肠通便，使大肠传导气旺有源，推动糟粕下行，便秘自除，脾虚诸候自消。

### （十）清胃散治疗小儿功能性便秘

药物组成为：生大黄5g，白术、黄芪、火麻仁各10g，杏仁5g，当归、麦冬、生地、玄参各8g，枳壳、厚朴各10g，白芍8g，甘草5g。水煎服，日1剂，1周为1个疗程，治疗1~3个疗程。由于儿童饮食结构发生变化，多食细粮、小食品等高热量食品，粗粮及粗纤维蔬菜水果进食少；另一方面现在儿童多在幼儿园长托，照顾不周；居住楼房，父母工作忙，户外活动少。"膏粱厚味"久之，加之安逸过度，终究导致小儿胃肠积热内盛，可见便秘、口臭、腹痛、恶心、舌红、苔黄厚、脉滑数等。热盛伤津，津亏大肠失于濡润，致糟粕停滞肠中，如"无水行舟"，传导困难，终致便秘发生。祖国医学认为，小儿为"稚阴稚阳""纯阳"之体，患病易从阳化热，清·叶天士在《临证指南医案·幼科要略》中言："小儿热病最多者，以体属纯阳，六气着人，气血皆化为热也。"说明了小儿热病多，易从热化的道理。故针对小儿此生理病理特点、此病病因病机，本文采用"清胃泻火、滋阴通便"方法，研制出清胃散治疗小儿功能性便秘，方中生大黄清胃泻火、荡涤积滞、推陈出新，疗效确切，中病即减量。黄芪、白术益气健脾，促进大肠传导。现代药理研究表明，重用白术可使胃肠分泌增加，蠕动加快，通便加强。杏仁、当归、白芍通便养血，滋阴生津；火麻仁润燥滑肠，现代药理证实其所含脂肪油，内服后在肠内生成脂肪酸，刺激肠道黏膜，促进分泌，加快蠕动，减少大肠的水分吸收而致泻。麦冬、生地、玄参滋阴润肠通便，已达"增水行舟"之效。枳壳、厚朴调畅气机，助推动之力；甘草补中，调和诸药。诸药相配，共奏清胃泻火、滋阴通便之功。

（十一）脾虚肝旺型便秘的治疗

脾虚肝旺型便秘患儿临床症见大便秘结，甚则粪干如羊屎，数日不解，患儿因排便时疼痛而恐惧排便，可伴见大便涩滞不畅、脘腹胀满，同时有面色不华，山根、鼻翼、口唇周围发青，纳差，气怯神疲，不爱活动或活动多，眠少或睡眠不安，寐时露睛、性急易闹易哭等症，舌质淡红，舌苔薄白。脾虚则运化失健，故纳差、腹胀；气血津液无以化生，不能充养皮肤、四肢，故面色不华、神疲怠动、寐时露睛。肝主情志，肝气郁结不舒则性急、爱哭，眼胞、鼻翼、口唇为脾所主，肝旺乘脾，青为肝色，则这些部位发青。《素问·六节藏象论篇》曰："肝者，罢极之本，……其充在筋。"肝旺也可表现为小儿活动多，故上述表现辨证为脾虚肝旺，临证当详辨症状以助分型论治。小儿脾常不足，一方面是因为小儿生而未全，全而未壮，故其脏腑功能较弱，另一方面还因小儿处于旺盛的生长发育期，对水谷精气的需求，比成人相对高，而小儿脾气尚弱，存在着运化功能不健的现象。脾胃为气血生化之源，且位居中焦，又是气机升降的枢纽，所以在水谷的运化、吸收及糟粕的排出方面脾胃的作用至关重要。脾胃的功能相辅相成，脾主升，胃主降，脾为胃行其津液，脾气升则水谷精微得以输布全身，胃气降则糟粕得以传化。小儿脾常不足，若饮食调摄不当、情志变化，则易造成脾胃虚弱、运化无权，脾升胃降失常，浊阴不降，影响大肠气机，致传导功能低下，糟粕内留而便秘。小儿的另一个生理特点为肝常有余，生机勃发，其气机升多降少，糟粕不易顺降而郁滞肠腑，故便秘者多。肝常有余还可表现为小儿情绪不稳定、性情急躁。肝气郁结，疏泄不畅，气机壅滞，同时也影响了脾的运化，大肠气行不畅，传导失司，糟粕留滞，而成便秘。现在的家长对小儿宠爱有加，小儿更加任性，稍有所愿不遂，则易哭易闹。有些患者因环境改变后不适应，或学业紧张压力大也可造成肝气郁结、气机不畅。综合以上因素可以看出，在现代社会，小儿便秘与肝的关系也更为密切。另外，脾与肝相互作用也影响着大肠的传导功能。《素问·宝命全形论篇》曰："土得木而达。"故脾的正常生理功能均受肝的制约。肝主疏泄，肝的疏泄功能正常，有助于脾的运化，同时亦能调畅气机，糟粕下降，大便正常。脾虚和肝旺互相影响，脾虚时肝木相对偏盛，造成肝旺，肝旺时则容易克伐脾土而造成脾虚，从而影响大肠的传导而导致便秘。根据脾虚肝旺型便秘患儿的临床特点，治疗以健脾疏肝、助运通便为法，可采用口服中药汤剂或推拿手法进行治疗。1. 中药治疗。予枳术丸合柴胡疏肝散加减。处方：生白术 10 ~ 20g，枳壳 6 ~ 10g，陈皮 10g，党参 10g，当归 10g，香附 10g，白芍 10g，生麦芽 10g，柴胡 6g，冬瓜仁 10g，郁李仁 10g，火麻仁 10g，甘草 6g。方中党参、白术健脾益气；陈皮、枳壳健脾助运；香附、生麦芽、柴胡疏肝解郁；当归、白芍和血润肠；大便不畅、久留肠腑、大肠津亏，则易燥结，故加冬瓜仁、郁李仁、火麻仁润燥通便；甘草调和诸药。本病为因滞而燥，因燥更加重了滞，非直接因燥而导致便秘，故治疗重点在于健脾疏肝、调畅气机，再佐以润燥之品，诸药合用，使脾气得健、肝气得舒、大便得通。2. 推拿手法治疗。对于服药困难或不愿服药的患儿，可采用推拿手法进行治疗，也取得了较好的临床疗效。具体方法如下：清大肠 100 次，摩腹 100 次（顺时针），推下七节骨 100 次，捏脊 3 ~ 4 遍，补脾土 200 次，揉板门 100 次，清肝 100 次，推天枢 100 次。每日治疗 1 次，10 次为 1 个疗程。捏脊、补脾土、揉板门可健脾调中；清肝、摩腹、推天枢可疏肝理气、顺气行滞；清大肠、推下七节骨可荡涤肠腑，促进糟粕排出。小儿脾虚肝旺型便秘多病程较久，单予攻下，糟粕虽行但木郁未达，故常可暂时缓解继而又出现便秘。所以在治疗时，既要疏糟粕之郁，又要畅肝木之气，以达长效。同时嘱家长合理喂养，增加蔬菜、水果的摄入，注意养成小儿定时排便的习惯。

## （十二）大建中汤加味治疗小儿功能性秘

药物组成：川椒、干姜各 1 ~ 3g，党参、厚朴、木香、炙甘草、槟榔各 6 ~ 9g，茯苓、白术、苍术各 10 ~ 12g。随症加减：伴腹痛者，加生白芍、延胡索；面色㿠白，舌淡有畏寒，加附片、干姜、川椒加量。1剂/d，分2次煎服，7d为1个疗程，治疗4个疗程。祖国医学认为便秘病在大肠传导功能失常，与脾胃、肝、肾诸脏有密切关系。《内经》称便秘为"后不利""大便难"，认为与脾受寒湿有关。《伤寒论》《金匮要略》称其为"脾约"、"闭"、"阴结"、"热结"，认为与寒、热、气滞有关。小儿本脾胃薄弱，如过食生冷瓜果油腻等不易消化之物，脾胃受寒，中焦受损，肠失温煦，传送无力故便秘。大建中汤来自《金匮要略》，由蜀椒、干姜、人参组成，功在温建中阳，补虚散寒，正合病机，而且大建中汤其组成部分对胃、大肠平滑肌具有收缩作用，促进胃肠收缩，调节功能紊乱；收缩肠纵形肌的同时松弛环形肌，增加肠管的输送能力，使肠蠕动恢复正常，改善便秘。茯苓、白术、苍术、炙甘草助党参补脾助运，厚朴、木香、槟榔降气宽中，故中焦脾胃运化功能得以恢复，则大肠传导功能恢复正常，便秘消除。并配合乳果糖，通过渗透作用增加肠内容物，刺激结肠蠕动，保持大便通畅，从而提高功能性便秘的治愈率，减少复发率，故获得良好的疗效，且临床应用多年无明显毒副作用。

### （十三）清肺导滞润肠通便法治疗小儿便秘

药物组成：黄芩、杏仁、麦芽各10g，鸡内金3g，枳实6g，莱菔子、槟榔、山楂各10g，厚朴3g，苍术、郁李仁、火麻仁、当归、麦冬各10g，水煎服，3~6个月，4天1剂；7个月~1岁，3天1剂；1~3岁，2天1剂；4~7岁，3天1剂；8~14岁，日1剂。小儿便秘则多由食积肺热所致。"饮食自倍，肠胃乃伤"。小儿饮食不知自节，乳食停滞肠胃而为积，积滞不运，传导失职，则大便闭结不通。肺与大肠相表里，肺热移于大肠，热结津伤则大便干结，邪热伤阴，肠道干涩。故临床采用清肺导滞，润肠通便为法。方中黄芩、杏仁清肺除火，通畅阳明腑气；麦芽、鸡内金、山楂、厚朴、苍术、槟榔、枳实、莱菔子消食导滞，理气通便；火麻仁、郁李仁、当归、麦冬助水行舟，润肠通便。全方有清有导，又不会增液润肠，且避免泻下太过伤脾损胃，故临床疗效满意。

## （十四）枳术丸合柴胡疏肝散加减治疗小儿便秘

药物组成：生白术 10～20g，枳壳 6～10g，陈皮 10g，党参 10g，当归 10g，香附 10g，白芍 10g，生麦芽 10g，柴胡 6g，冬瓜仁 10g，郁李仁 10g，火麻仁 10g，甘草 6g。方中党参、白术健脾益气；陈皮、枳壳健脾助运；香附、生麦芽、柴胡疏肝解郁；当归、白芍和血润肠；大便不畅、久留肠腑、大肠津亏，则易燥结，故加冬瓜仁、郁李仁、火麻仁润燥通便；甘草调和诸药。本病为因滞而燥，因燥更加重了滞，非直接因燥而导致便秘，故治疗重点在于健脾疏肝、调畅气机，再佐以润燥之品，诸药合用，使脾气得健、肝气得舒、大便得通。

## （十五）实秘、虚秘辨证论治

### 1. 实证便秘

（1）食积便秘

辨证要点：曾有伤食或伤乳史，并兼有脘腹胀满，不思乳食等食滞中焦之证。治以消积导滞，清热化湿，方选枳实导滞丸。药物组成：枳实、神曲、山楂、黄连、获苓、大黄（后下）、泽泻、白术。伤于面食加莱菔子；伤于谷食重用神曲；伤乳加麦芽；呕恶加藿香、生姜；食积化热加连翘、胡黄连；腹胀满加鸡内金、焦山楂。

（2）燥热便秘

辨证要点：常见于热病后期，或素喜肥甘炙辣之品，或胎热内盛者。大便干结，排出困难，兼见内热津亏之症。治以清热润肠通便，方选麻子仁丸。药物组成：大黄（后下）、麻仁、枳实、厚朴、杏仁、白芍、蜂蜜（冲）。大便干结坚硬加芒硝；口干舌燥，津液耗伤者，加生地、沙参、麦冬、玄参；腹胀痛加广木香、槟榔。

（3）气滞便秘

辨证要点：多见于年长儿，或有情志不畅诱因，或平素活动量少，以欲便不得、胁腹痞满胀痛等肝脾气机郁滞之证为特点。治以疏肝理气，导滞通便，方选六磨汤。药物组成：广木香、乌药、沉香（后下）、大黄（后下）、槟榔、枳实。胸胁痞满甚者，加香附、瓜蒌；腹胀攻痛者，加青皮、莱菔子；气郁日久化火，口苦咽干者，加栀子、龙胆草。

2. 虚证便秘

（1）气虚便秘

辨证要点：常见禀赋不足，或病后失调的小儿。因气虚大肠传导无力，故以大便不太干硬、有便意、努挣乏力、便后疲乏为特征。并伴有全身气虚征象。治以健脾益气，润肠通便方选：黄芪汤。药物组成：黄芪、白术、党参、火麻仁、陈皮、蜂蜜（冲）。大便干硬加麦冬、冬瓜仁；气虚下路脱肛者，重用黄芪，加升麻、柴胡、桔梗、人参（另煎）。

（2）血虚便秘

辨证要点：以面唇爪甲淡白无华、大便干结，努挣难下等血虚之象为特征。治以养血润肠通便方选润肠丸。药物组成：当归、生地、火麻仁、桃仁、枳壳、何首乌。血虚有热加玉竹、玄参、知母；兼气虚加党参、黄芪；心悸加酸枣仁、白芍。

# 第二节　　名老中医治疗经验

## 一、刘云山治小儿便秘案

刘某，男，1岁。1992年5月4日初诊。大便干结1年，5天1次，呈块状，夜间哭闹，舌质淡红苔薄白，用增液通便汤加杏仁，早、午、晚3剂水煎服。

5月9日复诊：服药后2天大便1次，软硬适中，要求巩固，继服原方2剂后善后。

注：增液通便汤，刘云山自拟方。组成：元参2g，生地1g，麦冬1g，当归2g，枳壳1g，酒军0.5g，火麻仁1g，生三仙各1g。此为1～3岁小儿用量，日1剂，水煎服。本方能润肠通便，主治小儿便秘。

注：小儿便秘是儿科临床常见的一个症状。其发病原因首先与体质有关。阴虚体质多因血燥，阳虚体质多因气弱。小儿为稚阴稚阳之体，多阴常不足，易致阴虚便秘；其次与饮食起居失调有关，过食燥热，每易致肠间津枯而大便不利。本案治疗以增水行舟为主，寓泻于外。以元参、生地、麦冬、当归、火麻仁滋阴补血以治本；枳壳、军酒、生三仙行气消导通便以治标；更加杏仁开宣肺气，使上下气机通畅，大便顺利排出。此案仅药5剂告愈。再次证明刘老用药精当，疗效显著。

## 二、邵金阶治婴幼儿便秘案

苏某，女，1岁6个月。1986年5月6日初诊。每3～5天大便1次，已4个月，便干成粒，便时哭闹，甚则肛裂出血。曾多方治疗未效，不得已用小儿开赛露以帮助排便，嘱用莱菔散治疗10天，停用开赛露，自第5天起，每日或隔日大便1次，随访2年，未复发。

1. 莱菔散：邵氏自拟方。取莱菔子适量，水洗，淘净砂及杂质，文火炒熟（以炒至微鼓起并有香气为度）去壳，研极细末，贮瓶备用。每次取药末5～10g，加白糖适量，开水冲泡，待温频频喂服，亦可伴入奶粉或稀饭中服用，每日2次，连服5～10天。

2. 小儿便秘是指小儿大便秘结不通，排便间隔时间延长的一种病证。本证虽无大碍，但大便坚硬，便时困难而哭闹，甚则肛裂，影响食欲。中医对本病辩证分虚证和实证，但不论虚实其治疗均以通为用。实际在临床上往往见到很多患儿虚实之症表现均不明显，仅仅是经常大便干结，不易排出。本案即是此类，因此选用副作用小，口感好，服用方便的单味药，能起到事半功倍的效果。莱菔子性味甘平，质润多油，炒熟气香味甘，小儿尤乐服用。中医认为，莱菔子润肠通便，长于利气，却不伤正气，其"生升熟降"，助胃肠运化传导。药理研究证明，莱菔子可兴奋胃肠平滑肌，增强胃肠蠕动，促进排便。

### 三、焦平治便秘案

尹某，女，3岁。患儿素患便秘，常2～3天1行，临厕哭闹腹痛，汗出，有时入厕半小时不能便出，近4天未便，腹痛，烦躁哭闹，欲便不能，常用开塞露亦未见效，观其面红气粗，手足心热，左下腹有腊肠样物，质硬、压痛，脉数有力，此患儿为大便燥结、腑气不通，应以通腑泻火为法，即用肠热便秘推法，推拿2小时后腹痛欲便，便下硬粪数块，继续推2次，大便日1次，恢复正常，饮食亦增，随访半年未见复发。

注：肠热便秘推法：清大肠，揉中脘，摩腹，逆揉龟尾，推下承山，推下七节骨，逆揉神阙，揉迎香，退下六腑，清天河水，清肺。

### 四、王烈教授治疗小儿便秘

案1：田某，女，3岁。1991年12月31日初诊。此小儿自1岁断奶后开始便秘，至今已2年整。初大便2日左右1行，粪质稍干，别无它症。近半年来明显加重，3～4日排便1次，大便呈球状，坚硬如石，排出困难，有时微带血液，每次排便均使患儿处于恐惧状态，食欲亦明显减少。诊前亦曾多方治疗，使用开塞露、果导片、蜂蜜水、番泻叶和中药等，均无长久改善之效果追问其喂养史；断奶后方加辅助食品，平素偏食、少食青菜。查体患儿体瘦、面㿠白、舌质淡、苔薄、脉细无力，腹软，乙状结肠处有条索状硬结（已4天未排便）。王老诊为气虚便秘。方以当枳通秘汤，药用当归10g，枳实10g，白芍10g，莱菔子10g，肉苁蓉10g，番泻叶3g，升麻5g，黑芝麻10g，4剂水煎，2日1剂，日服3次，每服20ml。

二诊于1992年1日7日。服上方后，当晚即便，粪质硬。至来诊前每2天排便1次，粪质稍软，症状明显减轻。治以上方加生地10g，继服4剂。

三诊于1992年1月16日。服二诊方后大便1～2日1次，质软，上方去番泻叶，继服 2 剂。

四诊于 1992 年 1 月 21 日。服前方后大便 1 日 1 次，且有节律，每日清晨即便，质软，食欲亦见增加。更方如下：黄精 10g，白术 10g，当归 10g，生地 10g，槟榔 10g，枳实 10g，肉苁蓉 10g。继服 4 剂。

五诊于 1992 年 1 月 30 日。患儿大便如常，每日晨起即便。王老嘱病家停药，调理饮食，节甘进蔬，病自可痊愈。半年后追访，患儿遵医嘱调饮食并加强锻炼，患儿大便一直正常，1 日 1 次，质软，并且食增体胖。便秘一症为儿科之小疾。《医学入门》云："一日一便为顺，三四日不便为秘"。关于便秘古今论述颇多，然专论小儿者少。小儿患此疾，十分痛苦，家长万分着急。医之治又常强以下之，认为便通而下病自愈，不别缘由。其不知，一时之通下可得，而令其长久之通畅不易，必结合小儿之特点而辨治。小儿乃纯阳之体，所患热病最多。热灼津，津伤肺燥，肺与大肠相表里而致大便燥结；热伤阴耗血，则脾燥津竭便不运，肾司二便，热伤阴，肾阳亦伤而便无所以润。因此对小儿之便秘古往今来多认为与热伤阴津相关，治常以滋润、清热泄下之法为主。王老认为小儿便秘虽与热致津伤相关，但导致小儿便秘之因由有多种，有因积而致，有因咳、喘而发，有因热而作，尤其大便久秘者，其因更不单一。临症一味用清下、润下之法其效不显、不长久之原因乃因阴阳互根，阴伤阳亦伤。阳伤气不行，阴阳俱虚，便无以润，更无以运而传导失司，便秘久而不解。此时若单以清热泄下或润下仅仅可取一时之功，而不能达长久之效，王老自拟当枳通秘汤，方中当归有养血和血润燥之功；枳实有行气散痞，促使胃肠运动收缩节律增强之力；莱菔子善宽中下气而通便；白芍可敛阴养血；肉苁蓉补肾益精、润燥而司开阖，而升麻之功效于《医方集解》中云："有病大小便秘者，用通利药而罔效。重用升麻而反通。请药合力，共奏行气血、调阴阳而达气行阴亦行，阴行便自润而通。

案 2：余某，男，4 岁。1992 年 12 月 24 日初诊。患儿自 2 岁开始食少。近半年来明显加重。每顿进食不足半两。且伴腹痛、大便秘结 2~3 天 1 次，状如球，坚如石。曾多次服用太极丸、牛黄解毒片等均无改善。追问患儿即往有食甜食之习。查患儿体瘦、面㿠、上下眼睑风池、气池之位色暗黑、唇红、舌质淡红、苔薄、脉细数。手足心热。腹平软，无压痛及反跳痛。王老诊为疳积便秘。治以当枳通秘汤加减。方用当归 15g，枳实 15g，延胡索 15g，生地 10g，莱菔子 15g，白芍 10g，番泻叶 10g，肉苁蓉 10g，4 剂水煎。每 2 日 1 剂。日服 3 次，每次服 30ml。

二诊（1992 年 12 月 31 日）：服上方后大便 1~2 日 1 次，质稍软，腹痛明显缓解，继服 4 剂。

三诊（1993 年 1 月 7 日）：继服二诊方后，大便正常，1 日 1 次，且便有节律，每日晨起即便，质软，但量多，腹痛消失，食欲略增。上方去番泻叶、延胡索，加白术 10g，麦芽 10g，石菖蒲 10g，4 剂水煎服。

四诊（1993 年 1 月 14 日）：患儿服三诊方后。食欲明显增加，手足心亦不热，大便正常且腹不痛。更方：枳实 10g，莱菔子 10g，黄精 10g。白术 10g，麦芽 10g，山楂 10g，佛手 10g，石斛 10g，石菖蒲 10g，4 剂水煎服。于 1993 年 2 月末追访，患儿遵医嘱，节甘进蔬，加强调护，不但食增体胖，且便秘一症亦未再作。对于便秘张洁古云："实秘者，秘物也；虚秘者，秘气也"。然临证何以辨治，王老认为，便秘即有新久之别，就有虚实之分。久病虽多虚。但虚中亦多挟实。本症其病位在肠。又与肺、脾、肾诸脏相关，临症必辨其主次。凡因大便秘结久而致它症者，多因肠气虚，无力推运，使污浊秽气闭于体内，流于诸脏，致诸脏生疾；故便秘解除它症亦缓易；凡因它症而致便秘者，初多为诸邪伤阴。肠无以润，久则阴阳俱伤而无以润。无以运。故便秘解它症轻，它症除而便秘易解。临症必辨通而用。有减必有增，有损必有益，相辅相成。王老所治 38 例久秘患儿病程短者 3 个月，长者达 3~5 年。其症有因便秘久致热、致咳、致喘、致厌食、疳积，有因热、咳、喘、贫血等致便秘者。众多之症皆气虚不能推送，阴耗不能濡而致虚虚实实，运用王老自拟当枳汤加减所治 38 例久秘患儿均取长通久安之满意疗效。

### 五、时毓民教授治小儿功能性便秘经验

复旦大学附属儿科医院时毓民教授，是第二届名老中医药学术经验继承班导师，从事中西医结合儿科临床与基础研究工作近50载，学验俱丰。时教授论治小儿功能性便秘，灵活运用中医理论而不拘泥于古法，并注意兼收西医学之长处。

#### （一）方药求真

1. 增液汤之意临证加减　《温病条辨》指出："阳明温病，大便不通，若属津液枯竭，水不足以行舟而燥结不下者，可间服增液汤以增其津液。"增液汤方由玄参、生地黄、麦冬组成，妙在寓泻于补，以补药之体作泻药之用，既可攻实，又可防虚。药理实验研究表明，增液汤可缩短正常小鼠和便秘小鼠排便时间，增加排便粒数，并可明显增加肠道内水分含量。时老喜用增水行舟之法，临证加味以助其力。常用药物包括：生地黄、玄参、麦冬、火麻仁、制首乌、肉苁蓉等，滋阴益精、润燥通便。上述药用量多为9g，不如增液汤原方用量大。一是小儿体质量较轻，剂量较成人宜小，且小儿脾胃尚弱，过于滋腻有碍消化；二是时老在增液汤基础上加用滋阴益精药，有协同作用，则各药用量适减。时老亦遵循"阳中求阴"之法，有时加用小量温药，如白豆蔻，以助滋阴之力，且可行气化湿，但不可过用，以免温燥伤阴。

2. 补气行气助运脾胃　《小儿药证直诀·变蒸》说："小儿五脏六腑成而未全，全而未壮。"小儿脾常不足，故小儿常脾胃虚弱且推动无力，易于便秘而兼见腹胀、腹痛等症。是故时老临证处方，常兼用党参、炙黄芪、太子参等，补肺脾之气，以期推动有力。处方仍以滋阴为主，不可过用补气药，选取一二味即可。同时佐以枳实、陈皮、莱菔子等，以行肺脾胃大肠之气，助推动之力，使气机调畅，便秘得下，且可佐制滋阴药滋腻之性，利于消化吸收。陈皮用量宜小，常用4.5~5g，恐燥甚伤阴。若见腹痛明显，

乃因小儿肝强脾弱，肝气乘脾，可加用延胡索理气止痛，炒白芍药柔肝缓急。

3. 芦根一味清肺胃之热　　《宣明方论·小儿门》认为"大概小儿病者纯阳，热多冷少也"。《幼科要略·总论》说："襁褓小儿，体属纯阳，所患热病最多。"提示小儿易感外邪，且易从火化。火邪又易伤津耗气，更加重了气阴不足，遂致便秘。故于方中加用芦根清泻肺胃之热，清其大肠燥热，防止火邪更伤津液。《医学衷中参西录》评价芦根"性凉能清肺热，中空能理肺气，而又味甘多液，更善滋养肺阴"。可见芦根还可滋阴生津，正合阴亏燥结病机。《本草经疏》指出："芦根味甘寒而无毒。甘能益胃和中，寒能除热降火，热解胃和，则津液疏通而渴止矣。"且清热药多味苦，为小儿所不喜；芦根味甘，易被小儿接受。可见时老选用芦根，考虑周全。清热单用芦根，则其量宜大，一般15g，重者可达30g。

4. 合理饮食，训练排便习惯

时老认为多数患儿便秘与不良生活习惯有关。不喜食蔬菜，饮食中缺少足够纤维素，加之饮水较少，乃是造成便秘的重要原因。有的患儿未养成定时排便的习惯，或不习惯用托儿所和学校的卫生间而憋便，久而久之亦会形成便秘。是故时老治疗小儿功能性便秘，非常重视饮食疗法与习惯疗法，临诊时每嘱咐家属注意患儿平时生活起居的调整配合，以辅助药物治疗，持之以恒更可有利于停药后减少复发。饮食治疗：乳儿可加用8%糖牛奶、加糖的果汁或菜汤等；4个月以上的小儿可添加蔬菜泥或水果泥；7~9个月以上小儿宜酌情添加粗纤维食品，如玉米粥、小米粥、山芋等。年长儿应纠正偏食习惯，减少肉类的摄入，多食豆类和五谷杂粮。习惯疗法即养成患儿定时排便的习惯。一般3个月以上的小儿便可开始训练定时排便。

5. 用药变通

若上法疗效不佳，应对之策有二：一则加大药物剂量，例如火麻仁、肉苁蓉、枳实等可增至12g，以加大润肠行气通便之力；二则加用其他药物，如当归补血润燥滑肠，北沙参增强滋阴之功。时老亦喜加用生白术，用至30g。另外，时老常嘱咐家属于煎好的汤药中加入少许蜂蜜，既可润燥滑肠，补中缓急，又可调节药味，提高患儿服药的依从性。若疗效不明显，按《温病条辨》所说乃是"燥结太甚，宜予增液承气汤缓缓服之"。但小儿脏腑娇嫩、形气未充，峻下之药当慎用。《本草正义》云："大黄，欲速者生用，泡汤便吞；欲缓者熟用，和药煎服。"是故时老临证选用制大黄，与诸药同时煎煮，而非生大黄后下，唯恐更伤正气与阴液，反致燥结更甚。制大黄一般用量为9g，得效后减量再服。或选用小量番泻叶，初始用1.5g后下或入汤剂冲服，不效则渐加量，最大量可用至3g，得效后渐减量直至停用。大黄与番泻叶长期久用可产生剂量依赖，需不断加量才能起效，且大黄长期服用可引起继发性便秘，并致大肠黑变病，是故时老证一般少用，仅个别便秘顽固者短期使用。

## （二）典型病例

江某，男，7岁。排便困难6年余，大便2~3日1行，质硬，呈粒状，排便无规律，时需借助开塞露通便；未诉腹痛，纳可，平素白天及夜间多汗；舌淡红，苔薄白，脉细。平时患儿喜食肉类，不喜食蔬菜、水果。查体：咽无充血，腹软无压痛。西医小儿外科已排除直肠肛门器质性病变。治拟滋阴润肠、行气通便、益气敛汗为法。处方：生地黄9g，玄参9g，麦冬9g，火麻仁9g；制首乌9g，肉苁蓉9g，党参9g，枳实9g，陈皮4.5g，芦根30g，煅牡蛎30g，煅龙骨30g，麻黄根9g，浮小麦30g。嘱其注意饮食调理，多食蔬菜、水果等高纤维食品，养成每日定时排便的习惯。复诊：4周后，患儿便秘较前有所好转，大便每2日1行，有时粒状；出汗明显好转；舌淡红，苔薄白，脉细。处方：生地黄12g，玄参9g，麦冬9g，火麻仁12g，制首乌9g，肉苁蓉12g，党参9g，枳实9g，陈皮4.5g，莱菔子9g，芦根30g。守法服6周后，患儿排便困难明显好转，大便1~2日1行，质软成形。嘱其坚持饮食调理、排便习惯训练。门诊随访 1 个月，排便规律，大便质软，排出无困难。该患儿经小儿外科已排除直肠肛门器质性病变，故为功能性便秘。首诊时患儿大便质硬呈粒状，平素白天及夜间多汗，脉细，均为气阴两虚之象，以阴虚为主；故方中选用生地黄、玄参、麦冬、火麻仁、制首乌、肉苁蓉滋阴益精、润肠通便，党参补肺脾之气，枳实、陈皮行气消滞，芦根清肺胃之火，煅牡蛎、煅龙骨、麻黄根、浮小麦敛汗。复诊时患儿便秘较前有所好转，但大便有时呈粒状，故方中生地黄、火麻仁、肉苁蓉加量，并加用莱菔子以助行气导滞之力。药后出汗明显好转，故去敛汗药。综观上方，治便秘以滋阴益精、润肠通便为主，兼以补气、行气消滞、清肺胃火，以达到增水行舟之目的。

# 第三节　民间单方验方

## 一、莱菔子

莱菔子炒黄装瓶备用。每次 3 ~ 6g，每日早晚用温开水或蜂蜜水送服。用于食积便秘。

## 二、番泻叶

番泻叶 1 ~ 3g，开水泡服，用于燥热便秘。

## 三、枳实

枳实 6 ~ 10g，水煎服。现代药理研究证实该药可促进肠蠕动。治疗慢传输性便秘。

## 四、鸡血藤

鸡血藤 15g 水煎服，治血虚便秘。

### 五、白术

白术30g水煎服。大量白术既能通便，又不致泻。现代药理研究证实白术能促进胃肠分泌功能，加快胃肠蠕动。

### 六、肉苁蓉

肉苁蓉15g水煎服，4~6天见效。治疗慢传输性便秘。

### 七、决明子

决明子3~6g，炒黄，水煎10分钟，去渣，冲入蜂蜜1匙，拌匀。治疗弛缓性便秘。

### 八、白芷

香白芷，炒，研末，每服3g，米饮入蜜少许，连服治大便风秘。治疗失弛缓性便秘。

### 九、芝麻、大黄

芝麻50g，大黄5g，茶叶2.5g，共研末，温水送服。治热秘，失弛缓性便秘。

### 十、蒲公英

蒲公英30~60g，水煎后取浓缩液50~80ml，每日1次顿服。年龄小、服药困难者，可分2~3次服。药煎好后，可加适量白糖或蜂蜜调味。一般服药2~5天即可治愈。

### 十一、五汁饮

梨汁、蔗汁、萝卜汁各2杯，鲜石菖蒲汁1小匙，生姜汁2小匙，混匀，隔水炖温，顿服。主治大便秘结，粪如羊屎。

### 十二、二仁丸

杏仁（去皮尖）、麻子仁、枳壳、诃子肉各等分，共研极细末，炼蜜为丸。早晚各服 6～9g，用于小儿肠燥便秘。

### 十三、五仁丸

桃仁、杏仁（去皮尖）各30g，柏子仁15g，松子仁4g，郁李仁3g，陈皮（另研末）120g。五仁共研为膏状，加陈皮末研匀，蜜炼为丸，如梧桐子大。每服 30～50 丸，空腹米汤送下。主治津燥便秘。

### 十四、降气槟榔丸

槟榔、木香各12g，丁香皮、姜制厚朴、青皮、陈皮、当归、玄胡索、枳壳、三棱、炒莪术、雷丸各15g，莱菔子（炒）30g，牵牛子60g，各研细末和匀，以米醋及面糊为丸，如梧桐子大。每服 30～50 丸，饭后姜汤送服。用于大小便不利。

### 十五、瓜蒌、文蛤

瓜蒌30g，文蛤2g，研末和匀，用姜汁调和为丸，如弹子大，不拘时取丸数枚，含口中咽汁液，用于肠枯便燥。

## 第四节　中成药治疗

### 一、王氏保赤丸

1. 用量：六个月婴儿每次服五粒，六个月至三周岁小儿超过一个月加一粒，三周岁后每超一岁加五粒；八至十四岁服用60粒。每日一次，重症两次，连服 7 日。

2. 主要成分：大黄、黄连、川贝母、制南星、生姜等。

3. 功用：其中大黄清热泻火通便；黄连能清化胃肠积滞之湿

热；川贝母豁痰润肺、宣通肺气。肺与大肠相表里，气机条达，有利于大肠清除积滞。小儿便秘病因大多因饮食不当，损伤脾胃，胃主受纳，脾主运化，脾胃受损则运化失调成积滞，积久化热上及肺气。气机受阻下结大肠则便秘，故治疗小儿便秘根本在于运脾，胃健脾运，则气机通畅，水谷自化。王氏保赤丸对脾胃具有双向调节作用，既可消食积滞润燥理肺，又能健脾助运，是治疗小儿便秘的良药。

### 二、小儿化食丸

1. 用法与用量：口服，周岁以内一次 1 丸，周岁以上一次 2 丸，一日 2 次。

2. 主要成分：六神曲、山楂、麦芽、槟榔、莪术、三棱、牵牛子、大黄等。

3. 功用：主要有消食化滞、泻火通便等作用；主要用于小儿胃热停食、肚腹胀满、恶心呕吐、烦躁口渴、大便干燥等病症。丸中六神曲、山楂、麦芽为中药消导滞剂常用药；牵牛子主治大肠风秘、气秘和虫积、利二便；莪术有行气破瘀、消积止痛作用；三棱可破血行气、消积止痛。小儿化食丸的中医治疗基础就是行气和消导，可治疗小儿厌食，也可治疗小儿便秘。

### 三、六味能消胶囊

1. 用法与用量：口服，年龄 1～3 岁 1/3 粒一次，4～5 岁 1/2 粒一次，6～10 岁 2/3 粒一次，11～14 岁 1 粒一次，1 日 2 次。根据患儿大便情况由家长调整剂量，效果不明显者可加大剂量，如出现稀便则减量。疗程：原则上便秘史 1 个月内者连续应用 1 周，1 个月以上者应用 2 周。

2. 主要成分：大黄、诃子、干姜、藏木香、碱花、寒水石六味藏药组成。

3. 功用：大黄可活血化瘀，改善肠道黏膜的血液循环；寒水石可泻热通腑，增加肠的张力；诃子可涩肠敛肺，解痉止泻抗菌，与大黄配伍一泻一收；干姜温中散寒，止痛消胀；藏木香疏肝理气，和胃止痛；碱花消食化痰，驱虫通便。诸药寒温并用，具有宽中理气、润肠通便作用，可促进肠蠕动，使肠腔内水分增加，保护胃肠黏膜，抗菌、镇痛、抑酸。临床观察证明对小儿功能性便秘有较好的疗效，亦可调节由便秘导致的精神和全身症状。

### 四、枳实导滞丸

1. 用法与用量：口服，每次 3g，1 日 2～3 次。

2. 主要成分：大黄、神曲（炒）、枳实（麦炒）、黄芩（酒炒）、黄连（酒炒）、白术（土炒）、茯苓、泽泻。

3. 功用：大黄、枳实，攻下破气，排除积滞，积滞消除，则腹部胀痛立减，即所谓"通则不痛"。黄连、黄芩，燥湿清热；泽泻、茯苓，利湿下行；四药清利湿热，在大黄、枳实的配合之下使肠中垢腻得以外泄，刺激因素得以消除，所以泄痢的得之可止，便秘的得之可通；神曲消食，帮助消化；白术补脾固胃，以免芩、连、大黄苦寒伤胃。各药配合，不但能清除湿热积滞，并且可以恢复脾胃的运化功能。痢疾初起，用它能缩短疗程，即所谓"痢疾不忌当头下"，但痢疾后期，正虚阴伤时，则不宜应用本方泻下。

### 五、四磨汤口服液

1. 用法与用量：新生儿一次 3～5ml，一日 3 次，疗程 2 天；幼儿一次 10ml，一日 3 次，疗程 3～5 天。

2. 主要成分：木香、枳壳、槟榔、乌药、果糖浆、山梨酸钾。

3. 功用：气上宜降之，故用槟榔、沉香；气逆宜顺之，故用乌药；大实者，仍宜枳壳。故四磨汤口服液可顺气降逆，消积止痛。用于婴幼儿乳食内滞证，症见腹胀、腹痛、啼哭不安、厌食纳差、腹泻或便秘；以及腹部手术后促进肠胃功能的恢复。

### 六、一捻金胶囊

1. 用法与用量：口服，一岁以内一次服 1 粒，一至三岁一次服2粒，四至六岁一次服3粒，一日1~2次，6岁以上请遵医嘱。

2. 主要成分：大黄、牵牛子（炒）、槟榔、人参、朱砂。

3. 功用：牵牛子、大黄泻热通便，荡涤胃肠积滞；人参健脾养阴生津、补中益气；槟榔消积导滞；诸药合用，共奏消食导滞、泻热通便之功。以上诸药合用，具有增强胃肠功能、抗菌消炎、提高机体免疫力、消除腹胀等作用，故用于治疗小儿便秘收效显著。现代药理研究证明，大黄所含蒽甙等致泻成份，有增加肠壁蠕动、促进肠液分泌、促使排便和抗菌作用。牵牛子、槟榔能增加肠蠕动，促进排便，同时槟榔可使消化液分泌旺盛，增加食欲。孩儿能增强机体新陈代谢，可提高机体免疫力。以上诸药合用，具有增强胃肠功能、提高机体免疫力、消除腹胀等作用，故用于治疗小儿便秘收效显著。故一捻金胶囊具有消食导滞，祛痰，通便。用于小儿停乳停食，腹胀便秘，痰盛喘咳。

### 七、麻子仁丸

1. 用法与用量：口服，每次3~6g，每日1~2次。

2. 主要成分：麻子仁、芍药、枳实、大黄、厚朴、杏仁。

3. 功用：方中麻子仁润肠通便为君；杏仁降气润肠，芍药养阴和营为臣；枳实、厚朴消痞除满，大黄泻下通便，共为佐使。诸药同用，共奏润肠通便之功。本方治证乃由胃有燥热，脾津不足所致。脾主为胃行其津液，今胃中燥热，脾受约束，津液不得四布，但输膀胱，而致小便频数，肠失濡润，故见大便干结。此时治法亦应以润肠通便为主，兼以泄热行气。因而方中用火麻仁润肠通便为君药；大黄通便泄热，杏仁降气润肠，白芍养阴和里，共为臣药；枳实、厚朴下气破结，加强降泄通便之力，蜂蜜能润燥滑肠，共为佐使药。诸药合而为丸，具有润肠泄热，行气通便之功。

## 第五节　外治法

外治法的优点是操作简单，无不良反应，患儿及家长易接受。

小儿便秘的外治法主要有针灸疗法，推拿疗法，贴穴疗法，拔罐疗法，耳穴贴压法。

## 一、推拿疗法

### （一）实秘

1. 病因病机：饮食不调，过食辛热厚味，以至肠胃积热，气滞不行，或于热病后攻伐太过，耗伤津液，或余邪留恋于内，导致肠道燥热，津液失于输布而不能下润，致使肠道干涩，传导失常，故大便干结难出。

2. 临床表现：大便干结，噫气频作，身热口臭，易怒目赤，纳食减少，腹部胀满，小便短赤，苔黄腻或黄燥，脉弦滑，指纹色紫。

3. 治疗原则：清热润肠通便。

4. 处方1：清脾经100~300次，清胃经100~300次，清大肠100次，退六腑100次，顺摩腹5分钟，推下七节骨100~200次，揉龟尾100~200次，按揉膊阳池1~2分钟，按揉足三里1~2分钟，搓揉胁肋100~200次，揉天枢1~2分钟，运内八卦100~300次。

处方2：清大肠5~10分钟，退六腑5~15分钟，运水入土2~5分钟，四横纹2~5分钟，推下七节骨1~3分钟。

处方3：清大肠独穴推40分钟。

### （二）虚秘

1. 病因病机：禀赋不足或后天失调，或久病脾虚运化无力，气血生化乏源，引起气血亏虚，气血亏则真阳亏，温煦无权，致阴邪凝滞，阳气不运，则大肠传导无力而大便艰涩难下，血虚则真阴亏虚，津液少而不能滋润大肠，致使大便排出困难。

2. 临床表现：排便时间间隔长，便秘不畅，或大便粪质不硬，但临厕则努挣难下，面唇㿠白，爪甲无华，形瘦气怯，腹中冷痛，喜热恶寒，四肢不温，小便清长，舌质淡，脉细软，指纹色淡。

3. 治疗原则：益气润肠通便。

4. 处方1：补脾经100~300次，清大肠100~300次，补肾经100~300次，揉上马200~300次，推三关100~300次，顺摩腹5分钟，摩揉中脘5分钟，推下七节骨100次，揉龟尾100~200次，按揉膊阳池1~2分钟，揉肾俞1~2分钟，捏脊5~8遍，按揉足三里1~2分钟。

处方2：清补脾经5~10，揉二马5~15分钟，运水入土2~5分钟，清补大肠5~10分钟。

## 二、按摩腹部

1. 摩腹

仰卧于床上，用右手或双手叠加按于腹部，按顺时针做环形而有节律的抚摸，力量适度，动作流畅。约3~5分钟。

2. 按揉天枢穴

仰卧于床上，用中指指腹放在同侧的天枢穴上，中指适当用力，顺时针按揉1分钟。

3. 掌揉中脘穴

仰卧于床上，左手的掌心紧贴于中脘穴上，将右手掌心重叠在左手背上，适当用力揉按1分钟。

4. 推肋部

仰卧于床上，两手掌放在体侧，然后用掌根从上向下推两侧肋部，反复做1分钟。

5. 按揉关元穴

仰卧于床上，用一手中指指腹放在关元穴上，适当用力按揉1分钟。

6. 提拿腹肌

仰卧于床上，两手同时提拿捏腹部肌肉1分钟。

### 三、按摩腰骶部

1. 推擦腰骶部

坐于床上，两手五指并拢，以掌根贴于同侧的腰骶部，适当用力自上而下地推擦数次，直至腰骶部发热为度。

2. 按揉肾俞穴

坐于床上，两手叉腰，两拇指按于两侧肾俞穴上，适当用力按揉1分钟。

### 四、按摩四肢

1. 按揉合谷穴

以一侧拇指指腹按住合谷穴，轻轻揉动，以酸胀感为宜，每侧1分钟，共2分钟。合谷穴是全身四大保健穴之一，也是清热止痛的良穴，可以有效缓解因便秘造成的头晕、饮食不振、情绪烦躁、黄褐斑、痤疮和腹痛等症。

2. 按揉支沟穴

以一侧拇指指腹按住支沟穴，轻轻揉动，以酸胀感为宜，每侧1分钟，共2分钟。支沟穴是治疗便秘的特效穴。

3. 按揉足三里穴

坐于床上，两膝关节自然伸直，用拇指指腹按在同侧的足三里穴上，适当用力按揉1分钟，感觉酸胀为度。

4. 按揉三阴交穴

坐于床上，两膝关节自然伸直，用拇指指腹按于同侧的三阴交穴上，适当用力按揉1分钟，感觉以酸胀为度。

以上的自我按摩法能调理肠胃功能，锻炼腹肌张力，增强体质，尤其适于慢性便秘的人。但必须坚持早晚各按摩一遍，手法应轻快、灵活，以腹部按摩为主。

### 五、贴穴疗法

处方1：大黄贴穴疗法：取大黄5~10g，研成细末，用醋调为糊状，置于伤湿止痛膏中心，贴双足涌泉穴或肚脐处，10～15小时后取下，一般一次即可见效。为巩固疗效，可再贴2～3次。同时改善饮食，训练排便习惯。中医认为，本病多为燥热内结，肠胃积热，或热病伤阴，肠道津枯，或乳食积滞，结聚中焦，或气血不足，肠道失于濡润等，当以通腑泻热、润肠通便为治。大黄有清热消积，导滞通便之功。药理研究表明，大黄含蒽醌类化合物，敷贴后通过皮肤吸收，可刺激大肠蠕动而促进排便。

处方2：大戟3g，大枣3枚。先将大枣煮熟去皮核，然后将大戟研成粉末，二者共捣匀，敷于脐部，外用胶布覆盖并固定，每天换药一次，连敷3天。对习惯性便秘有良好的疗效。

处方3：通便散敷脐疗法：大黄30g，芒硝20g，炒莱菔子15g，芦荟30g，焙干、研面、过细筛，分20份，每取一份，以香油或植物油调成糊状，敷以脐部，以纱布或塑料薄膜敷盖，胶布固定。1天1次，每次12h～15h，5天为一疗程，胶布过敏者以绷带缠裹。敷脐治疗小儿便秘是应用脐部静脉吸收而达到治疗目的。神阙穴内连十二经脉、五脏六腑，为上、中、下三焦之枢，人身之命蒂，系五脏六腑之本，十二经脉之源，冲脉循行之地，六气归藏之根，有振奋中阳、温补下元、温通散结之力。现代医学认为，此处是腹壁最后闭合之处，其表皮角质层薄，无皮下脂肪，屏障功能弱。外皮与筋膜，腹膜相连，并布有丰富的神经血管网，故在此处敷药，脐部对药物有较强而迅速的吸收能力，有良好的感受功能和传导能力，从而发挥治疗作用，从临床病例观察可以看出，年龄越小，疗效越好，这与脐部屏障功能有关。加上香油或植物油调和成膏，可增加药物的渗透吸收，又可发挥油润肠滑泻作用。如药糊上覆盖塑料薄膜，可起屏障作用，形成闭式敷料，使药糊在体温作用下产生的蒸气不得外散，通过脐部的腹内渗透而发挥治疗效应。通便散以大黄泻下攻积、清热泻火，用于肠道积滞，便秘不解，有推陈荡故之效；如积热结久，大便坚实秘固，难以取下，又借芒硝味咸软坚；芦荟苦寒泻下，专入肠道。三药均有攻坚通腑之效，但三药皆为寒性有余，攻下之力甚强，故内虚气弱者慎用，而体壮者用之无妨；方中炒莱菔子芳香之性较强，温通香窜，通经走路之力尤佳，故一有助于药物的穿透吸收，二因气味浓烈，对脐部的刺激也较强，有利于器官组织的功能恢复，药物得油之滑性可互补为用，如虎添翼，疗效更佳。本法方法简便，小儿容易接受，无毒副作用，是一种行之有效的好方法。

处方4：大承气汤散剂敷脐疗法：按大黄100g，厚朴100g，枳实100g，芒硝50g，将上药共研细末，加适量黄酒搅拌均匀，调成膏状，装瓶密封备用。使用时取药膏10～15g，敷以脐部，外加敷料固定。每日换药1次，5日为1疗程，连用3个疗程。此法取大承气汤泻热通便、荡涤肠胃积滞之旨，改内服为外敷，避其峻下之弊。以图缓攻之，更用黄酒调之，取其走窜之性。引药力直达病所。神阙穴属任脉，位于脐窝正中，为神气通行之门户，功能培元固本、和中理肠，主治脾胃肠腑之疾。外敷神阙穴，避免小儿服药困难，使肠胃积滞得除，中州脾胃升降之机得复。脾土健运，清升浊降，水津四布，便秘之疾自愈。

处方5：生大黄、鸡内金各等量，择净研为细末，装瓶备用。使用时每次取药末10g，用米醋或清水适量调为稀糊状，外敷于双足心涌泉穴及肚脐孔处，包扎固定，每日1换，连续3～5天。可清热导滞，消积化食。

处方6：大黄5～10g，研为细末，醋调为稀糊状，置伤湿止痛膏中心，贴双足心涌泉穴，可清热消积，导滞通便，10～15小时后取下，一般用药一次即效。

处方7：芒硝5g，研为细末，置伤湿止痛膏中央，外敷双足心涌泉穴处，可清热导滞，每日1换，连续3～5天。

处方8：生大黄、焦山楂各等量。将二药择净，研为细末，装瓶备用。使用时每次取药末10g，用米醋或清水适量调为稀糊状，外敷于患儿双足心涌泉穴及肚脐孔处，敷料包扎，胶布固定，可清热导滞，消积化食，每日1换，连续3～5天。

## 六、针灸疗法

处方1：取穴：天枢、支沟、上巨虚、大肠俞、足三里等。

处方2：取穴：大肠俞、天枢、支沟等穴。

实秘用泻法；虚秘用补法；冷秘可加艾灸；热秘可加针刺合谷、曲池；气滞秘加针刺中脘、行间；气血虚弱加针脾俞、胃俞；冷秘可加灸神阙、气海。

处方3：取穴：足三里、三阴交、脾俞、阳关、中髎。方法：每次取2针刺疗法，取穴：支沟、阳陵泉、足三里、大横穴。方法：每日1次，留针15分钟，用弧度提拉刮针，中等刺激手法。

## 七、拔罐疗法

处方：取穴：大肠俞、三焦俞、脾俞、胃俞等，在以上穴位拔罐30秒~5分钟。

八、耳穴贴压疗法

处方1：直肠下段、大肠、便秘点、皮质下、交感。

处方2：取穴：大肠、直肠下段、肝、心穴。方法：王不留行籽压迫，每周更换1次。


# 第六节　现代医学和前沿治疗

## 一、器质性便秘

首先在这里我们不过多介绍器质性便秘的治疗，器质性便秘多以手术治疗为主，必要时内科保守治疗，保守治疗无效时选择手术治疗。

## 二、功能性便秘

### （一）治疗原则

功能性便秘首先当以增加运动，加强肠肌和腹肌锻炼，纠正不当饮食习惯，养成按时排便习惯，积极派遣精神或心理障碍及预防药源性便秘等保健疗法为主，同时配合药物和简便的手法治疗，当各种保守疗法治疗无效时，可考虑手术治疗。

### （二）内科药物治疗

1. 思连康

（1）用法与用量：口服，片用量：<1岁，1/2片/次；1~3岁，1片/次；3~5岁，2片/次；5~9岁，3片/次，每天3次口服。可直接嚼服，也可将药片碾碎溶于温热（约400ml）水或牛奶、稀粥中服用。疗程均为3周。

（2）主要成分：婴儿双歧杆菌、嗜酸乳杆菌、粪肠球菌、蜡样芽孢杆菌。

（3）功用：溃疡性结肠炎；抗生素性腹泻，菌群失调；长、短期习惯性便秘、腹泻；急慢性肠炎、菌痢；对于免疫力低下，癌症、肿瘤、肾炎、肝炎、糖尿病、高血脂、放化疗及术后患者有明显的辅助疗效；小儿消化不良；小儿腹痛、偏食。

2. 普瑞博思混悬液或片剂

（1）用法与用量：混悬液用于2岁以内，片剂用于2岁以上患儿。口服每次0.2~0.4mg/kg，每日3~4次，用药1~5天。

（2）主要成分：西沙必利

（3）功用：普瑞博思为胃肠动力促进剂，通常以解除多巴胺对胃肠运动抑制作用，促进肠肌间神经丛中乙酰胆碱的生理性释放，增加胃肠道收缩功能，改善胃肠道的协调性，恢复胃肠道的正常蠕动，促进大便按时排出。

3. 爽舒宝

（1）用法与用量：口服，2～3 片/次，3 次/天，加水 2～5ml 溶解后口服，疗程 4 周。

（2）主要成分：每片含凝结芽孢杆菌 TBC169 数不低于 1.75 ×10^7CFU。辅料为：甘露醇、微晶纤维素、聚乙烯吡咯烷酮。

（3）功用：爽舒宝属于新一代生物通便药，爽舒宝的有效成分凝结芽孢杆菌 TBC 169，进入肠道分泌大量乳酸，促进肠道蠕动，恢复肠动力，同时分泌抗菌凝固素，抑制肠道有害菌，消除产毒源，排除肠道毒素，解除肠道毒素对肠道的麻痹作用研究发现便秘患者存在肠道菌群失调，凝结芽孢杆菌 TBC 169 能分解多糖为低聚糖，提供肠道有益菌生长所需营养物质，促进有益菌增殖，快速恢复肠道菌群平衡凝结。芽孢杆菌 TBC169 还具有保水润肠的作用，凝结芽孢杆菌能产生 40 多种消化酶有效消除便秘患儿腹胀、食欲减退等伴随症状。研究表明，服用凝结芽孢杆菌后，粪便颜色由暗棕色变为黄棕色，粪便气味和 PH 降低，排便频率相对低的人，排便频率增加。爽舒宝的有效成分凝结芽孢杆菌 TBC 169 是从多个方面发挥作用，改善肠道微环境，调理肠道恢复正常肠功能，从而治疗小儿便秘，且属于益生菌制剂，具有较好的安全性。由于没有泻药的各种副作用，非常适合治疗小儿便秘。爽舒宝的有效成分凝结芽孢杆菌 TBC 169，进入肠道分泌大量乳酸，促进肠道蠕动，恢复肠动力，同时分泌抗菌凝固素，抑制肠道有害菌，消除产毒源，排除肠道毒素，解除肠道毒素对肠道的麻痹作用 。研究发现便秘患者存在肠道菌群失调，凝结芽孢杆菌 TBC 169 能分解多糖为低聚糖，提供肠道有益菌生长所需营养物质，促进有益菌增殖，快速恢复肠道菌群平衡凝结。芽孢杆菌 TBC169 还具有保水润肠的作用，凝结芽孢杆菌能产生 40 多种消化酶有效消除便秘患儿腹胀、食欲减退等伴随症状。研究表明，服用凝结芽孢杆菌后，粪便颜色由暗棕色变为黄棕色，粪便气味和 PH 降低，排便频率相对低的人，排便频率增加。

4. 金双歧片

（1）用法与用量：口服，6 个月内婴儿一次 1 片，一日 2～3 次；6 个月至 3 岁小儿一次 2 片，一日 2～3 次；3 岁至 12 岁小儿一次 3 片，一日 2～3 次。温开水或温牛奶冲服，婴幼儿可将药片碾碎后溶于牛奶冲服。连服 7～14 天。

（2）主要成分：长双歧杆菌、保加利亚乳杆菌、嗜热链球菌、促菌因子、低聚糖、脱脂奶粉。

（3）功用：小儿常因贪玩而抑制排便，或小儿排便时过度紧张影响了正常排便反射的建立。当大肠中有许多难以消化的寡糖堆积，而肠道内又缺少双歧杆菌时，患儿就会出现腹胀、腹痛及便秘；若肠道内有足够的双歧杆菌就能酵解寡糖产生醋酸和乳酸，促进肠的蠕动，使粪便连续不断地推向肛门排出体外。双歧杆菌产生的有机酸还可使肠管内渗透压增高、水分分泌亢进使粪便中水分增高而缓解便秘。临床服用后双歧杆菌进入肠道内定居、繁殖到达一定数量后便稳定下来，其代谢产物促进了肠的蠕动，并增进了食欲，缓解了排便困难、腹胀、腹痛等症状。且无任何不良反应。金双歧片疗效显著，服用方便，口感好，小儿易接受。

5. 妈咪爱

（1）用法与用量：剂量 ≤1 岁 0.5g Tid，1～4 岁 1g Tid；>4 岁 2g Tid。

（2）主要成分：粪链球菌，枯草杆菌，维生素 C，维生素 B1，维生素 B2，维生素 B6，维生素 B12 等。

（3）功用：粪链球菌能在肠道内迅速定居，繁殖能力强，消耗氧和分解过氧化氢，降低肠腔内氧化还原电位，制造厌氧环境，改善肠道细菌的平衡，维持正常肠道功能。枯草杆菌能产生副消化酶，恢复小肠消化吸收功能，恢复正常肠蠕动，从而促进便秘的治愈。该药同时含有多种维生素和微量元素能提供营养和保健作用。

6. 普乐拜尔（双歧四联活菌片）

（1）用法与用量：口服，0.5g/片，六个月内婴儿一日 2 次，一次 1 片；六个月至一岁幼儿一日 2 次，一次 2 片；一岁至六岁幼儿一日2~3次，一次2片；六岁至十二岁儿童一日3次，一次2~3片。婴幼儿可将片剂溶于50℃以下温水或牛奶中服用。疗程：原则上便秘史1个月以内者连续应用7天，1个月以上者应用14天。

（2）主要成分：婴儿双歧杆菌、嗜酸乳杆菌、粪链球菌和蜡样芽孢杆菌等。

（3）功用：普乐拜尔是婴儿双歧杆菌、嗜酸乳杆菌、粪链球菌和腊样芽胞杆菌四种活菌粉合成的一种微生态制剂。普乐拜尔能补充正常生理细菌，调整肠道菌群；激发机体免疫力；在肠道形成强有力的生物屏障和化学屏障；合成维生素，促进食物的消化和营养物质的吸收。其中除双歧杆菌外的3种杆菌可协同其抑制有害菌，克服腐败过程，减少有害物质的产生和加速有害物质的排除，使普乐拜尔中的有益菌群到达肠道后能快速定殖及繁殖，可在肠道表面修复肠黏膜，恢复肠道生物屏障，从而改善肠道的蠕动性，肠蠕动增加，便秘亦自然消除。从治疗效果看，普乐拜尔不但在很大程度上解决了患儿大便干结和排便间隔时间延长的问题，而且由于大肠便畅，腹痛、食欲不振等伴随症状也大都得到了改善，为治疗功能性便秘提供了有效途径。

7. 低聚果糖（Fructo oligosaccharide，FOS）

（1）用法与用量：按2g/kg·d计算（每日14~20g），饭前或饭后用水冲匀后顿服均可。

（2）主要成分：低聚果糖

（3）功用：其特点为：FOS不能被人体消化液融化和吸收，在肠腔内可以形成高渗压，使水分和电解质滞留在肠腔而排出。FOS对双歧杆菌有增殖作用，双歧杆菌是保证人体健康肠道中的必要优势菌群亦能对致病菌产生作用。此外双歧杆菌能产生B族维生素，是人体重要的免疫调节因子，能提高人体的免疫力即分解致癌因子。FOS口感好，小儿易接受。FOS同其它导致腹泻的药物相比副作用小。可见，FOS不仅具有治疗便秘的作用，还可提高人体的免疫力，促进消化，增进儿童的健康。其副作用小，口感好，所以在治疗便秘方面，可作为有效药物。

8. 开塞露

（1）用法与用量：将瓶盖取下，瓶口涂以油脂少许，缓慢插入肛门，然后将药挤入直肠内，儿童一次半支。

（2）主要成分：甘油、抑制菌等。

（3）功用：本品能润滑并刺激肠壁，软化大便，使其易于排出。

（4）副作用：开塞露是通过刺激肠壁引起排便反射来帮助排便，如果经常使用，直肠被刺激次数越多，它的敏感性就越差，一旦适应了该药物将不再有反应，特别是那些大便干结且量少的患者，长期依赖开塞露排便会更困难。开塞露造成肠壁干燥，经常使用会引起习惯性便秘，也会有依赖性的。

## （三）生物反馈治疗功能性便秘

生物反馈治疗功能性便秘主要采用压力介导的生物反馈和肌电图介导的生物反馈。压力介导的生物反馈是利用带气囊的肛直肠测压管、压力传感器分别测定直肠、肛门内、外括约肌的压力，同时利用气囊模拟粪块，通过生物放大器和与之相连的计算机记录患者排便时肛门直肠内压力变化。通过视觉或听觉信号，使患者感知并调整排便动作，学会协调肛门内外括约肌的运动，放松盆底肌，同时训练患者直肠感觉的敏感性，逐步减少气囊的体积，提高患者的感觉能力，降低感觉阈值，产生正常便意，并逐步做到无直肠内气囊刺激时，仍能在排便时松弛肛门外扩约肌。肌电图生物反馈是利用肛管内肌电感受器和腹部体表电极监测排便动作时耻骨直肠肌、肛门外括约肌和腹前斜肌的电活动。通过计算机转换为患者可感知的信号，使患者学会识别正常与异常的肌肉收缩舒张活动，最终掌握在排便动作中正确收缩和放松腹部肌肉及肛门括约肌，以达到消除排便困难的目的。生物反馈疗法治疗便秘在国内是一项新的技术。作为一种生物行为疗法，与传统药物及手术治疗相比，它具有肯定的疗效。并具有简便易行、非创伤性、无副作用、费用低廉、可门诊治疗及随访等优势。生物反馈疗法的出现，丰富了功能性便

秘治疗的手段，值得进一步研究与推广。但该技术在儿科广泛推广
应用仍受到一些因素的限制：缺乏足够的病历以完善统计学分析，
影响了该疗法治疗效果的客观评价；针对不同类型的便秘尚无统一
的治疗方案指导治疗；缺乏长期的疗效观察；疗效受患者的依从性
影响较大，尚需进一步开发适用于儿科患者的仪器设备。

（四）理疗

1. 热敷：热敷腹部对促进肠蠕动有帮助。

2. 电震动：将理疗电震动仪置于腹部，频率、速度调节至患
者舒适耐受为宜，轻柔震动 10~20 分钟，对促进排便有帮助。

3. 灌肠法：以肛管插入肛内约 20~30 厘米，用温生理盐水或
清水灌入 50~100ml。粪便过干者先配合灌肠药治疗。

（五）外科手术治疗

各种内科保守治疗无效时，必要时可选择外科手术治疗。

# 第七章　预防与康复

## 第一节　预防

### 一、基础预防

1. 增加水分的摄入，让小儿养成多喝水的习惯。

2. 训练：小儿养成良好的排便习惯，每天选择一个较固定的
时间，让其排便。同样的年龄控制排便的能力不同，开始训练排便
的时间不应限定在某一年龄，而应遵循以下的原则：（1）对小儿
坐在便盆上无大便或倾倒便盆时，不能表现出愤怒，更不能处罚，
否则会造成小儿的对抗；（2）小儿不愿坐便盆时，不要强求，可

以在下一餐后尝试；（3）如果小儿持续抗拒，应停止训练，可延后数周重新开始；（4）要使小儿视自己能控制大便为一种成就；（5）尽量避免出现小儿用力挣扎、反抗，对这些小儿使用强制手段是无作用的，甚至会妨碍其自立性，增加小儿的羞愧感；（6）具体何时开始训练，应根据小儿的具体情况而定。还要考虑小儿配合训练的主动性如何。

3. 保证小儿每天有足够的体育运动。

4. 提倡母乳喂养，4个月以上可加菜泥或煮熟的水果泥。

5. 人工喂养儿较易便秘，如果发生，可采取以下方法

（1）将牛乳加糖增加到8%。

（2）换用含双歧杆菌的奶粉以调节小儿胃肠蠕动。

（3）增加辅食时小于3个月的小儿，可加喂番茄汁、橘汁、橙汁，4~8个月，可加菜泥、水果等辅食，9~12个月，可加较粗的谷类食物如玉米粉、麦片等制作的粥。1岁以上的小儿应多吃蔬菜、胡萝卜、粗粮等。

6. 小儿养成不挑食的好习惯，多吃蔬菜、水果。

**二、排便习惯训练**（defecation habit practice，DHP）

我国传统抚育模式中DHP普遍受到重视，很多年长的抚育者（祖父母、保姆等）均在小儿幼小时即已对其习惯式进行DHP。因为排便反射建立是排便"技能"的系统学习过程，婴儿期为反射性排便，如能早期进行DHP，可较快进入意识性排便。随小儿年龄增长，大脑功能逐渐成熟，意识性排便经训练转为适应社会生活需要（时间、条件、场所）的条件反射，并能按时排便即社会规律性排便，使小儿生活规律化，防止便秘及大便失禁，因此DHP极为重要。小儿自幼即进行DHP者发生便秘者极少，而42.10%便秘患儿从未经DHP，或排便训练极不规范，说明部分患儿功能性便秘（FC）的发生与未经和不规范DHP高度相关。规范DHP可预防功能性便秘。

1. DHP含义：排便系生理活动，为生理反射受到社会环境影

响而形成的反射运动，包括反射规律、排便器官及粪便性质对排便活动的作用及影响。因此，正常排便系复杂的神经反射及排便控制器官与盆底肌肉的协调运动，DHP 指人为的对小儿有规律进行强化训练，以使形成习惯（规律）。

2. 训练模式及内容：以儿童为主体的"渐进性训练"，着重于儿童的排便准备，允许儿童在训练中反复实践，依据儿童的兴趣与能力逐步训练。便器准备：外观引人、颜色鲜艳的器具，放置在小儿易于使用位置（不一定是卫生间），鼓励小儿每天在便器上坐一会儿；依据儿童的举动和可能排便的时间（如睡醒和餐后），父母向儿童解释，此时适合排便。排便成功后父母给予表扬，以增强其自信心。因在训练期间儿童自信心比较脆弱，如排便失败不应训斥，应消除小儿紧张感。训练中可能出现后退现象，如强忍粪便而不解，后退为训练中正常现象，不代表失败，父母应接受这一事实，不必焦虑和施加压力；便器应有适宜高度，使双膝水平高于臀部，双足应着地以便用力，并学会排便用力。时间安排：主要借助胃结肠反射的"餐后早期反应"及"餐后晚期反应"安排小儿排便。一般在餐后 30 ~ 60min，5 ~ 10min/次较适宜，避免排便时久蹲、久坐及强努而导致肛门肌疲劳。经过 1 周左右训练，小儿均能按要求定时排便，减少直肠粪便潴留，从而预防和治疗便秘。开始年龄：小儿能理解排便训练意义并能配合，适宜年龄为 18 个月左右，过早和过晚均影响 DHP 效果。

3. DHP 对 FC 预防、治疗作用：进行正规 DHP 者 FC 发病率低，已有研究资料表明，DHP 对治疗小儿 FC 有良好效果。目前成人慢性便秘一般治疗中亦强调"加强排便生理教育"，以恢复正常排便习惯和排便生理。

## 三、合理饮食

便秘患儿合理饮食应侧重于膳食纤维（dietary fiber，DF）摄入。世界胃肠病组织（OMGE）临床指南明确指出预防和治疗儿童便秘，高纤维饮食和足量饮水是第一位。但目前国内城市儿童膳食普遍存在粗杂粮摄入减少，相当部分儿童经常进食精细米面，对粗杂粮食品毫无兴趣。个别幼儿园膳食品种单调，水果较少。特别是FC患儿37%～42%很少进食蔬菜及水果。DF富含于谷类、薯类、蔬菜及水果等植物性食品中，谷类加工越精细其所含DF越少。

1. DF指不能被人类胃肠道消化酶所消化的，且不被人体吸收利用的多糖，主要来自植物细胞壁复合碳水化合物，亦称非淀粉多糖（非α2葡聚糖多糖），包括纤维素、半纤维素、果胶、亲水胶体、木质素、抗性淀粉及美拉德反应产物。

2. DF对肠功能影响

（1）增加粪便量：不可溶性纤维（IDF）含纤维素、半纤维素及木质素，可吸收水分，软化粪便，增加粪便体积（重量），并刺激肠蠕动。麦麸中IDF含量最高，粪便重量增加最多，水果、蔬菜及果胶可使粪便量中等度增加，而豆类、果胶仅使粪便小量增加。

（2）缩短粪便肠通过时间：DF可为肠内正常菌群提供可发酵底物，DF酵解后所产生的短链脂肪酸（乙酸、丙酸、丁酸）及气体（二氧化碳、氧气、甲烷），刺激回肠末端收缩，促使肠蠕动，并增加结肠收缩运动，加速肠内容物通过。

（3）短链脂肪酸为结肠上皮细胞提供能量后在肠内产生二氧化碳使肠腔内pH降低刺激肠蠕动。

（4）少部分DF未被酵解而直接成为粪便组成部分。

3. DF在人类大肠中酵解：水溶性纤维素（SDF）易被水解，抵达直肠时均已被分解，无增加粪便重量作用，如抗性寡糖、抗性糊精、改性纤维素、合成多糖及植物胶体。酵解度越高者通便作用越差。

4. 不同类别食物中DF含量：我国饮食习惯以谷类及植物性食物（蔬菜）为主，兼食豆类、鱼、肉及水果。但当今社会生活发生巨大变化，食物越来越精细，蔬菜及豆类摄入量减少。仍应提倡以谷类为主食，多食富含DF食物。谷类中含DF较多者为高粱米、玉米；蔬菜类为菠菜、韭菜、胡萝卜、茄子、青椒及蘑菇；水果类为梨、桃、香蕉、柿子、杏及枣；豆类为红小豆、芸豆及黄豆。

5. 儿童 DF 需要量：Williams 等建议美国儿童 DF 安全摄入量为：年龄 + (5 ~ 10) g，虽然需要额外增加维生素与矿物质摄入，但以上 DF 摄入量足以维持正常排便和预防慢性疾病。我国中等能量摄入 10032kJ/d 的成人 DF 适宜摄入量 30.2g/d，国内目前尚无儿童 DF 摄入量推荐标准。

6. DF 摄入过多的不良反应

(1) 影响蛋白质及其他营养物质的消化、吸收。

(2) 增加肠道蠕动和产气量，引起腹部不适感。

(3) 抑制胰酶活性，减少小肠内某些酶类（如分解三酰甘油、淀粉和蛋白的酶）。但 Williams 等认为少量的能量、蛋白质和脂肪丢失，对营养良好的儿童不会产生明显影响，特别是年龄 +5g 的 DF 摄入量不可能产生不良反应，即使双倍量的 DF 摄入对健康平衡膳食的儿童亦不会导致血浆维生素及矿物质浓度变化。当然，也有相反的意见认为儿童与成人不同，儿童正在生长发育阶段，应首先考虑能量与营养素的迫切需要，除非特殊治疗的需要，否则不应对儿童额外予 DF 摄入，应按 DF 0.5g/ (kg·d) 摄入量执行。

### 四、足量饮水

水为人体不可缺少的物质，仅次于空气。水的来源主要为摄入的液体、固体食物中的水分、食物氧化及组织细胞代谢产生的水分。水主要由肾脏排出（占 60%），其次为肺和皮肤排出（占 30%），因儿童生长发育尚有 0.5% ~ 3.0% 水分潴留于体内，由消化道排出的水分占 10% 以下。按粪便 Bristol 分级标准：4 级长条形软便含水约 7%，2、3 级干硬条形便含水 40% ~ 60%，1 级干硬球形粪便含水 < 40%。粪便含水量与其滞留于结肠的时间长短、部位、结肠传输时间及机体水分是否充足有关。预防粪便干结除设法改善结肠传输功能外，足量饮水、摄入 DF、增加活动量亦至关重要。正常成人除正常饮食应额外饮水（不低于 1500ml/d）。儿童足量饮水因年龄及体质量而异，< 1 岁、1 ~ 4 岁、4 ~ 7 岁、7 ~ 13 岁、> 13 岁水分需要量 [ml/ (kg·d)] 分别为 110 ~ 155、100 ~

150、90～110、70～85、50～60。按消化道排出水分占10%推算，正常粪便排出水分在以上年龄组分别为11.0～15.5、10.0～15.0、9.0～16.0、7.0～8.5、5.0～6.0ml/（kg·d）。因此，对于便秘患儿强调"足量饮水"，除正常饮食应补充饮水量［ml/（kg·d）］约为：<1岁：14；1～4岁：12；4～7岁：10；7～13岁：8；>13岁：5，参考饮水量（ml/d）约为：<1岁：50～100；1～4岁：100～150；4～7岁：150～200；7～13岁：200～300；>13岁：300～500，并随季节、气温及运动量适度调节，需观察患儿粪便以经常排解4、5级粪便为宜。肾功能正常者，1次/8h检测尿比重可能有参考意义，如尿比重持续高于该年龄组正常尿比重最高值显示尿浓缩，反映机体缺乏水分（并非脱水），应按以上参考饮水量补足。

## 五、增加活动量

现今社会生活内容及节奏变化，儿童每日活动量亦受影响，特别是7岁以上儿童，白天大部分时间（6～8h）上课学习，回家后做作业、看电视、操作电脑等，使活动量大为下降。成人便秘患者多发生于"上班族"、肥胖者及老年人，除其他因素外，活动量不足尤为突出。因此治疗小儿便秘亦应针对每例个体，通过病史了解其活动量，予以具体指导。鼓励患儿参加各种体力活动、培养劳动习惯，可以走路场合尽量不坐车、上下楼自己爬楼梯，每日应1h以上的体育锻炼（慢跑、跳舞、游泳、跳绳）。

## 六、心理、行为治疗

正常排便为复杂的生理活动，受神经系统调控。排便功能障碍时，对患儿身心发育、日常生活学习、社会交往和心理均可造成不良影响，并明显影响生活质量。需要进行心理、行为治疗小儿便秘有下列几种情况

1. 痛性排便：未经系统治疗的便秘患儿经常发生粪便嵌塞导致"干便恶性循环"，此时强行排便可引发肛裂、脱肛，使患儿痛

苦异常，此疼痛经历足以使患儿恐惧排便、拒绝排便而致"忍便"，粪便更为干结。遇此情况应先予以灌肠和软化剂解除粪便嵌塞，并进行心理疏导、抚慰以消除恐惧心理，再行正规 DHP。

2. 突然的惊吓和偶尔的排便过失（如溢粪弄脏衣裤）受到过度责难，造成心理创伤导致排便异常。此时应创造减轻心理压力、体贴照顾的良好环境，取得患儿信任配合，循序渐进最终消除心理创伤。

3. 便秘患儿在 DHP 过程可能遭遇失败，家长应予以理解并给予心理支持使 DHP 顺利进行，此为小儿便秘基础治疗的重要环节之一。在众多便秘治疗的论述中，皆将以上环节称为一般治疗，常被医师及家长忽视，以上环节缺一不可，应视为基础治疗，不重视基础治疗而首先盲目采取药物治疗或其他治疗为"不全处方"。为强调其重要性及临床意义，应充分认识基础治疗各环节的深刻含义及具体细节。在基础治疗的前提下，多数 FC 均可于短期取得满意疗效，如需特殊处理，可根据个例选择特殊治疗（如药物、生物反馈等），才能取得满意临床疗效。

# 第二节 康 复

## 一、食疗

1. 酥蜜粥：酥油、蜂蜜各 30g，大米 100g。将大米淘净，煮粥，待熟时调入蜂蜜、酥油，再煮一二沸即成，每日 1 剂，连续 3～5 天。可补益气血，润肠通便。适用于气血亏虚、肠燥便秘、大便干结难解。

2. 黄芪芝麻糊：黄芪 5g，黑芝麻、蜂蜜各 60g。黑芝麻炒香研末备用。黄芪水煎取汁，调芝麻、蜂蜜饮服，每日 1 剂，连续 3～5 天。可益气养血，润肠通便。适用于气虚便秘、排便无力、便后疲乏、汗出气短等。

3. 蔗汁蜂蜜粥：甘蔗汁 100 毫升，蜂蜜 50 毫升，大米 50g。

将大米煮粥，待熟调入蜂蜜、甘蔗汁，再煮一二沸即成，每日 1 剂，连续 3~5 天。可清热生津，润肠通便。适用于热病后津液不足、肺燥咳嗽、大便干结等。

4. 银菊粥：金银花、杭菊花各 10g，大米 50g，白沙糖适量。将金银花、杭菊花择净，水煎取汁，纳入淘净的大米煮粥，待熟时调入沙糖，再煮一、二沸即成，每日 1 剂，连续 5 天。可养血润燥。适用于热结便秘。

5. 芝麻杏仁糊：芝麻、大米各 90g，甜杏仁 60g，当归 10g，白糖适量。将前三味浸水后磨成糊状备用，当归水煎取汁，调入药糊、白糖，煮熟服食，每日 1 剂，连续 5 天。可养血润燥。适用于血虚便秘。

6. 柏仁芝麻粥：柏子仁 10g，芝麻 15g，大米 50g。将芝麻炒香研末备用，先将柏仁水煎取汁，加大米煮为稀粥，待熟时调入芝麻，再煮一二沸即可，每日 1 剂，连续 3~5 天。可养阴润肠通便。适用于肠燥便秘。

7. 香蕉粥：香蕉 2 个，大米 50g，白糖适量。将香蕉去皮，捣泥备用。取大米淘净，放入锅中，加清水适量煮粥，待熟时调入香蕉、白糖，再煮一二沸即成，每日 1 剂，连续 3~5 天。可清热润肠，润肺止咳。适用于大便燥结，肺虚、肺燥咳嗽等。

8. 首乌百合粥：首乌、百合各 15g，枸杞 10g，大枣 5 枚，大米 50g，白糖适量，红花 3g。将首乌水煎取汁，同大米、百合、枸杞、大枣等同煮为粥，待熟时调入白糖、红花，再煮一二沸即成，每日 1 剂，7 天为 1 疗程，连续 2~3 个疗程。可益气养阴。适用于心悸、口干少津、津亏肠燥便秘等。

9. 猪肺粥：猪肺 100g，大米 50g，调味品适量。将猪肺洗净，加清水适量煮至猪肺七成熟时，取出切丁，将大米淘净，加猪肺汤、猪肺丁及清水适量煮粥，待熟后，调入葱、姜、椒、盐、料酒等，再煮一二沸即成，每日 1 剂。可健肺补肺。适用于脾肺亏虚所致的咳嗽、气短、纳差、乏力、排便无力等。

10. 南瓜根 50~100g，洗净，切碎，放锅内加水煎浓取汁，一次饮完。每日 1 剂，连服数剂，以通为度。3 岁以下幼儿可酌加白糖调味。可用于乳食积滞或饮食不节引起的腑热便秘，可见大便干燥、坚硬，腹胀腹痛，烦躁哭闹，口气臭秽，手足心热等。

11. 银耳 10 ~ 15g，鲜橙汁 20 毫升。将银耳洗净泡软，放碗内置锅中隔水蒸煮，入橙汁调和，连渣带汁 1 次服完。每日 1 剂，连服数天。可用于乳食积滞或饮食不节引起的腑热便秘，可见大便干燥、坚硬，腹胀腹痛，烦躁哭闹，口气臭秽，手足心热等。

12. 无花果（熟透者）100g，除去外皮，温开水洗净，随意服食，每日 1 ~ 2 次，疗程不限。可用于乳食积滞或饮食不节引起的腑热便秘，可见大便干燥、坚硬，腹胀腹痛，烦躁哭闹，口气臭秽，手足心热等。

13. 鲜甘蔗汁 150 毫升，番泻叶 1g。置锅内隔水蒸熟，滤去渣滓，分 1 ~ 2 次服完。每日 1 剂，连服数天，三岁以下幼儿分量酌减。可用于乳食积滞或饮食不节引起的腑热便秘，可见大便干燥、坚硬，腹胀腹痛，烦躁哭闹，口气臭秽，手足心热等。

14. 豆浆 100 毫升，浓米汤 150 毫升，蜂蜜 20 毫升。将新鲜豆浆煮沸，入米汤、蜂蜜调匀，1 次饮完。每日 1 ~ 2 剂，连服数天。可用于乳食积滞或饮食不节引起的腑热便秘，可见大便干燥、坚硬，腹胀腹痛，烦躁哭闹，口气臭秽，手足心热等。

15. 菠菜 100g，粳米 50 ~ 100g，将菠菜置沸开水中烫至半熟，捞出切成小段，粳米置锅内加水煮成稀粥，后加入菠菜再煮数沸，入油、盐调味，分 1 ~ 2 次服完。每日 1 剂，连服 5 ~ 7 天。可用于乳食积滞或饮食不节引起的腑热便秘，可见大便干燥、坚硬，腹胀腹痛，烦躁哭闹，口气臭秽，手足心热等。

16. 香蕉 1 ~ 2 枚，剥皮，放碗中加开水少许，擂成糊状，冲入白糖 10g，调匀，随意喂服。每日 1 ~ 2 次，疗程不限。可用于乳食积滞或饮食不节引起的腑热便秘，可见大便干燥、坚硬，腹胀腹痛，烦躁哭闹，口气臭秽，手足心热等。

17. 白皮大萝卜 1 个，蜂蜜 100g。将萝卜洗净挖空中心，装入蜂蜜，置大碗内，加水蒸煮，吃萝卜饮蜂蜜水，连服数次。可用于乳食积滞或饮食不节引起的腑热便秘，可见大便干燥、坚硬，腹胀腹痛，烦躁哭闹，口气臭秽，手足心热等。

18. 鲜牛奶 150 毫升，麦片 30g。连服 5~7 天。适用于小儿身体虚弱或大病之后，大便艰涩难解，或先干后稀，腹部胀满，食欲不振，神疲乏力，面色萎黄者等。

19. 红薯 50~100g，海参 20g，黑木耳 30g，白糖 24g。将海参、木耳分别用温开水泡软，红薯刮皮洗净切成小块，共放锅内煮熟，入白糖调化，连渣带汁 1 次服完。每日 1~2 剂，连服数天，2 岁以下分量减半。适用于小儿身体虚弱或大病之后，大便艰涩难解，或先干后稀，腹部胀满，食欲不振，神疲乏力，面色萎黄者等。

20. 黑芝麻 30~50g，放锅内炒爆至脆、研末，大枣 10 枚去核，与芝麻粉共捣烂如泥，随意服食或开水送下。每日 1~2 剂，连服 7~10 天。适用于小儿身体虚弱或大病之后，大便艰涩难解，或先干后稀，腹部胀满，食欲不振，神疲乏力，面色萎黄者等。

21. 粳米 50~100g，大枣 5 枚，何首乌 18g，冰糖 24g。先将何首乌放锅内加水煎取浓汁，去渣，加入粳米及大枣肉，共煮成稀粥，再入冰糖调化，分 1~2 次服完。每日 1 剂，连服 7~10 天。适用于小儿身体虚弱或大病之后，大便艰涩难解，或先干后稀，腹部胀满，食欲不振，神疲乏力，面色萎黄者等。

22. 猪大肠 1 小段（约 15 厘米），槐花 18g，海参 12g。将猪肠洗净，塞入槐花、海参，两端用线扎牢，置锅内加水适量，熬煮至烂，入油、盐、生葱调味，饮汁吃肉，1 次服完。每日或隔日 1 剂，连服 5~7 次。2 岁以下小儿只饮汁液。适用于小儿身体虚弱或大病之后，大便艰涩难解，或先干后稀，腹部胀满，食欲不振，神疲乏力，面色萎黄者等。

23. 糯米 50~100g，肉苁蓉 24g，肉桂末 3g。将肉苁蓉洗净，捣烂如泥，与糯米共煮成稀粥，再入肉桂末搅和，入油、盐少许调味，分 1~2 次服完。每日 1 剂，连服 5~7 天，对阳虚引起的大便秘结，排便无力，小便清长，手足不温者有效。

24. 松子仁 10g，粳米适量。将松子仁研碎，与粳米共煮粥，随意服用，便秘伴口干多饮，体质瘦弱者适宜。

25. 郁李仁 24g，捣烂如泥，与粳米粉 50g 调匀，冲入沸开水适量调成稀糊状，1 次服完。每日 2～3 次，疗程不限。适用于小儿身体虚弱或大病之后，大便艰涩难解，或先干后稀，腹部胀满，食欲不振，神疲乏力，面色萎黄者等。

## 二、捏脊

捏脊用于防止便秘或其他肛肠疾病，每日 1 次。沿脊柱两侧用双手指提起皮部，从骶部至颈下，共 3 次。有稍微疼痛为宜。

## 三、提肛法

1. 提肛的作用：提肛运动是预防和治疗肛门疾病，做提肛运动过程中，肌肉的间接性收缩起到"泵"的作用，改善盆腔的血液循环，缓解肛门括约肌，增强其收缩能力，加速静脉血回流，降低静脉压，同时还可以促进肠道蠕动。

2. 提肛的方法：提肛运动坐、卧和站立时均可进行。方法如下：思想集中，收腹，慢慢呼气，同时用意念有意识地向上收提肛门，当肺中的空气尽量呼出后，屏住呼吸并保持收提肛门 2～3 秒钟，然后全身放松，让空气自然进入肺中，静息 2～3 秒，再重复上述动作；同样尽量吸气时收提肛门，然后全身放松，让肺中的空气自然呼出。每日 1～2 次，每次 30 下或 5 分钟。锻炼中要避免急于求成，以感到舒适为宜，关键在于持之以恒。

## 四、针灸法

常用保健穴

1. 天枢穴：脐中旁开 2 寸。天枢是大肠之募穴，是阳明脉气所发，主疏调肠腑、理气行滞、消食，是腹部要穴。针刺或艾灸天枢穴对于改善肠腑功能，消除或减轻肠道功能失常而导致的各种症候。具有显著的功效。

2. 中脘穴：胸骨下端和肚脐连接线中点即为此穴。胃经募穴，八会穴之腑会，手太阳、少阳、足阳明、任脉之会。中脘穴、手太阳少阳足阳明任脉之会。

3. 足三里：三里穴在外膝眼下 3 寸，距胫骨前嵴 1 横指，当胫骨前肌上。足三里穴是"足阳明胃经"的主要穴位之一，它具有调理脾胃、补中益气、通经活络、疏风化湿、扶正祛邪之功能。现代医学研究证实，针灸刺激足三里穴，可使胃肠蠕动有力而规律，并能提高多种消化酶的活力，增进食欲，帮助消化；在神经系统方面，可促进脑细胞机能的恢复，提高大脑皮层细胞的工作能力；在循环系统、血液系统方面，可以改善心功能，调节心律，增加红细胞、白细胞、血色素和血糖量；在内分泌系统方面，对垂体－肾上腺皮质系统功能有双向性良性调节作用，提高机体防御疾病的能力。

4. 内关穴：腕横纹上 2 寸。内关穴归手厥阴心包经，为本经络穴，又是八脉交会穴之一，通于阴维脉，主治本经经病和胃、心、心包络疾患以及与情志失和、气机阻滞有关的脏腑器官、肢体病变广泛应用于临床。

**五、指导与心理暗示**

由于家庭环境、生活习惯和精神心理因素对儿童便秘的发生和治疗有很大影响，因此在进行治疗前医生应向患儿及其父母做好解释工作，使其了解所患疾病的病因、病理生理、临床表现、治疗方法和预后，共同商讨制定治疗疾病的方法，同时进行适宜的指导和暗示，激发其积极情绪，鼓励参加社会活动和体育锻炼，尽量避免能诱发和加重症状的因素，正确发挥心理防御机制，从而提高整体疗效。临床上对心理治疗的作用是肯定的。

总之小儿便秘的病因、治疗复杂多样，应根据造成患儿便秘的不同原因选择不同的治疗方案，对患儿进行综合治疗。

# 腹　泻

## 第一章　概述

　　腹泻病是一组多病原多因素引起的消化道疾病，为世界性公共卫生问题。据世界卫生组织（WHO）统计（不包括中国）全世界每年有10亿人患腹泻病，其中5亿发生在第三世界，导致每年5百万小儿死亡。腹泻为第三世界国家小儿第一位常见多发病与死因。腹泻病在我国属第二位常见多发病，仅次于呼吸道感染。

　　本病属祖国医学"泄泻"之范畴，泄泻是以大便次数增多，粪质稀薄或如水样为特征的一种小儿常见病。《幼科金鍼·泄泻》说："泄者，如水之泄也，势犹纷绪；泻者，如水之泻也，势惟直下，为病不一，总名泄泻。"认为泄、泻可从便下之势缓、急而分。临床因泄、泻字义相近，常相提并论。

　　泄泻之名，最早见于宋·张杲《医说》，《黄帝内经》则最早对泄泻的病因病机进行了阐述，《伤寒杂病论》则开创了泄泻的辨证论治先河，历代医家从不同角度丰富了泄泻的相关内容。

　　泄泻的病名自《五十二病方》"唐泄"这一病名确立以后，《黄帝内经》中就有溏泄、濡泄、濡泻、注泄、泄注等病名记载。《难经·第五十七难》从脏腑辨证的角度提出了"五泄"："有胃泄，有脾泄，有大肠泄，有小肠泄，有大瘕泄，名曰后重。"其中的小肠泄和大瘕泄属于痢疾范畴。《伤寒杂病论》将泄泻和痢疾统称为下利。鸭溏，出自《金匮要略·水气病脉证并治》，是鹜溏的俗称。隋代·巢元方《诸病源候论》首次记载了小儿腹泻的有关内容，如"冷利候"、"热利候"、"冷热利候"等。提出以视察粪色作为辨证的依据，具有一定临床意义。

　　但在宋代以前，多数医家尚未将泄泻与痢疾截然分开，常泄与痢并提。宋代·严用和《济生方》首提"痢疾"之病名，并将泄泻与痢疾进行了区分，指出："今之所谓痢疾者，古所谓滞下是也"。元代·朱丹溪《局方发挥》进一步指出："泻痢之病，水谷或化或不化，并无努责，唯觉困倦。若滞下则不然，或脓或血，或脓血相杂，或肠垢，或无糟粕，或糟粕相混，虽有痛、不痛、大痛之异，然皆里急后重，逼迫恼人……。"

明代以后的方书，多将泄泻与痢疾区别论述，但有关泄泻的病名也日趋繁多，瀼泻、直肠（禄食泻、漏食泄）分别指出了停饮积食所致，以及饮食不化随即而出的泄泻。丹波元坚将该症称为"刮肠"，以形容病情的急骤及严重程度，他说："日夜频并，饮食直过者名曰刮肠。"以脏腑命名有肝泻、肾泄（肾泻）、脾肾泄（脾肾泻）、肾虚泄；以病势命名有暴泄（暴泻）、紧病；以病因命名有外感寒邪泻、热泄、暑泄、酒泄、湿泻、食泻、积泻、饮泻；以症状命名有滑泄（滑泻、洞肠泄）、鹜溏。《丹台玉案·泄泻门》指出："泄者如水之泄也……泻者势似直下微有不同，而其为病则一，故总名之曰泄泻。"

《小儿药证直诀》将泄泻作为脾病主证之一，提出"夏秋吐泻"要结合发病时令辨证论治，创制了玉露散、白术散、益黄散等治泻名方。以后历代医家对小儿泄泻的分证论治日趋详尽，而《幼幼集成·泄泻证治》说："夫泄泻之本，无不由于脾胃。盖胃为水谷之海，而脾主运化，使脾健胃和，则水谷腐化而为气血以行荣卫。若饮食失节，寒温不调，以致脾胃受伤，则水反为湿，谷反为滞，精华之气不能输化，乃致合污而下降，而泄泻作矣。"更对小儿泄泻的病因病理作了精辟的论述。

本病一年四季均可发生，尤以夏秋季节为多见。各年龄组均可发病，2岁以下小儿发病率最高，年龄越小，越易于发病，且病情越重，病程越长。临床按病程将腹泻分为急性腹泻病、迁延性腹泻病及慢性腹泻病。病程在2周以内的为急性；病程在2周至2个月的为迁延性；病程在2个月以上为慢性。本病病情危重甚至死亡者，多见于病情发展迅速或治疗不及时，导致重症，以及原患疳病等体质虚弱者。本病迁延不愈，会使小儿正气日耗，转为疳病、慢脾风等病证。

# 第二章　病因与发病机制

## 第一节　现代医学的认识

### 一、易感因素

（一）小儿消化系统发育尚未成熟，胃酸和消化酶分泌少，酶活力偏低，不能适应食物质和量的较大变化；生长发育快，所需营养物质相对较多，胃肠道负担重，容易发生消化道功能紊乱。

（二）机体防御功能较差

1. 胃内酸度低，且婴儿胃排空较快，对进入胃内的细菌杀灭能力减弱。

2. 血中免疫球蛋白和胃肠道 SIgA 均较低。

3. 正常肠道菌群对入侵的致病微生物有拮抗作用，新生儿生后尚未建立正常肠道菌群时或由于使用抗生素等引起肠道菌群失调时，均易患肠道感染。

（三）人工喂养：母乳中含有大量体液因子（SIgA、乳铁蛋白等）、巨噬细胞和粒细胞等，有很强的抗肠道感染作用。家畜乳中虽有上述某些成份，但在加热过程中被破坏，而且人工喂养的食物和食具极易污染，故人工喂养儿肠道感染发生率明显高于母乳喂养儿。

### 二、病因

引起腹泻的病因很多，可以将腹泻分为感染性腹泻和非感染性腹泻。

（一）感染性腹泻

1. 肠道内感染性腹泻

（1）病毒性腹泻：是引起腹泻的主要原因，估计占感染性腹泻的 80%，常见病毒有轮状病毒、腺病毒、冠状病毒、杯状病毒、星状病毒、诺瓦克病毒、小圆形病毒等。在病毒性腹泻中以轮状病毒性腹泻发病率最高，症状较重，在中国小儿腹泻病病原构成比中，轮状病毒约占 40% 左右，位居小儿腹泻病病原第一位。其它病毒性腹泻，发病率较低、症状多数也较轻。

（2）细菌性腹泻：主要为致泻性大肠杆菌，它包括产毒素大肠杆菌、致病性大肠杆菌、侵袭性大肠杆菌、吸附性大肠杆菌及出血性大肠杆菌五大类，其中产毒素大肠杆菌在 2 岁以下婴幼儿腹泻中占 20% ~28%，仅次于轮状病毒。其次是志贺氏菌属，由此菌属引起的腹泻称为细菌性痢疾，大便性状多为粘液便或脓血便，此菌属分为四群，分别是志贺氏菌、宋内氏菌、福氏菌和鲍氏菌，临床上以宋内氏菌和福氏菌为常见。此外有沙门氏菌，其中以鼠伤寒沙门氏菌和婴儿沙门氏菌在婴儿中最常见，常在医院中发生严重交叉感染，多侵犯 1 岁以内久病体弱的婴儿。还有空肠弯曲菌，是人畜共患病原菌，其它少见的病原菌如耶氏菌、嗜水气单胞菌、霍乱弧菌等。

（3）抗生素相关性腹泻：长期较大量的应用广谱抗生素，如：氨苄青霉素、各种头孢菌素，尤其两种以上并用时，除可直接刺激肠道或刺激植物神经引起肠蠕动增快，葡萄糖吸收减少，双糖酶活性降低而发生腹泻外，更严重的是可引起肠道菌紊乱。此时正常的肠道大肠菌消失或明显减少，同时耐药性金黄色葡萄球菌、变形杆菌、绿脓杆菌、难辨梭状芽孢杆菌或白色念珠菌等大量繁殖，引起药物较难控制的腹泻。

（4）其它感染：真菌和寄生虫感染也可以引起腹泻，如：阿米巴痢疾、隐孢子虫病、兰氏贾第鞭虫、人芽囊原虫、念珠菌、曲霉菌、毛霉菌等亦可引起腹泻。

2. 肠道外感染性腹泻：患上呼吸道感染、中耳炎、肺炎、皮肤感染等，由于发热及病原体的毒素作用使消化酶活性降低或肠蠕动增加致胃肠道消化吸收功能紊乱也可引起腹泻。

（二）非感染性腹泻

1. 食饵性腹泻：由于婴幼儿喂养不当及食物性质的突然改变，尤其对新生儿更为明显，年长儿暴饮暴食、环境过冷过热等都可以引起消化功能紊乱而导致腹泻。

2. 糖源性腹泻：少数是由于先天性乳糖酶缺乏，而多数是肠道感染（尤其是肠道轮状病毒、大肠杆菌）后，继发性双糖酶（尤其是乳糖酶）缺乏致渗透性腹泻。

3. 过敏性腹泻：主要为牛奶过敏，喝牛奶后48小时内发生腹泻，国内较少见，国外报道较多，可占 $0.3\% \sim 7.5\%$。

（三）其它腹泻

1. 内分泌障碍引起的腹泻：甲状腺功能亢进、Addison 氏病、肾上腺性腺综合征等。

2. 药物影响：拟胆碱药物、肾上腺素能阻断剂等可促进肠运动加快；某些清热解毒的凉性药可引起腹泻。

3. 解剖异常：肠道短（先天性或术后）、先天性巨结肠等。

## 三、发病机制

（一）急性腹泻发病机制

1. 渗透性腹泻：是由于在胃肠道（主要是小肠内）存在大量未被消化吸收的高渗性、可溶性物质而引起。通常发生在碳水化合物等渗透活性比较小的颗粒吸收不良的情况下。如果摄入的饮食是高渗的，液体快速流过十二指肠上皮，到达十二指肠悬韧带时成为等渗溶液。在这个过程中，大量液体分泌到小肠，在小肠远端又必须被重吸收。近端小肠对水和离子有很高的通透性，钠和氯顺着浓度梯度不断分泌到小肠上段。远端小肠和结肠的通透性较低，碳水化合物吸收不良所产生的渗透压抑制了水的重吸收。

在正常情况下，水的重吸收是以钠和氯的主动转运为动力的。由于碳水化合物吸收不良时没有重吸收作用，在这种情况下，这些离子在远端小肠主动的重吸收作用使得肠道的钠浓度比血浆中的钠浓度低很多。吸收不良的碳水化合物进一步代谢为短链脂肪酸，如丙酸盐、丁酸盐，它们产生的附加渗透负荷使渗透性腹泻更加严重。渗透性腹泻时粪便中电解质浓度低，但渗透压高。碳水化合物吸收不良的婴儿，细菌的新陈代谢常常导致大便 pH 低于 5.5。在肠绒毛顶端的肠细胞，发育成熟，黏膜面上的微绒毛产生各种双糖酶，如乳糖酶、蔗糖酶和异麦芽糖酶，可将食物中的双糖如乳糖、蔗糖和异麦芽糖分解成各种单糖如半乳糖、葡萄糖和果糖吸收。典型的例子如乳糖酶缺乏引起的乳糖不耐受，在小肠未被吸收的乳糖完整地到达结肠。结肠细菌分解未吸收的乳糖成短链有机酸，产生渗透负荷，引起水分分泌入肠腔。其它如蔗糖酶－异麦芽糖酶缺乏症、葡萄糖－半乳糖吸收不良等。如因摄入大量含有糖的碳酸盐饮料而超过肠黏膜的转运能力，或摄入不被吸收的镁盐或山梨糖醇，都会引起渗透负荷增加。另外，乳果糖是一种合成的治疗性糖，在小肠不被消化，也可引起渗透性腹泻。

2. 分泌性腹泻：肠道内水和电解质的吸收是液体及电解质的分泌、液体与电解质的吸收这两者间的净差异。总的净吸收可能比两个单向过程中的任何一个都少得多。因此，这两个单向过程的平衡的变化能显著改变肠道液体的总吸收，导致分泌性腹泻。

正常情况下，进入小肠中的水分，从两个途径被吸收入体内。其一是从小肠黏膜上皮细胞间的紧密连接处进入细胞间隙，再至血流；另一是随着 $Na^+$ 的吸收而吸收。此外，也可随着 $Cl^-$ 从隐窝处排泌至肠腔内而排出。小肠内的 $Na^+$ 必须与葡萄糖或与氨基酸一起由相应的转运蛋白吸收至肠上皮细胞内，或与胆汁酸一起被吸收。也可藉 $Na^+/H^+$ 交换而被吸收。分泌性腹泻的机制是细胞内介质如环磷酸腺苷（cAMP）、环磷酸鸟苷（cGMP）、$Ca^{2+}$ 的激活，刺激

隐窝细胞分泌 $Cl^-$，同时抑制氯化钠吸收，肠腔内积聚了大量电解质和水分，而形成分泌性腹泻。如霍乱和埃希大肠杆菌肠毒素与肠细胞表面 GM1 受体特异性结合。毒素进入细胞，通过与刺激性 G 蛋白相互作用激活基底膜侧的腺苷酸环化酶，而导致细胞内环磷酸腺苷增加。肠毒素性埃希大肠杆菌在小肠产生热易感毒素和热稳定毒素。热易感毒素与霍乱毒素相似，能与 GM1 表面受体结合而引起分泌性腹泻。其它如血管活性肠肽也可激活 G 蛋白受体而引起分泌性腹泻。离子转运蛋白如 $Na^+ - H^+$ 交换、$Cl^- - HCO_3^-$ 交换、或 $Na^+ -$ 胆汁酸转运蛋白的先天缺乏，可致自新生儿期起的分泌性腹泻和生长迟缓。$Cl^- - HCO_3^-$ 交换缺陷引起的症状更为典型，临床上也更为常见。主要表现为氯泻：低氯性代谢性碱中毒、血清氯浓度低下、大便氯含量增加、尿中无氯、血钾低下、血 $HCO_3^-$ 浓度增高，孕期常羊水过多。典型的分泌性腹泻与胃肠道中的食物无关，因此，患者即使禁食了很长时间仍会持续腹泻。单纯分泌性腹泻的患者，进食并不能明显增加大便量，临床上并不表现炎症迹象，大便没有潜血和白细胞。

3. 渗出性腹泻或炎症性腹泻：在很多情况下，小肠或结肠的炎症能引起腹泻。粘液渗出，蛋白质和血液进入肠腔，造成水分、电解质和蛋白质从排泄物中丢失，但这种炎症性腹泻的发生常常伴随着其它类型的腹泻，如渗透性或分泌性腹泻。一般粪量不多，但常常带有红细胞、白细胞。在儿科，多见于具有侵袭性的致病菌如志贺菌属、沙门菌属、空肠弯曲菌和侵袭性大肠杆菌等感染引起的结肠炎、小肠炎或小肠结肠炎。

4. 肠动力紊乱性腹泻：许多药物、疾病和胃肠道手术均可改变肠道的正常运动功能，促使肠蠕动加速，以致肠内容物过快通过肠腔，与肠黏膜接触时间过短，来不及被充分消化吸收，以致发生腹泻。此类腹泻多伴有肠鸣音亢进和腹痛，粪便稀烂或水样，可含有不消化食物，但无炎性渗出物。引起肠动力功能改变的因素包括营养不良、硬皮病、假性肠梗阻综合征、糖尿病。营养不良时常为低动力性，导致细菌过度生长而引起分泌性腹泻。

5. 其它机制

（1）肠道解剖表面积的减少：如短肠综合征，常继发于因坏死性小肠结肠炎、中肠肠扭转、小肠闭锁而导致的肠段切除；麸质敏感性肠病（celiac 病），由于饮食中含有麸质，使近端小肠黏膜受损，绒毛变扁平，绒毛上皮细胞的消化与吸收功能受到影响，以体液、电解质、大量营养素和微量营养素的丢失为特征。

（2）肠道神经系统：肠道液体的吸收和分泌受交感神经、副交感神经和肠道神经系统的多重调控。肠道神经系统是位于胃肠壁内的自主神经系统，呈网状结构，大约含 10 万个神经元，由肌间神经丛和黏膜下神经丛组成，前者控制胃肠运动，后者调节胃肠的分泌和吸收。肠道神经系统含有 20 多种神经递质，其中乙酰胆碱、血管活性肠肽和神经降压素等，可直接作用于肠细胞或间接作用于其它黏膜下神经元，促进肠液体分泌；而脑啡肽、生长抑素和神经肽 Y 等递质则可能通过抑制神经元活性，起到抗分泌或促进肠的水钠吸收作用。这些递质构成相互协同、相互拮抗的复杂网络，使肠道的水、电解质吸收代谢处于相对平衡状态。当病原体感染肠道后，肠道神经系统被继发性激活，通过增强肠道液体分泌效应而参与腹泻的发生。但对不同病原体感染，肠道神经系统的激活和增强分泌的机制可能不尽相同，目前研究已发现了两种作用机制：一是通过肠壁内的神经反射作用；另一是刺激外来感觉神经的轴突反射，两者均可促进肠道液体分泌。

（3）非结构蛋白 4：传统上认为轮状病毒感染后破坏小肠绒毛上皮细胞的绒毛结构，从而引发渗透性腹泻和水、盐分泌及吸收失调性腹泻。然而，腹泻可发生在绒毛脱落之前，这提示早期腹泻与其它的因素相关。自 1996 年 Ball 等首次提出轮状病毒非结构蛋白 4 可能是一种肠毒素以来，非结构蛋白 4 在轮状病毒致病机制中的作用越来越受到重视。非结构蛋白 4 包括一种称为肠毒素的结构，这种蛋白使细胞内 $Ca^{2+}$ 聚积并引起细胞凋亡。肠毒素还引起 $Cl^-$ 向细胞外流动增加并且减少细胞对 $Na^+$ 及 $H_2O$ 的吸收，最终导致分泌性腹泻。

（二）迁延性腹泻发病机制

1. 宿主因素

（1）年龄：迁延性腹泻多发生在 1 岁以内。

（2）营养不良，容易使腹泻迁延，持久腹泻又促进营养不良，互为因果，恶性循环。

（3）免疫功能低下：多项研究表明迁延性腹泻患儿 $CD_4$ 降低，$CD_8$ 升高，$CD_4/CD_8$ 比值降低，血清 IgG、IgA、IgM 水平均明显低于正常儿童，说明其细胞免疫与体液免疫功能均降低。

2. 肠道微生物的作用

弧菌和病毒（包括轮状病毒）不引起迁延性腹泻，除此之外，国外报道多种引起腹泻的病原可在迁延性腹泻粪便中检出。它们可分为两组

（1）急性与迁延性腹泻分离率相等的病原菌，如痢疾杆菌，沙门氏菌，产毒素大肠杆菌，空肠弯曲菌等。

（2）迁延性腹泻分离率较高的病菌：吸附型大肠杆菌，致病性大肠杆菌和隐孢子虫。这些被认为是迁延性腹泻的重要病原。

3. 肠黏膜继续损害

浙江医科大学附属儿童医院采用空肠黏膜活检，15 例作了扫描电镜，11 例作了透视电镜。均有超微结构异常，表现为绒毛萎缩，严重者表面坏死，小肠上皮细胞损害，胞浆溢出，细胞脱落。17 例出现吸收上皮细胞表面微绒毛损害及糖萼丢失，表明肠细胞吸收面积减少，引起黏膜损伤及吸收障碍的因素有微生物侵犯，双糖吸收障碍（尤其是乳糖）和蛋白过敏。由于肠黏膜损伤，屏障功能不全，吸收相当量的带有抗原性的完整蛋白质，触发免疫机制，损伤黏膜。胆汁中含有胆酸，其作用是使食物中的脂肪微粒化，易被吸收。当肠内细菌过度繁殖，胆酸被分解，从而影响脂肪吸收引起脂肪泻，另外肠内细菌可将胆酸转变为二羟胆酸，也可将食物中未被吸收的脂肪转变为羟脂肪酸，这两种代谢产物一旦进入结肠，促使结肠分泌亢进引起腹泻。

4. 黏膜修复延迟

动物实验证明，蛋白质－能量营养不良延缓肠黏膜修复，微量元素锌、铁，维生素 A，$B_{12}$和叶酸缺乏也影响肠黏膜修复。

# 第二节　中医学的认识

## 一、中医古籍对腹泻的认识

本病属祖国医学"泄泻"范畴，早在《内经》中便有较详记载，如《素问·阴阳应象大论》"春伤于风，夏生飧泄"、"湿胜则濡泄"，指出泄泻与气候变化的关系，体现了"天人合一"的古代朴素唯物主义观点。《景岳全书·泄泻》"泄泻之本无不由于脾胃，……若饮食失节，起居不时，致脾胃受损，则水反为湿，谷反为滞，精化之气，不能输化，致合污下降而泻利作矣"，探讨了泄泻与脾胃的关系。对小儿泄泻最早给予阐述的是隋代·巢元方《诸病源候论》提出"小儿肠胃嫩弱，因解脱逢风冷乳食不消而变生吐利也"，首先谈到小儿泄泻与其脾胃虚弱有关。《小儿药证直诀》指出"吐利久不瘥"者，可导致"脾虚生风而成慢惊"，"吐泻久病……津液燥损，亦能成疳"对小儿泄泻的转归有了一定的认识。《幼幼集成·泄泻证治》也提出"夫泄泻之本，无不由于脾胃。盖胃为水谷之海，而脾主运化，使脾健胃和，则水谷腐化，而为气血以行营卫"。而《小儿卫生总微论方·吐泻论》指出"小儿吐泻者，皆由脾胃虚弱，乳哺不调，风寒暑湿，邪干于正所致也"，该书还以病因不同将泄泻分为"冷泻"、"热泻"、"冷热泻"、"惊泻"等，将小儿泄泻的病因初步分为冷、热、惊及冷热夹杂四型。《医宗金鉴·幼科杂病心法要诀》则在此基础上又增加了伤乳停食、脾虚中寒两型，认为"小儿泄泻认须清，伤乳停食冷热惊，脏寒脾虚飧水泄，分消温补治宜精"。由此可见，对小儿泄泻病因病机的阐述可以追溯到很久以前。

总结以上文献，小儿泄泻的发病原因，以感受外邪、伤于饮食、脾胃虚弱为多见。其主要病变在脾胃。其病机关键为脾胃功能失调，运化失职，水谷不化，精微不布，则水反为湿，谷反为滞，清浊不分，合污而下，致泄泻。

## 二、病因病机

（一）感受外邪：小儿脏腑薄，肌肤嫩，寒暖不知自调，易感受外邪而发病。六淫之中风、寒、暑、湿、火等邪气，均可侵入人体而引起泄泻。其中"湿"邪多见，因脾为阴土，乃运化水湿的主要脏器，性喜燥而恶湿，故湿邪外感，留滞体内，常先困脾，脾失健运，水谷不化精微，清浊不分，合污而下，故有"湿多成五泻""无湿不成泻"之说。脾病与湿盛之间互为因果，是泄泻发生的关键所在。湿邪本身既是致病因素，又是病理产物。另外外感风、寒、暑、热诸邪常与湿邪相合而致泻。据季节不同，夏秋季节以湿热泻最常见，风寒致泻四季皆有。

（二）内伤饮食：此为临床最常见原因，包括

1. 喂养失宜：乳食过量或不足；或过食生冷瓜果油腻之品；或添加辅食过早或过多；或饥饱无常等，均可引起脾胃功能失调而发生泄泻。

2. 饮食不洁：由于误食不洁之品，如变质的牛奶、食物，或蚊、蝇、虫、蚁、灰尘等污染的饮料，或餐具不洁；或以污染的手抓送食物等，均可使邪从口入而发生泄泻。

（三）脾胃虚弱或脾肾阳虚：此为小儿泄泻虚证的重要因素，原因有三

1. 先天禀赋不足：由于孕母素体虚弱或罹患疾病，或过食寒凉攻伐之品，均可使小儿脾胃虚弱或脾肾阳虚。

2. 后天调护失宜：婴儿出生后护理不当，或营养失调，或病后调护不周等，均可导致脾胃虚弱或脾肾阳虚。

3. 久病迁延不愈：由于罹患热病久延不愈，或罹患泄泻调治失宜，亦可导致脾胃虚弱或脾肾阳虚。

脾肾关系密切，脾为后天之本，肾为先天之本，脾主运化水谷

精微，有赖于肾中阳气的温煦，故有"脾阳根于肾阳"之说；肾藏精气，有赖于水谷精微的培育和补充，才能不断充盈和成熟；因此，生理上相互资助，相互促进。病理上亦相互影响，互为因果。如肾阳不足，火不暖土，脾阳失于温煦，阴寒内盛，水谷不化，并走肠间，则可成为脾虚泄泻；如脾阳久虚，累及肾阳，命火衰微，亦可导致脾肾阳虚而见下利清谷之候。

前人还有"惊泻"之说。如《幼科心法要诀·泻证门》说："惊泻因惊成泄泻。"多见于素体脾虚者，由于卒受惊恐，或暴怒悲愤，或所欲不遂，致肝失条达，横逆乘脾犯胃，使泄泻发生或原有泄泻加重。

由于小儿具有："稚阴未充，稚阳未长"的生理特点和"易虚易实，易寒易热"的病理特点，小儿泄泻如失治误治，大量水液丢失之气液损伤，重则出现伤阴及伤阳之变证，严重者可见阴阳同时受损。若久泻不止，脾气虚弱，肝旺而生内风，可成慢惊风；脾虚失运，精微丢失，气血化源匮乏，机体失养，形成疳证。

# 第三章　临床表现

## 第一节　小儿腹泻的分类

小儿腹泻可以按病程长短、病因及病情轻重分类如下

按病程可分为急性腹泻病、迁延性腹泻病及慢性腹泻病。病程在2周以内的为急性；病程在2周至2个月的为迁延性；病程在2个月以上为慢性。

按病情可为轻、中、重三型。无脱水、无中毒症状为轻型；轻至中度脱水或有轻度中毒症状为中型；重度脱水或有明显中毒症状如烦躁、精神萎靡、嗜睡、面色苍白、体温不升、白细胞计数明显增高者为重型。

按病因可分为感染性和非感染性两大类。其中感染性腹泻包括痢疾、霍乱、其它感染性腹泻；非感染性腹泻包括食饵性（饮食性）腹泻病、症状性腹泻病、过敏性腹泻病和其它腹泻病。在小儿腹泻病中，绝大多数为感染性腹泻，除了某些有特定名称的如痢疾、霍乱外，其余的均称为肠炎。

## 第二节　小儿腹泻的临床表现

小儿腹泻病的临床表现分为三大类：腹泻及其它胃肠道症状；脱水、酸中毒及电解质紊乱；全身中毒症状。另外常见的几种腹泻有其一定的临床特点。

### 一、腹泻及其它胃肠道症状

腹泻表现为大便次数或（和）大便性状的改变。大便次数比平时增多，轻型每日在 5 次以下，中型每日 5 ~ 10 次，重型每日达10 次以上，值得注意的是大便次数与病情轻重并不完全平行。大便性状可为水样、粘液或脓血便。水样、蛋花汤样或绿色稀便提示为感染病毒、产毒素性细菌或肠道外感染所致；粘液或脓血便则提示感染侵袭性细菌。腹泻病时往往伴随有其它胃肠道症状如纳差、呕吐、腹痛、腹胀等，但应注意以这些症状为主要表现时应与相关疾病鉴别。

### 二、脱水、酸中毒及电解质紊乱

#### （一）脱水

脱水是腹泻病最常见、最重要的表现之一，也是判定病情轻重程度的主要指标之一，患儿有脱水时应判定脱水的程度及性质。

1. 根据程度不同分为轻、中、重三度

（1）轻度脱水：≤2 岁体重减轻 <5%，>2 岁体重减轻 <3%，表现有精神稍差或不安，皮肤弹性尚好，眼窝及前囟稍凹陷，

口腔黏膜稍干燥，稍有口渴，哭时有泪，尿量稍减少，四肢端温暖。

（2）中度脱水：≤2 岁体重减轻 <5% ~9%，>2 岁体重减轻 3% ~6%，患儿精神萎靡，烦躁不安，皮肤、黏膜干燥，皮肤弹性差，眼窝及前囟明显凹陷，哭时少泪，口渴明显，尿量明显减少，四肢稍凉。

（3）重度脱水：≤2 岁体重减轻 <10% ~15%，>2 岁体重减轻 7% ~9%，精神极度萎靡，淡漠，昏睡甚至昏迷，哭时无泪，皮肤弹性极差并可见紫色花纹，眼窝及前囟深陷，眼不能闭合，口腔黏膜极度干燥，脉细速，血压下降，尿极少或无尿，四肢厥冷。

2. 根据血钠测定结果判断脱水性质，分为等渗性脱水、低渗性脱水及高渗性脱水。

（1）等渗性脱水：常见，此时水和电解质成比例丢失，血清钠含量为 130 ~150mmol/L。因为机体能通过肾、渴感及抗利尿激素等的调节，尽量使体液仍保持在等渗状态，所以临床80%以上的脱水都属等渗性脱水，尤其脱水不十分严重时。这类脱水主要丢失细胞外液，临床上表现为一般性的脱水症状如前。

（2）低渗性脱水：电解质的丢失相对多于水的丢失，血钠低于 130mmol/L。这类脱水由于腹泻较重，病程较长，粪质钠常丢失极多；又因腹泻期间饮水偏多，输液时单纯用葡萄糖溶液，而给钠溶液较少，导致细胞外液渗透压过低，一部分水进入细胞内，血容量明显减少。低渗性脱水多见于吐泻日久不止的营养不良患儿，在失水量相同的情况下，脱水症状较其它两种脱水严重。因口渴不明显，而循环血量却明显减少，故更易发生休克。因脑神经细胞水肿，可出现烦躁不安、嗜睡、昏迷或惊厥。

（3）高渗性脱水：水的丢失相对比电解质丢失多，血钠超过 150mmol/L。这类脱水由于细胞外液渗透压较高，细胞内液一部分水转移到细胞外，主要表现为细胞内脱水。如腹泻初起，有发热，喝水少，病后进食未减者，容易引起高渗性脱水。滥用含钠溶液治疗，如口服或注射含钠溶液较多（如单纯用生理盐水补液），也可造成高渗性脱水。在失水量相同的情况下，其脱水体征比其它两种脱水为轻，循环障碍的症状也最轻，但严重脱水时亦可发生休克。由于高渗和细胞内脱水，可使黏膜和皮肤干燥，出现烦渴、高热、烦躁不安、肌张力增高甚至惊厥。严重高渗可使神经细胞脱水、脑实质皱缩、脑脊液压力降低、脑血管扩张甚至破裂出血（新生儿颅内出血），亦可发生脑血栓。

## （二）酸中毒

腹泻时常伴随有代谢性酸中毒，表现为二氧化碳结合力降低，根据 $[HCO_3^-]$ 测定值可将酸中毒分为轻度（18 ~ 13mmol/L）、中度（13 ~ 9mmol/L）、重度（< 9mmol/L）三度。轻度酸中毒的症状不明显，常被原发病所掩盖，仅有呼吸稍快，不作血气分析难于作出诊断。重度酸中毒可表现为呼吸深长呈叹息状，口唇呈樱桃红色，烦躁不安或精神萎靡，严重时同时出现呼吸增快，甚至出现昏迷。新生儿或小婴儿无呼吸深长或出现较晚，主要表现为嗜睡、苍白、拒奶、衰弱等。所以估计酸中毒程度时，要考虑患儿年龄因素。

## （三）电解质紊乱

主要为低钾血症、低钙血症和低镁血症。

1. 低钾血症

血清钾多在 3.5mmol/L 以下。明显低钾血症出现在稀水样便 1 周以上，但原有营养不良者出现较早，也较重。一般患儿在脱水未纠正前较少出现低钾症状。主要表现为

（1）神经肌肉症状：神经肌肉兴奋性降低，骨骼肌无力，出现活动障碍，腱反射迟钝或消失，严重者发生迟缓性瘫痪，若呼吸肌受累则呼吸变浅甚至呼吸肌麻痹，平滑肌受累者则出现腹胀、肠鸣音减弱，重症可致肠麻痹。

（2）心血管症状：由于心肌兴奋性增高，常伴心律失常，严重者发生心室扑动或颤动、心跳骤停，偶可发生房室传导阻滞，心

肌受损时出现第一心音低顿、心脏扩大、心动过速、心衰等，心电图显示ST段降低，T波压低、平坦、双相、倒置，出现U波，P－R间期和Q－T间期延长。

（3）肾脏损害：长期低钾可致肾小管上皮细胞空泡变性，对抗利尿激素的反应低下，浓缩功能降低出现多尿、夜尿、口渴、多饮，肾小管泌$H^+$和回吸收$HCO_3^-$增加，氯的回吸收减少，发生低钾、低氯性碱中毒伴有反常性酸尿。

2. 低钙血症

原有营养不良、佝偻病或腹泻较久的患儿，常在输液后出现神经肌肉兴奋性增高，可见烦躁不安、面部肌肉抽动、手足搐搦、甚至全身抽搐。

3. 低镁血症

少数患儿可出现低镁性手足搐搦症，表现为手足震颤、搐搦、易受刺激、哭闹不安、不能入睡。类似低钙血症，上述表现经补钙治疗无效，应想到低镁血症。

### 三、全身中毒症状

由于腹泻时病原体毒素或严重水、电解质紊乱，可出现烦躁、精神萎靡、嗜睡、面色苍白、高热或体温不升、四肢发冷、皮肤花斑等全身中毒症状。

### 四、临床常见几种腹泻

（一）感染性腹泻

1. 致病性大肠杆菌肠炎

多发生在气温较高季节，5～8月份最多，传染源为母亲、产婴室工作人员及与腹泻患者密切接触者，传播快；潜伏期为1～2天，多数起病缓慢，大便次数增多，呈绿色稀水便，带粘液，有腥臭味。常无明显发热和全身症状，轻型多见，病情重者可发生水、电解质紊乱。有报道非典型的致病性大肠杆菌感染常常是小儿长期腹泻的原因。

2. 产肠毒素性大肠杆菌肠炎

发病率仅次于轮状病毒肠炎。一年四季均有发病，以9~11月为高发季节。产肠毒素性大肠杆菌肠炎在产婴室可造成暴发性流行，也是旅游者腹泻的主要病原。本病经粪－口传播，潜伏期12~24小时，起病急骤，大便每日10~20次，水样便。腹泻时伴腹痛或绞痛、恶心、呕吐、精神萎靡和发热。严重者伴水、电解质紊乱。

3. 侵袭性大肠杆菌肠炎

由侵袭性大肠杆菌引起的腹泻在小儿少见。食入被侵袭性大肠杆菌污染的食物可引起暴发性流行，潜伏期约18~24小时，起病突然，腹泻重，伴寒颤、发热、恶心、呕吐、全身不适、腹痛伴坠胀感或里急后重。粪便为半液体状，含粘液多，带血似痢疾样便，但粪便培养无痢疾杆菌生长。粪便涂片有多数红、白细胞可鉴别其它肠炎。豚鼠眼结膜试验有炎性反应为阳性，可明确诊断。抗生素治疗有效。

4. 吸附性大肠杆菌肠炎

这些细菌具有特殊的能力，引起迁延性腹泻，可能与它们对肠黏膜的吸附能力或侵袭能力有关。吸附性大肠杆菌肠炎的特征是能吸附在肠黏膜刷状缘上。吸附性大肠杆菌肠炎至少有三种：局部吸附型；弥散吸附型；自动聚集吸附型。三者可通过基因探针诊断。局部吸附型大肠杆菌曾被确定是迁延性腹泻的病原，当它们在小肠繁殖，可引起特殊的黏膜改变（刷状缘消失，基底变平）。弥散吸附型大肠杆菌在迁延性腹泻中的致病作用不清楚。自动聚集吸附型在肠壁聚集成团和链，不仅吸附在细胞表面而且互相吸附，对迁延性腹泻有非常重要的致病作用。

5. 出血性大肠杆菌肠炎

能引起人的血性腹泻者目前公认有 $O_{157}:H_7$、$O_{26}:H_{11}$ 和 $O_{111}$ 三个血清型，而 $O_{157}:H_7$ 占绝大部分。肠出血性大肠杆菌 $O_{157}:H_7$ 感染性腹泻是近年来新发现的危害严重的肠道传染病。该病可引起腹泻、出血性肠炎、继发溶血性尿毒症综合征、血栓性血小板减少性紫癜等。继发溶血性尿毒症综合征和血栓性血小板减少性紫癜的病情凶险，病死率高。

（1）流行病学：自从 1983 年美国的 Riley 等在一次出血性结肠炎流行中分离出出血性大肠杆菌 $O_{157}$：$H_7$ 以来，相继在加拿大、英国、德国、澳大利亚、日本、非洲等地都发生过 $O_{157}$：$H_7$ 的散发和暴发流行。我国于 1986 ~ 1988 年在江苏省徐州市曾发生过 $O_{157}$：$H_7$ 所致的出血性结肠炎。权太淑首先报道了从出血性结肠炎患者粪中检出 $O_{157}$：$H_7$ 之后，在山东、北京、天津、新疆等地也先后从患者的血便或病牛粪中检出过 $O_{157}$：$H_7$。

出血性大肠杆菌 $O_{157}$：$H_7$ 主要引起散发性感染，也可引起暴发流行，7 ~ 8 月为发病高峰，可发生于任何年龄，但儿童和老年人的发病率明显高于其他年龄组，且容易并发继发溶血性尿毒症综合征、血栓性血小板减少性紫癜。牛是主要传染源之一，从腹泻病牛和健康牛的粪便中都可检出 $O_{157}$：$H_7$，而患者和带菌者，更是重要的传染源。病菌随动物或人的粪便排出体外，通过直接或间接的方式污染食物或水源后而传播，故属肠道传染病之一。

（2）病原学及致病因素：$O_{157}$：$H_7$ 革兰染色阴性，它除不发酵或迟缓发酵山梨醇外，常见生化特性和其他大肠杆菌相似，在 pH2.5 或 pH3.0，温度 37℃ 时能存活 5 小时，加热到超过 75℃ 1 分钟即可被杀死。许多 $O_{157}$：$H_7$ 具有转铁蛋白，这有利于其在人体内生长和繁殖。$O_{157}$：$H_7$ 的一个显著特点是能产生大量的志贺样毒素，这种毒素兼具神经毒性、细胞毒性和肠毒性三种活性，按其抗原性和免疫性等方面不同又将志贺样毒素分为 SLT1 和 SLT2 两种，二者主要区别是 SLT2 不被志贺毒素抗血清中和，其毒力非常强，在致病方面起重要的作用。此外所有的 $O_{157}$：$H_7$ 均具有一个 65MDa 大质粒，该质粒编码的某物质如菌毛和溶血素也有一定的致病作用。

（3）发病机制：主要通过细菌对上皮细胞粘附和产生毒素两个过程。

当出血性大肠杆菌侵入机体肠腔后，借助菌毛局限性地粘附在盲肠和结肠上皮细胞的刷状缘上并损害微绒毛，同时紧密地结合在肠上皮细胞膜的顶端。志贺样毒素通过肠壁细胞糖脂性受体 GB3 的介导至靶细胞，进入细胞后抑制细胞蛋白质的合成。由于 GB3 受体广泛存在于血管内皮细胞、肠上皮细胞、肾和神经组织细胞等，因此，这些细胞都受到志贺样毒素的影响，损害结肠上皮细胞而产生出血性结肠炎；损害血管内皮细胞、红细胞、血小板而导致继发溶血性尿毒症综合征；损害肾脏导致广泛肾小管坏死而出现急性肾功能衰竭。副交感神经的兴奋性由于毒素的作用而增强，出现窦性心动过缓以及惊厥。志贺样毒素还能刺激内皮细胞释放Ⅷ因子，导致血栓性血小板减少性紫癜。

（4）临床表现及预后：感染 $O_{157}$：$H_7$ 后潜伏期为 3～4 天，最长可达 10 天，临床表现轻重不一，轻者症状常不典型，表现为腹痛，非血水样便，低热或无发热，还可出现上呼吸道症状，大多在 5～10 天内痊愈，少数轻型患者特别是 5 岁以下的儿童和老年人会在发病数日后出现并发症。重者起病急骤，很快出现腹部剧痛，排水样便，继之出现肉眼血水样便，约 7% 的重症感染患者并发继发溶血性尿毒症综合征和血栓性血小板减少性紫癜。继发溶血性尿毒症综合征的三联征是微血管性溶血性贫血、血小板减少和急性肾功能衰竭。临床表现为明显的贫血、皮肤黏膜出血、呕血、便血、血尿、少尿或无尿等，早期报道病死率高达 30%～50%，近年来由于诊断和治疗水平的提高，病死率已降至 5% 左右。另一严重并发症是血栓性血小板减少性紫癜，临床表现除血小板减少性紫癜外，尚有微血管病性溶血性贫血及神经系统并发症，病死率也可达 50%。

（5）实验室检验方法：$O_{157}$：$H_7$ 的分离培养及血清学鉴定，最好在发病早期、抗生素治疗前采取患者粪便标本，尽快将患者血便直接接种在选择性培养基上，目前较普遍采用 March 等提出的山梨醇麦康凯琼脂作为选择性培养基，出血性大肠杆菌在山梨醇麦康凯琼脂上为无色菌落，而发酵山梨醇的其他大肠杆菌呈粉红色菌落，然后取培养物与 $O_{157}$：$H_7$ 血清进行玻片凝集试验，即可作出诊断。

另外 $O_{157}$ ： $H_7$ 具有一个 65MDa 的大质粒，依据该质粒的特异性序列设计的引物，通过聚合酶链式反应快速检测溶血素基因，即可检出 $O_{157}$ ： $H_7$ 和非 $O_{157}$ ： $H_7$ 的出血性大肠杆菌。此外也可利用聚合酶链式反应检查志贺样毒素的基因 SLT5，即可检出产志贺样毒素的大肠杆菌。

6. 伤寒沙门菌肠炎（简称鼠伤寒）

是人和某些动物共患的一种疾病，主要通过污染的食物、水源和接触传染，常以食物中毒的形式出现。近年来我国的西北、华北及南方各地均有发现，此菌的自然疫源广泛，且有较强的生活力而不易被彻底消灭，目前已成为防疫工作中较困难的问题。易在产婴室和儿科新生儿室造成严重流行。本病流行于夏末秋初，散发病例常年均可出现。临床可分为胃肠型和败血症型。胃肠型主要表现为腹泻、发热、寒战，热型不规则，多为 38℃ ~ 39.5℃，腹泻每日数次到数十次，性状多变，有时为金黄色或深绿色稀便，有时呈粘液便或脓血便，有时呈稀水或血水便、白色胶冻便，均有腥臭味，伴腹痛，少数有恶心、呕吐及皮疹，腹泻 2 ~ 5 天后消失。败血症型主要以中毒症状重、热度高、热程长为特点，患儿精神萎靡，嗜睡或惊厥，甚至昏迷，严重者可出现休克和弥漫性血管内凝血；粪便性状改变同产肠毒素性大肠杆菌肠炎。

实验室检查外周血白细胞增高，且可见中毒颗粒。诊断主要依据粪便，血液、脑脊液等培养鼠伤寒菌阳性。疑诊者应立即隔离。一般病例不一定用抗菌药物。年龄小、病情重、有并发症者可用，但不宜过多。严格执行消毒隔离制度，切断传染源和传染途径是预防的重要措施。

7. 空肠弯曲菌肠炎

今年来空肠弯曲菌在世界范围内已成为腹泻的重要病原菌，可通过胎盘传染胎儿，或生产时由感染的孕妇传给出生婴儿，造成腹泻和菌血症、脑膜炎、关节炎等。家畜和家禽是重要的传染源，本病经消化道传播，进食带菌的鸡、鸭及被污染的水均可致病，甚至集体暴发流行。健康儿童的感染率为 0.6% ~ 11%，农村儿童受感染较为普遍，这与该菌有高度稳定性及对外界抵抗力强有关。本病经口传染，可暴发流行。夏季多见，年龄2周~15岁，以6月~2岁发病率高，潜伏期2~11天，平均2~5天。

本病起病急，前驱症状可有腹痛，持续数小时到数日，预示腹泻开始，有时出现腹绞痛易误诊为急腹症。大便每日5~6次不等，粪便稀水样，有恶臭味。经1~2日后大便为粘液、脓血便、伴肛门坠胀感或大便失禁（特别在翻身时）。腹泻持续2~3天以后，便次开始减少，半成形状。发热伴恶心、呕吐、乏力、皮疹和肢体疼痛等。多数病例属轻到中度感染，1周之内自限性痊愈。便排菌仅数日，重者粪便培养细菌可长达数周。红霉素治疗有效。

易误诊为急性腹膜炎多见于年长儿，少数确为空肠弯曲菌引起的急性阑尾炎。有些婴儿先解血便，在未开始腹泻时，易误诊为肠套叠。有作者报告非化脓性关节炎伴有空肠弯曲菌肠炎，可能为反应性关节炎。免疫缺陷儿童患本病时，发热、腹泻迁延，粪便排菌时间比一般患儿延长，疗效差。近来研究报道空肠弯曲菌可诱发格林巴利综合征和Fisher综合征，神经系统症状大约在腹泻后10天出现。

8. 耶尔森菌小肠结肠炎

本病是近年来新发现的一种肠道传染病。耶氏菌在外环境中生活力较强，可造成暴发性腹泻。还可通过呼吸道吸入或节肢动物叮咬感染。潜伏期约10天。主要发生于婴儿及儿童，随年龄增长而发病率下降。病后8~10天血液中有免疫抗体升高。主要表现为急性腹泻，持续1~2周，大便多为水样、粘液或胆汁液状，约5%带血，粪便涂片中性白细胞增加。患儿可发生低蛋白血症和低钾血症，提示小肠黏膜有广泛损伤。病程2~3周或数月。5岁以上的患儿腹泻时常伴有下腹疼痛、发热、中性白细胞增高，临床表现酷似阑尾炎。本病可并发急性肠系膜淋巴结炎、咽炎、心肌炎、关节炎、败血症和脑膜炎，亦可诱发肠套叠等等。诊断靠大便或血培养耶氏菌或双份血清学诊断。黄连素、氯霉素、庆大霉素和磺胺类药物有效。除有并发症者外，预后一般良好。

9. 轮状病毒性肠炎（又称秋季腹泻）

一种世界性常见病，1979 年北京首次报告婴儿轮状病毒肠炎，检出率平均为 61.9%，是婴儿腹泻的重要病原，通过粪－口或接触传染，不除外空气传播的可能性。本病患儿多为 6～24 个月，大于 5 岁者少见。潜伏期 24～48 小时。起病急，常有发热、咳嗽、流涕等前驱症状。多数患儿有呕吐，常先于腹泻，每日大便约10～20 次，呈蛋花汤样或白色水样便，量多，无臭味。感染后 2～4 天，粪便中有大量病毒排出，最长可达 1 周，镜检可见少许白细胞。一般无明显中毒征，脱水及电解质紊乱症状轻重不一，大多为等渗性脱水，其次为低渗性脱水，少数属高渗性脱水，病程约 3～7 天。检测双份血清抗体，3 周后 4 倍以上增加。目前已发现的人轮状病毒至少有 3 种血清型，无交叉免疫，故可复发或再感染轮状病毒。本病发病机理属渗出性腹泻，病儿多口渴、烦躁。病情轻者脱水纠正后，腹泻即停止；病情重者若出现高钠血症，可表现神经系统症状和体征，如震颤、易激惹、尖叫、抽搐等。经正确补液后可恢复正常血钠值，症状遂好转。近来研究显示，轮状病毒感染亦可侵犯多个脏器，常见累及心肌，治疗时应注意保护心肌。

10. 诺瓦克样病毒性肠炎

诺瓦克样病毒属于人类杯状病毒科中诺瓦克样病毒属。1968 年分离成功，分布于世界各地，亦是小儿腹泻的重要病原体，但发病年龄在 1～10 岁，也可感染年长儿和成人，多为散发，如污染水和食物，也可引起暴发，是急性胃肠炎的主要原因（90%）。症状较轮状病毒肠炎轻，表现为恶心、呕吐、腹泻、腹痛、发热、厌食等。病程 2 小时到几天，平均 12～60 小时。

11. 抗生素相关性肠炎

（1）金黄色葡萄球菌肠炎：多与长期、大量抗生素应用后，引起菌群失调有关。临床表现为不同程度的中毒症状，呕吐、腹泻、脱水、电解质及酸碱失衡，甚至发生休克。典型大便呈暗绿色海水样，量多，带粘液，少数为血便。镜检可见大量脓细胞及革兰阳性球菌，确诊靠粪便细菌培养。

（2）真菌性肠炎：本病常发生于婴幼儿，特别是营养不良小儿长期应用抗生素或激素后，由于肠道菌群失调，引起真菌感染，其中以白色念珠菌最多见。病程迁延，常伴鹅口疮。腹泻轻者每日3~4次，重者20余次。泡沫样、水样或有粘液，有时可见豆腐渣样细块，有发酵气味。可有低热、纳差、精神萎靡，严重者排血便，甚至发生肠穿孔、继发性腹膜炎。大便镜检可见真菌孢子和菌丝，真菌培养有助于诊断。在一般情况下，停止用抗生素或激素，加强支持疗法可趋于缓解。

（3）伪膜性肠炎：病原菌为难辨梭状芽孢杆菌。主要引起小肠及结肠黏膜急性坏死性炎症。腹泻常发生在抗生素治疗后的第2~9天或手术后5~20天。临床表现有高热、中毒症状重，患儿可出现嗜睡、萎靡、谵妄，大便为黄稀便、水样便，或水样粘液便，可有伪膜脱落，少数为血便，可伴有痉挛性腹痛，有时有压痛和反跳痛，需与急腹症相鉴别。严重者并发脱水、急性肾功能衰竭、休克或弥漫性血管内凝血等。确诊依据粪便作厌氧菌培养，分离出难辨梭状芽孢杆菌，并证明其为产毒菌株。

（4）绿脓杆菌性肠炎：绿脓杆菌原在肠道寄生，一般不致病，但因滥用抗生素引起肠道菌群紊乱，微生态失衡，则可诱发肠炎。可在一些弱小婴儿中散发，也可在婴儿室引起暴发。临床表现为腹泻，开始为水样便，很快转为粘液或脓血便。感染中毒症状明显。多数伴有脱水酸中毒。严重者可致休克。确诊依据需大便培养查找绿脓杆菌。

12. 原虫感染引起的腹泻病

（1）阿米巴病：分布遍及全世界，在第三世界发病率高。我国部分地区感染率0.4%~21%。粪便检查常不易发现阿米巴滋养体或包囊，通过污染水源、食物、接触传染。肠感染阿米巴原虫后，可在2周内或数周内发病。起病缓慢、腹绞痛，大便6~8次/日，有坠胀感。粪便血多似猪肝色，带少许粘液，可无全身症状和体征。急性阿米巴痢疾可持续数日到数周，未治疗者常反复发作。急性发作时有发热、寒颤和严重腹泻，可致脱水和电解质紊乱。约

1%患者患阿米巴肝脓肿，因病史不清易造成误诊或漏诊。儿童患阿米巴脓肿时有高热，为弛张热型，中毒症状不明显，伴腹痛、腹胀、肝肿大，压痛明显，可使膈肌升高，右肺底变位，约50%病人粪便中找阿米巴都属阴性。用超声波及同位素扫描可确定脓肿位置，多属单个脓肿，位于肝右叶。小儿，包括新生儿易出现并发症，常见的是肝脓肿破裂到腹腔引起腹膜炎，向上可成脓胸、肺脓肿或穿破皮肤形成皮肤脓肿，其它如阿米巴性心包炎、关节炎、脑脓肿等。从病灶脓液中可找到阿米巴滋养体和包囊。

早期诊断阿米巴病有一定困难，血清免疫学诊断方法有其实用价值。酶联免疫吸附试验（ELISA）是良好的诊断阿米巴病的方法，敏感性和特异性较高，重复性亦好。疑诊病人如未找到阿米巴原虫可结合酶联免疫吸附试验检查。

（2）梨形鞭毛虫病：兰氏贾第鞭毛虫寄生于人体十二指肠及空肠可引起腹泻。世界各地报道，发病率为1%～30%。我国为全国性分布，感染率5%～15%。小儿比成人多见，婴儿亦可发病，但最常见于2～10岁儿童，特别是营养不良和免疫功能低下小儿，是慢性腹泻的重要原因之一。本病多在夏秋季发病，主要通过疫水传播，也可与包囊携带者接触后经手－口传染。临床大多为无症状感染，潜伏期约1～2周。急性感染者常成暴发性腹泻，水样便、恶臭，血便及粘液便少见，可与阿米巴和杆菌痢疾鉴别。大便每日约3～10次或更多，伴上腹或脐周疼痛，厌食、恶心、呕吐、腹胀明显，急性期仅数日。亚急性或慢性感染者，表现为间歇性稀便，持续数月或数年。由于长期腹泻与吸收障碍，可致营养不良、缺铁性贫血，发育迟缓。有长期腹泻的小儿上腹部隐痛，难以彻底治疗者，应考虑本病。

（3）隐孢子虫肠炎：本病人畜共患，牛、羊、猪、鼠、鸟均可受感染。当其被人或动物吞食后在小肠内脱囊，子孢子从卵囊壁的裂隙中逸出，附着于小肠上皮细胞的微绒毛刷沿，确切的发病机制尚不十分清楚，多数人认为可能是由于肠黏膜上皮细胞广泛受损及绒毛萎缩而导致吸收不良的结果。潜伏期4～14天。临床表现为：急性胃肠炎型和慢性腹泻型。免疫功能正常的感染者多表现为急性胃肠炎。腹泻，每天 4～10 次，糊状便或水样，偶有少量脓血，可有恶臭。常伴上腹不适、疼痛，甚至恶心、呕吐。部分有发热。病程自限，多在 2 周内自然缓解。无复发，预后良好。慢性腹泻型主要见于免疫功能缺陷者，特别是艾滋病患者。起病缓慢，腹泻迁延不愈，水样便，量多，每天 1～10 余升不等，每天 10 次左右。偶有血性便，多伴腹痛，易发生脱水、酸中毒和低钾血症、维生素缺乏等。病程可持续 3～4 个月甚至 1 年以上，可反复发作。确诊靠收集患者粪便或呕吐物，查隐孢子虫卵囊，或免疫学检查，用酶联免疫吸附试验检测特异性抗体。IgM 抗体出现早，但消失快，不易检测到；IgG 抗体在感染后两个月左右出现，可持续 1 年余，适用于流行病学调查。免疫荧光试验和单克隆抗体测定，敏感性和特异性均达 100%。必要时可用小肠黏膜活检。

（二）非感染性腹泻

1. 食饵性腹泻：一般情况较好，食欲下降，轻型腹泻。大便呈黄色或黄绿色，稀水便或蛋花样便，有酸味，无脱水和中毒症状。大便镜检有脂肪滴。

2. 症状性腹泻：原发病症状突出，而消化道症状较轻，食欲下降，腹泻次数较少，大便呈黄绿色，蛋花样便，少有粘液及脓血便，有酸臭。大便镜检有少许白细胞和脂肪滴。

3. 乳糖不耐受症：本症系双糖酶缺乏症之一，可分为先天性和后天性两种。先天性乳糖不耐受症为先天性糖类代谢异常，临床少见。母乳或牛乳喂养儿多在生后不久即出现大量渗透性腹泻，部分迟发型于生后几年才出现症状。后天性乳糖不耐受症远较先天性者多见，系由于肠黏膜受损致乳糖酶暂时性缺乏或活性减低而发病，多发生于各种肠炎（尤其是轮状病毒性肠炎）、痢疾、肠寄生虫病及胃肠道手术、免疫缺陷综合征等疾病的患者。临床表现为水样、泡沫状大便，次数频繁，缺少粪质，可伴有呕吐、腹胀、脱水、酸中毒等，进而引起营养及发育障碍。

4. 食物过敏症：多见于婴幼儿，主要为对乳蛋白和大豆蛋白过敏。临床表现视过敏食物蛋白质或数量的不同以及年龄、过敏反应的类型而定，可以是急性起病，也可以是隐匿性的。主要表现有呕吐、腹泻，常带粘液和血，因消化道出血可引起贫血，因吸收不良可引起发育营养障碍。通常在 6 个月时症状最显著。6 个月至 14 岁患儿可出现湿疹、哮喘、过敏性鼻炎等全身症状。从饮食中去除牛奶或停食大豆后症状迅速缓解。

5. 炎症性肠病：通常是指非特异性炎症性肠病，即溃疡性结肠炎及 Crohn 病。目前认为该症是多因素如感染、遗传、免疫紊乱、肠菌群失调相关的肠免疫功能紊乱疾病。主要临床表现为体重丢失、腹痛、腹泻，粪便为粘液稀便、脓血便、血水便等，可合并全身及系统症状如发热、关节炎、虹膜睫状体炎等。诊断根据临床表现、胃肠道钡餐造影及胃肠内镜检查、肠组织活检病理的特征性改变，并排除感染性和抗生素诱发性肠炎后方可确定。临床上对反复发作的发热、粘液脓血便，正规抗生素治疗病情反复患儿应考虑本病。

6. 分泌血管活性肠肽瘤：该腹泻特征是慢性、大量水样便、低钾、低胃酸，1~3 岁可见，属分泌性腹泻，即停止喂食，大量水样便不缓解。其病理机制由血管活性肠肽过度分泌引起。查血管活性肠肽水平升高及影像学肾上腺和沿胸腹交感神经节包块（肿瘤）。

# 第四章　西医诊断与中医辨证

## 第一节　西医诊断

**一、诊断依据**

（一）大便性状有改变，呈稀便、水样便、粘脓便或脓血便。

（二）大便次数比平时增多。

## 二、病程分类

（一）急性腹泻病：病程在 2 周以内。

（二）迁延性腹泻病：病程在 2 周至 2 个月。

（三）慢性腹泻病：病程在 2 个月以上。

## 三、病情分类

（一）轻型：无脱水、无中毒症状。

（二）中型：有些脱水或有轻度中毒症状。

（三）重型：重度脱水或明显中毒症状（烦躁、精神萎靡、嗜睡、面色苍白、高热或体温不升、外周血白细胞计数明显增高等）。

## 四、病因分类

（一）感染性腹泻：霍乱、痢疾、其它感染性腹泻。

（二）非感染性腹泻：食饵性（饮食性）腹泻、症状性腹泻、过敏性腹泻，其它腹泻。

## 五、临床诊断

根据腹泻病程、大便性状、大便的肉眼和镜检所见、发病季节、发病年龄及流行情况，估计最可能的诊断。

急性水样便腹泻，多为轮状病毒或产毒素性细菌感染。小儿尤其是 2 岁以内婴幼儿，发生在秋冬季节，以轮状病毒肠炎可能性大；成人发生在 5~6 月份要考虑成人型轮状病毒肠炎；发生在夏季以产肠毒性大肠杆菌肠炎可能性大。

水样便或米汤样便，腹泻不止伴有呕吐，迅速出现严重脱水，要考虑霍乱。

病人粪便为粘脓或脓血便，要考虑为细菌性痢疾；如血多脓少、呈果酱样，多为阿米巴痢疾。此外，应考虑侵袭性细菌感染，如侵袭性大肠杆菌肠炎、空肠弯曲菌肠炎或沙门菌肠炎等。

### 六、病因诊断

在未明确病因之前，统称为腹泻病，病原明确后应按病原学进行诊断，如细菌性痢疾、阿米巴痢疾、霍乱、鼠伤寒沙门菌肠炎、致泻性大肠杆菌肠炎、空肠弯曲菌肠炎、轮状病毒、肠腺病毒、小圆病毒、冠状病毒以及成人型轮状病毒肠炎、蓝氏贾弟鞭毛虫肠炎、隐孢子虫肠炎、真菌性肠炎等。

非感染性腹泻可根据病史、症状及检查分析，诊断为食饵性腹泻、症状性腹泻、过敏性腹泻、非特异性溃疡性结肠炎、糖源性腹泻等。

### 七、脱水的评估

| | 轻度 | 中度 | 重度 |
|---|---|---|---|
| 体重降低≤2 岁<br>　　　　　>2 岁 | <5%<br><3% | <5% ~9%<br>3% ~6% | <10% ~15%<br>7% ~9% |
| 口渴 | + | + + | + + + |
| 尿量 | 轻度减少 | 明显减少 | 无尿 |
| 前囟（婴儿）、眼窝 | 正常或稍陷 | 下陷 | 明显下陷 |
| 皮肤弹性 | 正常 | 差 | 明显差 |
| 口腔黏膜 | 稍干 | 干燥 | 明显干燥 |
| 脉搏 | 稍增快 | 增快 | 明显增快、弱 |
| 血压 | 正常 | 正常或稍降 | 降低 |
| 毛细血管恢复充盈时间 | 正常 | 2 秒左右 | >3 秒 |
| 肢端 | 温暖 | 稍凉 | 凉、湿 |
| 精神 | 正常 | 萎靡 ~嗜睡 | 嗜睡 ~昏迷 |

## 第二节　　中医辨证

### 一、辨寒热虚实

大便清稀，完谷不化，多属寒证；大便色黄褐而臭，泻下急迫，肛门灼热，多属热证；泻下腹痛，痛势急迫拒按，泻后痛减，多属实证；病程较长，腹痛不甚，喜温喜按，神疲肢冷，多属虚证。但病变过程较为复杂，往往出现虚实兼夹，寒热互见，故而辨证时，应全面分析。

### 二、辨识轻重

泄泻轻证，一般每日便次在 10 次以内，精神可，能进食，少呕恶，无明显阴劫阳衰症状。重证者，在暴泻便次达 10 余次或几十次，久泻则病程久延不止，小便短少甚至无尿为伤阴，四肢不温大便清冷为伤阳。腹泻伴腹胀者值得注意，腹胀得矢气或药物理气后减轻者为中焦气滞，证候轻；腹胀如鼓，不矢气，药难见效，为脾胃衰败，证候重。疳泻患儿不哭不闹，莫误认为证轻，可能为气液阴阳虚衰，尤其在夜半之后，要警惕其阴竭阳脱而亡。

# 第五章　　鉴别诊断与类证鉴别

### 一、鉴别诊断

（一）婴幼儿粪便的特点：婴幼儿粪便的次数和性质常反映其胃肠道的生理与病理状态，故检查粪便极为重要。正常大便含水分80％，其余主要是食物残渣，包括一定量的中性脂肪、脂肪酸、未消化的蛋白质、碳水化合物和以钙盐为主的矿物质。还有大量的细菌，也可带少量粘液。

1. 正常粪便

（1）胎粪：新生儿出生 3 日内排胎便，性质粘稠，色黑绿或深绿、无臭。它是由脱落的上皮细胞，浓缩的消化液及胎儿时期吞入的羊水所组成。若乳汁供给充分，2～3 日后即转变成普通婴儿粪便。

（2）人乳喂养婴儿的粪便：未加辅食的人乳喂养婴儿的粪便呈黄或金黄色，稠度均匀呈膏状，或有种子样的颗粒，偶稍稀薄而微带绿色，有酸味，但不臭，呈酸性反应（pH4.7～5.1）。每天排便 2～4 次。如平时每天大便 1 次，忽然增至 5～6 次，则应考虑为病态。如平时经常每天大便 4～5 次，甚至 7～8 次，但小儿一般情况好，体重增加如常，不能认为是病态。此类小儿加辅食后大便次数即可减少。1 周岁后，可减至每天 1 次。

（3）人工喂养儿粪便：以牛、羊乳喂养的婴儿，粪便呈淡黄或土灰色，质较干稠，呈中性或碱性反应（pH6～8）。因牛奶含蛋白质较多，粪便有明显的蛋白分解产物的臭味。大便每天 1～2 次。将奶中糖量加多后，粪便可较柔软，次数也可增多。用鲜牛、羊乳喂养的婴儿粪便内易有酪蛋白凝块。

（4）混合喂养儿粪便：无论人乳或牛、羊乳喂养，若同时加喂淀粉类食物，则大便量加多，稠度较单纯牛乳喂养者稍减，呈轻度暗褐色，臭气加重，若将蔬菜、水果等辅食加多，大便外观即近似成人。初加菜泥时，常有小量绿色菜泥从大便排出，家长或保育人员往往认为消化不好而停喂菜泥。实际这是健康儿童换食物时常见的现象，如果不发生腹泻，不必停用菜泥，经过数日胃肠习惯后，绿色就逐渐减少。

2. 粪便肉眼检查的意义：通过粪便的一般观察，可初步了解消化道情况。如有臭味表示蛋白质消化不良，带酸味多泡沫的粪便反映碳水化合物消化不良，发酵旺盛，看外观如奶油状，表示脂肪消化不良，婴儿粪便中的奶瓣（即乳凝块），多是未消化吸收的脂肪与钙或镁化合成的皂块，如量不多，无临床意义。

粪便的颜色和其中所含胆汁的化学变化有关。小肠上部胆汁含胆红素及胆绿素，故呈黄绿色。到结肠时，胆绿素经过还原作用，又变为胆红素，而呈黄色。人乳喂养儿的粪便偏酸性，可因氧化性细菌的作用，使胆红素部分又氧化为胆绿素，故人乳喂养儿正常大便可略带绿色。而牛乳喂养儿粪便偏碱，可进一步使胆红素还原而变为无色的粪胆原，故大便颜色较淡。若牛乳喂养儿排出绿色大便，表示肠蠕动加速，或肠道有炎症，是腹泻的一种象征。

（二）婴儿出血性肠炎：起病与一般大肠杆菌肠炎无明显差别，但用药后腹泻不止，病情逐渐加重，腹胀较重，高热，呕吐频繁，严重者吐咖啡样物。大便早期呈水样，但潜血试验阳性。以后出现典型的暗红色果酱样大便。脱水重，可早期出现休克。中毒症状严重者可昏迷、惊厥。

（三）生理性腹泻：常见于渗出性体质的小儿，可在生后不久即排黄绿色稀便，大便次数较多，但不伴呕吐，食欲好，体重增加不受影响。近年来发现此类腹泻可能为乳糖不耐受的一种特殊类型，添加辅食后，大便即转为正常。

（四）营养性腹泻：本病的病因是由于对婴幼儿喂养的质和量的不足，而引起肠蠕动增快所致。小儿时期，由于生长发育旺盛，营养需要量较大，胃肠蠕动活跃，如此时食物及营养的摄入量不足，就会造成胃肠功能紊乱，蠕动加快，导致腹泻。初始症状较轻，以后逐渐加重。大便每天由 5～6 次可增加到 10 余次，量少，稀薄松散，多呈黄绿色，并有少量粘液和奶块。腹泻一两周后出现食欲减退、吐奶现象，腹泻次数增加。患儿睡眠不安，爱哭，多汗，常易患感冒。患儿臀部皮肤被酸性大便腐蚀，常出现表皮糜烂、臀红现象。经补充营养后，常逐渐痊愈。

## 二、类证鉴别

## （一）辨别常证泄泻

常证有外感泄泻、食伤泄泻和正虚泄泻，辨证可从病史、全身症状及大便情况三个方面着手。外感泄泻起病急，有外感史，可伴外感症状；食伤泄泻有伤于乳食史；正虚泄泻病程较长，有暴泻迁延不愈或素体虚弱史。全身症状方面，外感泄泻多有发热、恶寒；食伤泄泻有腹胀呕恶；正虚泄泻伴形瘦倦怠怯冷。大便情况是泄泻辨证的重要依据。一般便次多、如水注、色黄褐、气臭秽、夹粘液者属湿热；便清稀、臭气轻、夹泡沫、腹痛著者属风寒；便稀薄、色淡白、夹乳片、气酸臭者属伤乳；腹胀痛、泻后减、矢气臭、夹食物残渣者属伤食，其中粪便稀溏酸臭多伤于米面食，臭如败卵伤于蛋鱼食，表面油花或便检脂肪球多伤于肉类、煎炸食品。便稀溏，色淡不臭，夹未消化物，每于食后作泻，属脾虚；粪清稀，夹完谷，气清冷，或每于五更作泻，属脾肾阳虚；便色青，受惊、啼哭则泻，肠鸣响，泄泻、嗳气后腹痛减，属惊泻。

### （二）食伤泄泻与惊泻

二者都有腹痛作泻，但一为宿食积滞，一为土虚木乘作泻。食伤泄泻多由饮食不节，恣食油腻生冷，损伤脾胃致运化失常，宿食停滞中焦而作泻。其辨证要点是：脘腹胀满作痛，泻后腹痛缓解，少顷复又痛泻，泻下稀粪，臭如败卵，混有不消化之残渣。食积胃肠，滞而不化，故多见脘腹胀满，嗳腐，吞酸，厌食，舌苔垢腻。惊泻的特点是：肝气横逆，克伐脾土而致泻，每由情绪紧张，精神刺激而诱发。《景岳全书·泄泻》曰："凡遇怒气便作泻者，必先以怒时挟食致伤脾胃，故但有所犯即随触而发，此肝脾二脏之病也，以肝木克土，脾气受伤而然。"腹泻特点：泻前肠鸣，泻后痛不减或有所加重，胁肋胀痛或窜痛，同时有食欲不振，口酸，嗳气，矢气等症。

### （三）湿热泻与寒湿泻

二者同系湿邪为患，一是湿与热结，一是湿与寒合。湿热犯阳明者居多，寒湿入太阴者常见，所以湿热泻多因湿热困阻肠胃，升降传导失司，清浊交混而致泻。其腹泻特点是：泻下如注，肛门灼热，腹内鸣响作痛，腹痛即泻，泻后仍觉涩滞不爽，粪色黄褐而秽臭。《内经》所谓"暴注下迫，皆属于热"。又因湿为阴邪，其性粘腻，故见胸脘痞闷，疲困身重，不思饮食。脾为太阴湿土之脏，性喜温而恶寒，喜燥而恶湿。脾为寒湿所困，升降消运失其常度，饮食不化并走大肠而作泻。其腹泻之状，肠鸣腹泻，粪质清稀不甚秽臭。因寒邪内攻，故腹痛喜热欲暖，寒湿困脾，致脘腹满闷，湿从寒化，所以口淡，不渴，舌苔白腻。与湿热泻之口渴不多饮，或渴而不欲饮，舌苔黄腻者不同。

### （四）泄泻与痢疾

痢疾多由外受湿热、疫毒之气，内伤饮食生冷而起病，病位在肠，其发病多与季节有关。泄泻与痢疾，从证到治，实有不同，正如《景岳全书·泄泻》中所述："泻浅而痢深，泻轻而痢重，泻由水谷不分，出于中焦，痢以脂血伤败，病在下焦。在中焦者，湿由脾胃而分于小肠，故可澄其源，所以治宜分利；在下焦者，病在肝肾大肠，分利已无所及，故宜调理真阴，并助小肠之主，以益气化之源。"《局方发挥·滞下篇》又说："泻痢之病，水谷或化或不化，并无怒责，唯觉困倦。若滞下则不然，或脓或血，或脓血相杂，或肠垢，或无糟粕，或糟粕相混，虽有痛、不痛、大痛之异，然皆里急后重，逼迫恼人……。"进一步阐述了痢疾和泄泻的鉴别要点，有助于临床辨证施治。

证诸临床，泻痢两者，可以相互转化，有先泻转痢者，亦有先痢转泻者。从腹痛而论，为泻、痢共有之证，但泄泻之腹痛，则多与肠鸣同时并见；而痢疾之腹痛，则多与里急后重同时出现。泄泻亦可偶见里急后重，但无便脓血之证。所以症状有同有异，临证时必须同中求异。

# 第六章　治　疗

## 第一节　中医经典治疗经验

### 一、治疗原则

（一）祛湿为大法：从《素问·阴阳应象大论》"湿胜则濡泄"，《难经》"湿多成五泄"，《医宗必读》"无湿不成泻"可见祛湿在泄泻的治疗中具有重要意义。临床包括芳香化湿，常用药有藿香、苍术、白芷、苏叶等；苦寒燥湿，常用药有黄芩、黄连等；淡渗利湿，常用药有车前子、苡仁、茯苓、泽泻等。

值得一提的是"利小便而实大便"是指淡渗利湿使湿从小便而泄，适用于暴泄实证，湿盛困脾，小肠分清泌浊失职，水湿直趋大肠，症见大便次数频繁，泻下清稀如水而小便短少，舌苔厚腻等，用淡渗利湿之法使小便通利而止泻，故曰："利小便则实大便"。但这一治法不能用于泄泻所有证候的治疗，特别是久泄虚证，淡渗太多易伤气耗阴，反而加重病情。《景岳全书·泄泻》指出："泄泻之病，多见小水不利，水谷分则泻自止，故曰治泄不利小水非其治也"。湿盛泄泻而见小便不利时，可行利小便而实大便之法，又指出"小水不利，其因非一，有的可利，有的不可利"，"治泄不利小水非其治也"是有前提的。

（二）调理脾胃：实证者宜醒脾、运脾，脾喜芳香温燥之品，常用如藿香、苍术、苏叶、佩兰之类，虚证者宜扶脾益气，常用山药、人参、白术之属。

（三）虚实辨治：实证以祛邪为主，风寒者疏风散寒，湿热者清利湿热，伤食者消食化积；虚证以扶正为主，分别治以健脾益气，温补脾肾。泄泻变证，总属正气大伤，分别治以益气养阴、酸甘敛阴、温阳救逆等。

（四）泄泻的治疗禁忌：明·李中梓《医宗必读·泄泻》总结了前人治泄的方法，提出著名的治泄九法：淡渗、升提、清凉、疏利、甘缓、酸收、燥脾、温肾、固涩。而且对泄泻治疗禁忌的论述也非常深刻。如曰"补虚不可纯用甘温，太甘则生湿；清热不可纯用苦寒，太苦则伤脾；兜涩不可太早，恐留滞余邪，淡渗不可太多，恐津伤阳陷。"验之临床即：

1. 暴泻以湿盛为主，切不可因泻下急迫量多次频而急于止泻，妄投补涩，以免闭门留寇或留滞余邪，"陈莝去而肠胃洁"，邪去则泄泻自止。止泻药应用指征：舌洁、腹软、溲通、热除。

2. 久泻以脾虚为主，治法重补，但补虚不可纯用甘温，或过用阴柔滋腻，以免生湿碍脾。

3. 暴泻清热不可纯用苦寒，以防苦寒伤脾败胃。

4. 久泻化湿不可妄投分利，以免劫伤阴液。

## 二、证治分类

### （一）常证

#### 1. 风寒泻

证候：泄泻清稀，多泡沫，色淡黄，腹部切痛，肠鸣漉漉，喜按喜暖，常伴鼻塞，微恶风寒，或有发热，唇舌色淡，舌苔薄白或腻，指纹淡红，脉象浮紧。

辨证要点：本证一般有冒受风寒、饮食生冷史。暴泻中热象不著，大便及全身症状均显示风寒证象者属于此类。便多泡沫为风走肠腑，若带酸臭味也可为米食不化。寒主收引，故本证腹痛肠鸣症状显著。本证可为非感染性腹泻，亦可为感染性腹泻，应以四诊分析作为主要辨证依据。

治则：解表散寒，芳香化浊。

方药：藿香正气散加减。常用藿香、紫苏叶、白芷、生姜疏风散寒，理气化湿；半夏、陈皮、苍术温燥寒湿，调理气机；茯苓、甘草、大枣健脾和胃。

临床加减：表邪重加荆芥、防风、白芷以助解表之力；湿浊重加苍术、佩兰、木香、焦三仙以增健脾之功；若兼呕吐加生姜、竹茹，亦可用胃苓汤温中分利以止泻；大便质稀色淡，泡沫多，加防风炭以祛风止泻；腹痛甚，里寒重，加干姜、砂仁、木香以温中散寒理气，腹胀苔腻，加大腹皮、厚朴顺气消胀；肢体酸痛加羌活、秦艽；小便短少加泽泻、车前子渗湿利尿，夹有食滞者，去甘草、大枣，加焦山楂、鸡内金消食导滞。

本证还可以中成药藿香正气软胶囊或藿香正气水服用，但需注意藿香正气水为酒水剂，婴儿慎用。本证配合祛寒温中外治法，如热熨法、敷贴法等，有协助治疗作用。

2. 湿热泻

证候：胸腹胀满，身重肢软，口淡无味，食欲不振，肠鸣隐痛，泻下频频，或肛门灼热，便绿或便黄，舌苔黄腻，脉濡数。若湿邪重（此型多见于夏秋之交，阴雨连绵湿困脾阳，阴霾之湿不化），则见苔厚，脉濡缓，指纹紫滞；若热邪偏重（此型多见于炎热之时，脾胃蕴热，内迫大肠），则见发热口渴，面赤而烦，腹痛即泻或暴下如注，或下利灼肛，粪色黄褐，其臭难闻，小便涩赤，舌质红绛，苔黄燥，脉滑数，指纹紫滞。

辨证要点：本证夏秋季节最为多见。起病较为危重，全身及大便症状均显示湿热壅盛之象。与风寒泻从大便次数、性状、气味及全身寒热轻重等方面可以辨别。结合病原学检查，本证多属细菌或病毒感染，也有因冒受暑湿者。

治则：清肠解热，化湿和中。

方药：葛根芩连汤加味。常用葛根解表退热，生津升阳；黄芩、黄连清解胃肠湿热；金银花清热解毒；木通、滑石清热利湿，甘草调和诸药。

临床加减：高热烦渴加寒水石、生石膏（均先煎），重用葛根；泻下色黄秽臭或夹粘液加铁苋菜、辣蓼；暑湿所伤加香薷、豆卷、鸡苏散（包）、荷叶；湿浊中阻加藿香、佩兰；恶心呕吐加姜半夏、竹茹，另服玉枢丹。

　　本证热重而阴分已伤者，可用玉露散（寒水石、石膏、甘草、麦冬）加减治疗。若从湿热偏重分证治疗，热重于湿者，用寒凉的黄连、黄芩、石膏、寒水石，淡渗的猪苓、茯苓、泽泻，利气的陈皮、木香，甘缓的白术、甘草配伍；湿重于热者，用温燥的苍术、厚朴、藿香，寒凉的黄芩、黄连，淡渗的茯苓、泽泻、姜皮配伍。现代实验研究还证实多种中药单味药及复方对不同的腹泻致病细菌、病毒有直接抑制作用，可在辨证的前提下选择配用。

　　3. 食伤泄泻

　　（1）伤食泻

　　证候：脘腹胀满疼痛，痛则欲泻，泻后痛减，大便酸臭或如败卵，夹食物残渣，嗳气酸馊，泛恶呕吐，纳呆恶食，矢气臭秽，夜寐不宁，舌苔垢腻，或见微黄，指纹沉滞，脉象滑数。

　　辨证要点：起病前有伤食史，脘腹胀满疼痛，泻下或呕吐后胀痛减轻，是为本证特征。本证可以单独存在，亦常于其它证候中兼见，若在原有证候基础上又有进食后脘腹胀痛加重，泻下或呕吐不消化物，即为兼有伤食之表现。

　　治则：消食导滞，理脾和胃。

　　方药：保和丸加减。常用焦山楂、焦神曲、莱菔子消食化积导滞；茯苓健脾渗湿，和中止泻；清半夏、陈皮行气化滞，和胃止呕；连翘清解郁热。伤于肉食重用山楂；伤于面食重用莱菔子；伤于谷食重用神曲。

　　临床加减：腹痛者加木香、槟榔；腹胀加厚朴、莱菔子；呕吐者加藿香、生姜和胃止呕；若食滞较重，可因势利导，用枳实导滞丸（枳实、白术、茯苓、黄芩、黄连、大黄、神曲、泽泻）或槟榔四消丸（槟榔、大黄、牵牛子、猪牙皂、香附、五灵脂）等。脾胃薄弱者加白术、谷芽；舌苔黄加黄芩、竹茹；脘痞腹胀，泻下不爽者，加枳实、槟榔。本证腹胀痛、苔垢者可暂用通因通用之法，以莱菔子或熟军以通为用，不可固涩止泻，消导之剂也不可久服。消食化积药物多含有消化酶、胃泌素等有机成份，若过于加热炒黑则受破坏，故取其消食之功以生用为宜，对便下稀薄欲燥湿收敛者可以炒用，也宜炒黄为度，勿至焦黑碳化。本证还需控制饮食，或暂禁食，方能收效。

（2）伤乳泻

证候：乳婴儿便下稀薄，色淡，夹乳块，或如蛋花汤样，气味酸臭或腥臭，脘腹胀满，啼哭不宁，嗳气吐乳，不思吮乳，舌苔腐浊，指纹沉滞。

辨证要点：本证证候表现与伤食泻相似，但病发于以乳为主食之婴儿、大便见乳汁不化为其特点。

治则：消乳化积，理气和胃。

方药：消乳丸加减。方中神曲、麦芽、砂仁消乳化积，香附、陈皮理气和中，诸药合用有消乳导滞、和中之功效。

临床加减：乳积化热，舌苔黄，加连翘、胡黄连；形体瘦弱，啼哭无力，舌质淡，加白术、太子参。麦芽为消乳要药，含淀粉酶、转化糖酶、维生素 B 等，《药品化义》谓"生用力猛"，若用炒麦芽，取麦芽置锅内微炒至黄色即可，勿炒至焦黄。本证用推拿治疗亦可。本证需同时注意减少喂乳量，或暂停喂乳。个别婴儿对牛奶过敏或乳糖酶缺乏者，需改用其它食品喂养。

4. 脾胃气虚泻：此型多见于体质素虚，中气不足或长期营养不良的患者。

证候：病程迁延，时轻时重或时发时止，大便稀溏，色淡不臭，夹未消化之乳食，每于食后即泻，多食则脘痞、便多，食欲不振，面色萎黄，神疲倦怠，形体消瘦，舌质淡，苔薄白，指纹淡，脉缓弱。

辨证要点：病程较长，初起之湿热、风寒征象已解，脾虚征象显露是本证特点。食后即泻因脾虚纳而不能运，反而促其肠腑传导下行所致。本证辨证，应以四诊诊查结果为主要依据，即使大便病原学检查仍属阳性，亦当从正虚而未能驱邪加以认识。

治则：健脾益气，助运化湿。

方药：参苓白术散加减。常用党参、白术、茯苓、甘草补脾益气；山药、莲子肉、扁豆、薏苡仁健脾化湿；砂仁、桔梗理气和胃。

临床加减：胃纳呆滞，舌苔腻，加藿香、苍术、陈皮、焦山楂以芳香化湿，消食助运；脘腹胀痛加木香、香附；苔腻腹满加苍术、厚朴；大便清冷，小便色清，腹部绵痛，加炮姜、煨益智仁、煨肉豆蔻；少气懒言，便泄不止，甚至脱肛，加炙黄芪、升麻；口苦苔黄，或便夹粘冻，为兼湿热未清，加黄连、马齿苋。治脾阳虚泻，脾虚泻须重调理，常食山药粥、薏仁粥、芡实粥有辅治作用。推拿等外治疗法亦均有效。

5. 脾肾阳虚泻：此型多见于小儿久泄或脾胃本虚兼肾阳不足命门火衰微者。

证候：久泻不止，缠绵不愈，粪质清稀，澄澈清冷，下利清谷，或有五更作泻，食欲不振，腹软喜暖，形寒肢冷，面白无华，精神萎软，甚则寐时露睛，舌质淡，苔薄白，指纹淡，脉细弱。

辨证要点：此证由脾胃气虚泻发展而来。与脾胃气虚泻的区别在于虚寒征象更为显著，表现为大便澄澈清冷无臭、小便色清、形寒肢冷、受寒饮冷后加重等症，精神等全身状况则渐趋恶化。

治则：温补脾肾，固涩止泻。

方药：附子理中汤合四神丸加减。常用党参、白术、甘草健脾益气；干姜、吴茱萸温中散寒；附子、补骨脂、肉豆蔻温肾暖脾，固涩止泻。

临床加减：脱肛者加黄芪、炙麻黄升提中气。兼夹食滞加陈皮、焦山楂、麦芽；久泻滑泄不禁，内无积滞，选加煨诃子、石榴皮、赤石脂、禹余粮。

北京医学院第一附属医院小儿科认为，小儿长期腹泻，多属脾肾阳虚，一般健脾固涩药疗效欠佳，加用熟附子后有较好效果。附子用量以 3~10g 为宜，须先煎 30 分钟左右，以减少毒性。徐小圃治阳虚泄泻，亦推崇附子，并主张早用，他指出：阳虚证端倪既露，变幻最速，如疑惧附子之辛热，举棋不定，必待少阴证悉具而后用，往往贻噬脐莫及之悔。本证辅治，可用艾灸中脘、天枢、关元三穴法。

6. 肝脾不和泻（惊泻）

证候：泄泻色青如苔，胸脘痞满，嗳气食少，肠鸣攻痛，时作啼哭，腹痛则泻，泻后痛减，惊惧则泻剧，矢气，睡中惊惕，面青唇淡，舌质淡，苔薄白，指纹青，脉弦细。

治则：抑肝镇惊，扶脾助运。

方药：益脾镇惊散合痛泻要方加减。常用党参、茯苓、白术、陈皮、神曲健脾益气助运；白芍、防风、钩藤抑肝镇惊；车前子（包）渗湿止泻。

临床加减：惊恐不安，啼哭惊叫，加蝉蜕、煅龙骨、灯芯；惊惕者加服琥珀抱龙丸；腹胀矢气，加青皮、香附。

小儿肝脾不和泻有偏肝胆热盛与偏脾虚气滞之别。前者可用：柴胡、黄芩、黄连、木香、白芍、甘草、猪苓、泽泻、防风，重用清泻肝胆之品。后者可用扁豆衣，扁豆花、煨木香、炒白术、茯苓、陈皮、炒谷芽、炒麦芽、神曲、炒党参、钩藤等，重在扶脾化湿。

（二）变证

1. 气阴两伤

证候：泻下过度，呕吐频频，精神萎软，肢体无力，面白无华，肤出冷汗，口渴引饮，小便减少，舌质干，舌苔薄，指纹淡紫，脉象细数。

辨证要点：气阴两伤征象说明阴津已伤而阳气未亡。

治则：养阴生津，补益元气。

方药：生脉散加味。人参补益元气，麦冬、五味子、生地、乌梅、白芍养阴生津，甘草益气、调和诸药。若能加用西洋参另煎服则更好。

临床加减：口渴引饮加天花粉、玉竹、鲜石斛、鲜芦根；大便热臭加黄连、黄芩。

本证也可用生脉饮口服液口服，或参麦注射液静脉滴注，以提高给药速度。同时应予静脉补液，以纠正水和电解质紊乱。

2. 阴竭阳脱

证候：暴泻不止，便稀如水，皮肤干燥，目眶及囟门凹陷，啼哭无泪；久泻不愈，便泄不止，大便清冷，完谷不化，形体羸瘦。精神萎靡，软弱无力，哭声微弱，杳不思纳，少尿无尿，四肢清冷，舌淡无津，指纹淡白，脉象沉微。

辨证要点：本证发生于暴泻不止，泻下无度，未及时救治，或发生于久泻不愈，全身日渐衰竭者。前者先见阴津耗竭，继而阳气亡脱，后者则阴阳俱耗，终至阳脱危亡。无泪无尿为阴竭之象，肢厥脉微为阳衰之象，若再不急救，则至虚脱而亡。

治则：育阴回阳，救逆固脱。

方药：生脉散合参附龙牡救逆汤加减。常用人参、麦冬、五味子益气养阴，人参、炮姜、附子、煅龙骨（先煎）、煅牡蛎（先煎）益气温阳、救逆固脱。

紧急时也可先用西洋参口服液口服、参麦注射液静脉滴注。本证抢救时，必须同时静脉输液，补充能量、水分和电解质等。

临床经验表明，本证务必及早发现，但见一二主证便是，不必悉具。早期用药，及时抢救，可降低死亡率。若必待阴竭阳脱诸症毕现，则难以挽回。

# 第二节　名老中医治疗经验

## 一、董廷瑶治疗婴幼儿泄泻的经验

名老中医董廷瑶善治婴幼儿泄泻，采用《医宗必读》中的治泻九法，即疏利、清凉、淡渗、燥脾、温肾、升提、固涩、酸收、甘缓，辨证精细，方药缜密，收效良好。

（一）疏利消导：小儿因乳食不节，恣啖生冷，停积不消，影响脾胃功能而致泻下酸臭，夹有不消化物，董老常选用消导理气的青皮、陈皮、枳壳、楂曲、莱菔子或丁香脾积丸，体现了实者泻之、通因通用的治则。

（二）清凉止泻：外感热邪，下移大肠而致大便泄利，暴注下迫。治疗时常选用苦寒药如黄芩、黄连苦坚肠胃，达到止利之效。此乃"热者清之"。

（三）淡渗分利：湿胜困脾，引起大便濡泄、小溲短少之证，董老用分利法淡渗和泻，选用四苓散、车前子、薏苡仁、淡竹叶、通草等，使湿从小便而去，利小便以实大便。此谓"治湿不利小便非其治也"。

（四）燥脾止泻：董老经常用白术、苍术、藿梗、川朴等治疗脾虚生湿、水谷不分之证。燥湿健脾，使仓廪得职。

（五）温肾暖脾：对于久泻伤阳、元阳虚弱、火衰不能生土而成脾肾阳虚的患者，董老常选用附子、肉桂、炮姜、吴茱萸等温里药以温肾暖脾，取"寒者热之"之意。

（六）升提止泻：因脾胃气机不畅而致清气不升、浊阴不降、完谷不化之证，董老善用葛根、荷叶、扁豆花，取其轻灵升清来鼓舞胃气，升清降浊，上腾则注下自止。

（七）固肠收涩：泄泻日久，泻多滑利，虽投温补，未为奏效，具备苔净、腹软、溲通、身无热4个条件，方可用固肠收涩法。常选用赤石脂、禹粮石、龙牡、御米壳等药，此"滑者涩之"是也。

（八）酸收止泻：泻下日久，散而不收，不能统摄，故选用乌梅、诃子、五味子、石榴皮等药，酸性以助收涩之力，是谓"散者收之"。

1. 清肠略参酸涩：用于热泻已久，次数尚多，此时热邪虽恋，但泄久应防耗津肠滑，故在治以清泻肠热为主的同时，略佐涩肠之品，可以选用石榴根皮、赤石脂。因石榴根皮其性虽涩，然有明显的解毒清肠之功；而赤石脂，陈修园亦云其"入血分而利湿热"，有涩而不碍逐邪之功。

2. 泄邪辅之止摄：泄泻之时，邪热初退而又未尽，但脾胃气阴已有耗伤，这时就应一面清热祛邪，一面涩肠止泻。在止摄方面，除选用石榴根皮、赤石脂外，还可选用龙牡及淮山药、扁豆等。龙牡之性，张锡纯指出"敛正气而不敛邪气"；而山药、扁豆，均为补而不滞、滋而不腻之品，具有止涩与清养兼备之功。

3. 温中佐以固下：用于虚寒久泄，而见肠滑。仲景桃花汤、钱氏益黄散、真人养脏汤等为常用者。此时选用止涩药如石脂、煨肉果、煨诃子、姜炭等。

4. 扶元兼须收脱：用于泄泻频多，滑脱不禁，同时伤及元气，而现神萎欲脱之象。当亟应救元固气，辅以较多的止涩之品。此时常用人参，一般用皮尾参，阳微用朝鲜参，止涩药则用石榴根皮、赤石脂、龙牡、米壳等。偏阳虚者，兼用附子、干姜、益智仁、肉果，偏阴伤者，并用鲜生地、鲜石斛、乌梅、五味子。除此以外，在泄泻之后期，气阴未复且尚见便软者，可仿参苓白术散之制，参以止涩，系作善后之法。

（九）甘缓健脾：甘为土之味，甘温之品，能补益脾土，故对于脾虚泄泻不止的患儿，董老用四君子汤加白芍、扁豆、山药以健脾缓中和泻。

还有一种特殊型泄泻，即脚气型泄泻，董老治之亦屡治屡验。这类泄泻是指周岁以内母乳喂养的婴儿，初生以后即发病，大便频、色青，夹有奶块，且反复发作，但一般无脱水现象，小溲如常，用一般的中西药物均不能根治，停哺母乳往往泻缓，若再行哺乳，仍会复发。凡是这种病婴就诊，董老首先检查乳母的膝反射，结果大多减弱。诊疗时先暂停母乳喂养，然后根据辨证结果，寒湿中阻用钱氏益黄散，脾阳受损用理中汤等，以温中健脾助运。

## 二、江育仁治疗小儿泄泻的经验

江育仁教授认为：小儿腹泻的主要成因，与"脾常不足"的生理特点有关，而"脾失健运"则为其主要的病理变化，因而提出"运脾法"为治疗小儿腹泻的主要法则。脾为湿土之脏，喜燥而恶湿，得阳而运，遇湿则困。所以，在腹泻的诸多病因中，无论是因风、因寒、因暑、因热、因食、因虚等致病因素，每多兼杂湿邪,故有"无湿不成泄"之说。因此,脾失健运是腹泻之本,水湿内渍是腹泻之标,二者是相互影响、互为因果的。

江老治疗小儿腹泻时,处处顾护脾气,提出"运脾法"为主的治疗法则。他认为:"脾健不在补贵在运",运脾法旨在运转脾气,舒展脾胃,以恢复脾运为目的。在运脾诸药中,江老首选苍术,该药辛温微苦,芳香悦胃,功能醒脾助运,开郁宽中,疏化水湿。他认为:苍术运脾以升清,祛湿以通阳、集运脾与化湿于一身,对腹泻一证尤为适当。以往有人认为苍术味辛刚燥,用之不当有劫阴之弊,诚有识见。然脾为柔脏,惟刚药可以宣阳泄浊,只要认证恰当,即使长期使用,亦不致伤阴耗液。对湿胜的腹泻,常配茯苓、车前子以加强"利小便实大便"的作用,若兼有风寒表证者,方中加藿香、紫苏以疏风散寒,若因夏季感受暑湿者,则加用香薷、鸡苏散以祛暑化湿,若夹积滞,而入焦山楂、神曲以消积导滞以助脾运。夏秋季多见湿热泻,则用苍术配伍炒黄芩一味以清肠腑之积热。若湿热腹泻兼表证者,则佐葛根解肌达邪。伴腹痛者,加白芍、甘草以缓急止痛。伴呕吐者,加姜半夏、生姜和胃降逆。若见热郁化火,毒热明显者,宜配炒黄连,加强清热解毒,燥湿止泻之作用。对于迁延性腹泻,他本着"久泻必损脾阳"的规律,在运脾化湿的基础上,加炮姜以温运脾阳;若脾虚及肾,肾阳受损者,则方中配煨益智仁、补骨脂、肉桂等以温扶肾阳。

此外,在治疗小儿腹泻时,江老还主张用药宜精而不宜杂,针对性要强,制剂力求服用简便,且要保证疗效。对于腹泻的用药,他认为,散剂优于汤剂。汤剂量多,不易口服,且易引起呕吐或便次增多。而散剂用量小,且容易吸收,服用又方便,见效亦较快。早在二十多年前,江老就以Ⅰ号止泻散、Ⅱ号止泻散为主治疗小儿腹泻。Ⅰ号止泻散的组成为苍术炭、山楂炭,适用于小儿腹泻之早期。Ⅱ号止泻散是为迁延性腹泻而设,是在Ⅰ号止泻散的基础上加炮姜炭而成,此方温脾助运、燥湿止泻。效果良好,深受群众欢迎,且一直沿用迄今。

### 三、刘弼臣教授治疗小儿泄泻的经验

刘弼臣教授对于小儿泄泻的辨治，除遵循脏腑辨证方法外，非常注重局部与整体结合的辨证方法，形成了一套重视肛门大便诊察，以决寒热虚实的辨证方法。

#### （一）审视大便性状、气味、色泽，以辨寒热虚实

小儿泄泻主要表现为大便的变化，观察审视大便的性状、气味、色泽等，是辨证的主要依据之一。如大便"暴迫注下"、"溏粘垢秽"，如"筒吊水，泻过即止"，或"夹泡沫"等多属热象；如泻物"形如败卵"，"腹痛腹泻，泻则痛止"等，多属实象；若"粪便清稀如水"、"澄澈清冷"，"肠鸣泄泻"、"水谷不分"等多属寒象；若"食后思泻、泻物不化"，"下利清谷"等，多属虚；而"气味不显"多虚寒；"气味酸馊"多伤食。

#### （二）查验小儿肛门局部情况，以辨析寒热虚实

刘老集多年的临床经验认为，仅仅注意观察大便的情况并不全面，还应重视观察小儿肛门情况，以作为小儿泄泻辨证的重要依据。凡伴有肛门肿胀、灼热、潮红、皱襞变粗者，多属热；而肛门色淡，皱襞潮粘者，多属寒；肛门肿胀而痛，周围淡红者，多伤食；肛门不肿不红者，多属虚泻。注重局部与整体结合，时刻注意变证横生除了以上所述局部症状，还须结合整体情况进行辨证。凡起病急、病程短，兼有身热、口渴、心烦者，多偏实、偏热；凡起病较缓、病程较长，反复不愈，兼有神疲，面黄肌瘦者，多属虚、寒；若局部与整体症状不尽相符者，多为虚实夹杂。

小儿泄泻的辨治，若能将上述局部症状与整体情况结合辨证，泄泻之寒热虚实了然于胸，其病情的轻重转归也会不究自明。小儿脏腑柔弱，阳既未盛，阴又未充，泄泻不仅可以损伤气津，导致脾虚胃弱，严重者也会出现伤阴、伤阳，甚至可转成慢疳，从而影响其预后。小儿泄泻常见的不良征兆有以下几种情况。

1. 腹胀：几乎为所有的泄泻患儿均伴有的症状，大多数经治疗后随着泄泻的治愈而解除，但亦有不易解除者，并成为小儿泄泻病程中的突出问题。其症虽属腹胀，但叩之中空如鼓，泻后胀满不减，与伤食泄泻的腹胀拒按截然不同。多由脾阳不振，气机不运所致，若不及时纠正，常可导致不良后果。

2. 伤阴伤阳：小儿泄泻，常表现为病情急骤，虚实互变，阴阳两伤，临床应予兼顾。由于大量水液外泄，极易造成阴津涸竭，出现皮肤干枯，口渴心烦，唇红舌绛，小便短少或无。亟宜酸甘敛阴，救其阴液。若泄泻急暴，或日久，气随液脱，或寒湿困脾，皆能重伤其阳，出现精神萎靡，四肢不温，面色青灰，呼吸浅促，脉微欲绝之危候。亟宜回阳救逆，以挽救生命。

3. 久泻可成慢痼：若重伤脾胃之阳，可以导致土虚木亢，肝旺生风，从而形成慢惊风，往往危及生命；若重伤脾胃之阴，又可造成输化无源，影响生长发育，形成"五迟"、"五软"等虚羸证候。

## 第三节　　民间单方验方

一、山药车前子散：山药 40g，车前子 10g。两药焙黄研末混匀，加水温火煮沸呈粥状，加糖少许，每日 2 次口服，6 个月以下患儿每次 5g，6 个月至 1 岁，每次 6~7.5g，1 岁以上每次 8g。适用于脱水不明显及轻度脱水患儿。

二、水样便方：乌梅 4.5~9g，苏梗 4.5~9g，炒白术 3~6g，陈皮 3~6g，党参 4.5~6g，煅龙牡各 3~6g，焦三仙各 4.5~9g，木香 3~4.5g，茯苓 3~6g，泽泻 3~6g，车前子（包）3~6g，诃子 3~6g，加水至 200ml，浸泡 20 分钟，文火煎 20 分钟，并将药浓缩至 50~80ml（1 岁以下）或 80~150ml（3 岁以下）。每日 1 剂，分 3~5 次口服。适用于各种病因所致小儿水样便。

三、益脾止泻汤：白术 10g，苍术 8g，茯苓 8g，太子参 8g，炙鸡内金 8g，山楂炭 15g，藿香 6g，莲子肉 6g，白扁豆 6g，肉桂

2g，木香 3g，水煎温服，日 1 剂。适用于脾虚泄泻。

四、红参焦术汤：红参 6g，焦白术 10g，苍术 10g，茯苓 10g，诃子 5g，焦三仙 15g，上述诸药加水 400ml，煎取 150ml，按年龄不同当水饮用。3 日为 1 个疗程。适用于脾虚泄泻。

五、温中止泻汤：肉蔻、党参、白术、吴萸、丁香、焦山楂、甘草。水煎温服，日 1 剂。适用于脾虚泻或脾肾阳虚泻。

六、小儿药香饮：炒山药 20g，檀香 0.5g，冰糖 5g，水煎服，12 月以下每日 1 剂，每日 3 次；12 月以上 60 月以下每日 2 剂，每日 3 次；60 月以上每日 3 剂，每日 3 次。适用于脾虚泻或脾肾阳虚泻。

七、八解散：党参、茯苓、白术各 6g，炙甘草 3g，陈皮、法半夏各 4g，藿香 5g，川朴 5g，砂仁 2g。偏于脾虚不运者重用党参，食积不化者可加用山楂、神曲，腹胀者去白术改苍术，倍用砂仁、陈皮，每日 1 剂，水煎服。适用于脾虚泄泻。

八、固涩止泻汤：藿香、陈皮、焦三仙、车前子、白术、肉豆蔻、赤石脂、葛根。药量分别为 3～10g。后期可辅以健中化源之药，如太子参、黄芪、山药等。每日 1 剂，水煎 2 次，混合后日数次频服。新生儿剂量酌减。适用于小儿迁延性泄泻。

九、和中化湿汤：石榴皮 6g，肉豆蔻 4g，党参 10g，炒白扁豆 10g，木香 4g，凤尾草 8g，焦白术 10g，茯苓 10g，山药 12g，黄芪 8g，每日 1 剂，适用于小儿慢性泄泻见脾虚湿滞者。

十、姜汁鸡子黄饮：取鲜姜 1 块，1 岁以内用 6g，1 岁以上用 10g，洗净去皮，捣烂如泥状，用洗净的纱布绞出姜汁（现用现绞），取煮熟鸡子黄 1 枚，乘热投入姜汁中，拌匀，兑入少许米汤，令患儿服下。每天清晨空腹服 1 次，连服 5 天为一个疗程。本方温阳散寒，补气养阴，健脾固肾止泻。用于小儿泄泻日久，病程在 2 个月以上者；泄泻每天 5～10 余次，呈黄绿色水样或蛋花样，或夹有泡沫，伴有乏力或纳差食少，或能食但泄泻者。

十一、山楂饮：山楂 10g，罂粟壳 4～6g，加水 200ml，煎 30 分钟取汁，根据患儿服药难易情况，3～6 次服完，日 1 剂。适用于慢性非感染性腹泻。

十二、止泻灵：泽泻（炒炭存性）60g，木瓜、胡黄连、焦白术、炒扁豆、生山药、炒薏苡仁各30g，党参、葛根、木香各20g，桔梗、陈皮各10g。共研成细末备用，开水调服，日3次，每次：3~6个月者服1~1.5g，7个月~1岁服1.5~2g，1岁~2岁服2~3g，2~3岁服3~6g。若发热38℃以上者，另以金银花、天花粉水煎，上下午各服1次；呕吐甚者予吴茱萸、公丁香水煎，少量多次灌服，久泄不止者加服煨诃子、禹余粮、石榴皮。适用于脾虚湿盛之泄泻。

十三、婴幼止泻饮：炒白术3~9g，山药6~12g，山茱萸1~3g，每日1剂，分3~4次温服。适用于脾虚久泻不愈者。

十四、鸡金散：山楂炭10g，炙鸡金4g，砂仁1g，共研细末，周岁小儿每次1g，1日3次，适用于伤食泻。

十五、薯蓣散：用焙黄怀山药100g，砂仁5g，共研细末，周岁以上每次10g，加少量开水或葡萄糖水调成糊状喂服。适用于脾虚泻。

十六、1号止泻散：用苍术炭、山楂炭等分研末，周岁小儿每服1g，1日2~3次，适用于风寒表证不著、腹泻次数不过多之偏湿泻。

十七、2号止泻散：以苍术炭、山楂炭、炮姜炭各等份，研末，周岁小儿每服1g，1日2~3次，适用于脾阳虚泻。

# 第四节　中成药治疗

一、葛根芩连微丸：由以上四药组成，为暗棕褐色至类黑色微丸，气微，味苦。解肌清热，止泻止痢。每次1~2g，1日3~4次。用于泄泻痢疾，身热烦渴，下痢臭秽。

二、苍苓止泻口服液：本品为棕红色液体；气微香，味微苦、微甜。由苍术、茯苓、黄芩、金银花、马鞭草、柴胡、葛根等组成。有清热除湿，健脾止泻之效。6个月以下，每次5ml；6个月～1岁，每次5～8ml；1～4岁，每次8～10ml；4岁以上及成人，每次10～20ml，1日3次，用于湿热所致的腹泻，以及轮状病毒性及细菌性肠炎。症见：水样或蛋花样便，或挟有粘液，发热、舌红、苔黄、小便短赤。

三、双苓止泻口服液：由黄芩（酒炙）、白术（麸炒）、茯苓、猪苓、贯众、法半夏、陈皮、地榆（炒炭），肉桂组成。清热化湿，健脾止泻。1岁以下，每次3～5毫升；1～3岁，每次5～7毫升；3岁以上，每次10毫升，一日3次。3天为一疗程。用于湿热内蕴，脾虚失健所致的小儿腹泻，可伴有发热、腹痛、口渴、尿少。

四、参苓白术颗粒：本品为淡黄棕色的颗粒；气香，味甜。主要成份为人参、茯苓、白术（麸炒）、山药、白扁豆（炒）、莲子、薏苡仁（炒）、砂仁、桔梗、甘草。具有健脾益气之功效，一次3g，一日3次。用于治疗脾胃虚弱所致的慢性泄泻，注意症状包括大便时溏时泻，迁延反复，完谷不化，饮食减少，食后脘闷不舒，稍进油腻食物大便次数明显增多，面色萎黄，神疲倦怠等。

五、小儿启脾丸：本品为棕色的大蜜丸；味甜、微酸。由人参30g，白术（麸炒）24g，茯苓30g，陈皮24g，山药30g，莲子30g，山楂（炒）30g，六神曲（麸炒）24g，麦芽（炒）15g，泽泻24g组成，具和胃、健脾、止泻之功。每次9～18g，1日2～3次，周岁以内小儿酌减，用于脾胃虚弱，食欲不振，消化不良，腹胀便溏。

六、小儿香橘丸：本品为棕褐色的大蜜丸；气微香，味苦。由苍术、白术、茯苓、甘草、山药、白扁豆、薏苡仁、莲子肉、泽泻、陈皮、砂仁、木香、法半夏、香附、枳实、厚朴、六神曲、麦芽、山楂组成。健脾和胃，消积导滞。1岁以下1.5g，1～3岁3g，3～7岁4.5g，1日3次，适用于小儿脾胃虚弱、饮食不节等所致的呕吐、泄泻、厌食、疳证等病证。

七、婴儿健脾颗粒（脾可欣）：本品为淡黄色颗粒；气香，味甜。由白扁豆、山药、白术、鸡内金、木香、川贝母、牛黄清热定惊。具有健脾、消食、止泻之功效。1岁以下每次1g，1岁至3岁每次4g，4岁至7岁每次8g，每日2次。用于非感染性腹泻属脾虚挟滞证候者，证见：大便次数增多，粪质稀，气臭，含有未消化之食物，面色不华，乳食少进，腹胀腹痛，睡眠不宁等。

八、藿香正气口服液：本品为棕色的澄清液体；味辛、微甜。由苍术、陈皮、厚朴（姜制）、白芷、茯苓、大腹皮、生半夏、甘草浸膏、广藿香油、紫苏叶油制成。具有芳香化湿，解表散寒之功效。口服，一次5～10ml，一日2次，用时摇匀。既可用于治疗外感风寒湿邪之急性泄泻，又可用于治疗寒湿之邪久留不去的慢性泄泻，证见泄泻清稀，甚如水样，腹痛肠鸣，脘闷食少，如兼外感风寒，尚有发热头痛，肢体酸痛等症状。

九、四神丸：为浅褐色至褐色的水丸；气微香，味苦、咸而带酸、辛。主要成份为肉豆蔻（煨）、补骨脂（盐炒）、五味子（醋制）、吴茱萸（制）、大枣（去核）。具有温补脾肾，固涩止泻之功效。一次3～9g，一日1～2次。用于治疗脾肾阳虚之慢性泄泻，主要症状有黎明前脐腹作痛，肠鸣即泻，泻下完谷，形寒肢冷，腰膝酸软等。

十、保和丸：本品为棕色至褐色的大蜜丸；气微香，味微酸、涩、甜。主要成份为山楂（焦）、六神曲（炒）、半夏（制）、茯苓、陈皮、连翘、莱菔子（炒）、麦芽（炒）。辅料为蜂蜜、麸皮。具有消食导滞的功效。一次9～18g，一日2次。用于治疗饮食所伤引起的泄泻，主要症状有腹痛腹泻，泻下粪便臭如败卵，泻后痛减，脘腹胀满，嗳气酸腐，不思饮食等。

十一、理中丸（党参理中丸）：黄棕色的大蜜丸，每丸重9g，味甜而辣；棕色的浓缩丸，每9粒重1g，味微甜而后苦、辛。成份为党参、白术（土炒）、甘草（蜜炙）、炮姜。有温中散寒，健脾止泻之功，水丸剂，每服5～9g，每日2次，用温开水送服。蜜丸剂，每次服1丸，每日2次。用于脾虚泻，证见脘腹疼痛，喜暖喜按，食欲不振，泛吐清水，神疲倦怠，大便不实或溏泻；饮食稍多或饮食生冷即吐，倦怠乏力；大便次数增多，粪便稀薄甚至水样，但无脓血，水谷不化，脘腹痞满，面色萎黄。

十二、小儿健脾丸：本品为浅黄色的大蜜丸；味甜、微苦。成份为人参、白术（麸炒）、茯苓、白扁豆（去皮）、山药、莲子（去心）、玉竹、砂仁、六神曲（麸炒）、炙甘草等15味。具健脾、和胃、化滞之功。一次6g，一日3次。适用于小儿脾胃虚弱引起的消化不良，不思饮食，大便溏泻，体弱无力。

十三、健脾八珍糕：本品为微黄色扁圆形块状；气香，味甜，在温开水中溶散。由党参（炒）、白术（炒）、茯苓、山药（炒）、薏苡仁（炒）、莲子、芡实（炒）、白扁豆（炒）、陈皮组成。功能健脾益胃。口服，每日早晚饭前热水化开炖服，亦可干服。一次3~4块，婴儿一次1~2块。用于老年、小儿及病后脾胃虚弱，消化不良，面色萎黄，腹胀便溏。

十四、秋泻灵合剂：本品为棕褐色的液体；气特异，味微苦甜。主要成份为马蹄香，功能理气化湿，健脾止泻。口服，婴儿一次5ml，幼儿一次10ml，一日4次。用于治疗小儿脾虚湿困及消化不良引起的腹泻。

# 第五节　外治法

小儿腹泻是常见病，婴幼儿服药困难，外治法治疗小儿腹泻，疗效较好，且易于被患儿接受，常用有如下几种

## 一、浴足法

用中药煎汤浸足、浴足，使药物通过皮肤吸收，由表及里、调理脾胃，祛除病邪，达到止泻解痛目的。

（一）银杏叶煎汤浴足：取干品银杏叶100g（鲜品150g）加水200ml，煎煮20分钟后放凉至35℃左右，浸泡婴幼儿双足，搓洗约20分钟，每日2次，治疗婴幼儿秋季腹泻一般3日可愈。

（二）二草汤浴足：取车前草、萹草适量，煎汤熏洗双足，3天为1个疗程。适用于非感染性腹泻。

（三）鬼针草汤洗足：用鬼针草60g，加水煎汤，连渣倒入盆内，先熏后洗双脚，每次20~30分钟，每日2~3次，可治各种证型小儿腹泻。

（四）椒艾草汤泡足：用花椒、艾叶、透骨草各适量，煎成100ml，患儿双脚浸泡于适宜温度药液中，每次20~30分钟，每日2次，连用3天。适用于脾肾阳虚泻。

（五）拉拉秧100g至150g，加水3000ml煮取2000ml左右去渣趁热洗患儿双脚及双侧小腿部位。一般洗10至20分钟，每日3次。适用于脾胃气虚泻。

## 二、敷脐法

脐为神阙穴，居中焦为任脉主穴，用药物敷脐通过这一特殊通道，作用于机体，既能调理脾胃，又能助阳固涩，止痛止泻。

（一）敷脐散：敷脐散（五味子、罂粟壳、焦山楂、鸡内金、木香、车前子、白头翁、白术各等份研末）每次取2g，陈醋调糊敷脐，每日1次，3天为1个疗程，连续2个疗程。

（二）止泻膏：用止泻膏（丁香、白胡椒、吴茱萸研粉，按2∶3∶5比例混合，加凡士林调膏）捏成饼状敷脐，纱布覆盖固定，每日1次。如加用场效应仪取中档通电10分钟，效果更佳。

（三）贴脐膏：用贴脐膏（药物研末加入甘油、硬脂酸等制成）贴脐治疗婴幼儿腹泻，效果显著。湿热型用黄连、金银花、丁香、泽泻；脾虚型用乳香、木通、桂枝等。

（四）云南白药：取云南白药适量加入70%酒精调成糊状，敷脐，纱布覆盖并固定，每日1次，治疗2~5次。

（五）复方丁香开胃贴：药丸由丁香、苍术、白术、豆蔻、砂仁、木香、冰片组成，置药丸于胶布护圈中，药芯对准脐部贴12小时以上，一日1贴，3贴为一疗程。适用于寒湿泻。

（六）丁桂儿脐贴：药丸由丁香、肉桂、荜茇组成，贴于脐部，一次1贴，24小时换药一次。适用于阳虚泻。

### 三、直肠给药法

肠道给药可克服患儿喂药困难及发生呕吐等不便，较口服药吸收快且利用度高，使药物直达病所，获效快捷。

（一）马齿苋煎剂保留灌肠：取干品马齿苋 50~60g，水煎至100ml，保留灌肠治疗小儿急性细菌性痢疾，每日 1 次，连用 1~4日。

（二）清肠合剂直肠滴入：用清肠合剂（葛根 10g，生大黄8g，黄柏 6g，黄连、木香各 5g，虎杖 20g），直肠滴入，治疗细菌性痢疾患儿较口服者为优。

（三）冰硼散肛门塞入：取湿棉球蘸冰硼散适量，送入肛门内1~2cm 处，排便后再重复用药 1 次，疗程一般 1~3 天。

### 四、推拿疗法

（一）风寒泻：宜疏风散寒，治疗：补脾经、清小肠、补大肠、揉脐、摩腹、揉龟尾、推攒竹、推坎宫、揉太阳、推上七节骨，每日 1~2 次。

（二）湿热泻：宜清热利湿、调中止泻，治疗：清脾经、清大肠、清小肠、退六腑、揉天枢、摩腹、揉龟尾、推上七节骨，每日1~2 次。

（三）寒湿泻：宜温中散寒、化湿止泻，治疗：补脾经、补大肠、推三关、摩腹、揉龟尾、揉足三里、推上七节骨、揉太阳，每日 1~2 次。

（四）伤食泻：宜消食导滞、健脾和胃，治疗：补脾经、清大肠、运内八卦、揉天枢、揉中脘、摩腹、揉龟尾、推上七节骨，每日 1~2 次。

（五）脾胃气虚泻：宜益气健脾、温阳止泻，治疗：补脾经、补大肠、推三关、摩肚脐、摩腹、揉龟尾、捏脊、推上七节骨，每日 1~2 次。

（六）脾肾阳虚泻：宜健脾益肾、固本止泻，治疗：补脾经、补肾经、补大肠、推三关、揉外劳宫、捏脊、按揉百会、揉摩丹田、揉二马、揉龟尾、推上七节骨，每日1~2次。

（七）肝脾不和泻：宜健脾平肝、镇惊止泻，治疗：清肝经、清心经、补脾经、揉小天心、清天河水、摩腹、揉龟尾、推上七节骨，每日1~2次。

推拿操作中所用的润滑剂，一般采用葱、姜、滑石粉、冷水等。风寒型用葱、姜；湿热型用冷水；脾胃气虚型、脾肾阳虚型及伤食型均用滑石粉。

## 五、穴位药物注射疗法

（一）山莨菪碱（654-2）：腹泻特效穴（位于足外踝正下赤白肉际横纹处）注射，每日注射1~2次，每次0.25~5mg/kg，每侧穴一天只用一次。

（二）复方黄连素、安痛定：取双侧足三里和止泻穴。让患者端坐，穴位局部常规消毒后，用5ml一次性注射器抽取药物后快速刺入穴位。针体进入3/4，足三里穴各注入药液2~4ml，止泻穴各注入药液1~2ml，小儿酌减。每天1次，7次为1个疗程。

（三）黄芪注射液、庆大霉素：取天枢穴、长强穴。将患儿仰卧位，天枢穴常规消毒后，用2ml注射器、5号皮试针头抽取黄芪注射液2ml，分别注入双侧穴位各1ml。将患儿伏卧位，长强穴常规消毒后，用1ml注射器、5号皮试针头抽取庆大霉素1万U，朝尾骨方向长强穴斜刺0.5cm注入药液。每日1次。

## 六、穴位划痕疗法

即用三棱针或手术刀，常规消毒后，以双侧肾俞穴为起点，由内向外横划线，约一寸长度为宜，而后用手轻轻挤捏，若微微出血即可，轻者一次，重者2~3次即见效。

## 第六节　现代医学和前沿治疗

腹泻病的治疗原则为预防脱水、纠正脱水、继续饮食、合理用药。

### 一、急性腹泻的治疗

#### （一）脱水的防治

脱水的预防和纠正在腹泻治疗中占极重要的地位，世界卫生组织推荐的口服补液盐（ORS）进行口服补液疗法具有有效、简便、价廉、安全等优点，已成为主要的补液途径，是腹泻治疗的一个重要进展。口服补液治疗是基于小肠的 $Na^+$ – 葡萄糖耦联转运机制。小肠微绒毛上皮细胞刷状缘上存在 $Na^+$ – 葡萄糖的共同载体，只有同时结合 $Na^+$ 和葡萄糖才能转运，即使急性腹泻时，这种转运功能仍相当完整。动物实验结果表明，ORS 溶液中 $Na^+$ 和葡萄糖比例适当，有利于 $Na^+$ 和水的吸收。ORS 中含有钾和碳酸氢盐，可补充腹泻时钾的丢失和纠正酸中毒。

1. 预防脱水：腹泻导致体内大量的水与电解质丢失。因此，患儿一开始腹泻，就应该给口服足够的液体并继续给小儿喂养，尤其是婴幼儿母乳喂养，以防脱水。选用以下方法

（1）ORS（口服补液盐）：本液体为 2/3 张溶液，用于预防脱水时加等量或半量水稀释以降低张力。每次腹泻后，服 50～100ml，腹泻开始即服用。

（2）米汤加盐溶液：米汤 500ml（1 斤装酒瓶 1 瓶）+ 细盐 1.75g（1 平啤酒盖的 1 半）或炒米粉 25g（约 2 满瓷汤勺）+ 细盐 1.75g + 水 500ml 煮 2～3 分钟。用量为 20～40ml/kg，4 小时服完，以后随时口服能喝多少给多少。

（3）糖盐水：白开水 500ml（1 斤装酒瓶 1 瓶）+ 蔗糖 10g（2 小勺）+ 细盐 1.75g（1 平啤酒盖的 1 半）。用法用量同米汤加盐

溶液。

2. 纠正脱水：小儿腹泻发生的脱水，大多可通过口服补液疗法纠正。重度脱水需静脉补液。补液的原则为：对于发生轻、中度脱水的一般患儿可定出第一天补液的总量和电解质的浓度，采取先快后慢、先浓后淡、见尿补钾的原则，进行静脉点滴或口服补液。但对严重的水和电解质紊乱的患儿，应严格肠道外补液并分步骤地进行治疗。先较快地补充累积损失，再较慢地补充继续丢失和生理消耗。

（1）口服补液：适用于轻度、中度脱水。小儿腹泻发生脱水，90%属轻至中度脱水。应大力推广使用简便、经济、高效的口服补液盐（ORS）口服补液疗法。补充累积损失量，纠正脱水最初4小时ORS液的用量：75ml×体重kg=ORS用量ml，4小时后再评估一下脱水症状，如脱水已纠正，即可回家采用家庭口服补液，如预防脱水中的（2）、（3）；如仍然有些脱水则再按上述计算方法再给1份ORS液纠正脱水。婴幼儿体表面积相对较大，代谢率高，应注意补充生理需要量。经临床实践，ORS自使用以来对轻至中度脱水，其纠正脱水成功率已达95%以上。世界卫生组织（WHO）推荐的ORS液成份浓度符合要求。其理由是：这种溶液的渗透压接近血浆；媒介物质（葡萄糖）的浓度应为2%，而浓度1%～2.5%可促进钠和水得到最大限度的吸收；溶液中钠的浓度接近血浆浓度，则更易吸收。现在认为ORS含钠90毫克分子/升的浓度是适当的，能用于纠正腹泻引起钠和水份的丢失。ORS中钾的浓度为20毫克分子/升，可补充腹泻引起钾损失。任何年龄所致腹泻导致酸中毒可用30～40毫克分子/升的碳酸氢盐纠正。而静脉输液仅适用于不到10%的重度脱水患儿。经国内外临床实践证明，ORS口服补液疗法，纠正脱水的速度不慢于静脉输液。一般口服补液后6小时，多数患儿趋向完全纠正，12～14小时后，95%以上的患儿可以完全纠正。提示口服补液可以代替静脉补液疗法。因此，医师和家长都应改变偏爱静脉输液才算纠正腹泻所致脱水的最好药物。有严重腹胀、休克、心肾功能不全及其他较重的并发症以及新生儿，均不宜口服补液。分两个阶段，即纠正脱水阶段和维持治疗阶段。

（2）静脉补液：对于因呕吐等原因无法口服补液的轻中度脱水患儿及重度脱水和新生儿腹泻患儿均宜静脉补液。

第一天补液：包括累积损失量、继续损失量和生理需要量。轻度脱水 90～120ml/kg，中度脱水 120～150ml/kg，重度脱水 150～180ml/kg。溶液电解质和非电解质比例（即溶液种类）根据脱水性质而定，等渗性脱水用 1/2～2/3 张含钠液，低渗性脱水用 2/3～等张含钠液，高渗性脱水用 1/3～1/2 张含钠液。输液滴速宜稍快，一般在 8～12 小时补完，约每小时 8～10ml/kg；脱水纠正后，补充生理和异常的损失量时速度宜减慢，于 12～16 小时补完，一般约每小时 5ml/kg；若吐泻已缓解，可酌情减少补液量或改为口服补液。对重度脱水合并周围循环障碍者，以 2∶1 等张液 20ml/kg，于 30～60 分钟内静脉推注或快速滴注以迅速增加血容量，改善循环和肾脏功能。在扩容后根据脱水性质选用前述不同溶液继续静滴，但需扣除扩容量。对中度脱水无明显周围循环障碍不需要扩容。

第二天补液：经第一天的补液后，脱水已基本纠正，主要是补充继续损失量（防止发生新的累积损失）和生理需要量。能口服者原则同预防脱水。如腹泻仍频繁或口服量不足者，仍需静脉补液。补液量需根据吐泻和进食情况估算，一般生理需要量按每日 60～80ml/kg，用 1/5 张含钠液补充；继续损失量是按"丢多少补多少"，用 1/2～1/3 张含钠溶液补充；将这两部分液体相加一并在 12～24 小时内均匀补充。

（3）纠正酸中毒：轻、中度酸中毒无需另行纠正，因为在输入的溶液中已含有一部分碱性溶液，而且经过输液后循环和肾功能改善，酸中毒随即纠正。严重酸中毒经补液后仍表现有酸中毒症状者，则需要用碱性药物，根据血 $HCO_3^-$ 的不足，用以下公式计算所需补充碳酸氢钠量，即所需 $NaHCO_3$ mmol 量 =（24 - 患儿 $HCO_3^-$ mmol/L 值）×体重（kg）×0.3。

（4）钾的补充：一般患儿可补钾 2～4mmol/kg·日（相当于 10%氯化钾液 1.5～3.0ml/kg·日），在患儿排尿后开始口服，将全日量分为 3～4 次。缺钾症状明显者，可静脉点滴氯化钾，40mmol/L（0.3%），全日量可增至 4～6mmol/kg·日（相当于 10%氯化钾 2～3ml/kg·日）。如全部氯化钾均由静脉滴入（不可静脉推入或加入滴器小壶中滴入），应均匀分配于全日静脉所输液体中。也可将其中一部分静脉点滴，低钾症状好转后即改为口服。静点钾液过浓、过快，可致高钾血症而猝死，应特别注意。一般食物中含钾量较多，因此如饮食恢复达正常量一半以上时，即应停止补钾。

（5）钙和镁的补充：一般患儿无须常规服用钙剂，对合并营养不良或佝偻病的患儿应早期给钙。在输液过程中如出现抽搐，可给予 10%葡萄糖酸钙 5～10ml，静脉缓注，必要时重复使用。个别抽搐患儿用钙剂无效，应考虑到低镁血症的可能，经血镁测定，证实后可给 25%硫酸镁，每次给 0.2ml/kg，每天 2～3 次，深部肌注，症状消失后停药。

## （二）饮食治疗

饮食治疗的目的在于满足患儿的生理需要，补充疾病消耗，并针对疾病特殊病理生理状态调整饮食，加速恢复健康。强调腹泻患儿继续喂养，饮食需适应患儿的消化吸收功能，根据个体情况，分别对待，最好参考患儿食欲、腹泻等情况，结合平时饮食习惯，采取循序渐进的原则，并适当补充微量元素和维生素。母乳喂养者应继续母乳喂养，暂停辅食，缩短每次喂乳时间，少量多次喂哺。人工喂养者，暂停牛奶和其他辅食 4～6 小时后（或脱水纠正后），继续进食。6 个月以下婴儿，以牛奶或稀释奶为首选食品。轻症腹泻者，配方牛奶喂养大多耐受良好。严重腹泻者，消化吸收功能障碍较重，双糖酶（尤其乳糖酶）活力受损，乳糖吸收不良，全乳喂养可加重腹泻症状，甚至可引起酸中毒，先以稀释奶、发酵奶、奶谷类混合物、去乳糖配方奶喂哺，每天喂 6 次，保证足够的热量，逐渐增至全奶。6 个月以上者，可用已经习惯的平常饮食，选用稠粥、面条，并加些植物油、蔬菜、肉末或鱼末等，也可喂果汁或水果食品。饮食调整原则上由少到多、由稀到稠、尽量鼓励多吃，逐渐恢复到平时饮食。调整速度与时间取决于患儿对饮食的耐受情况。母乳喂养或牛奶喂养者，如大便量、次数明显增多，呈水样稀便，带酸臭味，呕吐，腹胀，肠鸣音亢进，又引起较严重的脱水和酸中毒，停止喂哺后症状减轻，测大便 pH <6.0，还原物质 >0.5%，考虑急性腹泻继发性乳糖酶缺乏，乳糖吸收不良，改稀释牛奶、发酵奶或去乳糖配方奶（不含乳糖）喂养，并密切观察，一旦小儿能耐受即应恢复正常饮食。遇脱水严重、呕吐频繁的患儿，宜暂禁食，先纠正水和电解质紊乱，病情好转后恢复喂养。必要时对重症腹泻伴营养不良者采用静脉营养。腹泻停止后，应提供富有热卡和营养价值高的饮食，并应超过平时需要量的 10% ~100%，一般 2 周内每日加餐 1 次，以较快地补偿生长发育，赶上正常生长。

### （三）药物治疗

#### 1. 抗生素治疗

根据感染性腹泻病原谱和部分细菌性腹泻有自愈倾向的特点，WHO 提出 90% 的腹泻不需要抗菌药物治疗，而我国学者根据我国腹泻病原谱的特点及临床治疗结果提出，一致认为 70% 左右水样便腹泻多为轮状病毒或产毒素（非侵袭性）细菌（ETEC）引起，可以不用抗生素，只要做好液体疗法可以自愈，或加用肠黏膜保护剂（思密达）或中药可缩短病程。但目前抗菌药使用率达 50% ~90%，存在滥用抗菌药现象。在此种强大的抗菌药选择性压力下，使耐药菌株不断增多，同时还可继发菌群失调、伪膜性肠炎、霉菌性肠炎等。因此，正确掌握抗菌药的应用指征，降低抗菌药使用率是首要问题。

抗菌药的应用指征：抗菌药对部分感染性腹泻，可加速病原菌的清除，缩短病程，提高治愈率。需要抗菌药治疗之腹泻包括：痢疾；霍乱；老人、婴儿之沙门氏菌肠炎；其它侵袭性细菌所致腹泻；其它非侵袭性细菌性腹泻重症；新生儿、小婴儿和原有严重慢性消耗性疾病者如爱滋病、肝硬变、糖尿病、血液病、肾衰竭等，使用抗菌药指征放宽。

由于病原学诊断时间长或阳性率低，临床医生首先只能根据临床特点决择，有下列临床表现者需要使用抗菌药：血便；有里急后重；大便镜检白细胞满视野；大便 pH 值 7 以上。

可选择喹诺酮类、黄连素、呋喃唑酮、第三代头孢菌素及氧头孢烯类（如头孢噻肟、头孢唑肟、头孢三嗪、拉氧头孢等）、氨基糖甙类等，喹诺酮类药是治疗腹泻抗菌药的疗效较好的药物，由于动物试验发现此类药物可致胚胎关节软骨损伤，因此在儿童剂量不宜过大，疗程不宜过长（不超过 1 周）。腹泻的病原菌普遍对第三代头孢菌素及氧头孢烯类抗生素敏感，包括治疗最为困难的多重耐药鼠伤寒沙门菌及志贺菌临床疗效好，副作用少，但价格贵，需注射给药。氨基糖甙类临床疗效仅次于第三代头孢菌素与环丙沙星，但对儿童副作用大，主要为肾及耳神经损害，庆大霉素已很少应用，6 岁以下小儿慎用氨基糖甙类抗生素。治疗时首先选用一种当地有效的抗菌药物，如用药 48～72 小时，病情未见好转估计有耐药，再考虑更换另一种抗菌药物。现列出以下药物供参考

（1）细菌性痢疾：诺氟沙星（氟哌酸），每天 10～15mg/kg，分 2 次口服，疗程 5～7 天；环丙沙星（环丙氟哌酸），每天 10～15mg/kg，分 2 次口服，疗程 5～7 天；黄连素，每天 10～20mg/kg，分 3 次口服，疗程 7 天；复方新诺明，每天 50mg/kg，分 2 次口服，疗程 7 天。

喹诺酮类药对痢疾杆菌较敏感故列为首选药，近年来发现对诺氟沙星有耐药，可换用环丙沙星。黄连素多年来一直保持中度敏感，故可选用对于空肠弯曲菌；磺胺类药复方新诺明，早年效果很好，但近年来在城市耐药率高达 60%～80%，农村也许仍可选用。

（2）致泻性大肠杆菌肠炎：引起水样便的产毒素大肠杆菌不用抗生素，致病性大肠杆菌采用：庆大霉素，每天 1～2 万单位/

kg，分3次口服；多粘菌素E（可利迈先），每天5～10万单位/kg，分3次口服；新霉素，因多年未用近来敏感率明显升高可选用，每天50～100mg/kg，分3次口服。值得注意的是，庆大霉素、多粘菌素、新霉素等氨基糖苷类药静脉或肌肉注射耳、肾毒性大，在儿科禁止用。庆大霉素、多粘菌素、新霉素为大分子药，口服只在消化道发挥作用，不被吸收因而没有上述毒性，故可口服应用。

（3）$O_{157}$：$H_7$肠炎：$O_{157}$：$H_7$肠炎是一种自限性疾病，自然病程5天左右。大多数病人经对症治疗可以自愈，只有少数发生严重合并症（溶血尿毒综合征及血栓性血小板减少性紫癜）的患者会带来严重后果或死亡。该肠炎致死的原因是类致贺氏毒素的作用、治疗的重点不仅要清除病原菌更重要的是要清除毒素，防止严重合并症的发生。对于$O_{157}$：$H_7$肠炎是否应用抗生素国内外有两种意见：一种主张用抗生素尽快杀死病原菌；更多的学者则不主张用抗生素，因为抗生素并不能缩短病程，用了抗生素杀死大量的病原菌，病原菌溶解释放大量类志贺氏毒素，会使病情突然加重甚至诱发严重合并症而死亡。

现公认的比较正确的治疗方法：对于一般轻症病例不用抗生素，主张试用思密达治疗。思密达不杀死病原菌而能吸附、固定病原菌和毒素，然后随粪便排出体外，并具有止血作用，推测会有较好的治疗效果。对于高热中毒症状严重的患儿，则可采用抗生素（庆大霉素、多粘菌素、新霉素等）与思密达联合应用，以帮助毒素的清除。对于已经发生了溶血尿毒综合征或肾功能衰竭的患儿，则应及早采用肾透析疗法，可使病死率由50%下降到10%左右；对于血栓性血小板减少性紫癜则采用抗DIC等相应对症治疗。

（4）鼠伤寒（婴儿）沙门氏菌肠炎：对常用抗生素耐药率高，可选用环丙沙星。重症选用三代头孢菌素如头孢氨噻肟（凯福隆），每天100～150mg/kg，静脉滴注。

（5）空肠弯曲菌肠炎：对磺胺药、庆大霉素、诺氟沙星等都敏感有效。

（6）耶氏菌肠炎：对磺胺药、庆大霉素、诺氟沙星等均有效。

（7）伪膜性肠炎：为难辨梭状芽孢杆菌感染，应立即停用一切抗生素，选用灭滴灵、利福平或万古霉素治疗。

（8）霉菌性肠炎：首先停用抗生素，采用制霉菌素、氟康唑或克霉唑口服。

（9）阿米巴痢疾及蓝氏贾弟鞭毛虫肠炎：采用灭滴灵，每日12.5~25mg/kg，分3次口服。

（10）隐孢子虫肠炎：口服大蒜素片，每次1~1.5mg/kg，每日3次，饭后服。

（11）轮状病毒肠炎：抗生素无效，可采用中药或黏膜保护剂。

（12）真菌性肠炎：采用制霉菌素，氟康唑或克霉唑。

2. 肠黏膜保护剂

蒙脱石散的主要成份是双八面体蒙脱石，是一种天然的铝镁硅酸盐。其独特的层纹状结构和非均匀电荷分布，通过与消化道粘液结合，增加粘液厚度、粘液内聚力和存在时间，提高粘液屏障的抗攻击能力，并对引起消化道疾病的多种攻击因子具有极强的固定、抑制和清除能力，因此不仅能够很好的加强、修复、保护黏膜屏障，同时还能够固定清除肠道致病菌及其毒素，减轻致病菌对肠黏膜的损害。在服后2小时可以均匀地覆盖在整个肠腔表面，并维持6小时之久。临床证明其治疗腹泻具止泻、收敛、抑制病毒作用，能缩短病程。

3. 微生态疗法

人体胃肠道是一个巨大的细菌库，正常人体的胃肠道栖息着大约400~500种菌群（细菌、真菌、病毒），其共同生长，相互依赖和制约，在人体构成微生态平衡。若这种平衡被破坏，出现菌群失调，将会引起许多相关疾病。微生态学是近年来发展起来的一门生命科学。微生态制剂也称微生态调节剂，是根据微生态学原理，利用对宿主有益的正常微生物及其代谢产物和生长促进物质所制成的制剂，通过调整微生态失调，保持微生态平衡，提高宿主的健康水平或改善健康状态。目前肠道微生态制剂广泛应用于临床，利用其来重建人体尤其是肠道内的菌群平衡，促进内环境的稳定，控制菌群失调及治疗与菌群易位相关的多种胃肠道疾病。

（1）作用机理：微生态制剂的作用机理很复杂，至今仍未清楚，可能的作用机理如下

酶作用：增加乳糖消化和刺激肠黏膜乳糖酶活性，从而治疗渗透性腹泻，也可以通过产生某些酶来修饰毒素受体，阻断或减少毒素与肠黏膜受体的结合，如保加利亚乳酸杆菌、嗜热链球菌和嗜酸乳酸杆菌含有乳糖酶；抗菌作用，有益的生物菌群能够激活吞噬细胞的活性，刺激 T 淋巴细胞及 B 淋巴细胞的成熟，提高机体的抗感染能力。乳酸菌可以产生有机酸、游离脂肪酸、氨、过氧化氢和细菌素，这些物质有抗菌作用，乳酸菌本身还有抑制病原体复制的作用。

粘附定植及生物屏障作用：益生菌具有定植性、排他性及繁殖性，通过磷壁酸与肠黏膜上皮细胞相互作用而密切结合，与其他厌氧菌一起占据肠黏膜表面，共同形成一道生物学屏障，提高上皮细胞的防御能力，而其代谢产物如小分子酸、过氧化氢、细菌素等活性物质形成一个化学屏障，阻止致病菌和条件致病菌与肠黏膜上皮接触、粘附或定植。如双歧杆菌，经过磷酸盐与肠黏膜上皮细胞化生作用而紧密结合占位，形成生物屏障，维护肠道正常蠕动，直接阻止病原菌的定植并产生醋酸及乳酸，从而降低肠道 pH 值与电势，抑制致病菌的生长及毒素粘附在肠黏膜上。

免疫作用：微生态制剂可以刺激宿主的免疫应答，增强体液免疫和细胞免疫，提高巨噬细胞的吞噬活性以及补体功能，如乳酸杆菌可刺激脾中的自然杀伤细胞活性，有研究发现，口服乳酸杆菌死菌可使辅助性 T 细胞 – 1（TH1）增殖，从而导致 IgE 抗体产生增加。

营养作用：微生态制剂中有益细菌经过体内生化作用参与多种维生素代谢，如维生素 B、生物素、叶酸、烟酸、泛酸等，供人体所需。它能降低肠道内的 pH 值与电势，促进维生素 D 及其他微量元素的吸收。乳酸菌可以降低肠道的 pH 值，这有利于铁、维生素

D 和钙、磷的吸收利用，还参与维生素 B1、B6、B12 和叶酸的合成和吸收，丙酸杆菌可以合成丙酸和维生素 B12。肠道微生物亦可分解淀粉和非淀粉多糖产生短链脂肪酸供结肠黏膜细胞利用。

调节神经肌肉活性酶作用：肠道微生态制剂亦可调节肠道的神经肌肉活性，从而调节肠道的蠕动，改善肠道的功能。其代谢产物乳酸、醋酸及甲酸可调节肠道神经肌肉活性，促进肠道蠕动，改善便秘。

（2）分类

益生菌，指含活菌和（或）包括菌体组分及代谢产物的死菌的生物制品，经口或其他黏膜投入，能在黏膜表面处改善生物与酶的平衡或刺激特异性与非特异性免疫。最常用的益生菌是乳酸菌，包括乳酸杆菌、肠球菌和双歧杆菌，其中乳酸杆菌是成人和儿童中研究最为广泛的益生菌微生物。

益生元，是指一类非消化性物质，但可作为底物被肠道正常菌群利用，能够选择性地刺激肠内 1 种或几种已存在的益生菌的生长和活性，抑制有害细菌生长，因而益生元对恢复肠道菌群生态平衡有很重要的作用。这类物质通常是寡糖类，如乳果糖、果寡糖、葡萄糖、半乳糖、大豆糖等。

合生元，又称为合生素，是指益生菌和益生元的混和制品，或再加入维生素和微量元素等。其既可发挥益生菌的生理性细菌活性，又可选择性地增加这种菌的数量，使益生作用更显著持久。

（3）在儿童腹泻中的合理应用

迄今为止，最全面最深入的研究是益生菌治疗急性轮状病毒水样性腹泻效果最好，对其他原因引起的腹泻的研究有限，不同的益生菌菌株的作用亦不相同，毒副作用也不相似，许多问题仍需深入研究。目前共识：对水样便腹泻应早期足量应用双歧杆菌、乳酸杆菌制剂；根据粪便中肠道菌群的变化选用益生菌菌株；对细菌感染性腹泻先用有效的抗生素杀灭致病菌后再应用微生态制剂。有研究结果显示，乳酸杆菌有益菌能抑制致病菌的生长繁殖，但抑制作用与细菌生长环境、细菌数量有关，同时致病菌亦对有益菌有一定抑制作用，因此对细菌性腹泻应先应用抗生素治疗，再用益生菌补充；益生菌与抗生素的合用应慎重，实验证明，许多抗生素对益生菌有影响，如双歧杆菌对青霉素、红霉素、交沙霉素、克林霉素、林可霉素、万古霉素高度敏感，对头孢霉素、氯霉素中度敏感，而粪肠球菌对许多抗生素耐药，仅对万古霉素、氧氟沙星敏感，肠球菌的某些菌株能引起医源性感染，天然耐药性高，易产生获得性耐药，获得外来 β - 内酰胺酶基因。目前认为主要是应用了抗生素后减少了对药物敏感的细菌，从而改变了肠道微生态环境。耐药肠球菌由于其致病岛装配的一种具有抗菌能力的溶细胞素，某些表面粘附素、胆酸水解酶等，因此能引起住院病人感染。

（4）儿科常用微生态制剂

枯草杆菌、肠球菌二联活菌多维颗粒剂，商品名妈咪爱，可直接补充正常生理菌丛，抑制致病菌，促进营养物质的消化、吸收，抑制肠源性毒素的产生和吸收，达到调整肠道内菌群失调的目的，本品还有婴幼儿生长发育所必须的多种维生素、微量元素及矿物质钙，可补充因消化不良或腹泻所致的缺乏；双歧杆菌、嗜酸乳杆菌、粪肠球菌三联活菌，商品名培菲康，能抑制多种致病菌生长，补充和恢复肠道菌群生态平衡；金双歧，主要组成成份为长型双歧杆菌、保加利业乳杆菌和嗜热链球菌，可直接补充人体正常生理细菌，调整肠道菌群平衡，抑制并清除肠道中对人具有潜在危害的细菌；酪酸菌，商品名米雅，系厌氧耐酸性芽孢菌，可产生双歧杆菌、乳酸杆菌促进因子，具有营养保健、促进有益菌生长和抑制有害菌及有毒物质产生，并能与抗生素合用等优点，是疗效较好、应用较广泛的一种微生态制剂；婴儿双歧杆菌、嗜酸乳杆菌、粪肠球菌、蜡样芽孢杆菌四联活菌，商品名思连康，可直接补充人体正常生理细菌，在肠道形成生物屏障，抑制肠道中某些致病菌，促进肠道蠕动，调整肠道菌群平衡，激发机体免疫力，参与维生素的合成，促进营养物质的消化和吸收，本品经口服进入肠道后，会在肠道内生长、繁殖、定植。

（5）使用微生态制剂时应注意的几个方面

不宜用热水送服活菌制剂，应用低于40℃的温开水送服，以免制剂中有效成份受到破坏。微生态制剂宜保存在阴凉干燥处，应在2℃~8℃的冷藏环境下保存，防止药物在高温下失效，保障药品质量及药物治疗的有效性。不能与抗生素、磺胺类等抗菌药物同时服用（金双歧、整肠生、聚克），当微生态制剂与抗菌药物合用时，抗菌药物会抑制乳酸杆菌、地衣芽孢杆菌、乳酸链球菌等活菌的生长繁殖并杀死这些活菌，从而使本品失效或疗效降低。若病情需要必须合用时，一定要分开服用，大约要间隔2~4小时。但死菌制剂和酪酸菌均可与抗生素等联合应用。不宜与吸附剂如活性炭和收敛剂如鞣酸蛋白、次碳酸铋、鞣酸、药用炭及酊剂同时使用，因为它们能抑制、吸附活菌，而减弱或降低疗效。对牛奶过敏者，应避免服含乳酸菌的微生态制剂。应注意其潜在的危险性。到目前为止，有关益生菌的毒副作用报道很少，尤其对新生儿、免疫功能低下患儿、肠功能衰竭患儿应用的安全性缺乏深入的了解。肠球菌和链球菌已被认为具有一定的致病性，已在各类感染病灶中分离到乳杆菌属、明串球菌属、肠球菌、齿双歧杆菌。因此应严格选择益生菌。

4. 脑啡肽抑制剂：通过可选择性、可逆性的抑制脑啡肽酶，从而保护内源性脑啡肽免受降解，延长消化道内源性脑啡肽的生理活性，减少水和电解质的过度分泌，从而达到止泻的临床效果。口服后能迅速吸收，血浆蛋白结合率达90%（主要与白蛋白结合），然后转变为无活性代谢物二硫化物和巯甲醚，最后经尿、粪便及肺排泄。另外此药不进入中枢神经系统，具有亲脂性，很容易从胃肠道内吸收，其抗分泌作用仅在肠道出现过度分泌时才有作用，在一般情况下无此作用。临床常用杜拉宝，1.5mg/（kg·次），一天三次。

5. 干扰素：是一种多功能糖蛋白，具有抗病毒、抗肿瘤和免疫调节等作用。人体内的干扰素由于氨基酸组成的不同，可分为α、β、γ三种，分别由白细胞、成纤维细胞和免疫淋巴细胞产生。

α干扰素是目前国内外公认有效的抗病毒药物。α干扰素抗病毒机制包括调节机体免疫功能和产生抗病毒蛋白等。α干扰素与细胞膜上的干扰素受体结合，经细胞内信号系统传递信息、活化抗病毒蛋白基因，产生抗病毒蛋白。抗病毒蛋白可阻止病毒核酸复制、蛋白合成，从而达到抗病毒的目的。免疫调节功能是指α干扰素增强免疫杀伤细胞的活性、提高细胞免疫功能等作用。胡波等在常规治疗68例小儿腹泻病患儿基础上，治疗组加用重组人干扰素α1b，6μg/kg，肌注每日1次，治疗组总有效率88.2%，明显高于对照组的71.6%，而且治疗组止吐、退热、止泻时间均有不同程度减少，尤其适合因呕吐等原因口服药物困难的情况。

### 二、迁延性和慢性腹泻的治疗

因迁延性、慢性腹泻常伴有营养不良和其他并发症，病情较为复杂，必须采取综合治疗措施。

（一）积极寻找引起病程迁延的原因，针对病因治疗，切忌滥用抗生素，避免肠道菌群失调。

（二）预防、治疗脱水，纠正水、电解质和酸碱平衡紊乱。

（三）营养治疗对于治疗迁延性和慢性腹泻很重要。此类病人多有营养障碍，小肠黏膜持续损害、营养不良继发免疫功能低下的恶性循环是主要的发病因素。因此，尽早供给适当的热量和蛋白质以纠正营养不良状态，维持营养平衡，可阻断这一恶性循环。

1. 继续母乳喂养。

2. 人工喂养儿应调整饮食，6个月以下婴儿用牛奶加等量米汤或水稀释，或用发酵奶（即酸奶），也可用奶-谷类混合物，每天喂6次，以保证足够热卡。一般热量需要在每日669.4kJ/kg（160kcal/kg），蛋白质每日2.29g/kg，才能维持营养平衡。6个月以上的婴幼儿可用已习惯的日常饮食，选用稠粥、面条，并加些熟植物油、蔬菜、肉末或鱼肉等，但需由少到多。

3. 要素饮食是慢性腹泻患儿最理想食品，含已消化的简单的氨基酸、葡萄糖和脂肪，仅需少量肠腔内和肠黏膜消化，在严重小肠黏膜损害和伴胰消化酶缺乏的情况下仍可吸收和耐受。应用时浓度用量视临床状况而定。少量开始，2~3 天达到所要求的热卡和蛋白质需要量。每天 6~7 次，经口摄入或胃管重力间歇滴喂。当腹泻停止，体重增加，逐步恢复普通饮食。

4. 糖源性腹泻：患儿双糖酶严重缺乏，食用富含双糖（包括乳糖、蔗糖、麦芽糖）的饮食可使腹泻加重，其中以乳糖不耐受最多见，治疗宜采用去双糖饮食，可采用豆浆（每 100 毫升鲜豆浆加 5~10g 葡萄糖），酸奶，或低乳糖或不含乳糖的奶粉。

5. 过敏性腹泻：在有些患儿应用无双糖饮食后腹泻仍不改善时，需考虑对蛋白质过敏（如对牛奶或大豆蛋白过敏）的可能性，应改用其他饮食。

6. 静脉营养：成份是葡萄糖、脂肪、蛋白质、水溶性和脂溶性维生素、电解质、微量元素。中国腹泻病方案推荐配方为每日脂肪乳剂 2~3g/kg，复方结晶氨基酸 2~2.5g/g，葡萄糖 12~15g/kg，液体 120~150ml/kg，热卡 209.2~376.6kJ/kg（70~90kal/kg）。长期静脉营养会导致肠黏膜萎缩，肠腺分泌减少及胆汁粘稠，而且长期输注葡萄糖，会影响食欲。因此，一旦病情好转，即改经口喂养。也可采用部分经口喂，部分静脉供给营养素和液体。

7. 药物治疗

（1）抗生素的应用要十分慎重，用于分离出特异病原的感染，并根据药敏试验结果指导临床用药。

（2）补充微量元素和维生素：如锌、铁、烟酸、维生素 A、$B_{12}$、$B_1$、C 和叶酸等，有助于肠黏膜的修复。

（3）应用微生态疗法及肠黏膜保护剂，见急性腹泻治疗。

8. 中医辨证治疗有良好疗效，并可配合推拿、捏肌、针灸和磁疗等。

# 第七章　预防与康复

## 一、加强宣传

开展有看护人或婴幼儿父母参加的卫生知识讲座、电视与网络讲座等。腹泻的预防主要靠饮水和饮食卫生，并无高深的理论，但却与人民生活水平、卫生知识的普及面有着非常重要的关系。社区内开展以多种健康教育为主的综合预防措施，根据各地不同的危险因素，采取不同的有重点的健康教育，教育方式多种多样，而健康教育贯穿始终。

## 二、合理喂养

（一）提倡母乳喂养，母乳喂养可防腹泻，尤以出生后最初数月内应以母乳喂养。母乳喂养的优点有

1. 母乳营养丰富，蛋白质、脂肪、糖的比例适当，易于婴儿消化吸收。

（1）蛋白质总量虽略少于牛奶，但其中白蛋白多而酪蛋白少，母乳中酪蛋白占35%，而牛奶中酪蛋白占80%，故在胃中的形成乳凝块小，易于消化吸收。

（2）含不饱和脂肪酸的脂肪多，供给丰富的必需脂肪酸，脂肪颗粒小，又含较多的解脂酶，有利于消化吸收。

（3）乳糖量多，又以乙型乳糖为主，促进肠道乳酸杆菌生长。

（4）含微量元素较多，如锌、铜、碘等，尤其在初乳中，铁含量虽与牛奶相同，但其吸收率却高于牛奶5倍，故母乳喂养者贫血发生率低。

（5）母乳钙磷比例适宜，约2∶1，易于吸收利用。

（6）含较多的消化酶如淀粉酶、乳脂酶等，有助于消化。

2. 母乳缓冲力小，对胃酸中和作用弱，乳凝块小，有利于消

化吸收。

3. 母乳有利于婴儿脑的发育。母乳中的卵磷脂可作为乙酰胆碱前体；鞘磷脂可促进神经髓鞘形成；长链不饱和脂肪酸可促进大脑细胞增殖；乳糖有利于合成脑苷脂和糖蛋白；此外还有较多的生长调节因子，如牛磺酸等，这些均可促进中枢神经系统发育。

4. 母乳有提高婴儿免疫力的作用，以防止感染

（1）初乳中含 SIgA 最高，此外母乳中尚有少量 IgG 和 IgM、B 及 T 淋巴细胞、巨噬细胞和中性粒细胞，这些均具有免疫、抗感染的作用。

（2）含有比牛奶较多的乳铁蛋白可抑制大肠杆菌和白色念株菌的生长。

（3）其他还有双歧因子、抗葡萄球菌因子等，都具有一定的抗感染作用。

5. 母乳温度、泌乳速度适宜，并随婴儿生长而增加，无致病菌，经济方便。

6. 产后哺乳可促进乳母子宫收缩复原，也较少发生乳腺癌、卵巢癌。

7. 母亲自己喂哺婴儿，有利于促进母子感情，密切观察小儿变化，随时照顾护理。母亲患传染病、重症心脏病或肾脏病，或身体过于虚弱者，不宜哺乳。乳头皲裂、感染时可暂停哺乳，但要吸出乳汁，以免病后无乳。服药注意勿损小儿，“药以乳传”。应注意正确的喂养方法，以按需喂给为原则，每次哺乳前要用温开水拭净乳头，避免在夏季及小儿有病时断奶。

（二）及时添加辅食：添加辅助食品的原则为由少到多，由稀到稠，由细到粗，由一种到多种，在婴儿健康、消化功能正常时逐步添加。每次增加新的辅食后，应注意观察婴儿的消化情况，如果发现腹胀、啼哭、不食、大便次数增多，应暂停或减少所加之辅食，待婴儿恢复后，再试着从小量开始每次限一种，逐步增加。不吃变质的食物，生吃瓜果要洗净。

（三）养成良好的卫生习惯：注意乳品的保存和奶具、食具的

定期消毒。小儿及照看人饭前便后要洗手。

（四）小儿的衣着：应随气温的升降而增减，避免过热或受凉，夜晚睡觉要避免腹部受凉，居室要通风。

（五）增强体质：平时应加强户外活动，提高对自然环境的适应能力，注意小儿体格锻炼，增强体质，提高机体抵抗力，避免感染各种疾病。

（六）感染性腹泻患儿：尤其是大肠杆菌、鼠伤寒沙门氏菌、轮状病毒肠炎的传染性强，集体机构如有流行，应积极治疗患儿，做好消毒隔离，防止交叉感染。

（七）加强体弱婴幼儿护理：营养不良、佝偻病及病后体弱小儿应加强护理，注意饮食卫生，避免各种感染。对轻型腹泻应及时治疗，以免拖延成为重型腹泻。

（八）避免不良刺激：小儿日常生活中应防止过度疲劳、惊吓或精神过度紧张。这些都有可能导致小儿腹泻。

（九）请勿滥用抗生素：实际上小儿腹泻约一半以上为病毒所致，或者由于饮食不当引起。对这些原因引起的腹泻，抗菌药物不但无效，反而会杀死肠道中的正常菌群，引起菌群紊乱，加重腹泻。

（十）可用被动免疫或免疫疫苗：轮状病毒肠炎的预防，目前使用的是第 1 代口服活疫苗，在某些人群中保护率达 80%。第 2 代多价重组疫苗可以产生中和 4 种主要感染人类的轮状病毒抗体，其效果与自然获得的保护相似，转基因植物生产基因工程疫苗已获得成功，为疫苗生产带来美好前景。

# 疳　病

## 第一章　概　述

疳病，文献中又称疳证、疳疾，疳积，五疳，诸疳等，是儿科四大证（麻痘惊疳）之一，也是小儿常见病。

疳病是由于喂养不当、或多种疾病的影响，导致脾胃受损、气液耗伤而引起的一种慢性疾病。临床以形体消瘦、饮食异常、精神不振、面黄发枯，大便不调为特征。常见于小儿喂养不当、病后失调、慢性腹泻、肠道寄生虫病等。由于本病起病缓慢，病程较长，迁延难愈，严重影响小儿生长发育，甚至导致阴竭阳脱，卒然而亡。故前人视为恶候，列为儿科四大要证之一。

"疳"有两种含义：一为"疳者甘也"，谓其病由恣食肥甘厚腻所致；如《医学正传·疳病论》说："盖其病因肥甘所致，故命名曰疳。"二为"疳者干也"，是指气液干涸，形体干瘪消瘦的临床特征。前者言其病因，后者言其病机和症状。《保婴撮要·疳》说："盖疳者干也，因脾胃津液干涸而患。"指出其病理为津液干涸，气血亏耗。《幼科铁镜·辨疳疾》说："干而瘦也"。指出临床主证为形体干瘪羸瘦。

疳作为一个病名，最早见于隋·巢元方著《诸病源候论·湿病诸候》："疳候：脾与胃为表里，俱象土，其味甘。而甘味柔润于脾胃，脾胃润则气缓，气缓则虫动，虫动则侵食成疳也。但虫因甘而动，故名之为疳也"。篇中还明确指出疳证的证候可涉及五脏，以及转归："面青烦赤，目无睛光，唇口燥，腹胀有块，日日瘦损者是疳，食人五脏，至死不觉。"宋代《太平圣惠方·小儿五疳论》有关于小儿"疳病"、"疳疾"的记载。

关于病因病机方面，古代医家大多认为和饮食、疾病、先天因素有关，属虚实夹杂，本虚标实之病，其病位主要在于脾胃。如唐·孙思邈《备急千金要方·热痢七》指出："凡久下一月不差，成疳候。"认为久泻成疳。宋·钱乙《小儿药证直诀·脉证治法》："疳皆脾胃病，亡津液之所作也"，明确指出疳证的病位、病机变化主要在脾胃。《小儿药证直诀·诸疳》提出："大抵疳病当辨冷热肥瘦。其初病者为肥热疳，久病者为瘦冷疳"。元·曾世荣《活幼心书·疳症》曰："大抵疳之为病，皆因过度饮食，于脾家一脏，有积不治，传之余脏，而成五疳之候。"说明脾胃乃疳病之本，治病求本，要防治于传变之先，此治疳之关键。清·陈飞霞《幼幼集成·诸疳证治》认为："疳之为病，皆虚所致，即热者亦虚中之热，寒者亦虚中之寒，积者亦虚中之积。"《保婴撮要·疳》提出先天不足也是疳证病因："或哺食太早，或因禀赋"，这一点与现代医学的认识相同，符合临床实际。

　　关于本病分类，成书于唐末宋初的第一本儿科专著《颅囟经》列举了17种不同的疳病，如《颅囟经·脉法》中列举："一、眼睛揉痒是肝疳；二、齿焦是骨疳；三、肉色白鼻中干是肺疳；四、皮干肉裂是筋疳；五、发焦黄是血疳；六、舌上生疮是心疳；七、爱吃泥土是脾疳。"宋初太平年间出版的《太平圣惠方》已有小儿疳证专论，并具备一定规模。书中将疳证分为心疳（惊疳），肝疳（风疳），脾疳（食疳），肺疳（气疳），肾疳（急疳），疳气，无辜疳，齿疳，鼻疳，眼疳，脑疳，脊疳，奶疳，干疳，内疳，疳渴，疳痢，疳痢久不瘥，疳痢腹痛，疳湿，蛔疳，疳疮等共24类，出方265首。还论述了疳证的病因病机、证候治则、方药、转归、可治、不可治等。后世疳证分类及处方用药大多以此为准绳。《医宗金鉴·幼科心法要诀》划分为疳证19候。总的归纳起来，包括：①按五脏命名：如肝疳、心疳、脾疳、肺疳、肾疳。②按病因命名：如热疳、冷疳、哺露疳、食疳、蛔疳等。③按病位命名：如外疳、内疳、口疳、牙疳、眼疳、鼻疳、脑疳、脊疳等。④按病情分类：如疳气、疳虚、疳极、干等。⑤按病证命名：如疳泻、疳痢、疳肿胀、疳渴、疳嗽、丁奚疳等。文献中小儿疳证辨证分类最全面，收集方剂最丰富者，当推宋·绍兴年间出版的《幼幼新书》。是书集宋及宋以前儿科文献之大成，不但汇集了很多现已佚失的早期儿科著作资料，还搜集了许多民间传方及私人藏方。书中将小儿疳证分为 37 类。除《太平圣惠方》所列 24 类外，还增加了走马疳、疳肥、疳瘦、疳热、疳痨、疳嗽、疳积、疳渴、疳肿、疳后天柱倒、疳气灌入阴、丁奚、哺露。共 13 类，出方 791 首。每类皆附前人医论，论后附方。对小儿疳证的辨证类及论治在前人的基础上有了显著的充实与提高。

　　以上分类众说不一，临床难以掌握运用。目前参照古代文献资料，结合病程和病情，执简驭繁，将疳证分为疳气、疳积、干疳三类。

　　治疗方面，古代文献中记载颇为丰富。唐·孙思邈著《千金方》已有疳证记载，如小儿疳湿疳方，小儿疳疮方等。《颅囟经》立调中丸、胡黄连丸等疗疳方。《太平圣惠方》创立小儿疳论，并根据症状列举"可治候"与"不可治候"，并搜集治疗疳病的方剂近 300 首，为后世治疗本病打下基础。《小儿药证直诀·诸疳》把疳证分为虚实两类："初病者为肥热疳，久病者为瘦冷疳"，并创白术散和益黄散等方剂治疗疳证。宋代杨士瀛《仁斋小儿方论》录集圣丸等，成为历代治疗疳证的方剂。《证治准绳·幼科》集前人之大成，论述详尽，条理清楚。书中提出本病是虚实兼有的疾病，治法提出有积宜消宜攻，正虚宜补宜养，虚实夹杂宜攻补兼施，并列举疳病 61 候，理法方药齐备。陈飞霞在对消积与扶正的应用提出："遇极虚者而迅攻之，则积未去而疳危矣。故壮者先去积而后扶胃气，衰者先扶胃气而后消之。"本草文献中，对小儿疳证贡献最大者，当推明·李时珍《本草纲目》。是书特辟《诸疳》一章，专论治疗疳证的药物。本章共收集药物 62 味，其中不少药物如黄连、胡黄连、青黛、使君子、芦荟、大黄、夜明砂、五灵脂、芜荑、猪胆等，至今仍为治疗疳证的常用药物。

　　古代本病发病率高，危害大，历代医家从各方面论述很多，在实践过程中总结了丰富的经验。总之，历代医家的不同学术观点和临证经验的总结，使本症的理论和治法不断充实和提高，为现代防治疳证提供了丰富的资料。随着时代的变迁，疳证的发病情况、病因病机和演变均有不同程度的变化，如古代常见的虫证现代已经很少见，重症干疳证在我国已极少见。

西医学小儿营养不良和多种维生素缺乏症的临床表现与中医学的疳病相似。营养不良是一种慢性营养缺乏症，又称蛋白质-热能营养不良，是由于摄入不足或食物不能充分利用，所致能量和（或）蛋白质缺乏的一种营养缺乏症。由于机体不能维持正常代谢，迫使消耗自身组织，出现体重不增或减轻，生长发育停滞，脂肪逐渐消失，肌肉萎缩，精神萎靡，疲乏无力，或伴有水肿，常伴有其他营养素的缺乏，如碘缺乏、维生素 A 缺乏等，同时可造成全身各系统功能紊乱，免疫功能低下。

营养不良按其性质可分为两大类，即热能营养不良（caloric - malnutrition）和蛋白质营养不良（protein - malnutrition），以能量供应不足为主，表现为体重明显减轻，皮下脂肪减少者称为消瘦型；如以蛋白质供应不足为主，表现为水肿者称为水肿型；介于两者之间者为消瘦 - 水肿型。我国目前的营养不良以热能缺乏者多见，蛋白质 - 热能次之，单纯严重蛋白质缺乏者少见。

婴幼儿时期的营养不良可能会导致儿童不可逆转的生长和认知发育迟缓，以及近期和远期的不良后果。近期表现为体格和智力发育迟缓、患病率和死亡率增加；远期为影响儿童智力潜能的发挥、学习和工作能力下降、生殖能力及患慢性病的危险性增加。

营养不良各年龄组儿童均可发病，但以婴幼儿发病率高。是当今世界儿童患病及死亡主要原因之一。全世界半数以上儿童死亡与营养不良有关，在发展中国家，两亿多 5 岁以下儿童患营养不良，每年造成 600 万 5 岁以下儿童死亡。据统计，全球每年死亡的 1000 多万 5 岁以下儿童中有 50% 左右直接或间接与营养不良有关。其中 2/3 以上与生后第一年的喂养不当有关。

另一方面，据报道营养不良造成的发育迟缓者，其受教育的年限少于发育正常者。而这一差别又可引起收入的差异。良好的营养所带来的益处，不仅体现在个体收入上，亦体现在国家的总体经济增民方面，如英国和西欧一此国家可将在 1790 年至 1980 年间近一半的经济增长归功于良好的营养状况、健康和环境卫生条件的改善以及一个世纪前的社会投资。

仅在 1990 年，由于四种交叉出现的营养不良症，即营养性发育迟缓和消瘦、碘缺乏症以及铁和维生素 A 缺乏给全世界社会生产力带来的损失约相当于健康生命 4600 万年的生产能力。

由于社会和儿童保健工作的发展，我国儿童营养不良的发生率和严重程度有所下降，但由于自然环境、食物资源和文化背景等因素影响，轻度或亚临床状态的营养不良仍然普遍存在，尤其在不发达地区，轻度或亚临床状态的营养不良常被忽视，本病对儿童的生长发育、抵御疾病的能力都有很大影响，是目前威胁我国儿童健康的重要问题之一。

进入现代社会，现代科学的发展，科学技术广泛应用于医学研究和临床，尤其是近 20 年来，从基础到临床从不同角度对本病进行了系统的研究。

# 第二章　　病因与发病机制

## 第一节　　现代医学的认识

营养不良是一种因长期缺乏营养素和营养素失衡所造成的严重的病理阶段。对于生长发育阶段的儿童危害极大，表现为生长发育受到阻滞，体重减轻，肌肉的消耗和皮下脂肪的丢失。

营养不良的病因主要分三个方面，分别为饮食因素、疾病因素和先天因素。

## 一、饮食因素

婴幼儿营养不良发生与不科学的喂养方式有着密切的关系。

### 1. 喂养方式

母乳是婴儿最理想的食品，母乳喂养对婴幼儿的生长发育非常重要，非母乳喂养营养不良患病率明显高于母乳喂养。市区母亲产后上班早，路途奔波、劳累，工作压力大，生活节奏快；郊区母亲忙于生计，无暇顾及孩子，这些都是母亲保持泌乳的不利因素。过早断奶对婴幼儿的生长发育极为不利。

### 2. 辅食添加不合理

辅食添加的质量差和时间过早、过晚，均影响儿童的生长发育。婴儿 4 个月前，由于胃肠道中多种消化酶未能健全，过早地增加母乳以外的食品只会加重婴儿胃肠道负担；过晚添加辅食，错过味觉发育关键年龄，错过了咀嚼发育时机，婴儿过分依赖母乳，拒绝辅食，导致营养不良患病率增高。6 个月以后，婴儿胃肠功能已渐成熟，部分家长不懂得正确添加辅食的原则和技巧，食物种类单一，有的婴儿随大人吃饭，优质蛋白质不足，家长只重视添加粮谷、鸡蛋类辅食，而奶制品、鱼、肉、肝、动物血、蔬菜类食物添加明显不足，许多家长在添加辅食方面存在误区，并缺乏儿保专业人员的指导。

有研究表明，我国儿童出生体重及 6 个月内体重的增长与发达国家儿童相比无明显差异，而 6 个月后差距逐渐增加，其主要原因是由于家长缺乏科学喂养知识，使许多婴儿在 6 个月后不能及时和合理的添加辅助食品，影响婴儿生长发育。特别在农村，添加辅食的时间、辅食的营养成分等方面都难以做到及时、合理、安全和符合营养要求。

### 3. 不良饮食习惯

部分家庭对子女从小娇惯、溺爱，养成偏食、挑食的不良习惯，各种零食、饮料影响正餐和小儿食欲，不能保证摄入均衡全面的必需营养，导致营养不良。不良的饮食习惯和行为，对儿童的生长发育极为不利，往往造成营养不良。提示在儿童保健工作中在指导家长重视营养的同时，还要指导家长培养儿童养成良好的饮食习惯，及时纠正不良进食行为，关爱而不溺爱儿童，为儿童生长发育创造良好的生活环境。

## 二、疾病因素

疾病常常为营养不良的诱发因素。如反复呼吸道感染、急慢性腹泻，急慢性胃肠炎、吸收障碍、先天性唇裂腭裂，消化道畸形等，患儿食物摄入和吸收减少，营养物质丢失和消耗增加，造成营养不良。

## 三、先天因素

胎儿营养不良引起的低出生体重儿、足月小样儿以及双胎多胎的早产儿是营养不良的高危人群。亦有报道胎儿期营养不良与成年人心血管疾病如高血压、冠心病及糖尿病有关。

## 四、家庭与社会因素

### 1. 家庭经济状况

有调查表明，一般情况下，高收入与中等收入家庭经济实力较强，购物方便，物质生活较丰富，居住环境较好，对抚育独生子女不构成经济负担，能为儿童提供丰富的食物，但可能缺乏正确喂养婴儿的知识。相对而言，低收入家庭负担较重，居住环境较差，饮食结构不合理，物质生活相对单一、贫乏，有的甚至是多胎子女，当母乳不足代乳品喂养时，配方奶粉往往质量不高或鲜奶纯度低，辅食以碳水化合物为主，蛋白质、脂肪含量低而引起儿童营养不良。

### 2. 母亲文化程度

母亲文化程度低，掌握科学育儿知识少，护理婴儿的能力低，受陈旧思想观念和习惯影响大，儿童保健意识淡薄，尤其是郊区和流动人口母亲，平日忙于家务、农活或外出打工，孩子交由老人抚养，对孩子生长发育的关注相对低于市区母亲，不能做到定期体检、适时添加辅食和接受营养指导以及保证充足全面的营养，疏于照顾护理儿童，婴儿易于患反复患呼吸和消化系统疾病，导致儿童营养不良。

李明秀等对 100 名营养不良患儿的病因进行了调查。结论如下：喂养方式不当是本组病例发生的主要原因。1 岁以下的 65 例婴儿人工喂养和混合喂养占 93.8%。人工喂养的食物种类以米羹加白糖为主。米羹系大米磨粉调制而成，其营养素主要以碳水化合物为主，蛋白质、脂肪含量极少，不能满足小儿生长发育的需要。混合喂养儿以母乳加奶粉喂养，但多数家长没按 1：8 浓度配制，而是一匙奶粉加半瓶水，不能保证奶质量，使患儿处于半饥饿状态。多数患儿在生后 6 个月才开始添加辅食，主要品种为麦乳精、青菜、稀饭、鸡蛋、苹果等，少数偶尔加些瘦肉沫，由于品种单一质和量都不足，致使小儿发生营养不良。由于缺乏蛋白质和多种营养素，本组病例合并有贫血者占 71%，合并佝偻病者占 30%，呼吸道感染者占 26%，维生素 B1 缺乏者占 19%，维生素 A 缺乏者占 3%，有的患儿住院期间合并症达 5 种之多。本组营养不良相关因素分析可以看出，家长的文化程度普遍较低。本组病例大多来自贫困地区，由于生活水平较低，更缺乏营养知识，所以在小儿的喂养方式上存在严重的误区。不少家长认为吃牛奶上火，引起大便干燥，所以普遍采用米羹喂养，有的家中养奶牛卖牛奶，但自己的小孩不用牛奶喂养。城镇儿童中独生子女较多，由于父母缺乏营养知识，溺爱小儿，长期让小儿进食精米、精面，由于粗杂粮吃得过少，儿童得不到全面的营养。有的家长因缺乏科学育儿知识，致使因添加辅食不当而造成消化道功能紊乱。本组病例经常发生腹泻的占 38%，由于营养物质吸收障碍而发生营养不良。有的家长为让小儿长胖，采取填鸭式喂食，强迫儿童多进食，导致儿童心理行为异常，影响正常食欲，本组有厌食症的小孩占 18%。不良的饮食行为如偏食、挑食、吃零食均会导致膳食不平衡。饮食品种单调不能全面均衡地吸收营养造成发育迟缓，体重减轻等。本组有不良饮食习惯的儿童占67%，有吃零食习惯的小儿占25%。经常过量进食零食，不仅减少了正常膳食的摄入而且影响了人体对蛋白质、脂肪的消化吸收，这也是发生营养不良的主要原因。

吴华等对营养不良儿童血清瘦素水平与 BMI 能量摄入的相关性做了分析。瘦素是脂肪细胞分泌的一种蛋白激素，具有广泛的生理作用，它对食欲及能量代谢也具有重要的调节作用。作者测定了32 例营养不良儿童的血清瘦素水平，并对其与能量摄入的相关性作一初步探讨，营养不良儿童血清瘦素水平明显降低；其低下的原因，除了患儿脂肪含量下降致瘦素分泌减少外，还与能量摄入的减少有关。

杨文方对儿童营养不良的原因与危害做了详细综述。

1. 个人层面的直接原因

引起营养不良的原因中，最值得注意的直接原因是：疾病和食物摄入不足。不仅仅是蛋白质热量摄入不足可导致营养不良的发生，矿物质（如铁、锌、碘等）摄入不足，维生素（如维生素 A）以及其它必需脂肪酸的摄入不足亦可导致营养不良的发生。如缺铁性贫血，在发展中国家一半以上的妇女和大量的儿童都深受其害。

研究表明，婴幼儿及儿童早期的缺铁性贫血，与认知发育迟缓有关。铁和锌的缺乏能对发育中儿童的免疫系统造成损害，削弱身体抵抗疾病的能力。维生素 A 的缺乏可降低儿童免疫系统的功能并增加患感染性疾病的机会。营养素的补充可提高儿童的免疫力，如补充锌能使儿童患腹泻的时间和严重程度降低人约三分之一。在那些面临维生素 A 缺乏危险的儿童所用的食品中补充维生素 A 能降低腹泻造成的死亡，维生素 A 还能使由于麻疹而导致的死亡人数降低一半以上。产妇在生产之后立即服用一次高剂量的维生素 A，其母乳喂养的婴儿在出生后 6 个月中，呼吸道感染或发热性疾病的发病时间比同一社会经济群体中母亲未服用维生素 A 的婴儿的发病时间要短的多。

食物摄入不足和疾病这两种直接原因通常同时出现而使儿童身体衰弱并常常引起死亡。这两种原因又可以相互作用，而产生一种恶性循环，是导致发展中国家高发病率以及高死亡率的主要原因。

2. 家庭层次的间接原因

家庭层次的间接原因包括：家庭食物获取不足、环境卫生差、对妇女儿童的保健不够。这三种潜在的原因可以导致儿童食物摄入不足和感染疾病。

①家庭食物的获取：在城市，主要从市场购买，在农村主要取决于获得的土地和其它农业资源的多少。一个家庭是否能够获得充足的食物，主要取决于家庭是否有财力、人力和社会能力获取食物，而不是取决于市场上食物供应的充足与否。一个买不起食物的贫穷家庭是不可能享有食物保障的。

②家庭内部及周围的卫生状况家庭内部及周围的卫生状况差，加之不能随时获得安全饮用水，可经常导致儿童患腹泻，并为传染病的传播提供了有利的条件。此外，在不卫生的条件下处理食物，儿童很容易染上肠道寄生虫病，这也是生长不良和营养不良的另一个原因。

③对儿童和妇女的保健不够是营养不良的第三个间接原因。保健体现在儿童喂养、抚育、教育和引导的方式之中。在影响儿童营养和健康的保健措施中。

以下几点的影响作用最大

首先是喂养问题。纯母乳喂养 4 个月到 6 个月，然后在补充其它安全高质量的食物的同时，继续母乳喂养直至两岁，可以提供最佳营养，保护儿童免受或少受感染。如果母乳不足，可选用含有多种浓缩蛋白质的配方奶粉喂养婴幼儿，对儿童的生长发育无明显的影响。开始添加辅食是关键的阶段。如果在远不到 4 个月龄之前开始添加辅食，或者调制和储存食物的家庭条件不够卫生，儿童营养不良和患病的风险就会增加。如果在 6 个月之后仍不添加辅食，婴儿的发育便会放慢，这是因为 6 个月以后，母乳的营养成分已经不能完全满足婴儿的需要。从 6 个月到 18 个月是辅助喂养期，也是婴幼儿生长发育的危险时期。在此时期，除继续母乳喂养外，还应该添加具有丰富的能量和营养成分并且容易消化的辅食。若辅食添加的时间、质量、次数不当，均可以引起生长发育迟缓和营养不良。母亲在喂养中占主要的角色，因此，对母亲进行有关婴幼儿不同生长阶段的适宜喂养技术和不同食物开始喂养的适宜时间方面的健康教育，有利于儿童的生长发育。

其次是对儿童的支持和认知刺激。儿童的健康发育需要感情支持和认知刺激，关怀刺激与营养不良的关系密切：一方面，体内营养素水平影响认知能力的发展，如：血糖水平与神经递质关系密切，对认知能力产生重要的影响；另一方面，营养不良的儿童如果得到语言和认知上的刺激，比那些得不到语言和认知刺激的儿童生长的更快。母乳喂养是提供早期支持与刺激的最佳时机。母乳喂养使母婴之间形成一种有益于双方的亲密感情纽带，更易在母子间形成安全依恋关系，从而进一步促进婴幼儿的生长发育。另外，看护人的语言刺激对儿童的语言发展尤为重要。营养不良儿童在康复期间需要有人特别关心、鼓励他们进食，恢复对环境的兴趣。

第三是对儿童的保健。儿童营养不良的预防与营养不良的治疗相比，其效果更好，费用更低。加纳的一项研究发现：补充了维生素 A 的儿童与未补充维生素 A 的儿童相比，其在门诊就诊的次数减少，而且住院的比例也较低。另外，按规定对儿童进行计划免疫接种，可以预防某此疾病的发生，从而减少患营养不良的危险因素。

第四是对母亲的保健和支持。减少孕妇的工作负担，为孕妇提供更多的优质食物，会提高孕妇及胎儿的营养状况，降低婴儿出生时体重偏低的危险。因为，母亲的营养状况会影响孩子出生时的体重，而出生时低体重是儿童生长发育迟缓的危险因素。

对妇女在怀孕和哺乳期间最关键的保健因素包括：额外增加优质食物、脱离繁重劳动、充分地体息、由训练有素的从业人员在产前和产后给予精心的专业照顾。妇女在家庭和持家方而平均投入的时间儿乎是男性的两倍，如果她们肩负的重担得不到更合理、更平均的分配，她们看护孩子的任务就会受到影响。母亲繁重的劳动使其无法学习和提供适当的养育经验，而养育者未能提供适当的养育经验是儿童早期生长发育迟缓的主要原因之一。

营养不良的恶性循环会殃及几代人。营养不良的女童长大后会变成矮小的妇女，而矮小的妇女比一般妇女更有可能生下低体重的婴儿。如果是女婴，她们可能会继续这个恶性循环。因此，良好的营养需要在成长的各个阶段给予支持，包括婴儿期、童年期、青少年期、成人期，特别对女童与成年妇女更应该如此。

最后是儿童的气质类型及与养育者的关系。不仅仅养育者的行为影响着儿童的生存和发展，另一方面，儿童的性格和气质也同样影响着养育者的决定和对他们的投入。婴儿的气质、养育者的敏感性及养育者与婴儿间的相互作用影响两者间依恋模式的形成，从而影响着婴幼儿的躯体发育和行为发育。

3. 社会层次的基本原因

贫穷是儿童营养不良的主要原因，缺少资源和营养不良息息相关。但是，在一些比较富裕的家庭里，营养不良仍然存在。这是由于良好的营养所需要的资源的类型不同以及影响家庭获取这些资源的因素之间的差异。

营养的三个要素：食品、卫生和保健之间联系密切，并对家庭生活产生影响。要想满足良好营养的一个先决条件，往往就要争夺满足另一个条件所需的同一种资源。例如：一个妇女不得不花过多时间来生产食物以便家庭获得食品保障，那么，她向孩子提供适宜保健的能力就会打折扣，甚至还会导致儿童营养不良。

另外，实际资源的数量与质量以及此资源的分配和使用，影响到每一个家庭是否能得到足够的食物和妇幼保健，并影响到饮水和环境卫生等公共卫生问题。政治、文化、宗教、经济和社会制度，包括妇女的地位也限制了潜在资源的使用。

## 第二节　中医学的认识

### 一、病因

中医学认为，导致疳证发病的原因很多，主要以饮食不节、喂养不当、疾病影响，药物过伤及先天禀赋不足等较为常见。本病病理变化主要在脾胃虚弱，运化失调。病性有虚有实，本证形成后，日久不愈，又可变生他证。如日久失治，则可导致鸡胸、龟背、五迟、五软、搐搦、眼疳等证。由于气血虚衰，不能抵御外邪，易于感染，滋生他病，最易并发外感疾病和泄泻等病。

1. 喂养不当

中医认为，小儿时期，脾胃功能尚未发育成熟，处于稚嫩、薄弱状态，若喂养不当，饮食失节，不适应小儿脾胃生理功能，则必然损伤脾胃，导致脾胃虚弱，不能受纳、腐熟食物，从而产生挑食、厌食，甚至拒食等症状。若此时强迫其多进食，则易生积滞，如此日久，则成疳证。

喂养不当包括营养供给不足和喂养方法不当。营养供给不足所致，往往由于母乳不足，或未能及时添加辅食，或突然断乳，小儿不习惯饮食，而进食过少。人工喂养的小儿，单纯采用米糊喂养，缺乏足够的蛋白质、脂肪等。

小儿"乳贵有时，食贵有节"。喂养宜定时、定量和适合乳幼儿易于消化吸收的食物。小儿饮食不知自节，过食肥甘厚味，生冷瓜果，或过于溺爱，缺乏喂养知识，妄投高营养的滋补食品，都可使积滞成疳，即所谓"积为疳之母"，"无积不成疳"。如《婴童百问·疳症》云："小儿脏腑娇嫩，饱则易伤，乳哺饮食，一或失常，不为疳者鲜矣。"强调"疳以伤得"，"疳因积成"。书中对母乳质量下降容易引起疳病，也提出看法："或乳母寒暖失宜，饮食乖常，喜怒房劳，即与儿乳，则疳因母患传气而入。"明·吴谦等编著的《医宗金鉴·幼科心法》指出，"夫乳与食，小儿资以养生者也。胃主纳受，脾主运化，乳贵有时，食贵有节，可免积滞之患。若父母过爱，乳食无度。则宿滞不消而疾成矣。"清·陈复正在他的《幼幼集成·诸疳证治》中则更具体地提出了饮食因素在疳证形成中的作用。他指出，"凡病疳而形不魁者，气衰也；色不华者，血弱也。气衰血弱，知其脾胃必伤。有因幼少乳食，肠胃未坚，食物太早，耗伤真气而成者；有因甘肥肆进，饮食过餐，积滞日久，而黄肌削而成者；有因乳母寒热不调，或喜怒房劳之后乳哺而成者。有二三岁后，谷肉果菜恣其饮啖，因而停滞中焦，食久成积，积久成疳。"

2. 疾病影响

长期吐泻、慢性痢疾、结核病、寄生虫病等，机体对营养不能充分吸收利用和慢性消耗，亦可成疳。古人把由于寄生虫病（主要是肠寄生虫病）所致的疳证，称为虫疳，并认为虽是其他原因所致的疳证，每多兼患虫证，所以治疳方药中，每多配伍驱虫之品，即是此理。急性传染病和某些外科病证手术之后，失于饮食调理，也可成疳。《幼科铁镜·辨疳疾》："疳者……或因吐久、泻久、痢久、疟久、汗久、热久、咳久、疮久，以致脾胃亏损，亡津液而成也。"故久病体虚，特别是呕吐泻痢等直接损伤脾胃的疾病，演化为疳。有些疳证还和反复呼吸道感染、泄泻互为因果，形成恶性循环。

3. 药物过伤

小儿患病后，过用苦寒攻伐、峻下之品，导致脾胃损伤亦可成疳。如《小儿药证直诀·脉证治法》："因大病或吐泻后，以药吐下，致脾胃虚弱，亡津液。"

4. 先天因素

小儿生理特点为"脾常不足，肾常虚"，加之早产或多胎，先天不足，形体瘦小，脾肾两虚，运化水谷精微力弱，纳谷不香，食而不化，不能荣养机体，形成疳病。

5. 情志因素

小儿脾常不足，肝常有余。若教育不当，溺爱放纵，小儿所愿不遂，导致情志失调，或由于学习压力过大，心情压抑，肝气郁结，肝郁乘脾，脾胃受纳运化功能失调日久而致疳证。

总之，近年来随着生活、医疗水平的改善，由于营养不足或其它疾病失治误治而迁延成疳者日益减少，而喂养不当，饮食失节成为目前疳病发病的主要原因。而重症常由多种因素综合导致。

## 二、病理

### 1. 病变脏腑重在脾胃

疳证的病变脏腑主要在脾胃，无论何种原因，其共同的病理变化，都是脾胃运化功能失常。正如《幼科发挥·疳》说："儿太饱则伤胃，太饥则伤脾，肥热疳其食多太饱之病乎，瘦冷疳其食少太饥之病乎。"其发展由浅入深由轻至重，由脾胃而及其它脏腑，所以说疳病不离乎脾胃，亦不局限于脾胃。

### 2. 病理基础为津液消亡

疳证发病，与津液气血消亡有密切关系，由于喂养不当，或多种疾病的影响，使脾胃受损，气液耗伤，致全身虚弱羸瘦。正如《小儿药证直诀》所论："疳皆脾胃病，亡津液之所作也。"

### 3. 病机属性本虚标实

疳证的不同证候，由于病因不同，禀赋差异，病程有长短之别，其病机属性以虚为本，亦有虚实兼夹者。病初各种原因损伤脾胃，脾失健运，胃失和降，纳谷不香，食而不化，水谷精微不敷，以至机体失于营养。或者胃气未损，脾气已伤者，脾弱胃强，则能食善饥，但腐熟转输无权，故虽能食而不充形骸，为轻浅阶段，正虚未著，运化失健，或夹食滞湿浊等实邪。

若脾胃失和未能及时调治，运化功能未能恢复，积滞内停，壅塞气机，阻滞络脉，则肚腹膨胀，或虫瘕聚散，或肝脾肿大，积滞久蕴易于化热；土虚木亢，又常见肝脾不和虚火内扰之象。为本虚标实，虚实夹杂的中期疳积阶段。若疳病迁延日久，或病因未除，失于调治，脾胃日趋衰败，津液消亡，气血亏耗，渐至五脏皆虚，形成干疳，是为重证。

4. 病情演变渐涉五脏

疳病病情演变经历由浅入深，由轻至重的过程。轻者，初期病变仅在脾胃，如脾胃不和或胃强脾弱。重者渐涉及五脏，干疳、疳积患儿失于调治，可产生脾脏本脏之兼症，如泄泻、呕吐、肿胀、紫癜。脾病及肝，土虚木旺，则性情急躁，咬指磨牙等，肝阴不足，精气不能上注于目，目失所养，则目翳遮睛；脾病及心，心失所养，心火内炽，循经上炎，则口舌生疮；脾病及肺，土不生金，肺卫不固则易罹外感、肺闭咳喘；脾病及肾，肾精不足，骨失所养，久则骨骼畸形，成永久后遗症。干疳可涉及五脏，危者直至阴竭阳脱而死亡。

综上所述，中医认为，小儿时期，脾胃功能尚未发育成熟，加之先天禀赋不足，疾病影响，若喂养不当，饮食失节，不适应小儿脾胃生理功能，则必然损伤脾胃，导致脾胃虚弱，不能受纳、腐熟食物，从而产生挑食、厌食，甚至拒食等症状。若此时强迫其多进食，则易生积滞，如此日久，则成疳证。

而当今社会，独生子女居多，常不注意合理喂养，伤害小儿稚嫩之脾胃，导致营养不良。盲目添加滋补品。结果，非但营养不全，而且还加重了脾胃负担，容易损伤脾胃。尤其对于脾胃已伤，食欲不振的小儿，往往不问其因，强迫其多进食而更伤脾胃，这样就形成了恶性循环。小儿脾胃大伤，脾胃虚弱，不能受纳、腐熟食物，脾虚则不能运化水谷精微，造成气血生化乏源。脏腑、肌肉、四肢百骸得不到濡养而终成疳证。明·吴谦等编著的《医宗金鉴·幼科心法》也早就指出，"夫乳与食，小儿资以养生者也。胃主纳受，脾主运化，乳贵有时，食贵有节，可免积滞之患。若父母过爱，乳食无度。则宿滞不消而疾成矣。"更明确地提出了如何正确喂养小儿，预防疳证发生的科学方法。

# 第三章　临床表现

蛋白质－能量营养不良又称营养不良，主要因饮食不当、疾病引起吸吮、吞咽、消化功能差造成蛋白质或总热量长期摄入不足，多见于婴幼儿。临床表现为体重不增或减轻，皮下脂肪减少，进行性消瘦、皮肤干燥、多皱、弹性减低，头发枯黄易折断、脱落，肌肉松弛或萎缩，肌张力低下，常伴贫血和多种微量元素、维生素缺乏。

营养不良按其性质可分为两大类，以热能缺乏为主要原因的，称热能营养不良；以蛋白质缺乏为主的为蛋白质营养不良。我国目前的营养不良以热能缺乏者多见，其次是蛋白质－热能混合者。

## 一、营养不良性消瘦临床表现

### 1. 一般表现

体重不增以致减轻，病程较长，身长（高）也低于正常。皮下脂肪减少或完全消失，皮下脂肪消减先自腹部开始，以后依次为躯干、四肢、臀部，最后额、颈、颏及面部，皮下脂肪恢复的顺序则与此相反。了解皮下脂肪消减顺序，有助于早期发现营养不良。常以腹部脂肪层的厚度判定皮下脂肪消失的程度，其测量方法是在腹部脐旁乳线上，以拇指和食指相距 3cm 处与皮肤表面垂直成 90 度角，将皮肤捏起，量其上缘厚度。皮下脂肪大量消失时，皮肤变得苍白、干燥、皱纹和松弛，失去弹性。肌肉发育不良肌张力低下。运动功能发育迟缓，智力落后，体温降低。心音低钝，节律不齐，血压偏低，呼吸表浅。

### 2. 精神神经症状

初期多哭闹烦躁，继而变为迟钝，淡漠，或烦躁与抑郁交替出现。

### 3. 消化系统症状

初期食欲尚佳，继而低下乃至消失，常有呕吐及腹泻，亦可出现带粘液的饥饿性腹泻，或喂养不足引起的便秘。

4. 并发症

（1）营养性贫血

患儿造血原料蛋白质、铁、维生素 B12、叶酸均缺乏，以铁缺乏最为常见。

（2）各种维生素及微量元素缺乏

常见维生素 A、B、C、D 缺乏，严重营养不良常伴铁、锌、铜、硒缺乏，尤以锌缺乏明显。有报道重度营养不良 73.2% 伴低血锌。

（3）自发性低血糖

表现为体温不升、面色苍白、神志不清、脉搏缓慢乃至呼吸暂停，但无抽搐，若不及时静脉注射葡萄糖溶液，可因呼吸暂停而死亡。

## 二、蛋白质营养不良临床表现

又名恶性营养不良综合征，是指食物内蛋白质严重不足，特别是必须氨基酸的不足，本病常发生于工业不发达的地区如非洲地区，多发生于单纯谷粉喂养的小儿，轻者表现虚肿，重者出现营养不良性水肿，多见于 6 个月（断奶后）至 5 岁。患病时间短者对生长发育影响不大，持续时间长者则生长发育受阻。在我国部分地区，曾因劣质奶粉导致本病发生。蛋白质缺乏时，氨基酸合成酶增多而尿素的形成减少，从而保存了氮且减少其在尿中的丢失。体内的平衡机制开始起作用以维持血浆白蛋白和其他运载蛋白质的浓度，最终白蛋白合成速率减低，血浆浓度下降，导致渗透压下降而出现水肿。严重的蛋白质缺乏者，生长发育、免疫反应、修复以及某些酶和激素的产生都会受到损害。

（一）症状

1. 一般表现

全身消瘦较营养不良性消瘦为轻，可由于全身水肿而体重不减。肌肉变薄、萎缩、肌张力低下、皮下脂肪尚存。体温常低于正常，四肢冰冷而发绀。反应淡漠、不喜活动、哭声低弱，呈呻吟状，有时烦躁。胸部平坦而腹部膨胀，腹胀无力，松弛或有腹水。肝脏常增大。

### 2. 凹陷性水肿

轻者仅见于双下肢踝部，病程进展可延至躯干、腹壁、面部、眼睑。严重者可发生腹水、胸水。

### 3. 皮肤改变

重症患儿四肢和面部皮肤出现干燥、过度角化变硬、失去光泽，出现色素沉着，有时有小块分散的皮肤红斑，继而融合成片或开始即呈现大片红斑，逐渐颜色加深，伴鳞状脱皮，称为漆皮状皮肤病。

### 4. 毛发指甲改变

毛发干枯、脆细，失去光泽，易折断脱落。深色头发逐渐变浅，色素脱落后可出现红条或灰色的头发。指趾甲生长缓慢，指甲脆弱有横沟，易断。

### 5. 消化功能消瘦障碍

食欲逐渐减退，甚至完全拒食，常伴腹泻、呕吐，对糖类和脂肪耐受性差，对蛋白质耐受尚可。血糖低，易发生低血糖而引起休克。

### 6. 其他系统改变

心率慢，心音低钝，血压偏低，心电图各导联呈低电压，T波低平或倒置。恶性营养不良对早期发育迅速的脑组织危害很大。患儿头围小于正常，智力发育迟滞，其认知、语言、思维、社交均较同龄儿差。

### （二）实验室检查

**1. 外周血象**　伴贫血时血红蛋白和红细胞计数减少。

**2. 血生化**

（1）蛋白质缺乏

患儿的血清白蛋白和总蛋白值明显下降，当血浆总蛋白在45g/L以下，白蛋白＜20g/L时会出现水肿。

血清前白蛋白、血清转铁蛋白和结合蛋白如甲状腺素结合前蛋白、血浆铜蓝蛋白、维生素 A 视黄醇结合蛋白等也减低。血浆牛磺酸和必需氨基酸浓度降低，而非必需氨基酸变化不大。

血清白蛋白（PA）是日前认为能反映机体营养状态的重要指标。PA 是血浆蛋白电泳时位于白蛋白之前的一种血浆转运蛋白。PA 因半衰期短，在营养不良早期即有改变，营养不良纠正后不到一周就恢复，所以是敏感指标。与 PA 相比，白蛋白半衰期较长，当体内蛋白能量发生改变时，不能及时迅速地出现相应变化。通过临床试验后认为，在轻至中度营养不良范围内时，应选择前白蛋白等快速转换蛋白，而不是白蛋白作为蛋白质——热量营养不良存在与否的判断指标。

（2）酶活力下降

血清淀粉酶、脂肪酶、胆碱酯酶、转氨酶、碱性磷酸酶、胰酶和黄嘌呤氧化酶等活力下降。

（3）血糖下降，血胆固醇水平下降，血尿素氮水平下降。

（4）ICF－I 是生长速度的标志，也是营养状况的敏感指标，被认为是反映小儿生长发育的敏感指标之一。营养不良儿童其血清 IGF－I 水平明显低于营养正常儿童，其原因可能是因为营养不良时肝脏 GH 结合位点的减少和蛋白质摄入不足引起的 GH 受体缺乏所致。

3. 尿检　尿比重下降。

（三）其他辅助检查

1. 心电图　常无特异性改变，可有心率减慢，低电压。

2. X 线　胸片示心脏缩小。

## 三、营养不良分度

（一）2 岁以下营养不良分度

Ⅰ度营养不良：其测量方法是：在腹部脐旁乳线上，以拇指和食指相距 3 厘米和与皮肤表面垂直在 90 度角，将皮脂层捏起，其厚度在 0.8～0.4 公分，此时腹部，躯干和臀部的脂肪变薄，内脏功能无改变。体重低于正常 15%～25%。

Ⅱ度营养不良：腹壁皮下脂肪厚度在 0.4 公分以下，胸背、四肢、臀部脂肪消失，面颊变薄，消瘦明显，内脏功能降低，患儿烦躁，免疫功能降低，易感染疾病。体重低于正常 25%～40%。

Ⅲ度营养不良：全身皮下脂肪层几乎消失，消瘦更甚，内脏功能减退明显，出现精神不安，胃肠功能紊乱等症状。易发生各种疾患，体重低于正常 40% 以上。

其中，Ⅰ度与Ⅱ度营养不良主要表现为消瘦及体重减轻，Ⅲ度营养不良尚伴有重要脏器功能紊乱。蛋白质严重缺乏者，临床主要特点为水肿，大多自下肢开始，呈凹陷性，渐及外阴部、腹壁、上肢及面部，严重者全身水肿，出现胸腔、腹腔积液。

### （二）3 岁以上营养不良分为轻度及重度

轻度：3～7 岁体重低于正常平均值 15%～30%，7～14 岁体重低于正常平均值 20%～30%，皮肤苍白、皮下脂肪减少，肌肉轻度松弛，精神无明显萎靡。

重度：体重低于正常平均值 30% 以上，皮肤明显苍白，皮下脂肪明显减少或消失，皮肤弹性很差，肌肉严重松弛，并有明显精神萎靡、呆滞或烦躁不安。

### 四、年龄不同临床表现不同

### （一）胎儿期营养不良

妊娠中期是脑发育的重要时期，此期如果发生营养不良会明显影响脑的发育，继而累及神经及精神运动的发育而导致脑功能障碍，而后引起小儿认知及智能低下。孕后期营养不良会引起骨骼肌及脂肪组织的发育。宫内营养不良造成的免疫损害严重且持久，不易被出生后补充营养纠正。出生时发育迟缓可导致身材矮小。有报道胎儿期营养不良与糖尿病、高血压、冠心病有关。

### (二)　新生儿营养不良

新生儿营养不良可能是胎儿期营养不良的继续，也可发生于新生儿期。多于喂养不当、消化系统畸形、遗传代谢性疾病有关。临床表现为生理性体重下降后不易再回升，甚至体重继续减轻。皮下脂肪大量消失后，额部起皱，颧骨突起，呈"小老人"貌。好哭闹、烦躁，食欲下降甚至拒奶。免疫功能低下易感染，常合并贫血、维生素缺乏及浮肿。可合并腹泻及酸中毒。

### (三)　3 岁以上小儿营养不良

此期营养不良的原因包括以下几个方面。婴儿期营养不良的继续，热能蛋白质摄入不足，不良饮食习惯影响进食，功课繁重影响食欲，或由于全身疾病等原因导致。早期表现为倦怠无力，或烦躁不安，食欲不振和极易出现消化紊乱，便秘或饥饿性粘液便，脂肪耐受力差。如过量供给则极易发生呕吐、腹泻。肌肉松弛，导致一种疲倦的姿势如圆肩、胸廓平坦而腹部凸出。常表现倦怠，面色苍白，肤色晦暗及眼睛缺乏神采。大多数患儿有神经系统症状如睡眠不安。夜惊，有时发展为各种神经精神症状如遗尿、咬指甲及颜面抽搐等。低色素贫血常见。迁延病例，其骨骼发育亦延缓，出牙不规律青春期可延缓。患者抵抗力降低，易伴发各种感染。

# 第四章　西医诊断与中医辨证

## 第一节　西医诊断

营养不良是一个复杂的临床综合征，典型病例不难诊断，对轻症患儿，需要通过纵向检测才能发现。

## 一、病史

应详细询问患儿出生史、年龄、喂养和饮食情况，采用回顾法了解患儿的发病情况与饮食的关系，估算出每天蛋白质和热能的摄入量，对诊断有重要价值。并仔细询问既往病史、有无精神创伤等。

## 二、临床表现

蛋白质－能量营养不良临床上有体重下降，皮下脂肪减少，全身各系统功能紊乱及其他营养素缺乏的症状和体征。

## 三、体格测量

### （一）常用指标

年龄别体重，年龄别身长（高）和身长（高）别体重，亦可采用腹壁皮褶厚度。

### （二）分型和分度

常采用中位数减标准差法分型和分度。

（1）体重低下

根据年龄性别体重，与同年龄、同性别正常参照值相比，低于中位数减 2 个标准差，但高于或等于中位数减 3 个标准差者为中度体重低下；低于中位数减 3 个标准差者为重度体重低下。此指标反映儿童过去和（或）现在有慢性和（或）急性营养不良，但单凭此项不能区别急性还是慢性营养不良。

（2）生长迟缓

按年龄性别身长（高），与同年龄、同性别正常参照值相比，低于中位数减 2 个标准差，但高于或等于中位数减 3 个标准差者为中度生长迟缓；低于中位数减 3 个标准差者为重度生长迟缓。此指标主要反映过去或长期慢性营养不良。

（3）消瘦

按身高性别体重，与同年龄、同性别正常参照值相比，低于中位数减2个标准差，但高于或等于中位数减3个标准差者为中度消瘦；低于中位数减3个标准差者为重度消瘦。此指标反映儿童近期、急性营养不良。

（4）2岁以下以腹壁皮褶厚度为主的营养不良分度

Ⅰ度营养不良：其测量方法是：在腹部脐旁乳线上，以拇指和食指相距3厘米和与皮肤表面垂直在90度角，将皮脂层捏起，其厚度在0.8~0.4公分，此时腹部，躯干和臀部的脂肪变薄，内脏功能无改变。体重低于正常15%~25%。

Ⅱ度营养不良：腹壁皮下脂肪厚度在0.4公分以下，胸背、四肢、臀部脂肪消失，面颊变薄，消瘦明显，内脏功能降低，患儿烦躁，免疫功能降低，易感染疾病。体重低于正常25%~40%。

Ⅲ度营养不良：全身皮下脂肪层几乎消失，消瘦更甚，内脏功能减退明显，出现精神不安，胃肠功能紊乱等症状。易发生各种疾患，体重低于正常40%以上。

## 四、实验室检查

1. 外周血象　伴贫血时血红蛋白和红细胞计数减少

2. 血生化

①蛋白质缺乏：患儿的血清白蛋白和总蛋白值明显下降，当血浆总蛋白在45g/L以下，白蛋白在20g/L以下时会出现水肿。血清前白蛋白、血清转铁蛋白和结合蛋白如甲状腺素结合前蛋白、血浆铜蓝蛋白、维生素A视黄醇结合蛋白等也减低。血浆牛磺酸和必需氨基酸浓度降低，而非必需氨基酸变化不大。

②酶活力下降：血清淀粉酶、脂肪酶、胆碱酯酶、转氨酶、碱性磷酸酶、胰酶和黄嘌呤氧化酶等活力下降。

③血糖下降：婴儿和儿童血糖低于400mg/L，足月新生儿低于300mg/L，早产新生儿低于200mg/L。血胆固醇水平下降，血尿素氮水平下降。

④胰岛素样生长因子 I，（IGF–I）是生长速度的标志，也是营养状况的敏感指标，在调节物质代谢和促进生长发育中具有重要作用，被认为是诊断蛋白质营养不良早期诊断灵敏可靠指标之一。

⑤血清微量元素含量降低，如血清铁、锌、硒、铜、铁等均低。

3. 尿检　尿比重下降

## 五、其他辅助检查

1. 心电图　常无特异性改变，可有心率减慢，低电压。

2. X 线　胸片示心脏缩小。

# 第二节　中医辨证

## 一、诊断依据

按国家中医药管理局《中医病证疗效标准》小儿疳病诊断依据

（1）饮食异常，大便干稀不调，或脘腹膨胀等明显脾胃功能失调者。

（2）形体消瘦，面色不华，毛发稀疏枯黄，严重者干枯羸瘦。

（3）兼有精神不振，或好发脾气，烦躁易怒，或喜揉眉擦眼，吮指磨牙等症。

（4）有喂养不当或病后失调及长期消瘦病史。

（5）因蛔虫引起者，谓之"蛔疳"，大便镜检可查见蛔虫卵。

（6）贫血者，血红蛋白及红细胞数减少。

（7）出现肢体浮肿，属于营养性浮肿者，血清总蛋白大多在 45g/L 以下，血清白蛋白约在 20/L 以下。

其中（5）、（6）、（7）为参考项目。

# 第五章　鉴别诊断与类证鉴别

## 一、积滞

积滞是指小儿乳食内停，积聚不化，气滞不行而出现纳呆恶食，食而不化，腹满胀痛，嗳腐呕恶，大便腥臭为主症的一种胃肠疾患，或称"伤食"、"积食"等。伤食，积滞和疳病三者的关系密切，伤于乳食，经久不愈，病情进展，可变成积，积久不消，迁延失治，影响小儿营养和发育，形体日渐消瘦，可转化成疳。三者虽名不同，而源则一。惟病情有深浅轻重之不同，临证应相互参照。《证治准绳·幼科·疳》说："积是疳之母，所以有积不治乃成疳候。"积滞为实证，积久可成疳，但临证所见疳病，并非皆由积滞转化而成。疳病有夹积滞者，称之为疳积。

## 二、厌食

小儿厌食又名恶食，是指小儿较长时期的食欲减退或消失。日久则精神萎靡，体重减轻，形体消瘦，腹胀不舒，抗病力差，为其它疾病的发生和发展提供了有利条件。厌食不是一个独立的疾病，常发于其它疾病的过程中或之后，中医认为本病的主要原因是伤食，久病胃虚，感染诸虫，痰滞所致的脾胃损伤。西医认为是局部或全身疾病影响了消化功能或神经系统受刺激，使消化系统功能的调节失去平衡所致。诊断要点：厌食是儿科临床经常遇到的主诉，但无特异的诊断方法，常根据病史、体征及必要的化验，排除胃肠道疾患及全身疾病对消化道的不良影响，再作出诊断。一般表现较长时间的食欲减退或消失，面色无华，精神疲惫，形体消瘦，腹胀不舒，大便溏薄。检查发现，体重减轻，四肢肌肉消瘦松弛，皮下脂肪减少，或面部、唇内、巩膜可见虫斑，大便化验正常，或有不消化的食物残渣，或有虫卵。

### 三、痨瘵

前人有认为疳、痨同属一种病症者，如《幼幼集成·诸疳证治》说："十六岁以前，其病为疳，十六岁以上，其病为痨。"亦有认为二者病因病机不同者，如《小儿卫生总微论方·五疳论》说："大人痨者，因肾脏虚损，精髓衰枯；小儿疳者，因脾脏虚损，津液消亡，病久相传，至五脏皆损也。"现代认为这是两种不同的病症，痨瘵专指痨虫（结核杆菌）染易而发之慢性消耗性疾病，疳病是喂养不当或多种疾病的影响，使脾胃受损，气液耗伤导致的病症。

# 第六章　治　　疗

## 第一节　中医经典治疗经验

疳证是由于饮食不节，脾胃受纳运化失职，营养失调，生化乏源，或久呕久泻，病后失调，气血津液耗伤，不能濡养脏腑、肌肉、四肢百骸，渐至形体羸瘦而成。

《幼科释谜》云："大抵疳之为病，皆因过餐饮食，于脾家一脏，有积不治，传之余脏，而成五疳之疾。"由此可见治疳之法不离脾胃。

虽病位在脾胃病，但病久气血虚衰，诸脏失养，必累及其他脏腑，而出现各种兼证，表现为虚实夹杂的证候，故辨证时首要辨明虚实。一般而言，病初起大多偏实，中期虚实互见，晚期属虚为主。本病治疗原则，以顾护脾胃为本。实证者，应着重消积，但应中病即止，着重扶正；虚实并见者，可攻补兼施；若虚象毕现者，应着重补脾益气。

## 一、辨证要点

### 1. 辨轻重

疳证的辨证首先要辨轻型重型，目前统一认为疳证按病情严重程度分为疳气、疳积、干疳。初期脾胃虚弱，或胃强脾弱，则不欲饮食或能食善饥而不充形骸，为病之初期的轻浅阶段；疳气未能及时调治，脾胃虚损不运，积滞内停，壅塞气机，久蕴化热，土虚木亢，心肝之火内扰，则为虚实夹杂的疳积阶段；病程日久，脾胃虚衰，津液消亡，气血亏耗，渐至五脏皆虚的干疳重证，危重者随时可阴竭阳脱而死亡。

### 2. 辨常证

#### （1）辨形体

疳证患儿皆有形体消瘦，但因病程长短、病情轻重不同，消瘦的程度也有较大差别。可以从消瘦的程度判断病情的轻重。发病初期体重不增，形体日渐消瘦，但尚未至羸瘦，为轻证；证情发展，四肢枯细，肚腹膨胀，出现腹大肢细的典型体征，多为虚实夹杂之证；如全身肌肉明显消瘦，皮包骨头，腹凹如舟，则为后期重症，病情凶险，须防虚脱。

#### （2）辨食欲

受纳食物赖胃气调和，知饥纳运须脾气健运。疳证常有饮食异常，初起为脾胃不调，食量较少；或有食欲亢进，但食而不化，形体不充，为胃强脾弱所致；嗜食异物，与食积或虫积久蕴，内蕴生热有关；若杳不思食，则胃气全无，脾气将竭。

#### （3）辨精神

精神尚正常，或略有精神不振，为病在脾胃，未涉及他脏。明显精神不振，为血不养心；心怯神弱，性急易怒，好动多啼，表现为精神不振与烦躁交替，为脾虚肝旺；心神失主，精神萎靡，少气懒言，为精气俱耗。

### 3. 辨兼证

兼证主要发生在疳积或干疳阶段，因累及脏腑不同，症状有别。脾病及心则口舌生疮，精神烦躁；脾病及肝则目生云翳，干涩夜盲；脾病及肺则低热起伏，潮热久咳；脾病及肾发育明显迟缓，鸡胸龟背；脾阳虚衰，水湿泛滥则肌肤浮肿；脾不统血，牙龈出血，皮肤紫癜者，为疳证恶候，提示气血衰败，血络不固；若出现精神萎靡，杳不思纳者，为阴竭阳脱的症候，将有阴阳离决之变，须特别引起重视。

## 二、治疗原则

治疗疳证以顾护脾胃为本，调脾和胃，以助受纳运化，使后天生化渐充，则可趋康复。疳证病情复杂，虚实有别，应灵活地采用先攻后补、先补后攻或攻补兼施的方法。出现兼证者，应按脾胃本病与他脏兼证合参而随症治之。还应配合全身支持疗法，以减少猝变。

## 三、分证论治

### （一）常证

1. 疳气

证候表现：形体略瘦，面色少华，食欲不振，或食多便多，大便干稀不调，精神不振，好发脾气，舌淡苔腻，指纹淡紫，脉细滑。

辨证要点：本证是疳证的初起，形体虽瘦而不显著；食欲不振或食多便多，为脾胃虚弱或胃强脾弱，因脾胃升降失和，清气不升则便溏，浊气不降则便秘，土虚木亢易发脾气。病在初起，未涉及它脏，病尚轻浅。

治法：调和脾胃，益气助运

主方：资生健脾丸

常用药物：党参、炒白术、苍术、茯苓、薏苡仁、山药、陈皮、白蔻、神曲、焦山楂、莲子肉。

加减：腹胀嗳气，舌苔厚腻，去山药、白术，加枳实、厚朴、鸡内金；面白体瘦，多汗易感，加黄芪、防风、煅牡蛎。大便溏薄，加炮姜、扁豆；兼大便干结加决明子、莱菔子；惊惕不安加牡蛎、钩藤，夜间哭闹加合欢皮、夜交藤、胡黄连；小便混浊色白加萆解、泽泻。

治疗注意要点：本证用药当注意补不壅滞，消不伤正，以和为主，勿过用滋腻碍运及峻消伤正之品，更不要单纯消导而伤正气。

2. 疳积

证候表现：形体明显消瘦，面色萎黄，毛发稀黄结穗，烦躁，腹部膨隆，甚则青筋暴露、或见揉眉挖鼻，吮指磨牙，食欲减退。或善食易饥，大便下虫，或嗜食异物。舌质偏淡，苔淡黄而腻，脉濡细而滑。多见于本病之中期。

辨证要点：本证多由疳气发展而来，证属本虚标实，形瘦萎黄为虚，腹大烦躁为实。腹大肢细为本证典型证候。疳之有积无积，须视腹之满与不满，腹满者多为有积。食欲不振者为脾胃气虚，运化失健，能食而不充形骸者为胃有虚火，脾虚失运，所谓胃强脾弱，食而不化。

治法：消积理脾，和中清热

主方：肥儿丸加减

常用药物：党参、白术、茯苓、山药、使君子、胡黄连、黄连、砂仁、陈皮、神曲、枳壳、麦芽。

加减：腹胀明显加大腹皮、广木香、厚朴；大便秘结加麻仁或郁李仁；舌红少苔，加石斛、沙参、麦冬、生地；胁下痞块加丹参、郁金；虫积腹痛加雷丸、榧子，虫去后再调理脾胃；烦躁性急，动作异常，加钩藤、牡蛎、石决明。食后易吐加生姜、竹茹；神情烦躁睡眠不安加莲子芯、钩藤。

治疗注意要点：本证治疗时使用消法和补法，一般掌握"壮者先去其积而后扶胃气，衰者先扶胃气而后消之"的原则，因此，自古有有七消三补、半消半补，七补三消等说法，疳病虽属虚实兼夹，但终究是虚证为主。治疗上总的来讲应掌握"以补为主，以消为辅"的原则。因此，以七补三消，九补一消方用得最多。处方：①半消半补方：炒党参、炒白术、茯苓、炙甘草、山药、扁豆、青皮、陈皮、炒山楂、炒六曲、干蟾、山栀、莪术等。②七补三消方：党参、白术、茯苓、炙甘草、山药、白扁豆、青皮、陈皮、山楂、六曲、干蟾、红枣、炒谷麦芽。③九补一消方：党参、白术、茯苓、炙甘草、山药、白扁豆、红枣、莲子肉、青皮、陈皮、干蟾。

3. 干疳

证候表现：形体极度消瘦，皮包骨头，呈老人貌，皮肤干瘪起皱、精神萎靡，啼哭无力少泪。或可见肢体浮肿，或见紫癜、鼻衄、齿衄等。舌淡或光红少津，脉弱，指纹隐伏不显。多见于本病之晚期。

辨证要点：本证目前少见，由病程迁延日久，调治失宜而成，以全身极度消瘦为主证。病至这一阶段，全身衰竭，气血两败，易于发生各种兼证，要早期识别，重者随时可致虚脱。对不哭不闹、多睡少动者更要多加警惕。

治法：补益气血

主方：八珍汤加减

常用药物：人参、茯苓、炒白术、山药、白芍、熟地、川芎、炙甘草等。

加减：脾肾阳衰者，加附子（先煎）、干姜；全身衰竭，虚烦不宁，汗多气短，口干舌燥，苔光剥，脉细数无力，用生脉饮口服液，或生脉注射液静脉滴注；胃阴伤者，舌绛干，少苔或无苔，加乌梅、西洋参（另煎服）、石斛等；面色苍白，手足逆冷，汗出粘冷，呼吸减弱，脉微欲绝者，系气阳欲脱，应急用参附汤加龙骨、牡蛎，益气回阳，固脱救逆。若气血阴阳大虚，可用《幼幼集成》调元生脉散。虚冷甚者加附片，大补气血阴阳。若阴虚内热，可用知柏地黄丸。若出现气不摄血，皮肤紫癜，便血衄血者，宜用大剂归脾汤。若大出血不止，可用大剂独参汤。若出现阴阳虚损虚证，急宜用参附龙牡救急汤救治。

## （二）兼证

### 1. 眼疳

证候表现：两目干涩，畏光羞明，眼角赤烂，目睛失泽，甚者黑睛浑浊，白睛生翳，夜间视物不明等。

辨证要点：本证常见于疳证兼维生素 A 缺乏性患儿，证候特点为全身消瘦基础上出现上列眼部症状。中医认为病机为多由肝阴不足，虚火上炎所致。

治法：养血柔肝，滋阴明目

主方：杞菊地黄丸加减

常用药物：枸杞子、熟地黄、山茱萸、茯苓、山药、泽泻、丹皮、菊花等。偏肝热上犯，用石斛夜光丸。并应服用维生素 A 制剂。

### 2. 心疳

证候表现：口舌生疮，面赤唇红，或发热，甚则口舌糜烂堆积，秽臭难闻，五心烦热，舌质红，苔薄黄或少苔，脉细数，指纹淡紫。

辨证要点：脾虚气弱，心失所养，心阴不足，心火内炽，熏蒸苗窍所致。证候特点为在全身消瘦的基础上口舌生疮。

治法：清心泻火，佐以养阴。

主方：泻心导赤汤合清热甘露饮

常用药物：生地、竹叶、通草、甘草、丹皮、大黄（后下）、黄连、莲子心、车前子（包煎）。口腔外吹冰硼散、锡类散、西瓜霜。

### 3. 疳肿胀

证候表现：全身或目胞四肢浮肿，面色无华，小便短少，舌淡胖，苔薄白，脉沉缓，指纹隐伏不显。

辨证要点：本证多由脾肾阳虚气化失常所致，证候特点为先消瘦而后水肿，体重先减后增，脾阳虚水肿兼有纳减便溏、倦怠乏力症状。肾阳虚水肿较脾阳虚水肿为重，肿势多先由腰脚开始，两踝部肿势较剧，并有畏寒肢冷，精神萎靡症状。

治法：温阳化气行水

方剂：偏脾阳虚用防己黄芪汤合五苓散，偏肾阳虚用真武汤加减

常用药：偏脾阳虚常用药：黄芪、防己、白术、桂枝、茯苓、猪苓、泽泻、车前子（包煎）、生姜、大枣等。偏肾阳虚常用药：附子（先煎）、白术、茯苓、补骨脂、仙灵脾、白芍、生姜、车前子（包煎）、鹿茸冲服等。

治疗注意要点：不可单用淡渗利湿之品，更不可攻逐水湿，否则损阴伤阳使证情加剧，当以温阳化气行水为主，使阳气通利，则阴水自消。同时需加强饮食调养，多补充蛋白质，加用食疗方。

4. 肾疳

证候表现：发育迟缓，筋骨萎弱，五迟五软，囟门逾期不合，面色晦暗，神情呆滞，舌质淡苔薄白，指纹淡，脉沉缓，或舌偏红少苔，指纹淡紫，脉细数。

辨证要点：肾主生长，久疳而致生长发育迟缓是本证特点。部分患儿先天禀赋不足加之后天调养失宜，则生长发育迟缓，骨骼发育不良。若面色灰暗，舌偏红少苔，指纹淡紫，脉细数者，则属肝肾阴虚；若面色无华，舌淡苔白，指纹淡，脉沉缓者，则属脾肾亏损。

治法：肝肾阴虚宜滋肾养肝，扶元益阴，脾肾亏虚宜扶元固肾，益气健脾。

主方：六味地黄丸加减或调元散加减

常用药物：肝肾阴虚证常用药：熟地、山萸肉、茯苓、山药、当归、川芎、丹皮、白芍、怀牛膝等。脾肾亏虚证常用药：党参、茯苓、白术、山药、当归、白芍、黄芪、黄精、补骨脂、鹿茸（冲服）、巴戟天等。

（三）合并症

1. 肺炎喘嗽

疳证患儿由于气虚卫外不固，脾虚痰湿易生，罹患外邪之后，

易成肺闭之变，合并肺炎喘嗽。在肺气郁闭阶段，以急则治其标为法则，可参考肺炎喘嗽一般治疗，以祛邪为主。但此种患儿易于发生心阳虚衰之变证，应密切观察病情变化，早期使用温补心阳，回脱救逆之品，如参附龙牡救逆汤加红花、丹参等。疳证合并肺炎喘嗽，由于自身抗病无力，易致邪恋正虚，病程迁延。这类患儿的病理特点是邪少虚多，常表现为肺脾气虚或阴虚肺热证，均参照肺炎喘嗽正虚邪恋证候治法处理。

2. 泄泻

由于疳证患儿脾肾虚弱，调护失宜饮食稍有不慎或用药不当易于合并泄泻，古代称之疳泻。疳泻初期，多为外感或伤食泄泻，可参照泄泻治疗，但应照顾到患儿体质，注意中病即止，不可过用或久用苦寒清热燥湿之品，以免伤阳败胃，耗伤阴津。疳泻急性期易于伤阴伤阳，需密切观察病情变化，及时使用护阴救阳之品，必要时配合补液治疗。疳证合并泄泻易转化为虚寒泻而迁延难愈，如便前不哭闹，大便无热臭，小便清长等。应予调理脾胃治疗。健脾化湿如七味白术散、参苓白术散，暖脾温肾如附子理中汤、四神丸均为临床所常用。

刘书奎将古代文献治疗小儿疳证的方法做了总结。①汤剂：《小儿药证直诀》说："疳皆脾胃病，亡津液之所作也"。故治此证多以调理脾胃，增进食欲为主，使后天化源不绝，疳证不治自愈。药宜清淡适口，使患儿乐于饮用。可用《医宗金鉴》人参启脾丸（人参、白术、茯苓、陈皮、扁豆、山药、木香、谷芽、神曲、炙甘草）改汤剂加减。②丸散剂：以消疳杀虫为主。药物多用芦荟、蟾蜍、夜明砂、黄连、胡黄连、地骨皮、芜荑、使君子、大黄、槟榔、猪胆汁等。由于以上药物性味多较浓厚猛烈，若为汤剂，患儿多不愿服，服后则易损伤脾胃，故制成丸散剂少量多次服用以缓图，且便于服用。常用方如《证治准绳》集圣丸（芦荟、夜明砂、砂仁、木香、陈皮、莪术、使君子、黄连、白芍、干蟾、当归）。③吹鼻：将治疗疳证的药物制成粉末吹入鼻中。此法宋代较为流行，《幼幼新书》特辟专章论述。可用于好哭闹，不愿服药的患儿。常用方剂为青黛散（青黛、细辛、黄连、瓜蒂、芦荟、地龙、朱砂、干蟾），共研细末，每次约0.5g，于夜间患儿入睡时吹入鼻中，每日1次，7日1疗程。另外，《太平圣惠方》有用鲫鱼胆每日滴鼻3次，用3~5日，用治脑疳鼻痒，毛发作穗，面黄羸瘦。④佩戴：将治疗疳证的药物制成香包或兜肚、给患儿佩戴于一定部位，使药性透过肌肤，逐渐通达脏腑经络，为典型的内病外治法。常用药物有夜明砂、芦荟、大黄、苍术、白芷、香附、陈皮、木香等。若制成香包，一般佩戴于膻中穴上。若制成兜肚，则佩戴于以神阙穴为中心的部位。由于以上药物有效成分多易挥发，故制成后应立即佩戴，或密封短期保存。3~5月为1疗程，必要时隔2月后可再佩戴1次。⑤割掌脂：此法民间广泛应用，称为"割疳疾"。割治后能使患儿增进食欲，增加体重，增强体质，疗效颇佳。且手术方法简便易行，一般割治1次即可，实为治疗疳证的较为理想的方法。首选食指中指间之根部，依次为小鱼际、大鱼际，常规消毒，用手术刀直戳割治部位，深约0.4cm，长约0.5cm，挤出黄白色脂状物，将之剪去，随挤随剪，剪干净为止。术后复以消毒纱布，加压止血约3分钟，胶布固定。隔日依法再割治另一支手。⑥捏脊：此法亦民间所常用。脊柱正中为督脉，两旁为足太阳膀胱经，为人体脏腑俞穴汇集之地。通过手法推捏此处，可调理脏腑功能，调和阴阳气血，疏通经络。宜在温暖舒适的环境中操作。患儿俯卧，术者由尾椎骨部开始将皮肤捏起，交替向上推捏至大椎穴为1次，连续6次。捏完后，再以两拇指从命门向肾俞左右推压20次。每日捏1次，6次1疗程。⑦推拿：由于此法轻柔舒适，术中患儿体位不受限制，易为患儿接受，故为治疗疳证常用方法。主要用于疳证之腹胀、腹痛、腹泻、食滞、呕吐、食欲不振、虚热、虚汗等。推拿部位为腹部与上肢，手法主要为推、揉、按。根据患儿证候及具体情况可选用按中脘、摩神阙、推三关、推六腑、清天河水、运水入土、运土入水等法。⑧灸法：适用于形体羸瘦、食欲不振、肚大青筋、滑泄脱肛之重证患儿，采用隔姜灸法。常用穴位为中脘、尾闾、足三里、胃俞、肾俞、合谷等。每次选用1~2穴，灸 3 ~ 5 壮，每日 1 次，7 日 1 疗程。此法对热证（无论虚热或实热）患儿不宜。⑨针法：由于针刺时酸麻胀痛感明显，不易为患儿及亲属接受，故逐渐淘汰，现仅存针刺四缝穴一法。由于此法疗效显著，且仅针刺 1 次，操作亦较简便，即用三棱针浅刺四缝穴，针后挤出黄色液体即可。隔日如法针刺另一只手，必要时 3 月后可再针刺 1 次。此法能清热除烦、通调经络、理脾杀虫。对疳证有热及虫证转疳证的患儿有良效。⑩洗浴：主要用于易生疮疖的疳证患儿，或作为疳证的辅助治疗。此法能调营固卫，疏通气血。古方多用桃枝、柳枝、冬瓜仁、扁蓄等煎汤洗浴，现代还常用白芷、千里光、野菊花、忍冬藤、虎杖等。每日 1 次，每次洗浴 15 ~ 20 分钟，7 日 1 疗程。

对于十种治疗方法，作者总结如下：小儿疳证是一种慢性消耗性疾病，具有病情重，病程长，易传变，好哭闹，不合作等特点。单纯药物疗法往往很难奏效，综合治疗则能弥补其不足。通过历代医家长期临证经验的总结，使小儿疳证的治疗向多元化方向发展。以上十法基本上概括了古今治疗疳证的方法。其它如患儿饮食起居的调护，哺乳患儿母亲的调护等也很重要，但因其属护理范围，故未列入治法中。十法大多具有简便廉验的特点，但其中一些治法如吹鼻、佩戴、洗浴、灸法等，仅记载于古代儿科医藉中，或流传于民间。据笔者临床验证，这些治法疗效确切，不可忽视。十法可单独使用，2 法或 3 法联合应用则疗效更好。

## 第二节　名老中医治疗经验

### 一、江育仁

从疳气、疳积、干疳三型论治，提出"疳气以和为主，疳积以消为主，干疳以补为主"的治疗原则，并强调："脾健不在补贵在运"。"运脾法"这一治则对儿科临床具有重要的指导作用，并普遍用于治疗小儿脾胃方面的疾病，属于八法中的"和"法。因其具有寓消于补不伤正、补不碍邪的功用，对于小儿"脏腑娇嫩、形气未充"以及"易虚易实、易寒易热"的生理、病理特点最为适宜，故它能广泛用于儿科临床，更适合小儿疳证的治疗。

小儿饮食不节、喂养不当、营养失调以及慢性疾病失于调治，均可导致脾胃虚损，这是疳证产生的根本原因。小儿乳贵有时，食贵有节，若乳食无度或过食肥甘生冷，则食积、虫积主滞中焦，以致脾胃虚损、运化失司而成积滞，积滞日久，损伤脾胃更盛，运化能力更差，亦更加重积滞而形成恶性循环，使疳与积常同时并存，故有以"疳积"为病名者，且有"积为疳之母，无积不成疳"之说。其病理属性似为虚实挟杂，然其本质仍然是虚证。清代儿科学家陈复正认为："壮人无积，虚则有之。"因为"虚为积之本，积反为虚之标。"从疳证的成因来看，积滞仅仅是形成疳证的一个方面，其次尚有先天禀赋不足以及慢性病失于调治（如泄泻、呕吐等），以致脏腑失养，脾胃虚损而成疳。

脾属脏，胃属腑。腑以通为顺，以通为补，脾则应以运为顺，以运为补。因而补脾的关键在于恢复脾的健运功能，既不能过于消导，亦不得过于蛮补。即使确有积滞，亦只能选用芳香行气调气之品，使气机调畅，积滞自消，如陈皮、香附、木香、佛手之类，不宜用三棱、莪术、芦荟等峻烈攻破之品。消时顾护胃气，寓消于补。清代吴仪洛《成方切用》说："治脾胃者，补其虚、降其湿、行其滞、调其气而已"。参苓白术散正符合这一制方原则。江育仁教授指出："脾健不在补、贵在运。"张隐庵《本草崇原》载："凡欲补脾，则用白术，凡欲运脾，则用苍术。"因白术性守而不走，苍术性走而不守，白术善补、苍术善行。故在参苓白术散中酌加苍术、神曲、山楂，很符合运脾法的治疗原则。此方不仅用于治疗各型疳证，亦可广泛用于厌食，脾虚泄泻，脾虚挟痰咳嗽，肺炎喘嗽恢复期，肺脾气虚、表卫不固常易患感冒的患儿。方剂组成为党参、茯苓各12g，焦白术、炒扁豆、莲肉、建曲、山药、炙甘草各10g，炒苍术6g，砂仁、陈皮各3g。上药根据需要多少，按以上比例共研细末，1岁以下0.5~1g/次，1~2岁1~2g/次，2~5岁

2～3g/次，5～8岁4～5g/次，8岁以上6g/次，一日3～4次，开水冲服或煎煮后服，临床治疗疳证效果很好。根据临床不同的特殊情况还制成单味散剂，以随证加减，如食滞苔厚腻者，加鸡内金，久泻不止加肉豆蔻、石榴皮或罂粟壳。使用散剂具有简、验、便、廉的目的，节省药物六分之五左右，利于患儿接受，深受家长欢迎。根据江老的观察，苍术性虽辛温刚烈，久用有劫阴之弊，然脾为柔脏，惟刚药可宣阳泄浊，故脾失健运患儿用之均无伤阴之明证。用之亦均未见任何副作用。若兼有脾阴虚的情况，可去砂仁、陈皮，易党参为太子参，加玉竹、黄精、石斛、麦冬，五味子等滋补脾阴之药。诸药甘淡而平，滋而不腻，唐容川认为是"滋补脾阴之秘法。"即使在疳证的晚期，虽气血津液干涸，除采用多种综合治疗措施外，亦应着手恢复脾胃的健运功能，而不宜使用诸如熟地、当归、阿胶之类过于滋腻的药，否则反更伤脾胃，疳证难以痊愈。

总之运脾法不仅符合疳证的病因治疗原则，而且是切合小儿生理、病理特点的一种正确的治疗原则。

## 二、朱锦善

总结临证治疗经验，在经典治疗的基础上提出自己的见解。疳气证为疳证初期，在病理上虽疳为虚证，但初期病尚轻浅，未涉他脏，仅为脾胃受损，气机失调为主，故见形体略为消瘦，面色少华，毛发稀疏，厌食或食欲不振，精神欠佳或易发脾气，睡眠欠安，大便秘或溏，尿如米泔，舌苔薄白或微腻，舌质正常或偏淡，脉象尚平和或略沉细。本证虽虚实之证不显著，但也有偏胜之不同，辨证时应予注意。脾胃气虚，津液不足，不能养荣，则消瘦发稀，面色不华，脾胃失运则厌食纳少，便溏神疲，尿如米泔，舌淡苔白，脉象细弱。由于运化失职，则积滞内停，积而化热则便秘臭秽，睡眠不宁，易发脾气，舌苔较黄，若失于调治，可进而转为疳积。治宜健脾助运，开胃进食。方用人参启脾丸（人参、白术、茯苓、扁豆、山药、陈皮、木香、甘草、谷芽、神曲、莲子肉）

或健脾丸：人参、白术、茯苓、山药、陈皮、木香、甘草、麦芽、神曲、山楂、肉豆蔻、砂仁、黄连）。人参启脾丸用于脾胃虚弱，食纳不开，大便溏稀者，还可选用七味白术散（人参、白术、茯苓、甘草、木香、藿香、葛根）。健脾丸用于脾胃虚弱，内有积热者。如积热较甚，大便干结者，可用《古今医鉴·癖疾》引刘尚书仿肥儿丸（人参、白术、茯苓、甘草、麦芽、神曲、山楂、胡黄连、使君子、芦荟）。疳积证，多见于疳病中期，为虚实挟杂之证，病情较重，症见形体明显消瘦，肚腹膨胀，甚则青筋暴露，面色萎黄无华，毛发稀疏干枯，精神不振或烦躁不安，年幼儿常烦哭不宁或困倦嗜睡，甚则睡卧露睛，或揉眉挖鼻，咬指磨牙，睡眠不宁，夜热盗汗，食欲异常或乳食少思，不知饥饱，喜吃泥土异物，大便或数日一行，秽臭异常，或泻下酸臭，食物不化，小便短黄，或如米泔，指纹或红紫而滞或青紫而滞，舌质或淡或红，舌苔多腻或白或黄，脉象弱细。治宜消积理脾，消热导滞。体质尚好，正气尚盛以攻积为主，可用消疳理脾汤（《医宗金鉴》：三棱、莪术、青皮、陈皮、槟榔、使君子、黄连、胡黄连、芦荟、神曲、麦芽、甘草、灯心草）、三棱、莪术为治积要药，能化积消疳，芦荟清热通腑，常与黄连、胡黄连、青黛、栀子、龙胆草等同用于疳积化热证，可根据积热轻重适当选用。由于疳积常有虫积，使君子、雷丸、榧子等杀虫药也常配合应用，此方为攻积主方，积去则已安。古有治疳先治积之说，即此之谓积去热清再调补脾胃，可用上述健脾丸、人参启脾丸之类。若疳积日久，正气已虚显著者，宜先扶脾胃而后治积，用五味异功散、七味白术散健脾或人参启脾丸、健脾丸调理脾胃，待正气旺盛，再用消疳理脾汤治积。也可采用攻补兼施，疳积同治，也可用上述肥儿丸加减，也可用千金保童丸（《古今医鉴》：人参、白术、苍术、茯苓、陈皮、青皮、木香、砂仁、神曲、麦芽、山楂、莱菔子、槟榔、枳实、三棱、莪术、香附、柴胡、芦荟、胡黄连、黄连、龙胆草、夜明砂、阿魏、使君子、黄连、虾蟆、猪胆）。明代儿科医家万全认为：凡治疳，不出集圣丸加减用之，屡试屡验。清代陈复正也说："以集圣丸为主方，其有

五脏兼证从权加减，不必多求方法，此方攻补兼施，方中虾蟆即蟾
蜍，是治疳要药。能扶正消疳，另外，五谷虫也是治疳良药，有扶
正健脾，消积开胃之功，虾蟆丸即是以虾蟆和五谷虫为主调剂而
成。"明代《婴童类萃》名玉蟾丸，谓治疳诸药无效者，此方神效
无比，此方也为《仁斋小儿方论》首载，具体制作方法详见后述
"简便验方"项下。疳积一证的治疗用药，要点在于根据虚实的轻
重缓急而施治，虚者补之，实者消之。或先消后补，或先补后消或
消补并用，目的在于使脾胃健壮，积热消除，因此，在用补法时以
健运为主，补不碍滞，在用消法时不可攻伐太过，以免损伤正气。
干疳证，为疳证后期，气阴两虚之重症，症见极度消瘦，皮肤干瘪
起皱，面呈老人貌，毛发干枯，毫无光泽，精神萎靡，哭声无力，
时有低热，口干唇燥，腹凹如舟，不思饮食，大便或溏或秘，小便
短黄，舌淡嫩或偏红，苔光剥无津，脉沉细无力或沉细而数。本证
由于病程日久，脾胃虚弱已极，生化之源枯竭，气血津液虚衰。

　　除上述气阴亏虚症状外，极易出现变证，比如气不摄血，则见
皮肤紫癜，或衄血、便血，严重者，还可出现阴阳虚衰的虚脱证，
如四肢厥冷，气息微弱，脉微欲绝，治宜气阴两补，健脾开胃，或
直补气阴。本证为气阴两虚重症，宜大补气血津液，但若脾胃虚惫
已极，无力运化，则应健脾开胃为先，启动脾胃运化职能，可先服
人参启脾丸，适加藿香、砂仁醒悦脾胃，以助开胃进食。此用消食
之品如谷麦芽，山楂宜生用，生用有濡养生发胃气之功。再用人参
五味子汤（人参、麦冬、五味子、茯苓、白术、炙甘草、生姜、
大枣）益气养阴，健运脾胃，或用调元散（人参、白术、茯苓、
当归、枸杞子、橘红、炙甘草、粳米、山萸肉）益气养血，健运
脾胃。人参五味子汤性味偏凉，用于气阴不足为主，调元散性味偏
温，用于气血不足为主。若气血阴阳大虚，可用调元生脉散（《幼
幼集成》：人参、黄芪、白术、当归、麦冬、五味子、肉桂、生
姜、大枣），虚冷甚加附片，大补气血阴阳。若阴虚内热，可用知
柏地黄丸滋阴清热。若出现气不摄血，皮肤紫癜，便血衄血者，宜
用归脾汤。若大出血不止，可用独参汤。若出现阴阳虚脱危症，急

宜用参附龙牡救逆汤救治。干疳证的治疗，护养胃气最为主要，有胃气则生，用药忌甘厚滋腻，以免呆滞碍胃。非危急情况，不用大剂峻剂，宜用平剂缓调。

疳气症状：面黄肌瘦，毛发稀疏，厌食或食欲不振，性情烦躁，易发脾气，夜睡不安，大便溏或秘，舌苔薄黄，脉沉缓，治法：健脾和胃，消食导滞。方药：肥儿丸（《小儿药证直诀》）：黄连、神曲、木香、槟榔、肉豆蔻、使君子、麦芽。加减：便溏加炮姜，便干加决明子或蜜水调服，性情急躁加夏枯草、钩藤，腹胀、厌食加鸡内金、苍术。资生健脾丸（缪仲淳方）：党参、白术、茯苓、薏苡仁、扁豆、山药、莲子肉、泽泻、藿香、砂仁、麦芽、山楂、桔梗、陈皮、肉豆蔻、炙甘草、神曲、枳实。上药为丸，每次服2~3g，每日2~3次。消疳理脾汤（《医宗金鉴》）：皂荚、三棱、莪术、青皮、陈皮、芦荟、槟榔、甘草、黄连、麦芽、神曲、使君子、胡黄连。

疳积症状：面黄无华，肌肤消瘦明显，头大项细，肚大青筋，毛发枯黄稀疏，精神不振，懒言少语，四肢无力，烦躁不安，夜卧不宁，乳食懒进或消谷善饥，异食，舌黄苔，舌质红，脉弦急。治法：消积理脾。方药：消积散（《证治准绳》）：厚朴、陈皮、甘草、芦荟、皂荚、青黛、旋覆花、百草霜为末，每日2次，每次3片。加减：异食或便虫者加使君子、雷丸、槟榔；胁下痞块坚硬者，加丹参、穿山甲。肚腹膨胀加干蟾皮粉冲服。芦荟肥儿丸（《育婴家秘》）：五谷虫、芦荟、胡黄连、黄连、扁豆、槟榔、神曲、麦芽、鹤虱、朱砂、麝香、使君子、肉豆蔻，共为细末，蜜丸，每丸重5g，日2次，每次1丸。

疳干症状：面黄羸瘦如柴，毛发焦枯，呈小老人貌，皮肤干瘪起皱，腹部凹陷，精神萎靡，啼哭无力，大便溏，舌淡苔少，脉弱无力。治法：益气养血健脾。方药：人参养荣汤（《和剂局方》人参、肉桂、白芍、白术、黄芪、茯苓、当归、陈皮、甘草、远志、五味子）。加减：羸瘦虚弱，吃药困难者，可先用独参汤。有出血倾向者，可用归脾汤、八珍汤。

### 三、董廷瑶

有"儿科泰斗"之称的全国名老中医董廷瑶教授集数十年经验所得，设董氏苏脾饮，组方如下：柴胡、山楂、鸡内金、枳壳、炒五谷虫。每周复诊1次，随证加减，同时结合针刺四缝穴。4周为1个疗程，年长儿童疗程适当增加1～4周。本方以消补兼施之法，恢复其脾胃运化，共奏理气疏肝、运脾消食之功。临床还须随证化裁，飧泄清谷者，加炮姜、诃子等；疳热不清者，加黄连、青蒿等；虚寒者，合用桂枝汤加减；阴虚液亏者，加生地黄、麦冬、石斛等。待患儿疳化以后，则用参苓白术散加减调理。

从对大量患儿的观察、分析及临床治疗中发现，目前儿童营养不良，主要是由于不良的饮食习惯，引起胃肠消化、吸收功能紊乱，以疳证（疳气型）多见，均以实证为多，患儿虽可见面色萎黄、纳呆厌食、形体消瘦等脾虚的表象，但其大便干结、精力旺盛、脾气暴躁、舌红苔腻、脉数滑带弦等临床表现，即"邪气盛而精气未夺"，是实，而"虚证"只是表象，以伤于饮食而致受纳运化失职者居多，故治疗时不应大补脾胃，而应以消食导滞运脾和胃为主，待其纳食增加，脾胃消化机能逐渐恢复之后，才予健脾养胃之品。若不适当地施以补益之剂，则有"实其实"之虑。即使对于那些已属脾胃虚弱的病证，也应采用消补兼施的方法，否则易造成"补而不受"的后果。

## 第三节　民间单方验方

1. 疳积散　鸡内金30g，神曲、麦芽、山楂各100g，研成细末。每次1.5～3g，糖水调服，每日3次。用于疳积证。

2. 蟾砂散　大蟾蜍1只，去头足内脏，以砂仁末纳腹，缝口，黄泥封固，炭火煅存性，候冷，研极细末。每服0.5～1.5g，1日2～3次。用于疳积证。

3. 胡黄连粉、鸡内金粉，按1：3混合和匀。每次1～2g，每日 3 次。用于疳证纳差，性情急躁等胃强脾弱证。

4. 羊肝（或猪肝）30g，苍术 6g，煮汤，吃肝喝汤。每日 1 剂，连服 2 周。用于眼疳。

5. 皂矾 12g，鸡内金 6g，红枣（焙干去核）10 枚，共研细末，混入白糖 100g 内。每服 1.5 ~ 3g，1 日 2 ~ 3 次。用于疳证伴有贫血者。

# 第四节　中成药治疗

1. 健脾八珍糕：口服，每日早晚饭前热水化开炖服，亦可干服。1 次 3 ~ 4 块，婴儿 1 次 1 ~ 2 块。用于疳气证。

2. 补中益气颗粒：口服，1 次 3g，1 日 3 次。用于疳积证脾虚挟湿证。

3. 参苓白术颗粒：口服，1 次 3g，1 日 3 次。用于疳积证脾虚挟湿证。

4. 十全大补丸：口服，水蜜丸 1 次 6g，大蜜丸 1 次 1 丸，1 日 2 ~ 3 次。用于干疳气血两虚证。

5. 复方阿胶浆：口服，每次 5 ~ 10ml，1 日 2 ~ 3 次。用于疳气气血两虚证。

6. 香砂枳术丸：口服，每服 3 ~ 6g，1 日 2 ~ 3 次，用于疳气证及疳积轻症。

7. 人参健脾丸：每服 3g，1 日 2 次。用于疳积证。

8. 健脾消积颗粒：每服 6 ~ 10g，1 日 2 次。用于疳积证。

9. 明目地黄丸：每服 3 ~ 6g，1 日 2 次，用于眼疳证。

10. 保儿安冲剂：冲服，每次 5 ~ 10g，每日 2 次。3 岁以内小儿酌减。

11. 启脾丸：口服，每次 1 丸，每日 2 ~ 3 次。3 岁以内小儿酌减。

12. 健脾补血汤：党参、焦三仙、仙灵脾各 15g，白术、茯苓、熟地黄各 9g，丹参 18g，甘草 6g。水煎服，每日 1 剂。用于疳证伴有贫血者。

# 第五节 外治法

## 一、药物外用

1. 无花果叶 3～5 片，鲜、干均可。将无花果叶加水 500ml，煎成 200ml，倾入盆内，先熏两脚，待温时洗两脚心，熏洗 15 分钟即可。用于疳证并发泄泻。

2. 炒麦芽、炒神曲、鸡内金、炒莱菔子、生栀子各适量，研末，加水调和成膏状敷脐，每日 1 次，连用 5 日为 1 疗程，用于疳积证。

3. 陈皮、玄明粉、大腹皮、莱菔子各适量，共研末，加麸皮少许，炒热后醋调成糊状，敷脐，每日 1 次，连用 5 日为 1 疗程，用于疳积证腹胀者。

## 二、推拿疗法

1. 捏脊术

（1）适应症：3 个月以上患疳证小儿。

注意事项：①感染性疾病急性期不适宜。②痴呆患儿，因其经络不健全，不宜施治。③病情十分严重，极度衰弱，目光黯淡无神者，因其元气已竭，不得施治。④捏拿后发现脊背两旁出现弥漫性紫癜者不适宜。⑤患严重性心脏病者。⑥背部皮肤有感染者不能捏拿。⑦正常儿不能捏拿，以防干扰脏腑和经络的正常功能。

（2）术前准备

捏脊诊室应当温度适宜，使患儿俯卧在床上脱去上衣，露出背部，力求卧平卧正。操作时应注意小儿是否卧平，并应使小儿肢体离开桌面和床棱，以免操作时碰伤。

（3）捏脊手法具体操作

术者立于患儿左侧背后，两手半握拳，二食指抵脊背之上（督脉之处），两拇指垂直，自尾骨端的长强穴起，沿督脉向上捏拿至风府穴，共捏 6 次，捏到 4 次时向上捏提 1 次，捏完 6 次以后在肾俞穴按摩几下即可，所谓捏拿，实际上是推、捏、拿三种作用的综合疗法，是在推的过程中进行捏拿。其中的推拿最为主要，是用两食指抵于皮肤之上，稍着力于皮下组织，两拇指提肌肉沿督脉边推边捏，在整个捏脊过程中，推、捏、拿三种必须配合协调，用力连续均匀（推捏完后背部皮肤似红非红即可）。临床上对于虚弱小儿和较小的患儿，手法宜轻柔，捏拿次数可多几次。因督脉主一身之阳，督脉不通则诸脉不能，各脏腑的经脉皆与督脉相连，又因督脉旁开 1 寸是各脏腑的俞穴，督脉属阳之气，任脉属阴之血，又有气行则血行，气滞则血瘀之说，气通则统血而行，因此，捏拿督脉必是疏通督脉阳气，使阳气通行，气血旺盛而脏腑功能得到调节。捏拿同时刺激各脏腑的俞穴，这样使脏腑气血阴阳和脾胃的功能得到调节，使积滞在胃肠内的积食通过大肠排到体外，而达到治疗积滞疳证的目的。

2. 穴位推拿

推三关，退六腑，分阴阳，推脾土；推肾水，运土入水，推板门，揉阴陵泉、足三里，揉胃俞，揉腹摩脐。用于疳气。约 5 分钟，腹泻加推上七节骨，呕吐时加推天柱骨，腹胀时加揉天枢，发热加清天河水。7～10 次为 1 疗程。

## 三、割治疗法

取穴：鱼际。穴位消毒后以 2% 普鲁卡因液局麻，医者持手术刀在鱼际纵行切开，切口长 0.5cm，深 0.3cm，用止血钳取出绿豆大黄白色脂肪，压迫止血，盖消毒敷料，再用胶布固定，5 天后揭去敷料，先割治左手，隔 1 周后割治右手穴，2 次为 1 个疗程。

## 四、针灸疗法

1. 体针

取穴：太白、足三里、气海，备穴：中脘、商丘、脾俞、胃俞、神门。每次取 4～5 穴，1 岁以下用 30 号 3cm 毫针，进针深约

1 ~ 1.5cm，轻捻不留针。1 岁以上可针尖顺经方向刺入，补法行针 3 ~ 5 分钟，每日 1 次，7 次为 1 疗程，隔 1 周行第 2 疗程。

2. 艾灸

取穴：脾俞、足三里、中脘、天枢、四缝。备穴：公孙、百虫窝。每次取 4 穴，以艾条悬灸各穴，每穴灸 5 ~ 10 分钟，灸至穴区皮肤红润为度。每日 1 次，5 次为 1 疗程，隔 3 天后行第 2 疗程，2 疗程后停灸观察半个月。

3. 点刺

取穴：四缝、阿是穴（中指掌侧第 1 节中点）。穴位常规消毒，取小号三棱针 26 号 0.5 寸毫针，在穴位上快速点刺，挤压出黄色粘液或血数滴，每日 1 次，5 次 1 个疗程。

4. 梅花针叩刺

取穴第 7 颈椎至尾骨督脉及两侧足太阳膀胱经循行的部位，笔者称之为"背脊腧穴"。患儿由其家长抱住，取俯卧位，将梅花针和取穴部位的皮肤消毒后，手握梅花针，自上而下，先从大椎至骶尾部沿脊柱作纵行轻叩，再分别叩刺两侧足太阳膀胱经循行的部位，反复轻叩 3 ~ 4 遍，叩刺强度为弱刺激，以局部皮肤略潮红为度，不要刺伤皮肤。隔日 1 次，10 次为 1 疗程，连续治疗 3 个疗程判定疗效。叩刺时避开皮肤溃疡或破损处，本法对有显著浮肿以及 6 个月以下的婴幼儿不宜使用。施行本法时要注意消毒针具。

# 第六节　现代医学和前沿治疗

## 一、现代医学治疗

要采取综合措施，治疗原则为去除病因，调整饮食，补充营养物质，防治合并症，增进食欲，提高消化能力。

1. 低血糖

轻度无症状性低血糖（1.1 ~ 2.2mmol/L）时可用 25% 葡萄糖多次口服即可，重度低血糖（<1.1mmol/L）预后不良，常伴发于

低体温、昏迷和严重感染，应立即静脉注射 25% 或 50% 浓度的葡萄糖 0.5g/kg，一般低血糖症状可以得到改善，必要时可重复一次。之后，头 24h 内可每小时供给加葡萄糖的饮食一次，头 12h 每 4 小时测定血糖 1 次，观察恢复情况。一般采用少食多餐可以得到纠正。如血糖仍不能正常，可试用氢化考的松或高血糖素 0.1ml/kg，每 2～4 小时喂食一次，及避免夜间饥饿是防止低血糖的有效方法。

2. 低体温

主要由于能量供应不足、体温调节功能障碍、环境温度低以及合并败血症所致。治疗方法主要是要保持环境温度（30～33℃），特别夜间温度不能降低，以暖水袋或其他方法包裹身体，每 2 小时摄取含葡萄糖饮食 1 次。

3. 贫血

轻度贫血可通过饮食治疗，增加含铁丰富的食物摄入，如动物肝脏、动物血和瘦肉等；中度贫血需口服铁剂及维生素 C，也可根据体重注射铁剂；严重贫血则需输全血或红细胞。严重水肿型患儿除了因贫血而出现虚脱或心衰外，通常不宜输血。

4. 促进蛋白质合成

增进食欲，可取补充胃蛋白酶、胰酶或多酶制剂以提高食欲和消化能力。蛋白同化类固醇如苯丙酸诺龙，有促进蛋白质合成，增进食欲的作用，但有轻度潴钠作用，宜在水肿消退后应用。锌具有提高味觉的阈值，增加食欲的作用。胰岛素的使用可以增加饥饿感，提高食欲。

5. 纠正水、电解质紊乱

对不能进食而无脱水者，补液总量为每日 60～70ml/kg，对伴有脱水的患儿，补液总量应比一般脱水小儿补液量减少 1/3～1/2。由于脱水多为低张性，补入液的钠盐含量应适当提高，电解质的比例可增至 2：1，其中等张含钠液最好用碳酸氢钠，以利纠正酸中毒。补液速度宜慢（10 滴／分），切不可急于在短期内纠正脱水。至于含钾液应早些供应，如尿量充足，一开始即用含钾液。重症缺钾时补充氯化钾每日 10mg/kg，其静滴浓度 < 0.3%，于 6～8 小时输入，可连用 7 天，直至能进食后停用。重度酸中毒患儿可用 5% 碳酸氢钠 5ml/kg，1～2 次，每次可提高二氧化碳结合力 5mmol/L。严重脱水酸中毒伴休克时，首先给予 2∶1 等张含钠液 20ml/kg 快速静滴，后再酌情使用 2/3 或 1/2 张液，速度渐至每小时 9～6ml/kg。凡连续补液 2 天以上时，应同时给 10% 葡萄糖酸钙 5～10ml 加入液体内静脉点滴或分次口服。对伴惊厥而使用钙剂治疗无效时，可给予 25% 硫酸镁 0.2～0.4ml/kg 深部肌内注射，每日 2 次，连用 1～3 天，长期补液时，可酌情给予血浆或全血，每周 2～3 次，直至好转为止。如患儿能口服足量时，须及时停止静脉输液，亦可胃管点滴电解质液。禁食时间宜短，尽量喂以高蛋白去脂酸奶，必要时胃管喂饲。应注意供给多种维生素，必要时静脉点滴氨基酸、脂肪乳剂。

6. 防治心衰

浮肿型患儿在治疗后常因水肿消退而发生液体大量进入血循环，发生心衰，此外，因水、钠入量过多或补液速度过快也可致医源性心衰。可用利尿剂、吸氧及其它支持疗法，最好不用洋地黄类药物。

对于营养不良治疗，必须分析病因，标本兼治，可得良好效果。预后取决营养不良发生的年龄、持续时间及其程度，其中尤以发病年龄最为重要，年龄越小其远期影响越大，抽象思维能力较易受损。常死于严重并发症，或因突然自发性血糖过低而至呼吸麻痹死亡。

## 二、试验研究

1. 对胃泌素分泌的影响

对小白鼠疳病模型分别用壮儿饮和健脾糖浆灌胃，和正常小白鼠对照，13 天摘眼球取血，分离血清，用放射免疫法测定胃泌素的含量。结果：疳病模型组未经药物治疗者血清胃泌素水平低于正常，而经健脾糖浆、壮儿饮治疗者则恢复到正常水平。壮儿饮口服液试验组体重增长显著高于健脾糖浆对照组。

2. 对胃液分泌的影响

张月萍等用壮儿饮口服液，对大鼠胃液分泌影响进行实验观察，显示该口服液能增强胃蛋白酶活性，适当加大剂量作用趋势更明显，而对胃液分泌量和总酸度无明显影响。胃蛋白酶促进蛋白质在胃中的初次分解，从而有利于蛋白质在肠中的分解吸收。这种作用途径既不同于西医助消化药如胃蛋白酶的被动补给，也不同于中药行气理脾类药如陈皮，木香。消食健脾药如鸡内金等能显著增加胃液量及胃酸的分泌，这正是壮儿饮口服液补运兼施法的综合作用结果。

3. 对小肠吸收和胰酶分泌的影响

汪受传等对 42 例疳病患儿作尿 D——木糖排泄率和尿淀粉酶测定，也发现患儿小肠吸收及胰酶分泌功能较正常儿差，经用运脾法治疗后，尿 D——木糖排泄率及尿淀粉酶均较治疗前明显升高（$P < 0.05$）。

4. 疳病 Hb 与免疫功能的变化

田菲等通过 78 例疳证患儿血红蛋白与免疫功能变化临床分析，大部分存在贫血状态，占 85.89%，以轻度贫血为主，免疫功能有所下降，以小细胞低色素性贫血为主，贫血程度与 RBC – Csb 花环率有着相差性意义（$P < 0.05$），血红蛋白含量与免疫调节功能是小儿生长发育中最主要的调节因素，营养不良状态也势必影响血红蛋白的提高和免疫功能的正常发挥。

# 第七章　预防与康复

## 第一节　预　防

营养不良的预防至关重要，预防工作的重点应是加强儿童保健，进行营养指导，宣传合理的喂养知识，注意卫生，预防疾病。

1. 孕期保健

胎儿期的营养不良往往导致婴幼儿时期营养不良，甚至延续到儿童期，明显影响儿童身心健康。为此，应做好孕期饮食保健指导，强调孕期平衡膳食的重要性，加强对孕妇的的营养指导，特别是孕中、晚期的营养保健。对双胎和多胎妊娠的孕妇更应注意。加强围产期保健，加强高危孕产妇管理，大力开展孕期营养指导，纠正缺铁性贫血，是降低早产、低体重出生儿的有力保证。

2. 合理喂养

首先保护、促进和支持母乳喂养。母乳是婴儿必须的和理想的食品，其所含的各种营养物质最适合婴儿的消化吸收，且具有最高的生物利用率。在母亲饮食均衡营养丰富的前提下，母乳是 0~6 个月婴儿最合理的"营养配餐"，能提供 6 个月内婴儿所需的全部营养。母乳中含有丰富的抗感染物质，纯母乳喂养的婴儿发生腹泻、呼吸道及皮肤感染的几率少。母乳中还含有婴儿大脑发育所必须的各种氨基酸。母亲在哺乳过程中的声音、拥抱和肌肤的接触，能刺激婴儿的大脑反射，促进婴儿早期智力发展，有利于促进心理发育与外界适应能力的提高。小儿生后 4 个月内强调完全母乳喂养，母乳不足者，或不宜母乳喂养者应采取合理的混合喂养或人工喂养。但是不应该单独喂养淀粉类或炼乳、麦乳精等。总之，提高母乳喂养率是降低儿童营养不良的一项重要措施。并且避免断奶过早。

在我国，一些哺乳期妇女外出打工，将婴儿留给家人看护，使婴儿失去母乳喂养的机会。应给这些家庭提供帮助，以便合理喂养婴幼儿，婴儿在 6 个月以内，母亲应尽可能和婴儿不分离，应给这些母亲提供支持和帮助，以使她们能给婴儿提供最佳的喂养方式。

各级卫生行政部门要加强对爱婴医院的规范化管理，认真执行《爱婴医院管理指南》。医疗机构要继续执行《促进母乳喂养成功的十条标准》，并加强医疗机构与社区卫生服务机构的联系，支持社区开展母乳喂养咨询，并做好产后访视和母乳喂养指导，提高 6

个月内婴儿母乳喂养率。利用各种形式加强对公众母乳喂养知识的宣传教育，营造母乳喂养的社会和文化氛围。

3. 正确及时地添加辅食

不论何种喂养方式，一般婴儿4~6个月应逐渐按需添加辅食。应随婴儿的生长发育、消化机能的成熟以及营养的需要逐渐添各种辅食，以保证生长发育的需要；确保辅食品种质和量都符合要求，含优质蛋白质和多种营养素。

指导家长对6个月以上婴儿合理添加辅助食品。加强对婴幼儿辅助食品的监管，并研究开发适合于6~24个月婴幼儿需要的辅助食品，特别是适合农村地区婴幼儿生长发育的辅助食品。合理利用当地的食物资源制作婴儿辅助食品，采取综合有效的方法预防儿童微量营养素缺乏。

4. 正确选择食品

大力宣传营养知识，提高全民的营养意识。最好的营养来自食物，一日三餐中包含了最好的营养，合理的膳食结构可以最大限度地保持营养平衡。一定教育家长和孩子不要盲目听信广告宣传，不要给孩子频繁购买含各种食品添加剂的小食品。加强对公众婴幼儿喂养的宣传教育，提供正确的喂养知识和方法，改变群众不合理的喂养方式。

5. 纠正偏食、挑食的习惯

不良的饮食行为如偏食、挑食、过多吃零食均会导致膳食不平衡。饮食品种单调不能全面均衡地吸收营养造成发育迟缓，体重减轻等。尤其是城市独生子女多，家长娇惯孩子往往造成孩子吃过多零食，经常过量零食，不仅减少了正常膳食的摄入，而且影响了人体对蛋白质、脂肪的消化吸收，这也是发生营养不良的原因之一。

在儿童保健工作中在指导家长重视营养的同时，还要指导家长培养儿童养成良好的饮食习惯，及时纠正不良进食行为，关爱而不溺爱儿童，为儿童生长发育创造良好的生活环境。尤其母亲提供咨询及营养教育非常有必要。

6. 避免强迫进食

有的家长采取填鸭式喂食，想方设法强迫儿童多进食，时间长了导致儿童心理行为异常，影响正常食欲，或导致积滞或厌食，影响胃肠正常功能。

7. 防治疾病

很多疾病对儿童营养不良均有影响。主要由于患病后食欲下降，食物摄入和吸收减少，营养物质丢失和消耗增加，而引起营养不良，故我们应从各方而提高小儿自身免疫力，预防疾病的发生，尤其是胃肠道疾病。注意食具的消毒，防止胃肠道感染性疾病的发生，注意防治小儿胃炎和消化性溃疡。改善个人和环境卫生，按期进行预防接种，防止急、慢性传染病的发生，对患先天性疾病如唇腭裂、先天性肥厚性幽门狭窄进行及时治疗。加强儿童疾病综合防治，充分发挥儿童保健系统管理的优势，及时发现并纠正影响儿童生长发育的各种疾病。

8. 生长发育监测

应用生长发育监测图，定期测体重并在生长发育监测图上标出，将测量结果连成曲线，如发现体重增长缓慢、不增或下跌，应及时寻找原因予以处理。充分发挥儿童保健的网络管理优势，进一步加强妇幼保健机构的队伍建设。儿科工作者及儿童保健人员建立行之有效的健康与指导计划，定期膳食指导。定期对少年儿童营养健康状况进行监测，实行有针对性的营养指导，使少年儿童从小形成良好的饮食习惯。建立贫困地区少年儿童营养保障制度，切实解决农村儿童营养不足和城市儿童营养不平衡的问题。

9. 合理安排生活制度

保证充足睡眠，适当的户外运动和身体锻炼，使小儿生活具有规律性。

10. 全面普及营养知识，提高全民的营养意识

加强对居民食物与营养的指导，开展多种形式的营养知识宣教，提高城乡居民的营养科学知识和自我保健意识；加强对中小学生和家长的营养知识教育，把营养健康教育纳人中小学教育的内

容。增强体质，锻炼身体。注意乳食喂养，要做到科学合理，适应生长发育的需要。

# 第二节 康 复

1. 病室要温度适宜，光线充足，空气新鲜，患儿衣着要柔软，注意保暖，防止交叉感染。

2. 定期测量患儿的身高、体重及病情变化。

3. 对重症疳病小儿需加强皮肤护理，防止褥疮的发生。加强眼部及口唇部护理，防止眼疳、口疳的发生。

4. 对重症的小儿要注意观察面色、精神、饮食、二便、哭声的变化，及时和医生联系，作出相应处理。

5. 据病情需要配制相应的食谱，有助小儿早日康复。营养素的供给与增加，要由少到多，由简到繁，切忌贪多求快求全而出现反复。具体措施应视患儿食欲及消化情况而定，不宜统一硬性规定。

6. 既病防变，患儿得病后要及时治疗，以防止变生其它疾病。